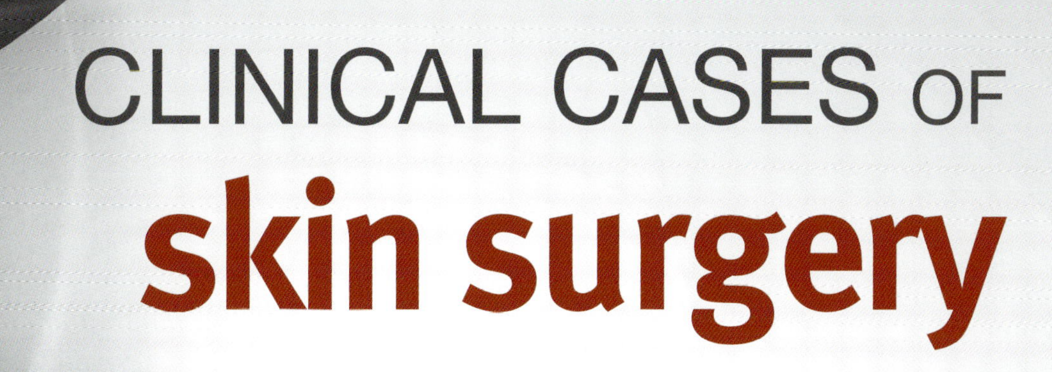

Joaquín J. Sopena Juncosa

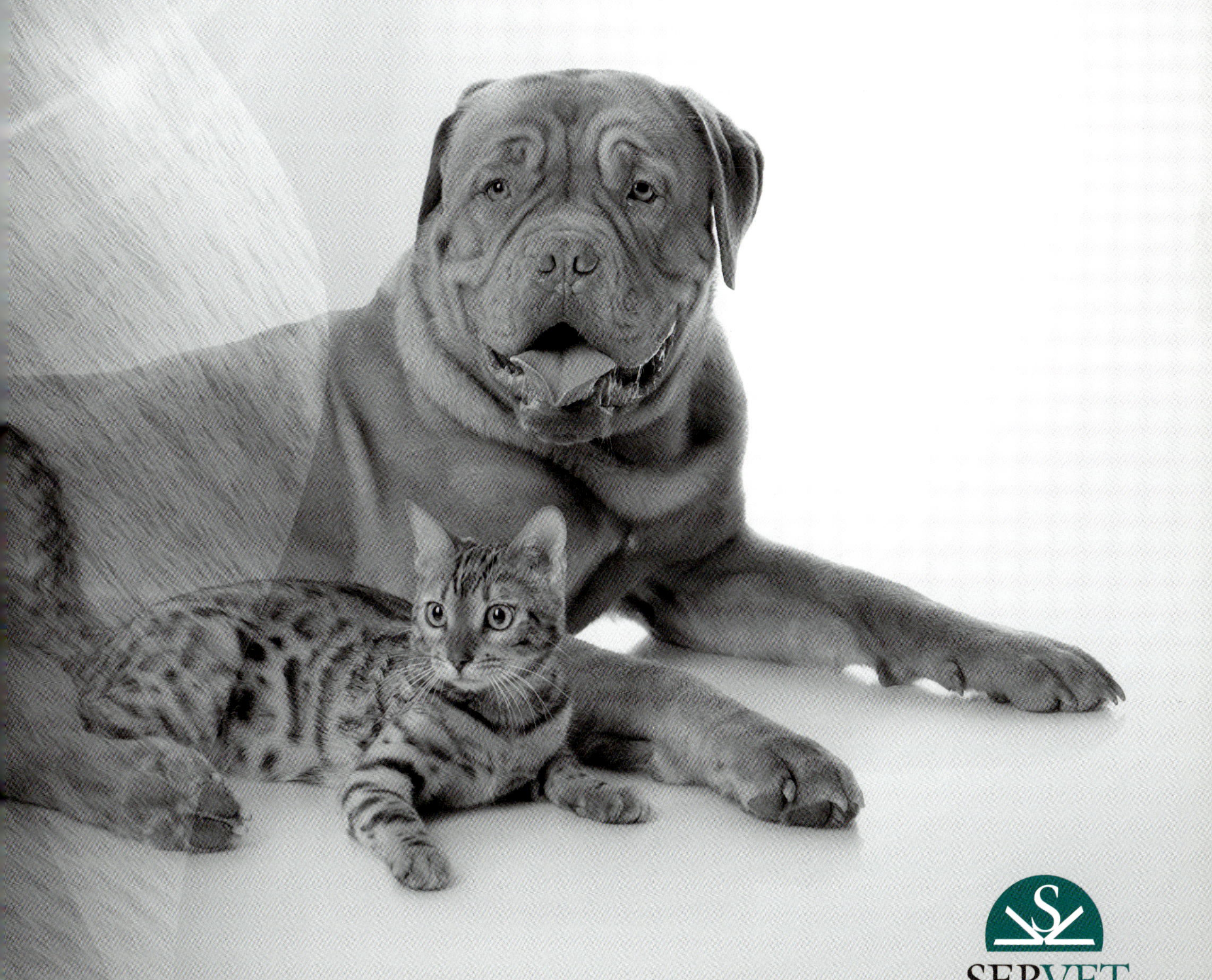

For this English edition:
Clinical cases of skin surgery

Plaza Antonio Beltrán Martínez nº 1, planta 8 - letra I
(Centro empresarial El Trovador)
50002 Zaragoza - Spain

First printing: January 2016

This book has been published originally in Spanish under the title:
Casos clínicos de cirugía de la piel
© 2015 Grupo Asís Biomedia, S.L.
ISBN Spanish edition: 978-84-16315-31-4

Translation into English:
Alexandra Stephens

Design, layout and printing:
Servet editorial - Grupo Asís Biomedia, S.L.
www.grupoasis.com
info@grupoasis.com

Warning:

Veterinary science is constantly evolving, as are pharmacology and the other sciences. Inevitably, it is therefore the responsibility of the veterinary clinician to determine and verify the dosage, the method of administration, the duration of treatment and any possible contraindications to the treatments given to each individual patient, based on his or her professional experience. Neither the publisher nor the author can be held liable for any damage or harm caused to people, animals or properties resulting from the correct or incorrect application of the information contained in this book.

「医術とは患者を慰めることであり、病気は自然が治す」
ヴォルテール（1694〜1778）

「人が動物を扱うやり方を見れば、その人の心がわかる」
トーマス エジソン（1847〜1931）

「人は3種類に分けられる。見る者、見せられたものだけを見る者、そして見ない者」
レオナルド ダ ヴィンチ（1452〜1519）

「長い人生よりも、生き生きとした人生を」
リータ レーヴィ ＝ モンタルチーニ（1909〜2012）

Yolanda に。
君なしでは何一つ成し遂げられなかっただろう。
この本を "我慢" してくれてありがとう。
君のすべてに感謝します。

我が子たち、Iguácel、Leyre、Pablo に。
君たちのおかげで、私たちは人として成長することができた。

両親である Luis と Amalia、そして兄弟たちに。
あなた達は私にとってすべての始まりだ。

著者

Joaquín J. Sopena Juncosa

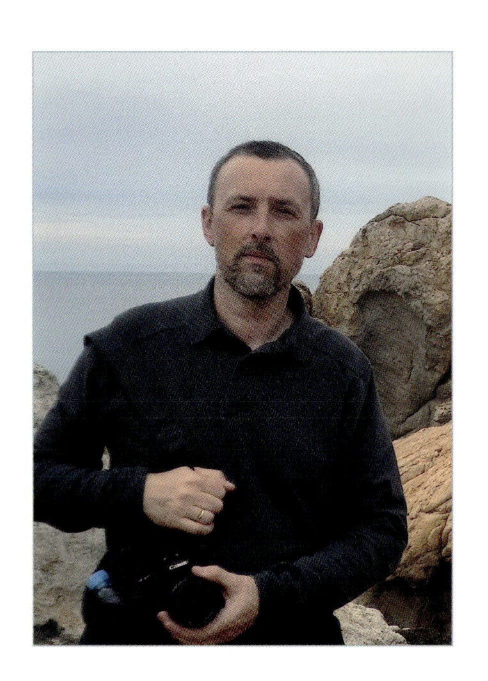

Zaragoza大学を卒業し、医学博士号を受ける。CEU Cardenal Herrera大学（以下UHC CEU）の獣医学部准教授であり、UHC CEU獣医学部の副学部長を務める。

研究対象は主に獣医学および実験外科学の分野における外科手技と、先進的応用的治療法である。近年はUHC CEUにおいてthe Research Group for Experimental and Applied Veterinary Surgeryを運営している。この分野では、生物医学研究を行うGarcía Cugat Foundationとの共同研究も行っている。これまでに7つの学位論文を指導し、国内外の雑誌に50編以上の論文を執筆している。García Cugat Foundation-UHC CEU、the European Society of Veterinary Trauma and Orthopaedics（ESVOT）およびthe Spanish Association Small Animal Veterinary Surgeons（AVEPA）の運営委員会のメンバーである。

Wound management and principles of plastic surgery in small animals（Editorial Servet, 2009）の著者であり、国内外で形成外科および広範な損傷に関する多数の論文を発表し、講習を行っている。

協力者

Marc Ardèvol Grau

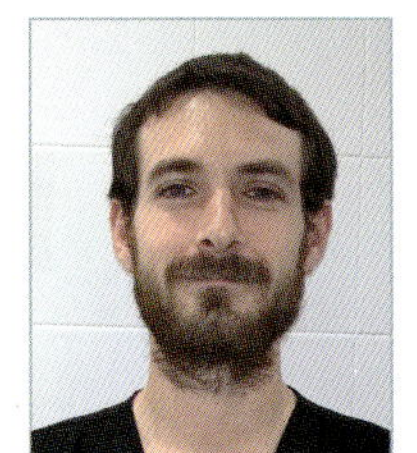

Graduate in Veterinary Medicine from the University of Zaragoza. He currently works at the Hospital Veterinari Canis (Majorca).

Paula Cava Ten

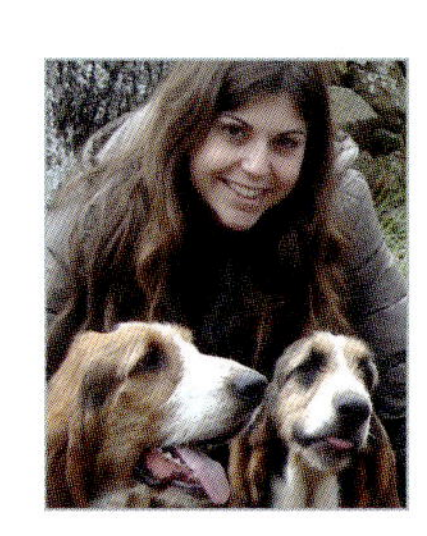

Doctor in Veterinary Medicine from UCH CEU. Assistant Professor of the Dept. of Animal Medicine and Surgery at the same university. She works at the Hospital Global Veterinaria (Puerto de Sagunto, Valencia) and the Technology Animal Center (Valencia).

José María Carrillo Poveda

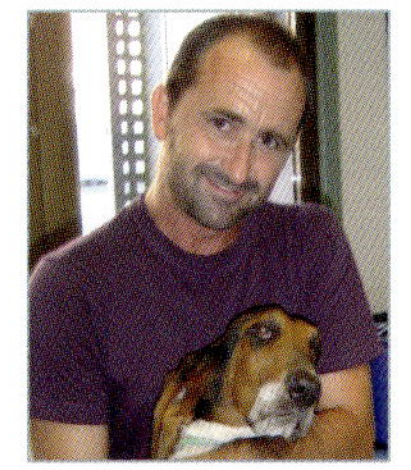

Graduate in Veterinary Medicine from the University of Murcia. Doctor in Veterinary Medicine from UCH CEU. Assistant Professor of the Dept. of Animal Medicine and Surgery at UCH CEU. Head of the Trauma Service at the Veterinary Teaching Hospital of the same university and Head of Surgery at the Hospital Global Veterinaria (Puerto de Sagunto, Valencia).

Déborah Chicharro Alcántara

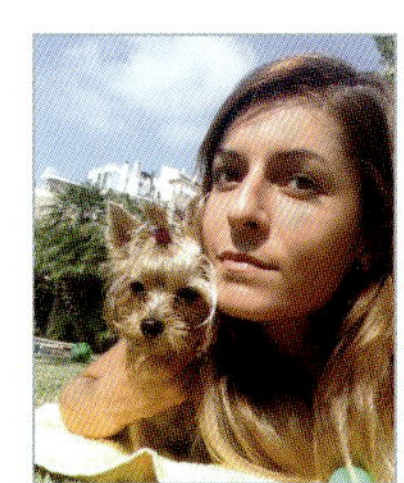

Doctor in Veterinary Medicine from UCH CEU. Assistant Professor of the Dept. of Animal Medicine and Surgery at the same university. Postgraduate in Surgery and Anaesthesia in Small Animals at the Autonomous University of Barcelona (UAB). Member of the Research Group for Experimental and Applied Veterinary Surgery at UCH CEU.

Belén Cuervo Serrato

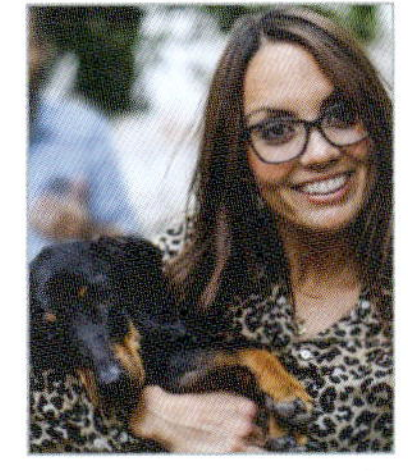

Graduate and Doctor in Veterinary Medicine from UCH CEU. Assistant Professor of the Dept. of Animal Medicine and Surgery at the same university. She works at the Hospital Global Veterinaria (Puerto de Sagunto, Valencia). Member of the Research Group for Experimental and Applied Veterinary Surgery at UCH CEU.

Elena Damiá Giménez

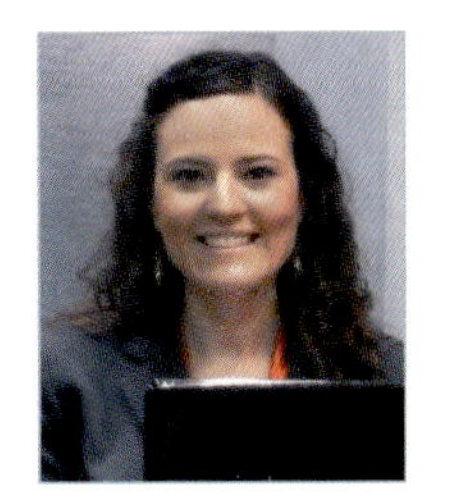

Graduate and Doctor in Veterinary Medicine from UCH CEU. Assistant Professor of the Dept. of Animal Medicine and Surgery at the same university. Veterinary surgeon and owner of the Clínica Loriguilla Veterinaria (Loriguilla, Valencia). Member of the Research Group for Experimental and Applied Veterinary Surgery at UCH CEU.

Ángel Díaz-Otero Medina

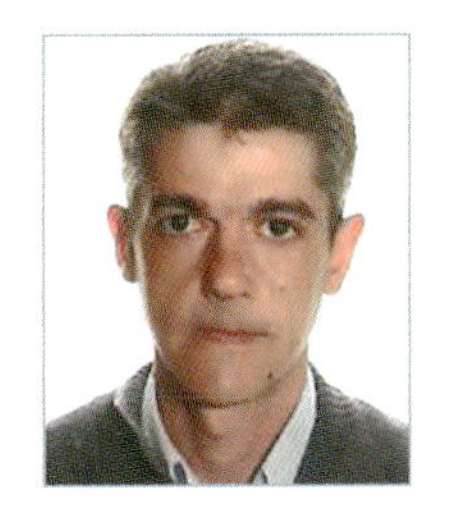

Graduate in Veterinary Medicine and assistant professor of the Dept. of Animal Pathology at the University of Zaragoza. He practises as a surgeon in a number of veterinary clinics. Specialist in surgery, oncology and minimally invasive procedures. He has worked at the Faculty of Veterinary Science at the University of Turin in Italy.

Juan Manuel Domínguez Pérez

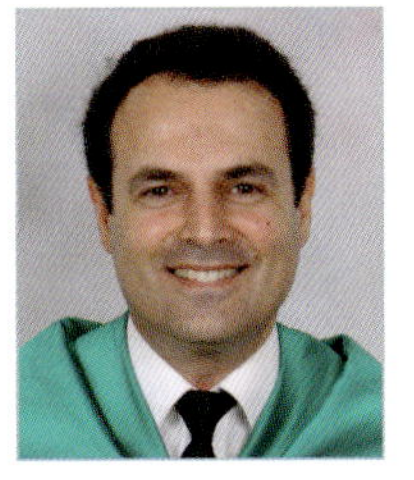

Graduate and Doctor of Medicine from the University of Córdoba (UCO). Professor at the Dept. of Animal Medicine and Surgery at the same university. He works at the University of Córdoba Veterinary Hospital. From 2007 to 2013 he was the head of the Department of Small Animal Surgery.

José Andrés Fernández Sarmiento

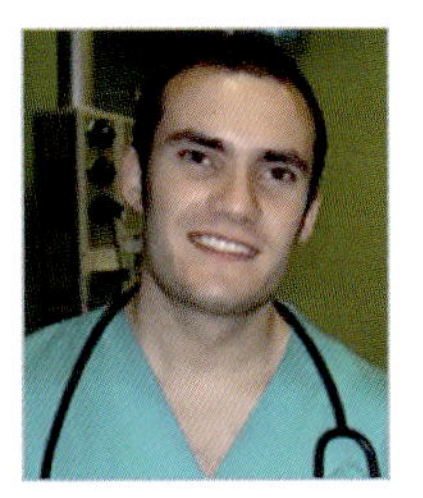

Graduate and Doctor of Medicine from the University of Córdoba (UCO). Professor at the Dept. of Animal Medicine and Surgery and staff member at the Small Animal Surgery Dept. at the UCO Veterinary Hospital. He has worked at the University of Glasgow (United Kingdom) and the State University of North Carolina (USA).

Josep de la Fuente Laborda

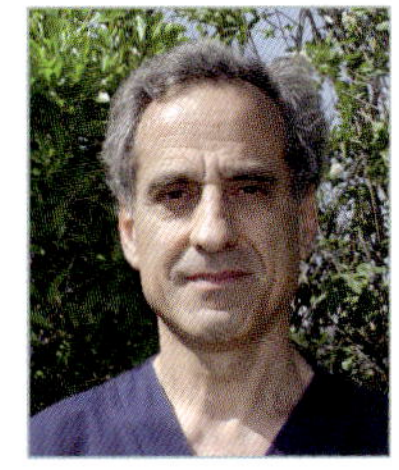

Graduate and Doctor of Veterinary Medicine from the University of Zaragoza and the Autonomous University of Barcelona, respectively. Associate Professor at the UAB. Head of the Dept. of Trauma and Orthopaedics at the Hospital Veterinari de Catalunya (Barcelona). AVEPA-certified in Trauma and Orthopaedics.

Mireia García Roselló

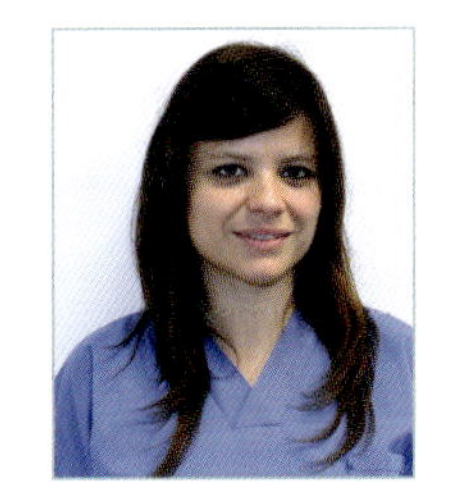

Graduate and Doctor of Veterinary Medicine from the Polytechnic University of Valencia. Lead veterinary surgeon at the Veterinary Hospital since 2008. Since September 2013, she has been acting Manager. Currently a member of the Research Group for Experimental and Applied Veterinary Surgery at UCH CEU.

Mª Eugenia Lebrero Berna

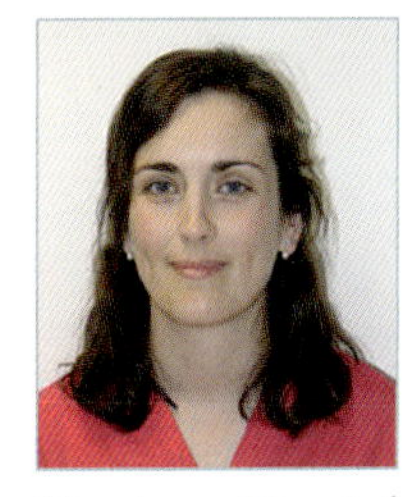

Graduate in Veterinary Medicine from the University of Zaragoza. Specialist in Trauma and Orthopaedic surgery in pets from the Complutense University of Madrid. Senior veterinary technician at the Small Animal Surgery Department at the Veterinary Hospital and associate professor in Animal Medicine and Surgery at the Dept. of Animal Pathology at the University of Zaragoza.

Juan Manuel Martí Herrero

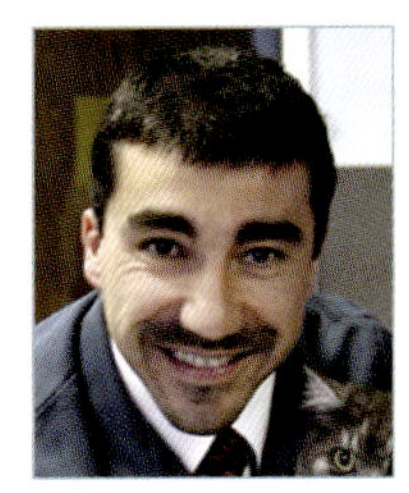

Graduate in Veterinary Medicine from the University of Zaragoza. Holder of a Diploma from the American and European Colleges of Veterinary Surgeons (Dipl. ACVS and Dipl. ECVS). He has worked at veterinary clinics in London and Columbus and the State Universities of of North Carolina, Mississippi and Ohio (USA). Currently a member of Veterinary Surgical Specialists in Chesapeake and Virginia Beach (Virginia).

Juan Morgaz Rodríguez

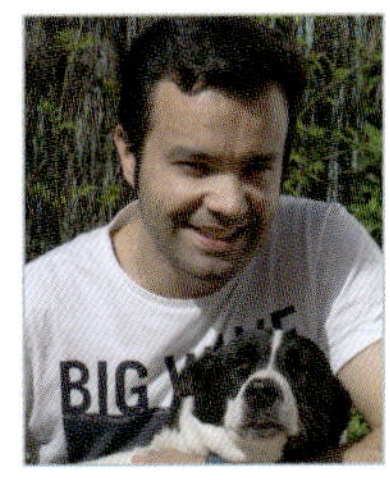

Graduate in Veterinary Medicine and tutor of Small Animal Surgery at the Department of Animal Medicine and Surgery at the University of Córdoba. He has worked at the Gran Sasso Hospital in Milan and at the Universities of Cambridge, Minnesota, North Carolina and Liverpool. Certified member of the AVEPA Soft Tissue Surgery (GECIRA) and holder of GPCert (SAS).

Ángel Luis Ortillés Gonzalo

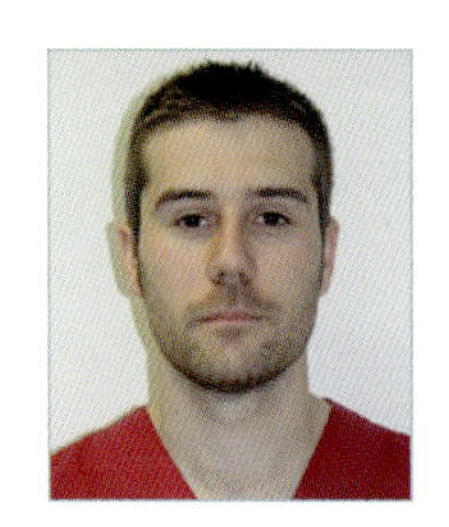

Graduate in Veterinary Medicine from the University of Zaragoza. He is currently completing his thesis in veterinary ophthalmology. Member of the Ophthalmology Service at the University of Zaragoza Veterinary Hospital.

Mercedes Sánchez de la Muela

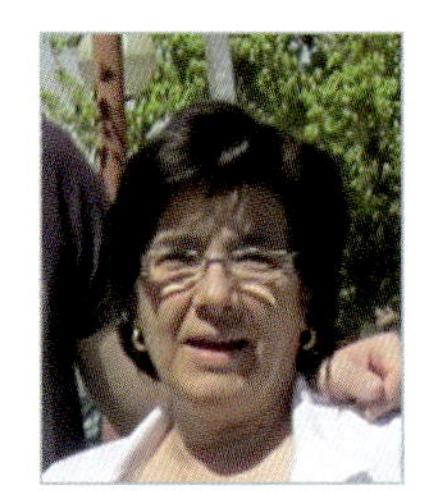

Graduate and Doctor of Medicine from the Complutense University of Madrid (UCM). Tutor at the Dept. of Animal Medicine and Surgery, Faculty of Veterinary Medicine of the UZ. Member of the Department of Small Animal Surgery Complutense Veterinary Hospital. Clinical Director of the Cell Therapy Department at the Complutense Veterinary Hospital.

Mariluz Ortiz Gómez

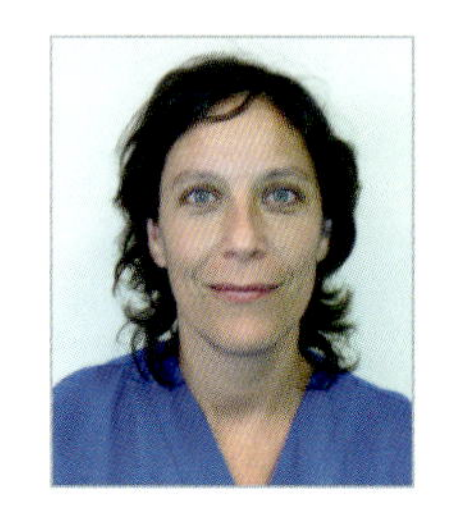

Graduate in Veterinary Medicine from the University of Zaragoza. Postgraduate in Small Animal Clinical Practice. Lead Veterinary Surgeon and Head of the Surgery Department at HCV CEU. Member of the Research Group for Experimental and Applied Veterinary Surgery at UCH CEU.

Carolina Serrano Casorrán

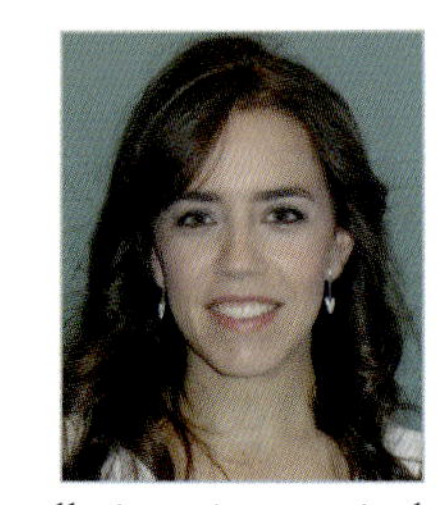

Graduate and Doctor of Veterinary Medicine from the University of Zaragoza. Assistant Tutor in Animal Medicine and Surgery at the Dept. of Animal Pathology at the same university. Master in image-guided minimally invasive surgical techniques for biomedical science and Master in Small Animal Clinical Medicine from the University of Zaragoza.

José Benito Rodríguez Gómez

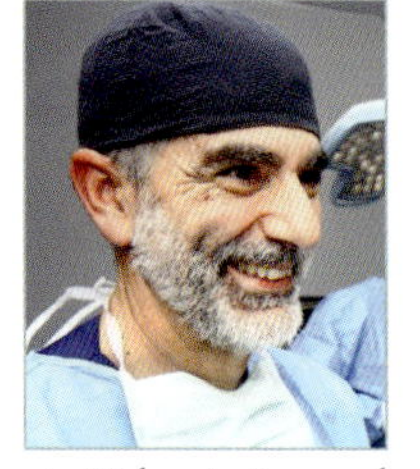

Graduate and Doctor of Medicine from the Complutense University of Madrid (UCM). Tutor in Surgical Pathology and Surgery, Faculty of Veterinary Medicine of the UZ. Partner and advisor at major veterinary clinics such as the Hospital Veterinario Valencia Sur and the Clínica Veterinaria Ejea. Co-author of the collection *Surgery in small animal clinical medicine: surgical images step by step.*

Ana Whyte Orozco

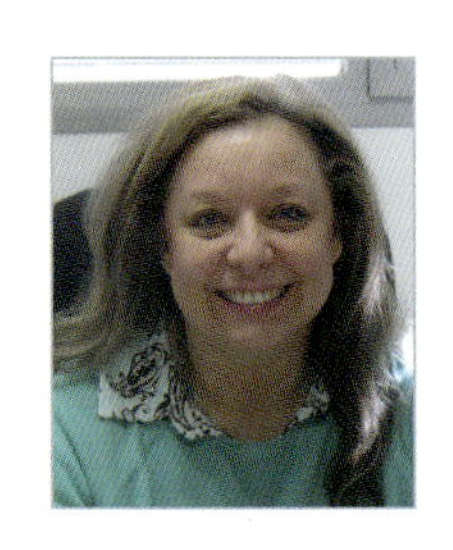

Graduate and Doctor of Veterinary Medicine from the University of Zaragoza. Tutor in Surgical Pathology and Surgery, Faculty of Veterinary Medicine of the same university. University specialist qualification in veterinary dentistry and maxillofacial surgery from the UCM.

Monica Rubio Zaragoza

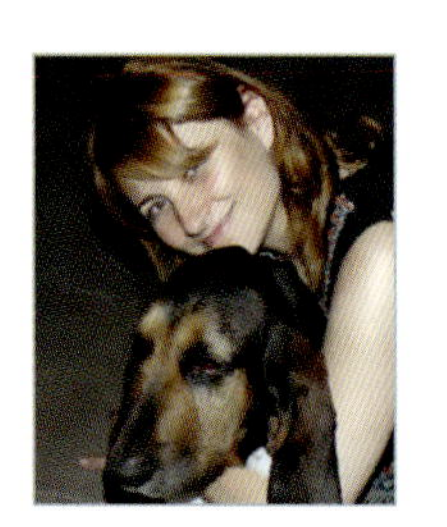

Graduate in Veterinary Science from the University of Murcia and Doctor from the UCH CEU. Director and Associate Professor at the Department of Animal Medicine and Surgery at the UCH CEU and Head of the HCV Emergency Department. Member of the Research Group for Experimental and Applied Veterinary Surgery at UCH CEU.

Eliseo Zuriaga Sanchis

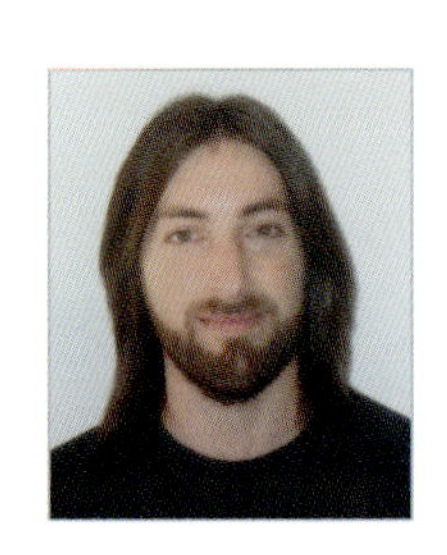

Doctor in Veterinary Medicine and Assistant Tutor from UCH CEU. Head of the Dermatology Department at HCV CEU. He currently works in the Global Veterinary Hospital and Almenara Veterinary Clinic in addition to practising as a specialist in a number of clinics in the provinces of Valencia and Castellón.

推薦の言葉

6年前のこと、本書の著者による Manejo de heridas y principios de cirugía plástic en pequenōs animales（小動物における創傷の管理と形成外科）と題された別の本に推薦の言葉を書く機会を（喜びとともに）得た。6年が経ち、親愛なる読者諸氏が今手にしている本書が刊行された。本書は、読者の助けとなる創傷管理に必要で汎用される技法や治療法について、一連の臨床例を呈示しながら、技術的かつ極めて視覚的に、形成外科の実践に役立つよう企画されている。

本書の著者が、私に推薦の言葉を再度書かせようと思い付いてくれたことは、私にとって2つの意味で喜ばしいことである。ひとつには、ともに長い時間を過ごし、獣医学研究における航路の決定を監督するという難しい仕事を分かち合ってきたUCH CEU 獣医学部において、私たちには管理責任が課されていたという事実があるのにもかかわらず、既に強調したように、著者と私の間の友情が時を超えてさらに深まったことを示すものだからである。もうひとつは、この、例えば外傷の治療のような外科学における高度に専門的な分野において、彼らが努力と研究を継続してきたことの反論の余地のない証明となっているからである。本書では、著者の経験のすべてが5つの章にまとめられており、外傷の管理と形成外科のためのさまざまな外科手技を簡単なものからより複雑なものまで、少しずつ、詳細に述べられている。本書は、その実用性と応用性から、日々の獣医療において頻繁に用いられる手技に焦点を当てており、結果として学生だけでなく臨床獣医師にとっても参考書として役立つものになっている。

創傷の管理は古くから外科医にとって大いなる関心の対象であった。創傷管理を清潔に行うためのあらゆる防御物についての記述が、1268年に Teodorico Borgognani による『Cyrurgia』という書物に既に書かれており、この記述は医学生にとっても重要な意味をもつことである。

最初の外科手技は、自然の中で暮らす人類の荒っぽい生活スタイルによって生じた創傷や外傷を処置するために用いられた。多くの例をあげることができる。アジアのある部族は硝石（硝酸カリウム）と硫黄の混合物を傷に注いで火をつけ、Dakota のインディアンたちは膿を吸い出すために鳥の羽軸を動物の膀胱に“接続する”という排液方法を使った。石器時代の針はおそらく縫合に使われ（マサイ人たちはアカシアの木の針を同じ目的で使った）、さらに、小さな傷を閉鎖するのに、シロアリや甲虫を傷の縁に噛みつかせたあと首をねじ切って頭を残し傷を固定するという、外科用ステイプラーに相当する優れた方法がインドや南アメリカのある部族によって開発された。

このように、創傷の管理と処置に関する知識は外科医たらんとする者にとって基礎となるべきものであることは明らかであろう。したがって、これらの技術の習得するために十分な時間をかけるべきである。

ここで、著者である Joaquín Sopena 教授に本書出版のお祝いを述べ、近年、種々の世界的な催しで彼が開いた会合で前著について証明したのと同様に本書が普及し、重要なものとなることを祈る。

最後に、私にとって、スペイン語で書かれた獣医学書の世界的な照会先である Servet Publishing House にお祝いを述べたい。本書を翻訳出版したことは間違いなく優れた先例となるだろう。

Santiago Vega
Dean
University CEU Cardenal Herrera, Valencia, Spain

はじめに

17年前、私たちは新しい大学で獣医学部門を立ち上げるという刺激的な挑戦に立ち向かうこととなった。この仕事はたくさんの講師や協力者の共同作業によって可能になった。私たちは、このスペイン、バレンシアのUCH CEU大学臨床病院に小動物外科部門を創設することにすべての能力、努力、時間を注いできた。この数年間の苦労は、獣医学における創傷管理についてのさまざまな特殊性や手技を網羅した1冊の本として結実した。こうして、Manejo de heridas y principios de cirugía plástica en pequeños animalesと題された本が2009年、Servetから出版された。

この本の出版から6年が経ち、同じ指針の下で多数の症例が積み重ねられてきた。創傷に対する処置は、日々の実践において未だに最も意見の分かれる問題のひとつである。依然として誤った創傷管理を目にするし、湿潤療法の使用は、私たちの視点からすれば、多くの事例で未だに論争の種となっている。

私たちの教育上の職務は、この研究の進歩に支えられてきた。なぜなら、評価基準を組み合わせることができるようになり、結果として、一貫した方法で処置された症例の予後を予測することができるようになったからである。その結果、複雑であり、行き当たりばったりでさえあった臨床的な意思決定をより効果的なものとするための、予後と創傷の帰結の判断を確立することが可能となった。私たちは、多くの外科手技についてその手順を明確にし、常にこれに同じように従っている。しかしその一方で、私たちのうちの多くが創傷管理について別の方法を編み出してもいる。

このような経緯から、私たちは、小動物の創傷の処置に焦点を当てた新しい本のために、もう一度、症例をまとめるという仕事を引き受けることとなった。今回の本の中心は一般的な創傷管理技術であるが、使われているさまざまな手技の解説に重きを置いたものとなっている。

本書の各章は、そこで記述のある主な手技についての短い前書きで始まっている。各章の本文は、創傷のタイプや使用する手技の点が関連したものを集めた臨床例のシリーズで構成されている。これらの例では、理論的考察よりも手技の解説に焦点を当てており、読者はそれらの手技を実践するために必要な知識を得ることができるであろう。

前著の共同執筆者の大部分が、本書にも参加してくれている。さまざまな処置法についての新しい視点をもった、新しい専門家の参加もある。実践的な新しい視点や、必要に応じて一部の例で紹介されている興味深い理論的概念、およびわかりやすい記述を提供してくれた全員の努力に感謝しなくてはならない。

本書では、さまざまな例を通して、読者を導くためにたくさんの写真を使った実用的な手法を試みた。私たちの目的は、技術的な詳細や、段階を追った手技の説明、検討すべき重要な点、それぞれの事例を理解する助けとなるコツや著者の経験といったものを読者に示すことであった。

本書は、章を追うごとに複雑な例を扱った5つの章からなる。第1章は古典的な処置法の復習といえよう。第2章では一般的な外科手技、とくに、創傷の管理において基礎となる外科的デブリードマンについて述べている。この初めの2章で扱われているすべての例は、特殊な形成外科手技を必要としない。第3章以降では最も一般的な形成外科手技である皮弁（第3章）、皮膚移植（第4章）について解説している。最後の章では、一般的ではないが、より困難な症例に対して必要となりうる複雑な手技（軸状皮弁、再生医療、簡単な再建的形成外科的手技の紹介）について述べている。

本書が読者にとって役立つものでありますように。

本書を製作するために努力と献身を捧げてくれたすべての協力者への感謝を述べずにこの短い回想を終わることはできない。彼らは、情報をまとめ、教育的かつ実践的なやり方で文章にするという仕事を記録的な短時間でなんとか成し遂げてくれた。これは、私のせいであって、時間がなかったことを謝らなくてはいけない。この仕事を再び私たちに任せてくれたServet社にも感謝する。またしても、彼らは私たちに無限の忍耐と理解を示してくれた。
この結果に失望する人がいませんように。

Joaquín J. Sopena Juncosa
Alfara del Patriarca (Valencia, Spain), 2015年5月

監訳の言葉

獣医療の進歩、進展は相変わらずのスピードで続いている。専門的な分野で働いている獣医師であれば、情報をキャッチアップしつつ治療法をアップデートすればいいので、必要な情報・技術が極端に増えることはないだろう。しかし、内科、外科、画像、さまざまな動物種、予防などさまざまな領域に対応が求められる一般開業の獣医師にとっては、この情報の渦の中から自分に必要なものを見つけ出すだけでも一苦労な時代になった。しかし、時代に即した情報をもち、これに基づいた標準的治療を行わないと厄介なことになりかねない時代になったこともまた真である。
本書は、そのような時代の要望に合わせて生み出されたものという見方もできるだろう。経験の浅い獣医師にとっても、経験豊富な獣医師にとっても、必要な情報が順序立てて整理されている。症例を使いながら説明が進んでいくところもありがたい。臨床家にとって、日々遭遇しているものと似たものを示されると途端に親近感が湧く。親近感をもてれば興味をもって読むことができるし、さらにもう一歩進んだらどうなるのだろうという知識が自然と得られる。臨床において引き出しの多さは適切かつ迅速さらには安価な診断・治療に結びつく。新米獣医師とベテラン獣医師の違いである。
本書はまず保存療法に始まり、基本的な外科手技、高度な外科手技、さらに特殊な治療法と進んでいく。まずは保存療法がどのような治療においても基本になることがよく理解できる。適切な処置を知ることでかなりのものを治癒に導くことができることは驚きかもしれない。次は外科手技である。とにかく写真が多用されているので視覚的にすぐに理解することができる（シリーズの他の本と共通した強みである）。ぱらぱらと写真を眺めておくだけでもよいかもしれない。似たような症例に遭遇したときに、どこかで見たことがあるぞと読み返せばいい。最近の研究で人間は意識していない状況でさまざまな情報収集を行っていることが明らかにされている。知らない間に引き出しが増えているかもしれないのだ。
本書のもう一つの特徴は、基本的に症例を用いて説明が進んでいくので、保存療法だけあるいは外科療法だけというわけではなく、ある時は保存療法ある時は外科療法とまさしく現実で起きるであろうことを示している点である。どこまで保存療法を行い、いつ外科療法を行うか等のヒントも隠されている。簡単な創傷治療はいいけど複雑なものは気が重いという獣医師は多いのではないだろうか。本書がそのような悩みを解決してくれ、動物たちも獣医師もハッピーになってくれることを望んでいる。

2017年10月吉日
東京大学大学院農学生命科学研究科獣医学専攻
獣医外科学研究室　教授　**西村 亮平**

もくじ

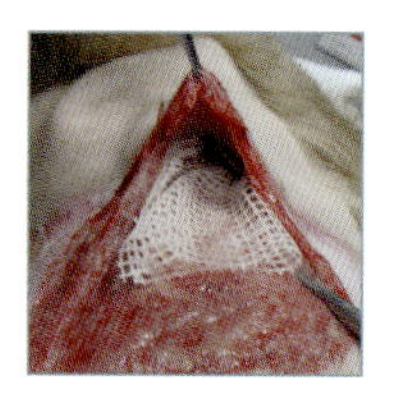
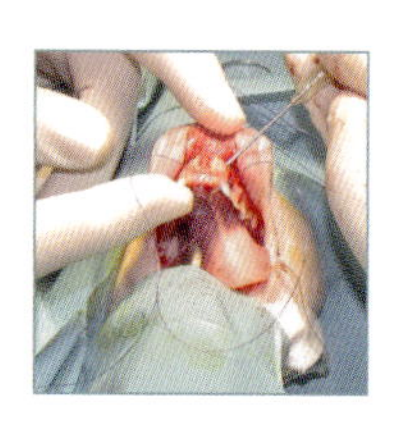
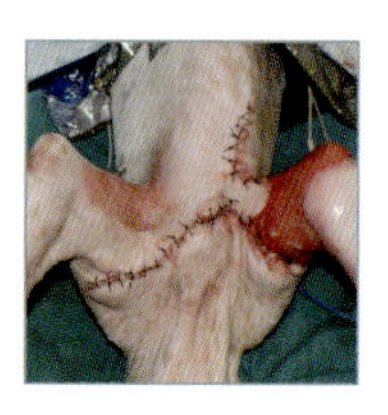

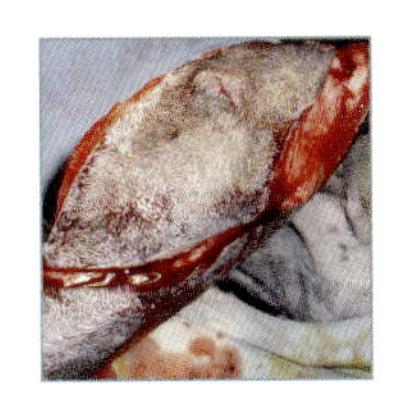
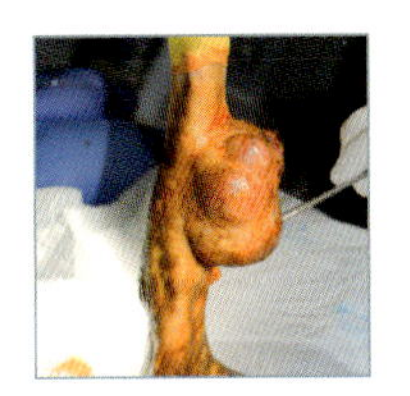
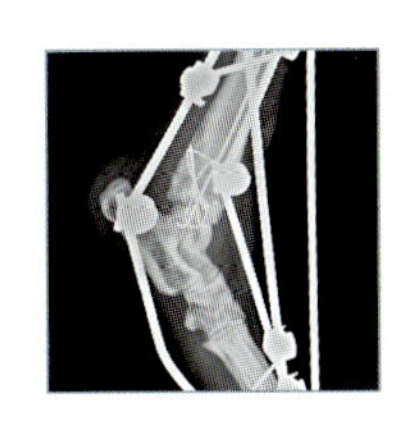
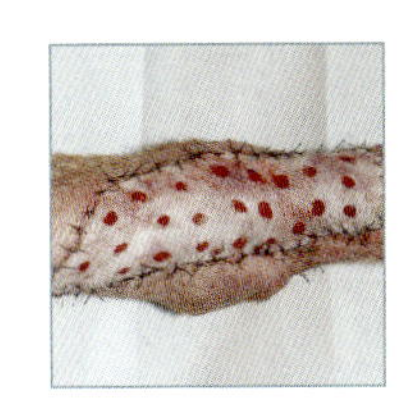
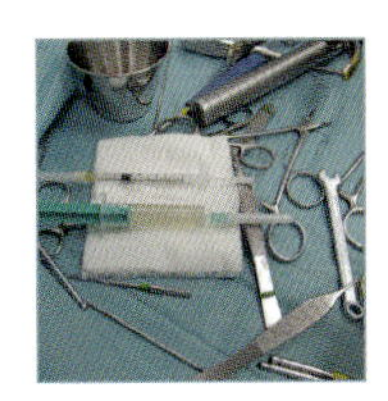
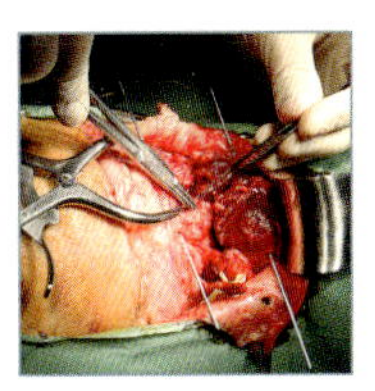

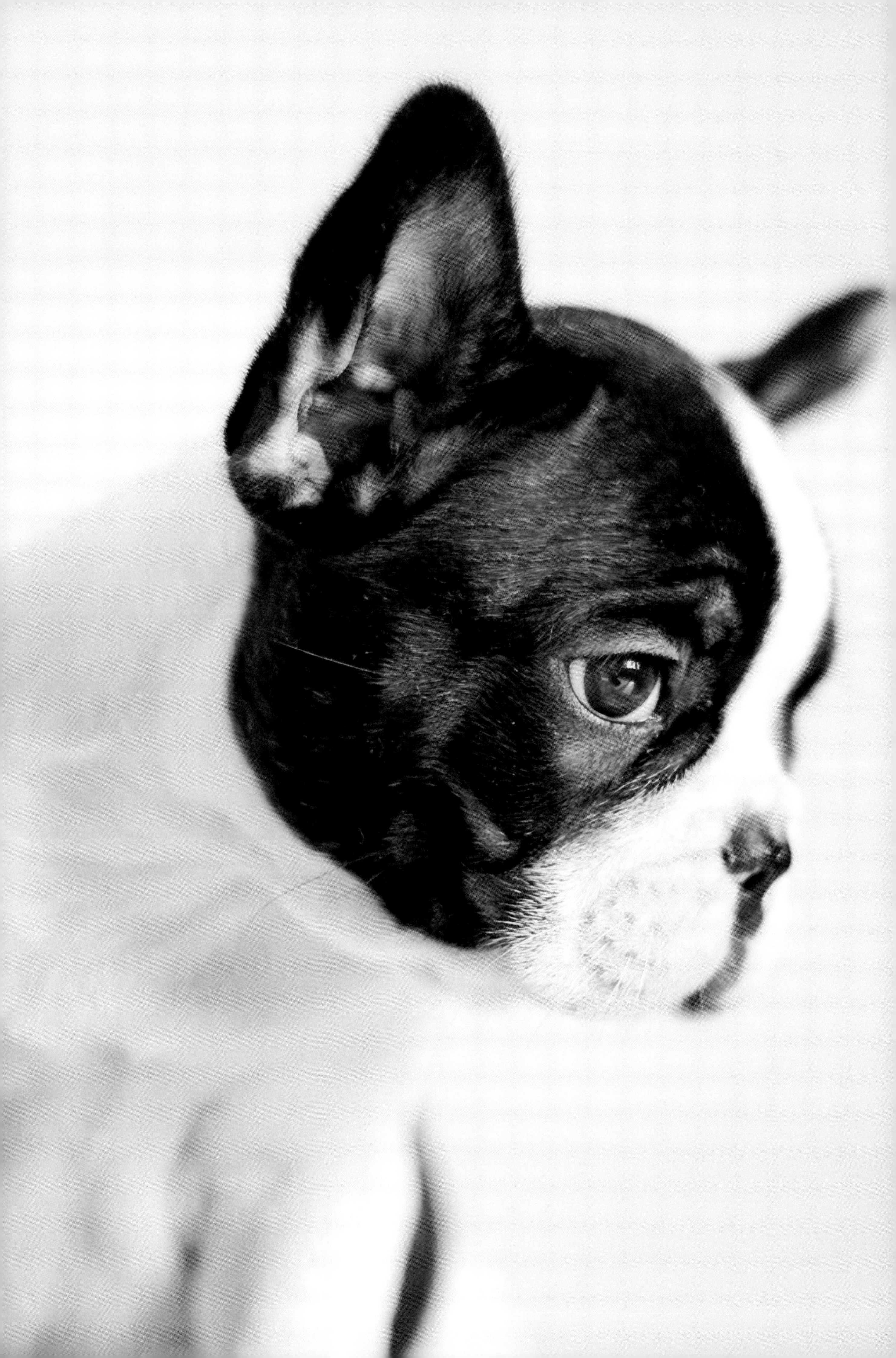

創傷の保存療法

概要および手技

臨床例

症例1.1 / 術創離開

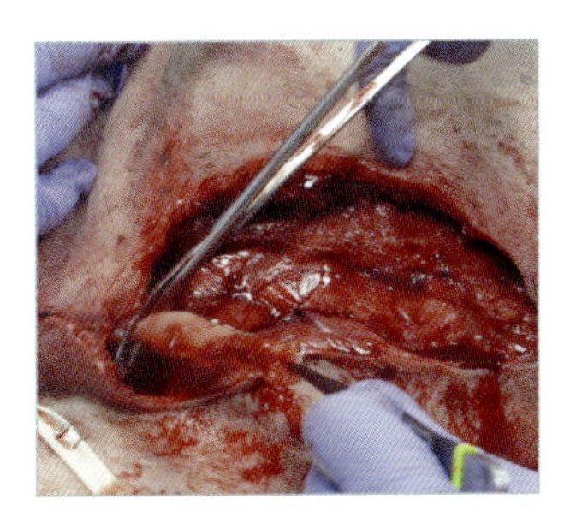

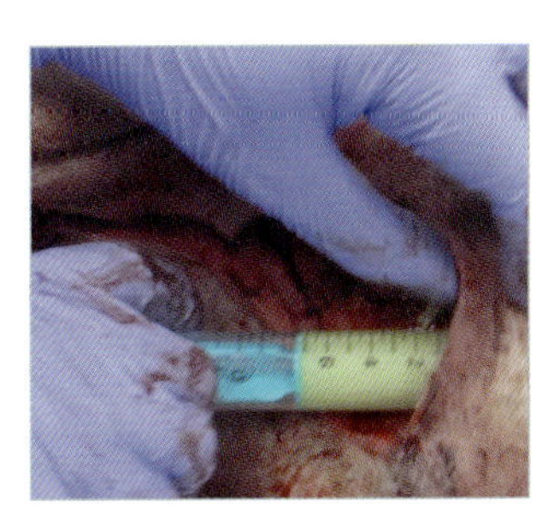

症例1.2 / 右胸壁の皮膚の裂傷

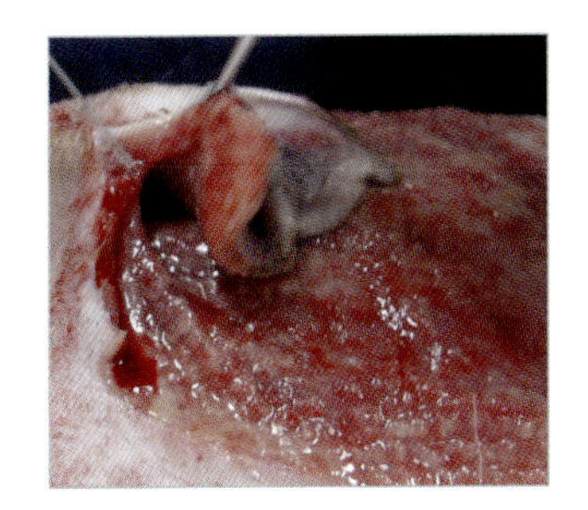

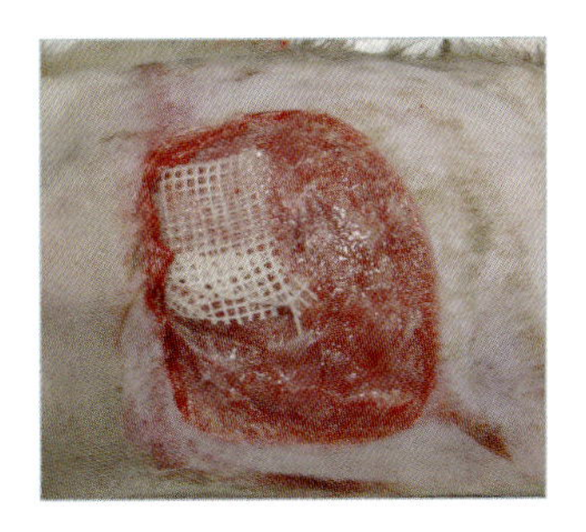

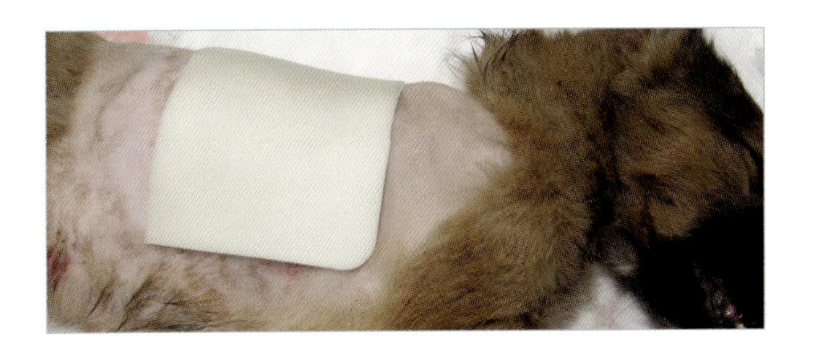

症例1.3 / 前肢の外傷の保存療法
症例1.4 / 頸部の深部裂傷

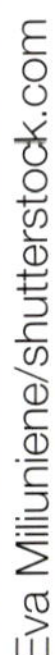

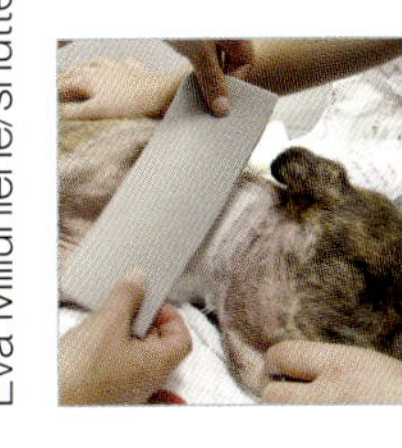

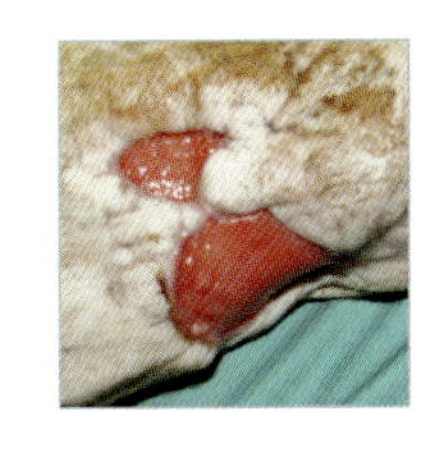

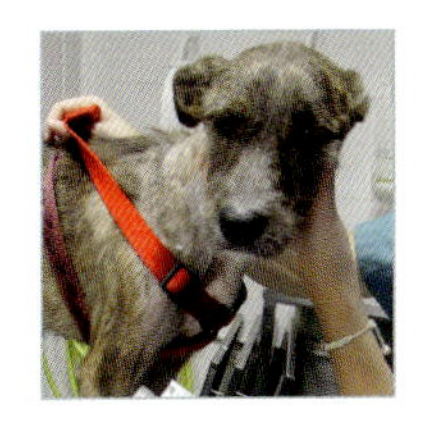

概要および手技

Joaquín J. Sopena Juncosa

概要

臨床現場では、治療が非常に難しい外傷症例に遭遇することが多い。小さいか些細な創傷の場合には、ほとんどの場合に良好な結果が得られる治療の選択肢が数多くある。しかし、創傷が重度の場合や、慢性化したもの、あるいは大きい場合には、適切な治療法を確実に選択することが重要であるが、このような創傷の治療にはある程度の時間を要するため、治癒の進展具合を評価できるような治療法を選択することが非常に重要である。このようなタイプの創傷治療で非常に重要な因子の1つは、どの治療法が選択可能かを決定することである。その際、治療期間はどれくらい必要か？　外科手技をいつ実施すべきか？　治療が有効であった場合、いつ終了すべきか？　などの問いに答えるためには、治療プロトコルに従うことが基本となる。

事実上すべての創傷に対して、保存療法の手技を用いるべきである。例としては、創傷の薬物療法があげられる。大部分の症例では、これらの治療法だけで十分である。大きな創傷の治療であっても、これは基本となる。損傷を受けた組織が治癒するために、またその後の治療に反応するためには、修復が必要である。創傷治療における初期管理の目的は、状況を改善し、より効果的な治療反応を得ることである。その際に重要なことは、すべてのタイプの創傷に適用できる、一貫したプロトコルを用いるよう努めることである。つまり、創傷の治癒過程を評価することができ、その過程に何か異変を認めた際には予防措置または処置をすぐに開始できるような方法をとるべきである。

治癒の途中で何らかの介入をする場合、その目的は治癒に必要な全過程を促進し、可能な限り迅速に治癒組織を形成することで各段階にかかる時間を短縮することである。

過度に乱暴に組織を取り扱ったり、生きている組織を損傷したり、細胞毒性のある薬剤を使用したり、消毒薬を過剰に使用したりすることは避ける必要がある。さらに、合併症として最も頻繁に遭遇し、最も重度なものの1つである創傷感染もコントロールしなければならない。それを達成するためには、その他に考慮すべきことに加えて、創傷部位の環境を可能な限り湿潤に保ち治癒過程を促進する必要がある。

> 創傷治療の基本として、初期の止血、創傷管理用のさまざまな包帯を用いた皮膚の保護、デブリードマンによる壊死組織の除去、および治癒過程を促進するためにコントロールされた環境を作ることなどがあげられる。

いかなるときでも、創傷治療を最優先とすべきである。我々は創傷周囲の健康な皮膚や、必要であれば積極的な治療（洗浄、毛刈り、包帯、テープ、滲出液など）にも耐えられると思われる皮膚のことを忘れがちである。長期にわたる治療は病変周囲の皮膚に影響を及ぼすことがあり、治療に関連した重大な合併症を招いたり、症例にとって不快感の原因になったりする可能性がある（図1）。皮膚の保護には、適切で注意深く管理すること、皮膚の浸軟を防ぐために乾燥させること、注意深く毛刈りを行うこと、包帯を固定する際には皮膚を傷つけない方法を選択すること（テープよりも粘着性包帯の方が好ましい）、皮膚の上に保護層を作り数時間後には自然と剥がれるシリコンをベースにした保護剤を用いて皮膚を守ること、などが必要である。

創傷治癒の4段階

創傷は、4つの異なる段階を経て治癒へと向かう：血管収縮期、炎症期、増殖期、再構築期である。初めの血管収縮期は非常に短く、すぐその後に炎症期が続く。この段階の主な目的は、損傷を受けた物質を取り除き、（出血、微生物の増殖などといった）さらなる合併症を予防することであり、“浄化”作用が目立つ段階である（この段階では、主にマクロファージが作用する）。損傷を受けた部位が浄化されれば、線維芽細胞が増殖を開始する。この細胞の主な目的は、不規則に並んだコラーゲン線維で損傷部位を埋め（増殖期）ることで、脆いが次に続く治癒過程（肉芽組織）を促進する組織で創傷部を覆うことにある。この不規則な組織は、より特殊な、構造化された組織（瘢痕組織）に置き換えられ、これは皮膚の伸張度に応じた配列をとる（再構築期）。

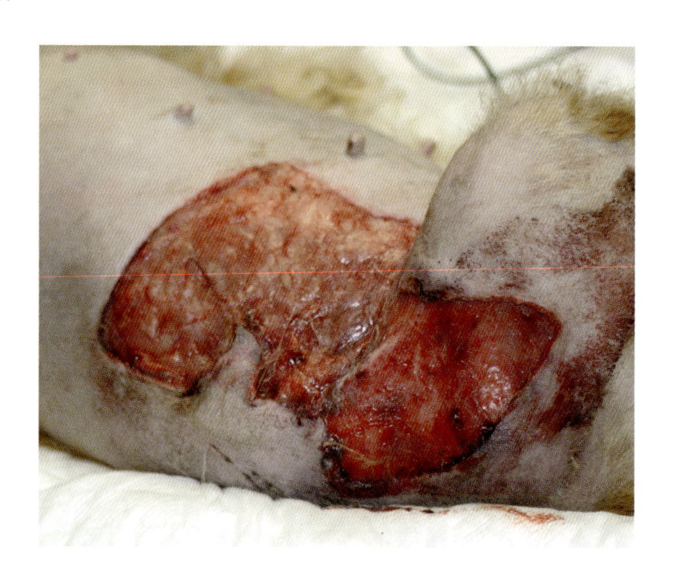

図1　創傷が大きい場合には、創傷周囲の皮膚も広範囲にわたって影響を受ける可能性がある。創傷治癒が進むためには、この周囲の皮膚の管理も非常に重要である。

創傷管理のプロトコル

症例が来院したら初めにすべきことは、症例の安定化である。他に必要な処置を行っている間、創傷部は（生理食塩水に浸して）湿らせた布で覆うことで保護することができる。創傷部に時間を割けるようになったら、まず症例と損傷についてあらゆる情報を収集する。創傷部を精査する必要があるが、異物、出血、血餅、汚れた被毛、壊死した皮膚などのために、正確に評価することが困難な場合もある。そのため、最初のステップは創傷部に精査のための準備をする。すなわち、創傷部周囲の毛を刈ったり、可能な限り多くの汚れを落とすために生理食塩水で洗浄したりする。こうすることで、創傷部をより評価しやすくなる。

評価の最初のステップでは、創傷部が感染を伴っているかどうか調べる。ほとんどの創傷は、感染を伴っていると判断される；ごく最近（6時間以内）の傷害で明らかな汚染や感染に起因する損傷組織が認められない場合にのみ、感染症を伴わないと判断される（咬傷を除く）。主な目的は、感染を管理することである。これは24時間毎に創傷部を治療し、包帯を交換することによって行う。この治療には、（傷つけることなく、壊死組織を取り除く）デブリードマンや、局所性抗生物質の使用（多くの薬剤が使用可能だが、ネオマイシン、スルファジアジン銀、"3種類の抗生物質：ポリミキシン、バシトラシン、ネオマイシンの合剤" が頻繁に使用される)、さらに必要があれば抗生物質の全身投与が用いられる。滲出液の管理には、吸収性の異なるさまざまな非粘着性のパッド（ハイドロゲル、ポリウレタンフォーム、アルギン酸塩）を用いる。

創傷部にデブリードマンを行う目的は、治癒過程における炎症期を軽減するために、壊死した組織を取り除くことである。ここで重要なことは、すべての健常組織に配慮することである。この段階における目標は感染症をコントロールすることであり、健常組織を取り除いて創傷部に出血させることは、無意味な行為である。デブリードマンには、さまざまな手法がある。損傷部を（乾いたまたは湿らせた）ガーゼで擦ったり軽く叩いたりして滲出物を吸収し、除去するのも1つの方法である。しかしこれは過剰な方法であり、痛みを伴い、健常組織を傷つけてしまうため避けるべきである。代わりに、メスまたは鋏を用いて明らかに壊死している組織（疑わしい組織は切除せず、次回の包帯交換時に再評価する）を取り除く外科的デブリードマン、または生理食塩水を低圧で吹き付ける機械的デブリードマンを行うとよい（20mlシリンジに黄色いハブの針を付けることで、健常組織に影響を及ぼすことなく壊死組織を取り除くのに十分な8～9psi* [5～62kPa] の圧を加えることができる)。

生理食塩水を低圧で吹き付けるデブリードマンを行う際は、動物が濡れ過ぎないように注意し、創傷の治療に入る前に患部を乾かす必要がある。これは、ガーゼや圧定布を用い、患部を擦らずに優しく押さえつけることで可能である。局所用の抗生物質は、軟膏やメッシュガーゼに塗布して投与する。3種類の抗生物質を用いた治療では後者の方法が一般的であり、患部の治療の際に推奨される。薬剤が適切に分布するように、患部全体を覆う必要がある。粉末の抗生物質は推奨されない。洗浄時に消毒液を使用してもよい。この場合、0.5％のクロルヘキシジンが好ましいが、過剰な使用は控えたほうがよい。洗浄の過程の最後に消毒液で1度洗浄すれば十分であり、汚染がコントロールできれば、その後消毒液を用いた治療は不要である。

最後に、包帯などを用いて患部を覆う（図２）。包帯で覆う目的は、患部からの滲出液を吸収するためである。患部を絶対に乾燥させてはならない。つまり痂皮が形成されてはいけないのである。乾燥した痂皮は感染を助長し、局所の痛みの原因となり、患部を適切に評価しようとする際の妨げとなるため、痂皮は合併症としてみなされる。さらに、患部を乾燥させることは、滲出液が分泌されるのと同じくらい好ましくないことではあるが、感染がコントロールされた滲出液は、むしろ良い徴候である。包帯は、滲出液の量を正常な生理的レベルに保つのに有用である。患部から出る滲出液の量に応じて、違う種類の包帯を使用するとよい：ハイドロゲル（患部が乾燥している場合。通常は治療開始時)、ポリウレタンスポンジ（滲出液の量が少～中量の場合)、アルギン酸塩（患部からの滲出液が多い場合)、などである。

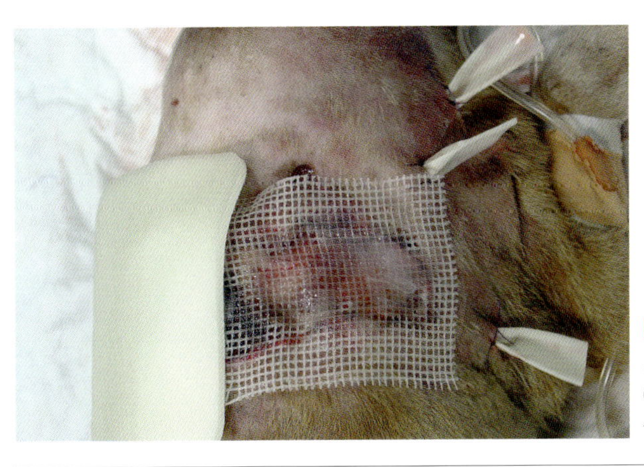

図２　創傷の保存療法時の包帯の使用。抗生物質を塗布したメッシュガーゼでハイドロゲルを覆い、最後にポリウレタンのスポンジを被せることで、滲出液を吸収し、患部を湿潤に保つ。

*psi: pounds-force per square inch.

症例 1.1 / 術創離開

Joaquín J. Sopena, Mónica Rubio,
José Mª Carrillo, Mariluz Ortiz

Sydney は、5歳齢の雌のラブラドール・レトリーバーで、乳腺の手術後に組織が壊死し、縫合部が離開したために来院した。

術創の閉鎖を問題なく行うためには、事前に縫合方法を2種類準備しておくことが推奨される。

概要

術後合併症のうち、最も頻繁に認められ、かつ最も恐れられているものの1つが皮膚縫合部の離開である。この合併症の原因として、症例が舐めたり引っかいたりした、術創の管理が悪かった、皮膚が術前に損傷を受けていたことに加え、経験的に最も多いものとして、縫合法が不適切であったり、皮膚の縫合線上に過剰なテンションがかかっていたことなどがあげられる。基本的に、縫合部が離開した症例における原因の大半は、最後の2つである。

縫合法が不適切な場合、瘢痕が形成される前に縫合糸がゆるんでしまう。その結果、縫合部の辺縁同士が離れ、炎症や刺激が生じ、皮下組織の損傷を招く。結果として、痒みや不快感が生じるため、症例は落ち着きをなくし、患部を引っかいたり舐めたりしようとする。最も多い間違いとして、引き結びのような男結びの類を誤って用いることであり、これは一見強固に結ばれているように見えるが、動物が動くことによって短時間のうちに次第にほどけてしまう。これは想像しているよりも頻繁に認められ、予防のためには、縫合技術を定期的に評価する必要がある。

皮膚の縫合線に過剰なテンションがかかってしまうことも、よく見られるもう1つの過ちである。これは通常、手術計画が誤っていることが原因である。この過ちは、主な目的が皮膚とは関係ない手術（たとえば骨の手術や術後の炎症が強い手術であり、とくに肢端の手術の場合である）や、広範囲に皮膚を切除する手術（最もわかりやすい例は、乳腺腫瘍の切除手術）において、頻繁に認められる。

そのため、手術全体の計画を立てることが必要不可欠であり、術野における皮膚のテンションと、すべての形成外科手技をあらかじめ詳細に学んでおく必要がある。

Sydney は、鼠径部の乳腺腫瘍の切除後に、縫合部の離開と壊死を呈した症例である。可能であれば初期治療を積極的に行うことが非常に重要であり、これによりできるだけ速やかに再縫合を行うことが可能となる。

身体検査

Sydney は、第3、4、5乳腺における腫瘍の切除手術の5日後に来院した。術後は標準的な術後管理プロトコルに従ったものの、術創の治癒が予想どおりには進まなかったために来院した。縫合の最も頭側部は離開しており、飼い主は、術創尾側の皮膚が黒くなっていることを心配していた。

術創の精査により、損傷が明らかになった。皮膚切開の尾側端は、辺縁同士は適切に近接していた。しかし術創の中間部は壊死しており、この壊死は内側および外側に向かって拡大していることが確認された。術創の頭側端は離開しており、辺縁は明らかに離れていた。術創周囲の皮膚は、明らかに炎症を起こしていた（図1）。

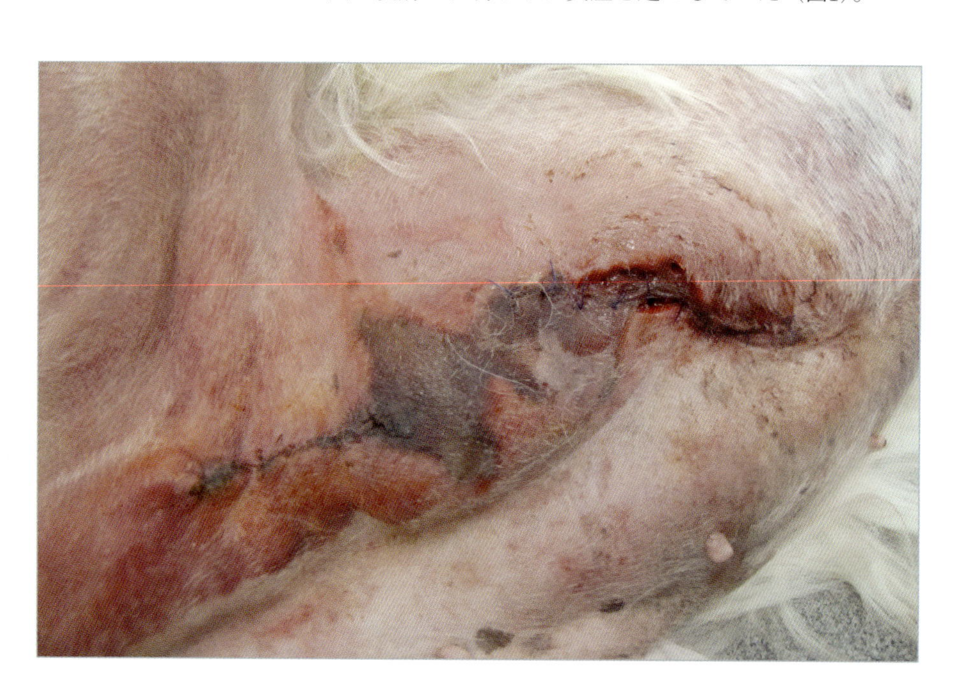

図1　乳腺腫瘍の切除手術5日後の様子。皮膚壊死、離開、そして術創周囲の炎症が認められる。

このような状況が生じた原因として可能性があるものは

- 手術中に皮下組織を過剰に操作または処置し、術創辺縁の局所血流に障害を起こした
- 毛刈りにより皮膚が刺激され、犬が術創を引っ掻いた
- 術創の一部に強いテンションがかかった。しかしこの部位は皮膚が豊富なことから、この可能性は低いと思われる。

創傷管理

この症例では、最初に保存療法を行うこととし、患部の積極的なデブリードマン、保存療法、その後、組織と創傷部の治癒が進んだ時点で再縫合することとした。

初めに全身麻酔下でデブリードマンを行い、残存する皮膚縫合糸と壊死組織を取り除いた（図2）。

術創を評価した後、深部のデブリードマンを行った。ここでは、障害により失活した組織や、正常な治癒と術創のコントロールを妨げていると思われる組織を取り除いた。術創の尾側端では死腔が認められたため、ペンローズドレインを設置した（図3）。

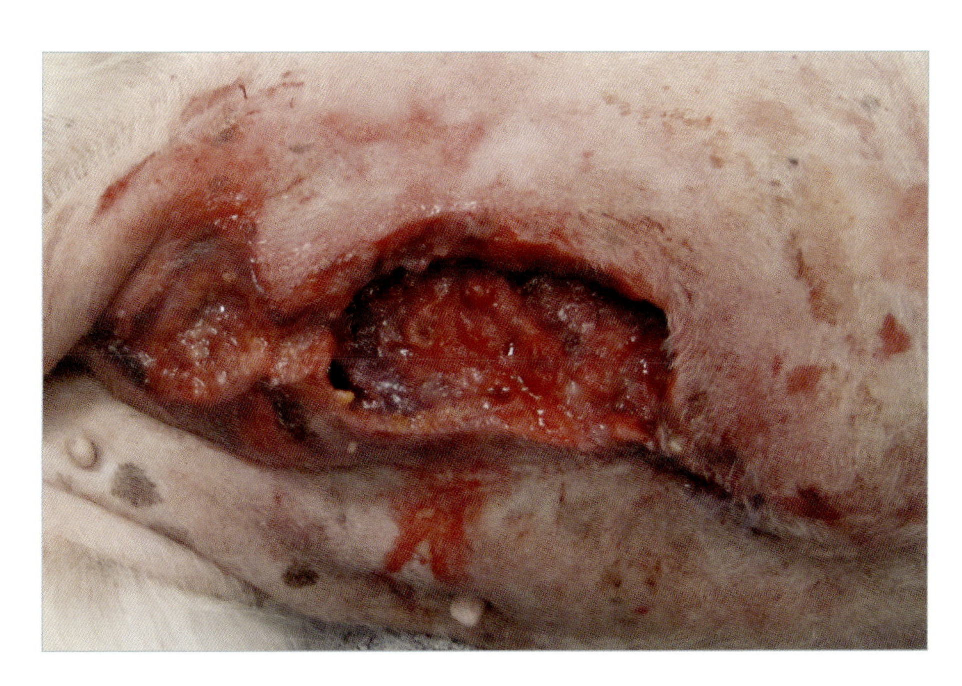

図2　壊死または失活した表層の組織を取り除いた後の術創

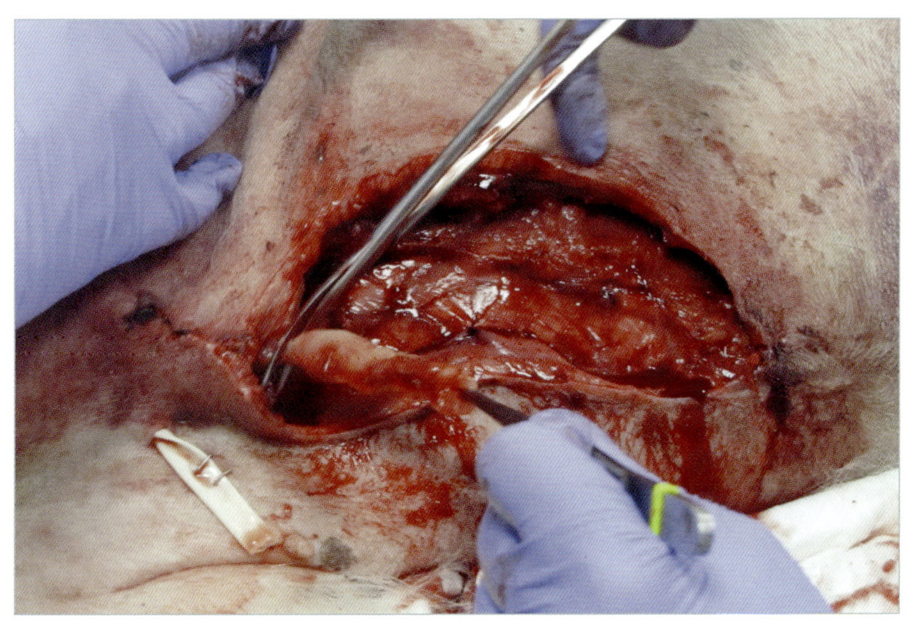

図3　深層を積極的に外科的デブリードマンを実施した際に、術創の尾側領域の深部組織の除去およびペンローズドレインの設置を行った。

徹底的なデブリードマン後、今後の再縫合の準備のために、術創の保存療法を行うことにした（図4）。そのために、皮下スペースに局所用抗生物質（ニトロフラゾン）を投与し、包帯を毎日交換すること（図5）、3種類の抗生物質を塗布したメッシュガーゼを皮膚表層へ貼り付けること、滲出液の管理のためのポリウレタンスポンジを使用すること、およびパッドの付いた包帯をチューブ状の包帯で腹部に固定することなどを行った。

24時間後には、術創を適切に管理できていることがわかった。患部は正常な治癒過程へと進み始め、周囲の組織には明らかな改善が認められた（図6）。皮膚が正常な状態に回復したことにより、落ち着きがなく痒みのあった症例の健康状態にも大きな改善が認められた。しかし、鼠径部および大腿内側には、依然として局所の炎症が認められた。

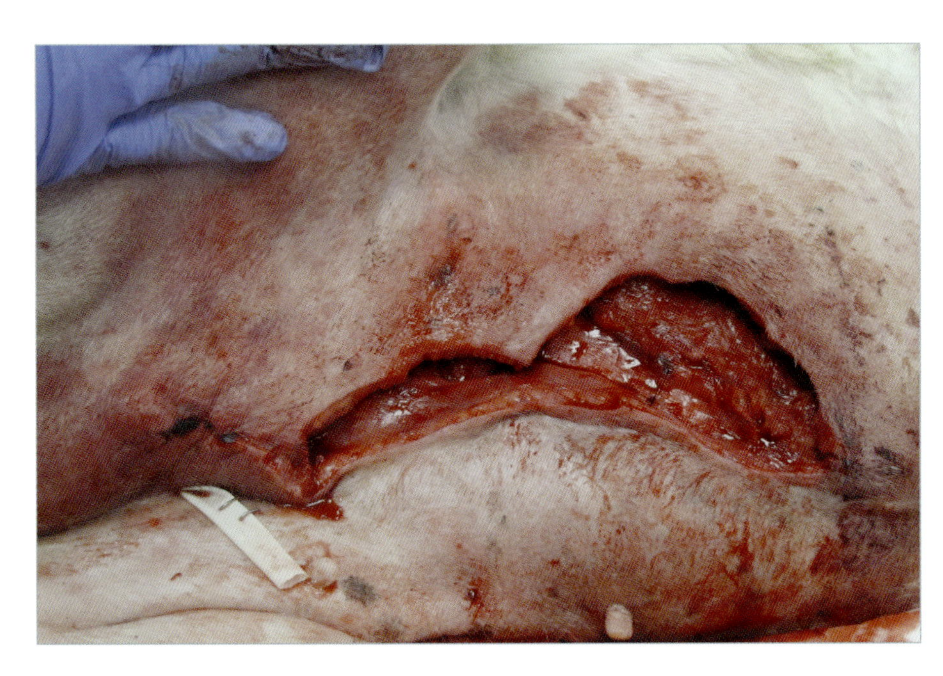

図4　デブリードマン後の術創の様子

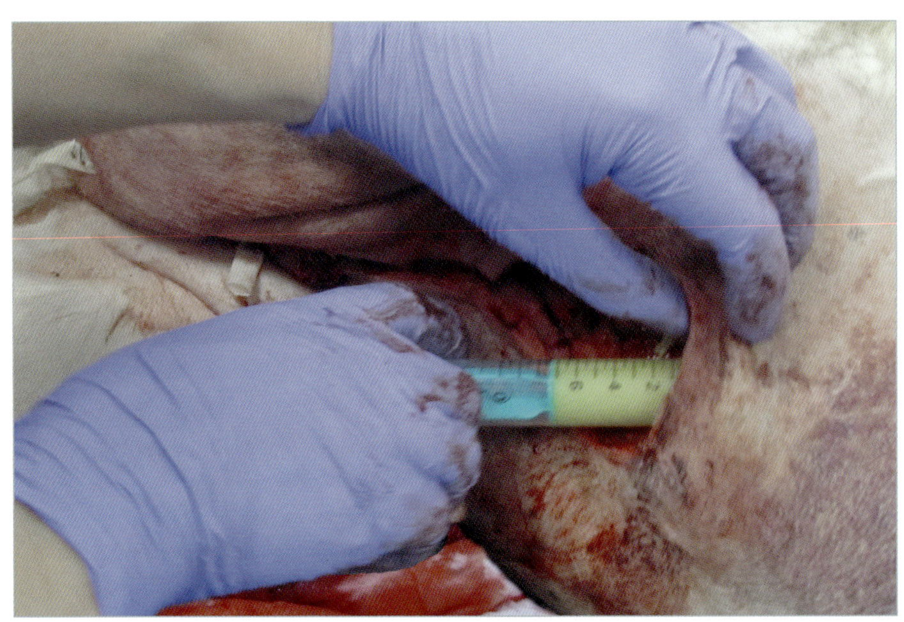

図5　術創に包帯を巻く前に、死腔内にニトロフラゾン軟膏を投与している。

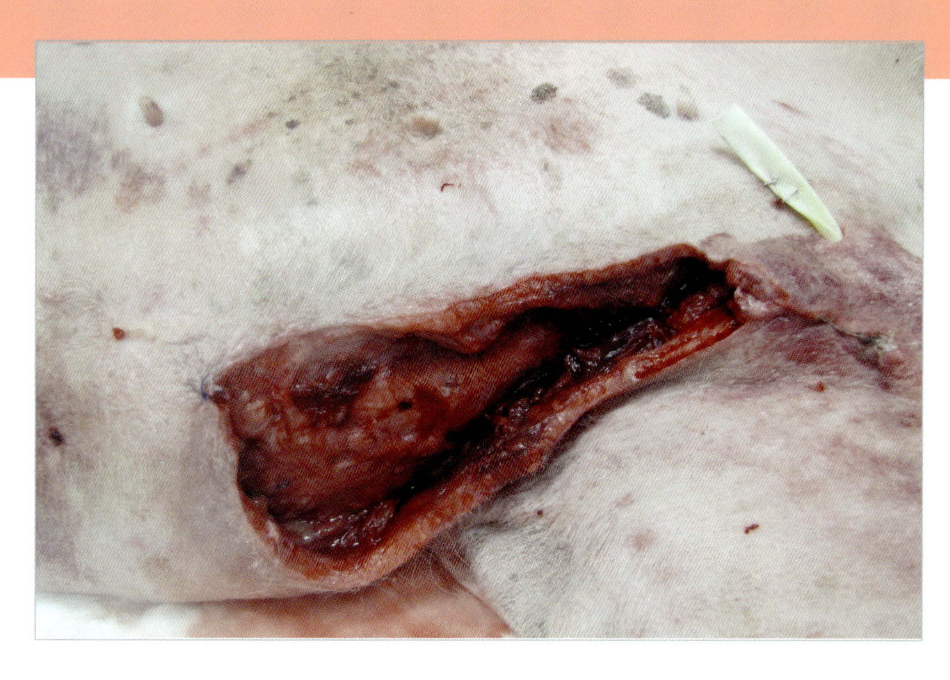

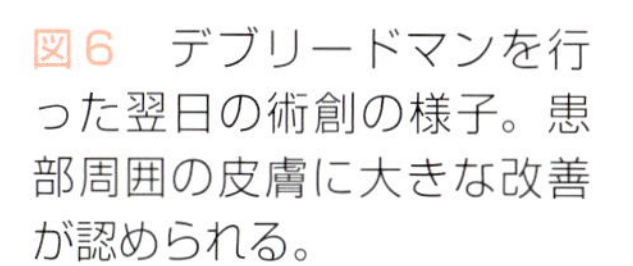

図6　デブリードマンを行った翌日の術創の様子。患部周囲の皮膚に大きな改善が認められる。

次の日には、さらに明らかな改善が認められた。症例はより快適に見え、患部からの滲出液も認められなくなった（図7）。術創の精査を行ったところ、初期の肉芽組織の形成が始まっており、死腔も大幅に縮小していた。この時点で、ニトロフラゾンの使用は休止した（図8）。

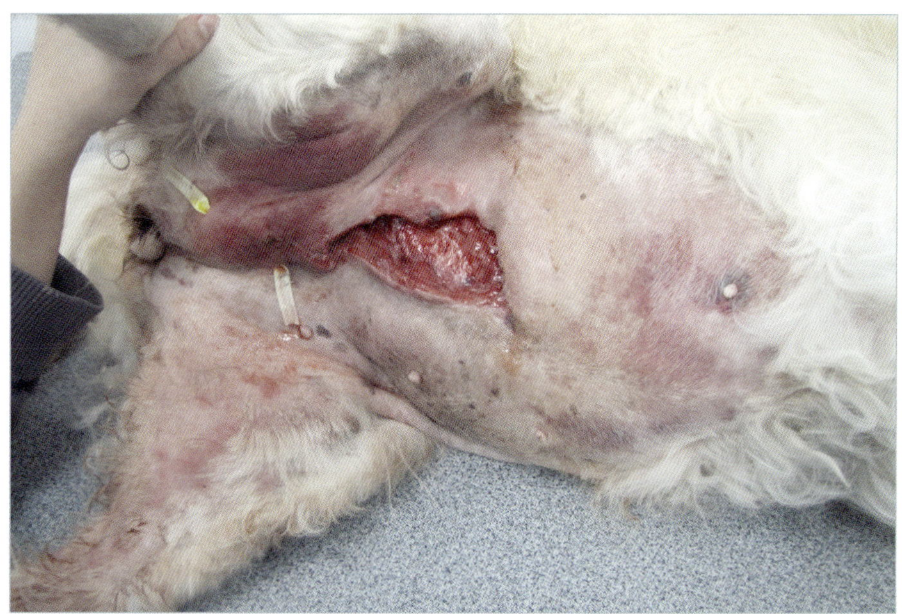

図7　治療2日後の術創とその周囲の様子

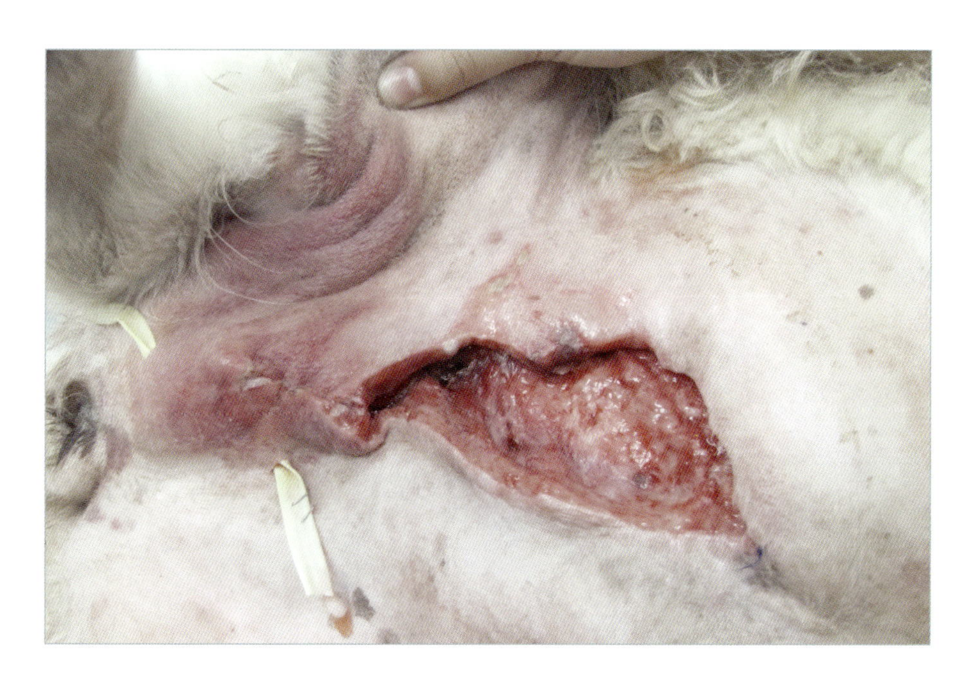

図8　治療2日後の術創の詳細な様子。死腔が縮小し、初期の肉芽組織が形成され始めているのが確認できる。

術創の治療は、翌週も連日続けた。この時点で、術創周囲および術創そのものが、健康な肉芽組織を伴っており非常に良好な状態であることが確認できた。術創の閉鎖を計画するのに適した状態であると考えられた（図9）。

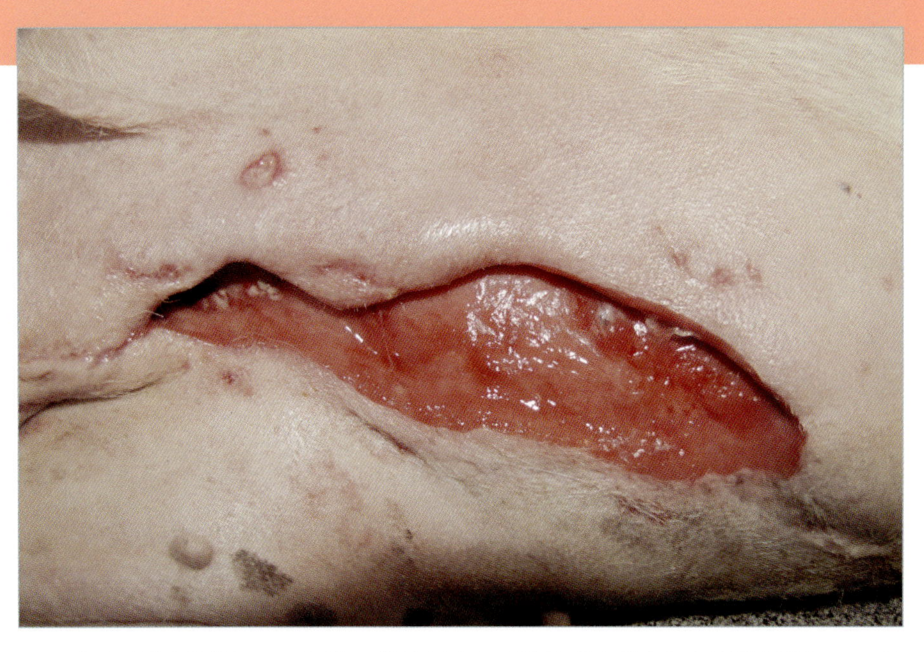

図9　保存療法を開始して10日後の術創の様子。術創全体を健康な肉芽組織が覆っていること、周囲の皮膚が健康な状態であること、および滲出液が認められないことなど、これらすべてが術創の閉鎖に最適な状態であることを示している。

皮膚の縫合部に過剰なテンションがかかるのを防ぐために、皮下組織を閉鎖することをとくに重要視しながら、術創の閉鎖計画を立てた。皮膚は、モノフィラメントのポリジオキサノン吸収糸を用い、皮内縫合で閉鎖した（図10）。

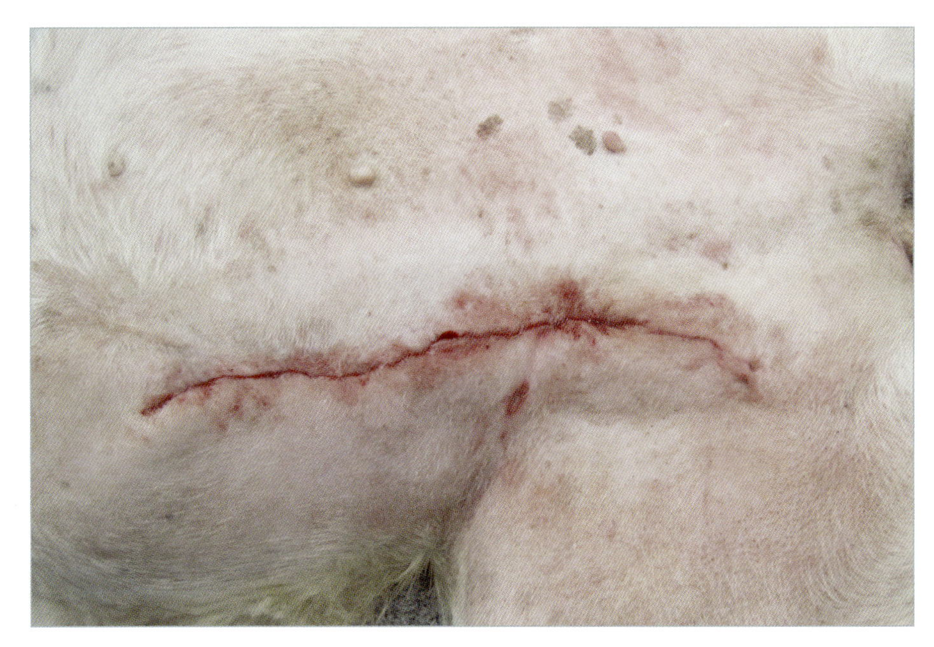

図10　治療開始から10日後に術創を閉鎖した際の様子。術創にテンションがかかるのを防ぐために、皮下組織を注意深く縫合した。

症例 1.2 / 右胸壁の皮膚の裂傷 *

Mónica Rubio, Joaquín J. Sopena,
José Mª Carrillo, Mireia García

Fargo は、４歳齢の雄の雑種犬で、複数の外傷、右大腿骨の骨折、および右胸壁の裂創のために来院した。

概要

皮膚損傷は、多発性外傷の症例では頻繁に認められる。原因の機序にもよるが、種類の異なる損傷が見られ、とくに飼い主にとっては目につくことが多い。

最初にすべきこととして覚えておく必要のある重要なポイントは、原則として外傷は一時的に置いておいて、症例の安定化を優先することである。症例を精査および安定化している間は、損傷部を衣類または生理食塩水に浸して湿らせたガーゼで保護しておく。この簡単なことを行うだけで、損傷部を保護し、小さな出血であればコントロールでき、疼痛を和らげ、さらに露出した組織の乾燥を防ぐことができるので、結果として症例の安定化を助けることになる。

この種の損傷では、さまざまな大きさのフラップ状の皮膚や裂傷が認められることは珍しくない。これらの皮膚の部分裂傷は、その活性を評価し、最も適切な治療法を決定するために精査を行う必要がある。もし皮弁に活性がある場合（例：血行が十分な場合）には、一次縫合または隣接縫合を考慮してもよい。これで、治癒過程を促進することができる。皮弁に活性がない場合は、後に問題を起こすだけであるので、切除してしまう方がよい。問題なのは、活性が不明瞭な場合、どのように評価するかである。この問いに答えるためには、いくつかの点を考慮するとよい。血管系が皮弁よりも明らかに小さい場合は、現存する血管分布では全表面に十分な血液を供給することができないため、活性はないと判断できるだろう。もう1つの有用な判断材料は、皮弁に皮下脂肪や（解剖学的にありうる場所では）皮筋がついているかである。もし皮弁がこれらの組織と乖離している場合は、血液供給が損傷されているため、皮弁の活性は失われているだろう。皮弁の活性が判断できない場合は、そのときには切除せず次回の包帯交換時に再度評価するのが最善の策である。その際に活性がないと判断できる徴候が認められれば、その死滅した組織を切除する。

身体検査

Fargo を身体検査した結果、1辺10cm ほどで正方形の全層に及ぶ皮膚の裂傷が右の胸壁に認められた。受傷から最低でも24時間は経過しており、また受傷した原因は不明であった。また、Fargo の右大腿骨には、近位骨幹骨折が認められた。症例は比較的安定していたが、多発性外傷例に対する標準的なプロトコルを実施した。右胸壁の損傷は重大であったため、胸腔内への貫通創があった場合、合併症の可能性がある点に注意する必要があった。

創傷管理

症例を安定化したのち、初期治療を開始した。刈った毛が混入したり、症例を取扱う際に外傷部が完全に露出されたりするのをできるだけ防ぐために、湿らせたガーゼで外傷部を覆った（図1）。

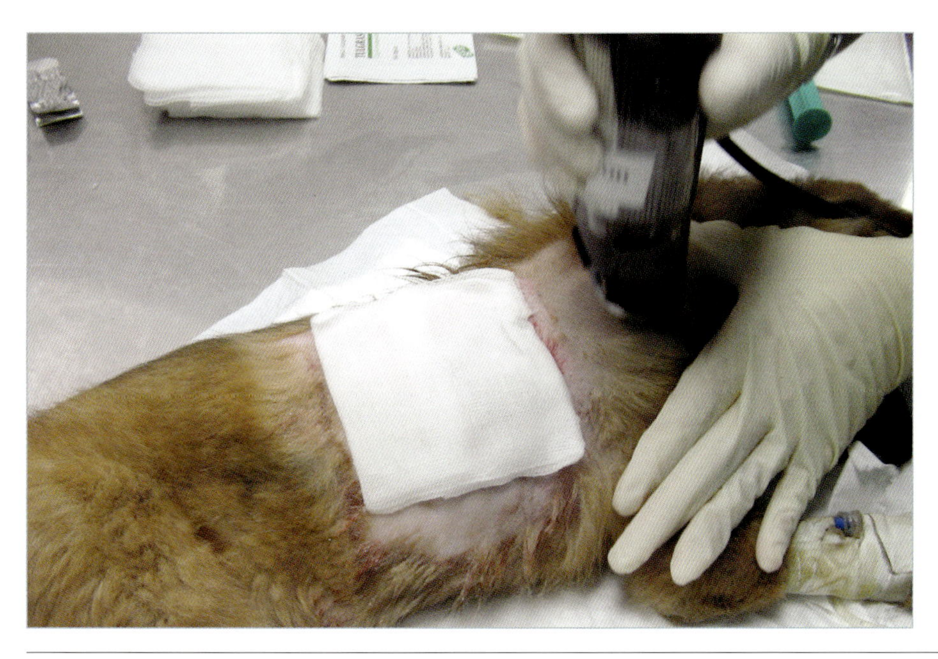

図1　右胸壁外傷部の治療の準備をしている様子

*この症例は、Manejo de heridas y principios de cirugia plastia en peuenos animal es（Sopena et al., Servet editional, 2009）にも掲載されている。本項目で取扱う内容と臨床上非常に関連が強いため、本書でも本文や写真を追加して掲載している。

次に、メデトミジンとモルヒネの筋肉内注射で症例を鎮静した。患部が胸壁であるため、外傷部の毛刈りと消毒を広範囲に行った。露出した皮下組織の状態は良好で、過剰な滲出液や膿の排出、痂皮形成は認められなかった（図2）。患部の頭側に、非常に大きな皮弁が認められた。この皮弁の尾側領域は、失活しているように思われた（感覚がなく、黒色化していた）。精査の結果、頭側に向かって5cm に及ぶ皮下組織の裂開創が認められ、その他に外傷が認められないことから、おそらく罠にかかった際に胸壁の側面に引き抜き損傷が起こったものと結論づけた。皮弁が失活していたこと、および外傷が比較的最近発生していること、感染を示唆する明らかな徴候が認められないことから、メスを用いた積極的な外科的デブリードマンを行った（図3）。組織片は死滅していたために出血や疼痛は認められず、症例に全身麻酔を実施する必要はなかった。

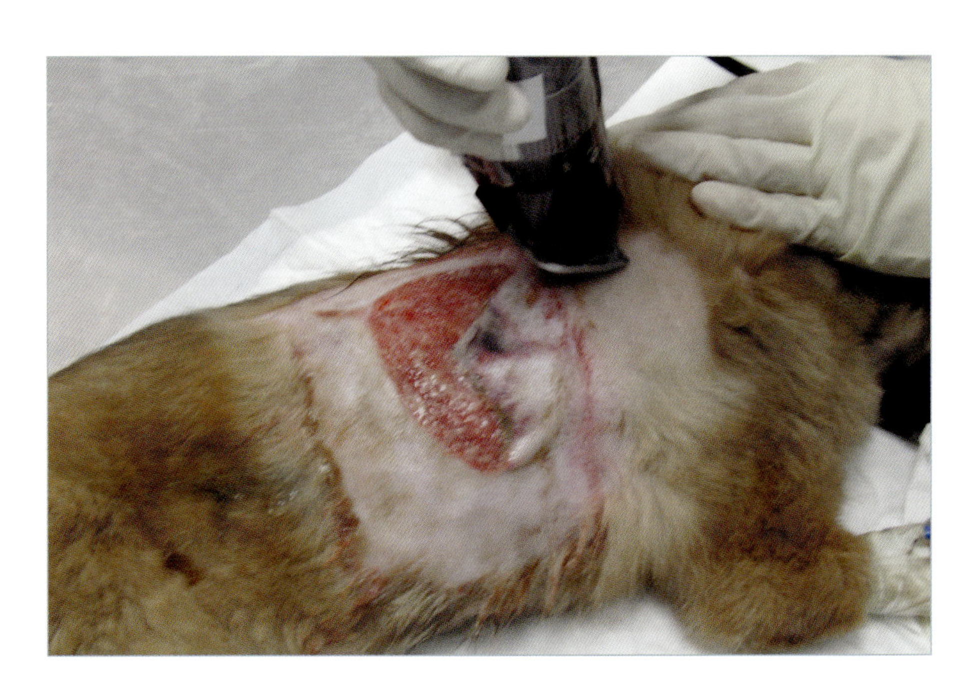

図2　患部の治療準備後の様子。毛刈りを終えようとしている。

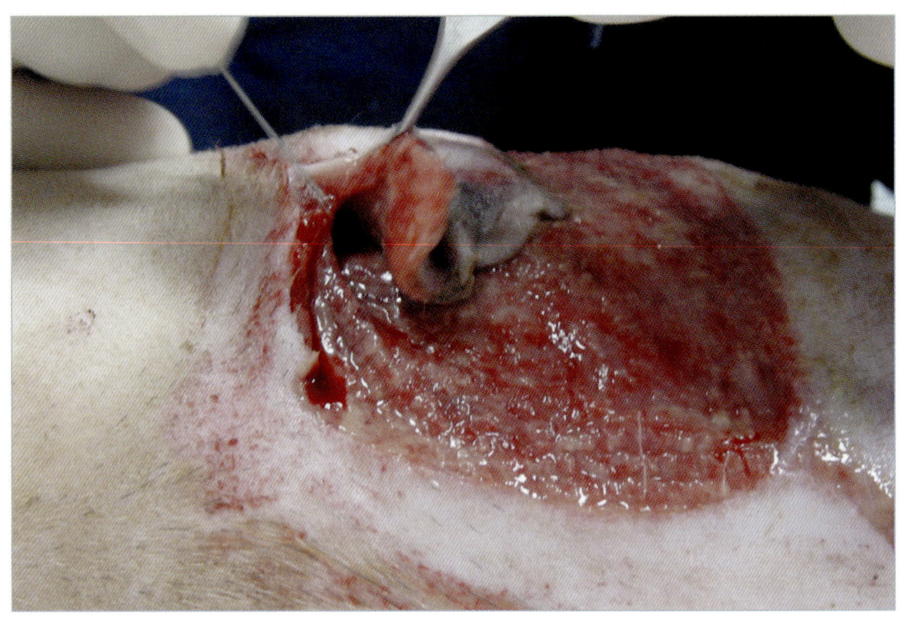

図3　メスを用いて、失活した組織を切除している。

外科的デブリードマンが終了したら、生理食塩水を低圧で噴出させて、患部を徹底的に洗浄した(図4)。適切な水圧で噴出するために、20mlのシリンジに黄色いハブの針をつけ、さらに三方弁を取り付けて手技が容易にできるようにした（これにより、48～55kPaあるいは7～8psi*の圧で噴出させることが可能)。この時点で、足の骨整復固定術を後日（24～48時間後）実施するまでの間(その際には患部を直接閉鎖する必要性についても再評価する)、保存療法を行った。

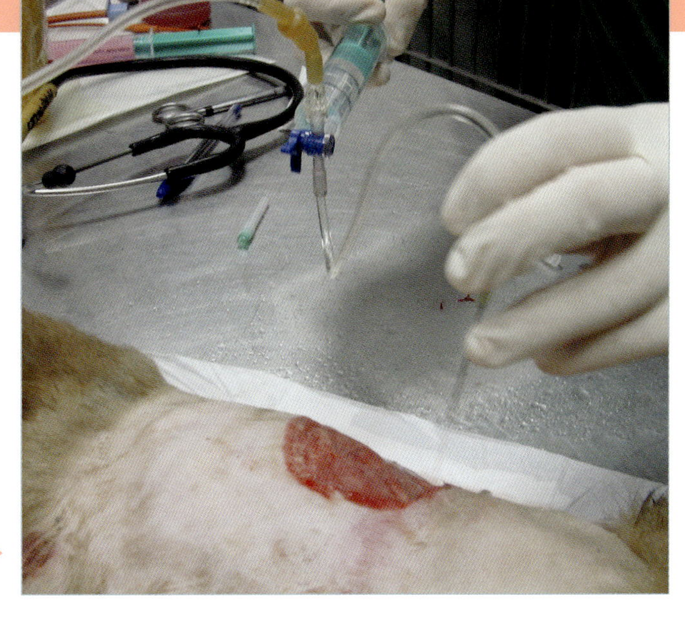

図4　生理食塩水を低圧で噴射し、患部を洗浄している。

ここで行った治療の目的は、現存する汚染をコントロールし、感染症を防ぐことである。この患部に認められた唯一の併発症は、頭側の裂開創である。洗浄後、3種類の抗生物質（ポリミキシン、バシトラシン、ネオマイシンの合剤）を塗布した包帯を、前述した裂開創に沿って設置した（図5)。

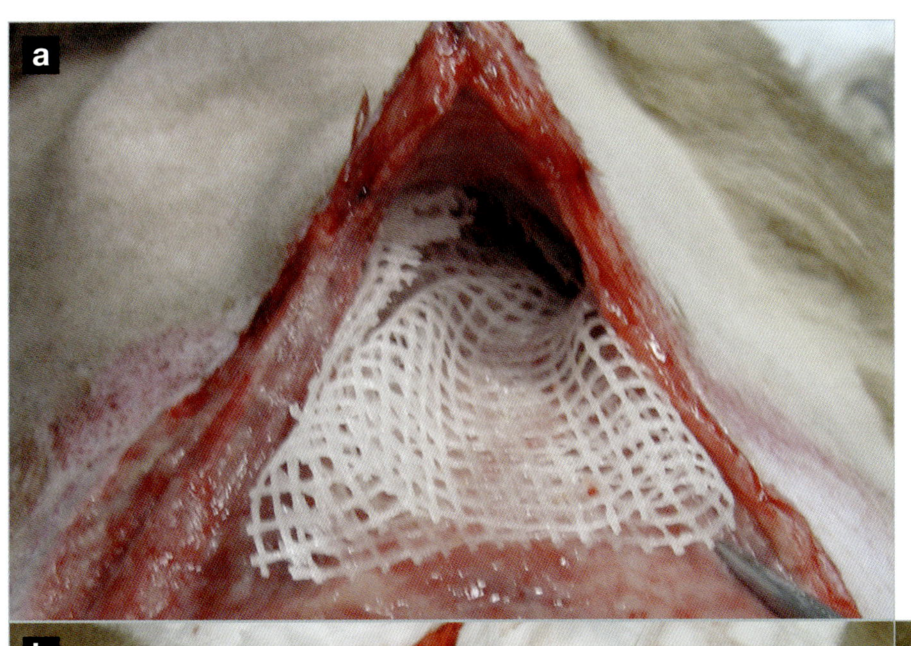

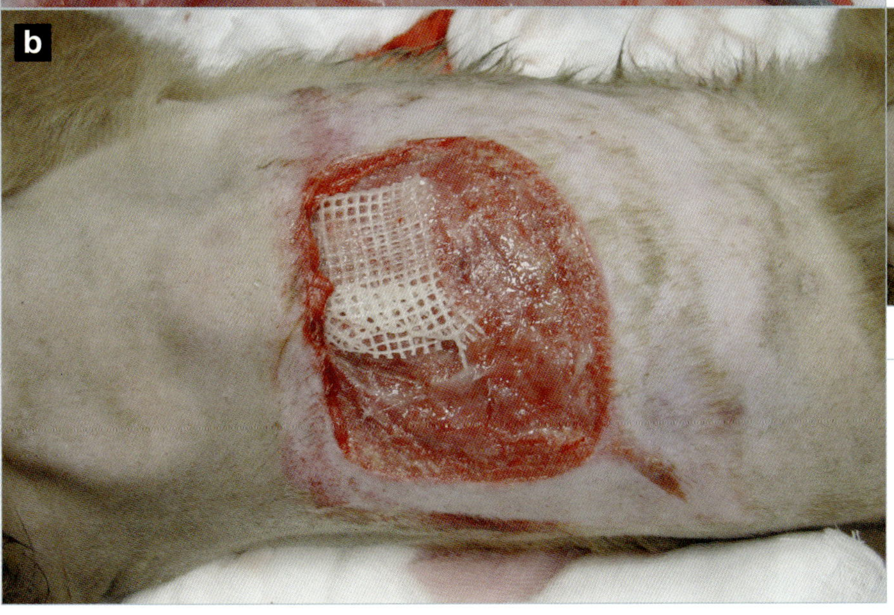

図5　a：皮下組織に認められた裂開創は、感染を防ぐために3種類の抗生物質を塗布した包帯で覆われている。皮膚を持ち上げると、ポケット状になった創の奥を見ることができる。この損傷によって生じた隙間の範囲は、bに点線で示されている。

*psi: *pounds-force per square inch.*

患部の残りの部位は、同じ抗生物質を塗布したガーゼで覆い、滲出液を吸収するためにポリウレタンスポンジ製の被覆材をその上に被せた（図6）。

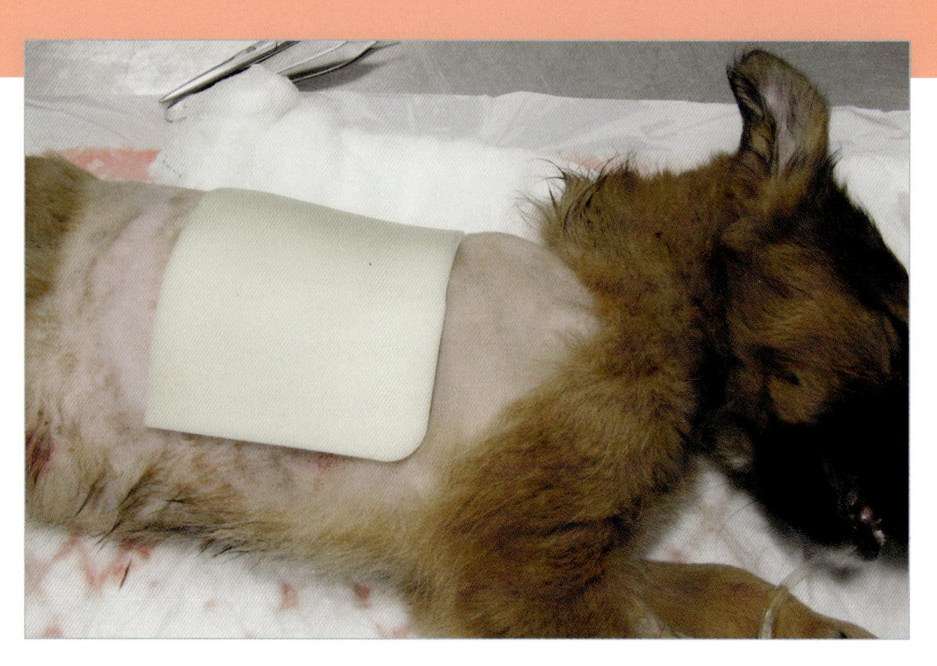

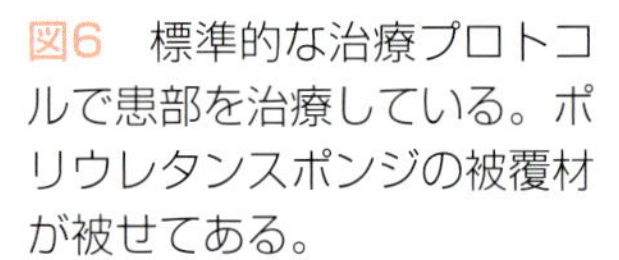

図6　標準的な治療プロトコルで患部を治療している。ポリウレタンスポンジの被覆材が被せてある。

患部は乾燥しておらず、初めから十分な量の滲出液が予測できたので、ハイドロゲルは使用しなかった。これらをキャストパディング材でさらに保護し、粘着性包帯で固定した（図7）。包帯は、翌日も交換した。

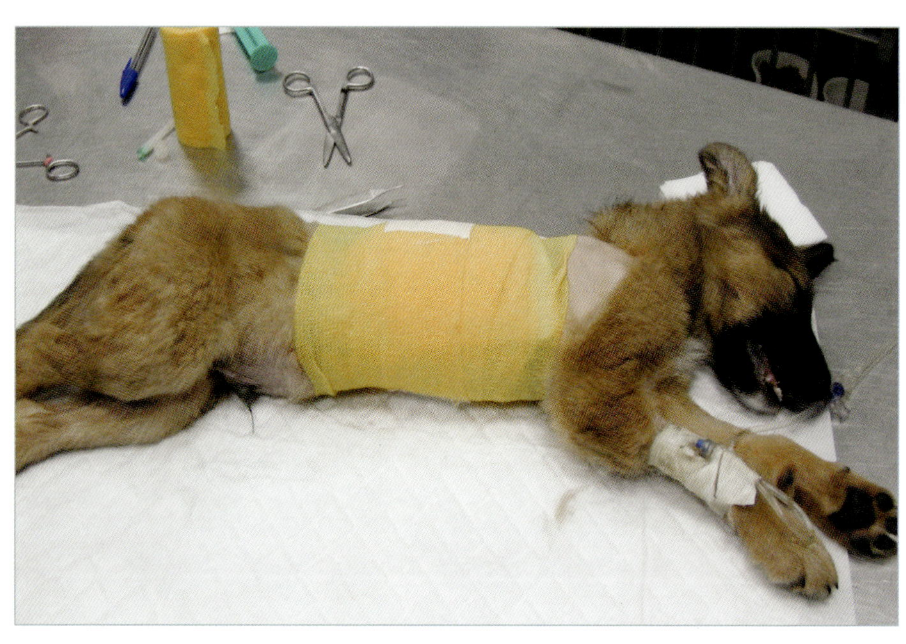

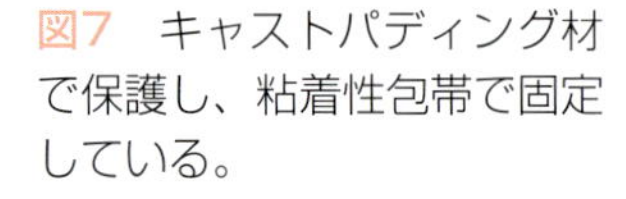

図7　キャストパディング材で保護し、粘着性包帯で固定している。

創傷の治癒

症例の大腿骨骨折を整復手術中に、胸部の傷を精査し直ちに治療する必要があるかを判断した（図8）。ポリウレタンスポンジの包帯を持ち上げると、スポンジの状態は非常に良好であった。この種の包帯は、通常であれば茶色～緑色であるが、これはスポンジが滲出液で満ちていることを示す。本症例では予想された滲出液と合致していた。すべての被覆材を取り除くと、患部が約40％も縮小していることが確認できた（図9）。そのため、保存療法を継続することにし、ツボクサエキスを治療に追加した。本症例で認められた患部の大幅な縮小には、2つの因子が影響していると考えられる：症例の年齢および皮筋の収縮が強いことであり、後者が主なものと考えられる。

約1週間の治療後、感染をコントロールできた時点で、3種類の抗生物質の使用を終了し、被覆材を治療を促進するメッシュガーゼに交換した。

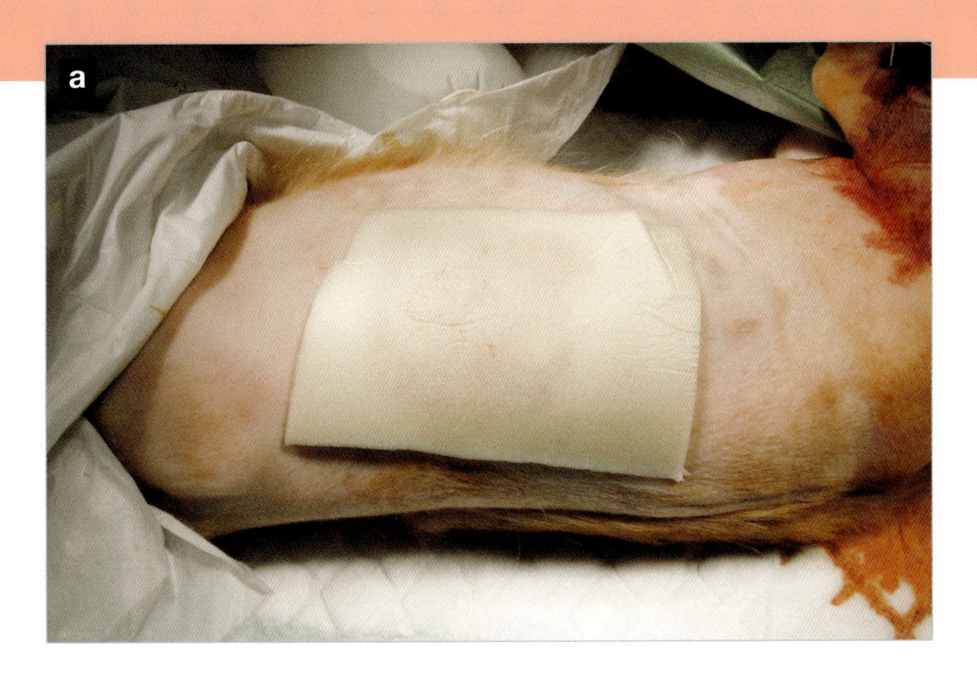

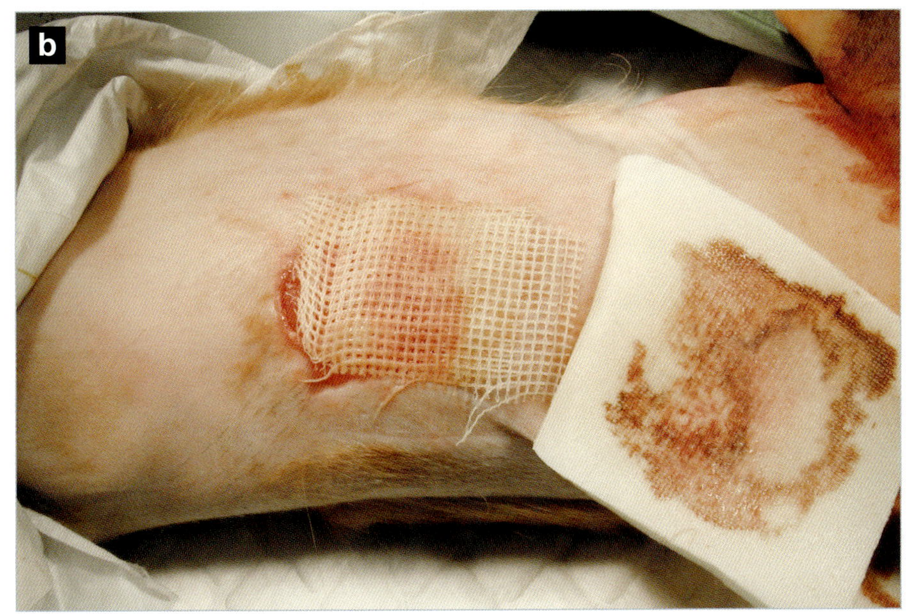

図8　後肢の骨整復術の後、患部を評価した。a：ポリウレタンスポンジの被覆材は、滲出液で満ちている。b：被覆材を持ち上げても、滲出液がスポンジに残っているのが確認できる。

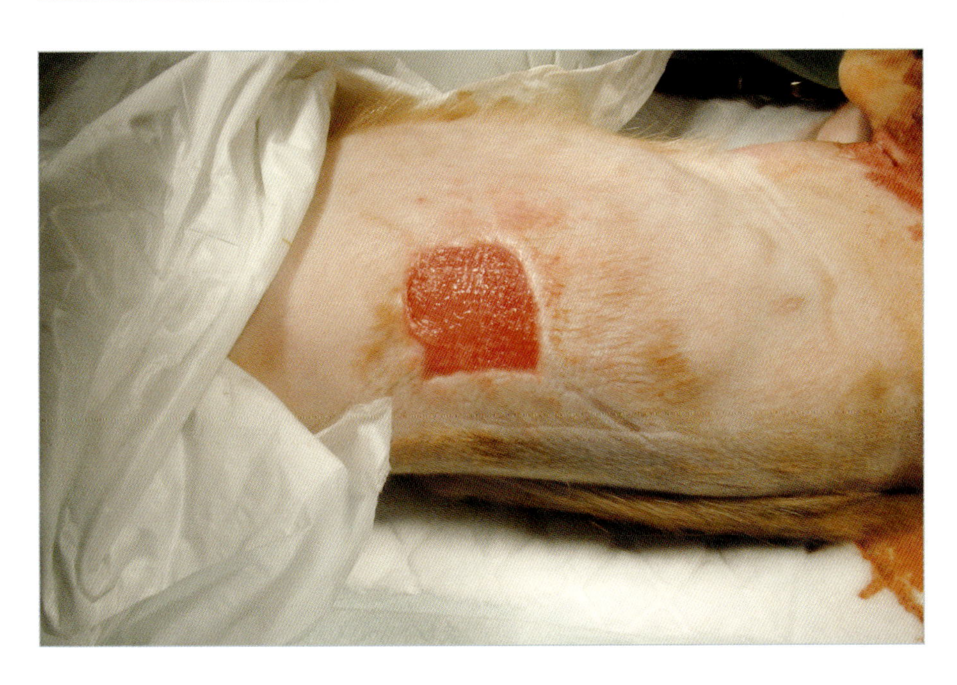

図9　患部の縮小が認められたため、保存療法を継続することにした。

その後の患部の治療（初めの週は24時間毎、翌週から48時間毎）では、シリンジを用いてツボクサエキスを皮下の裂開創に沿って投与した（図10）。

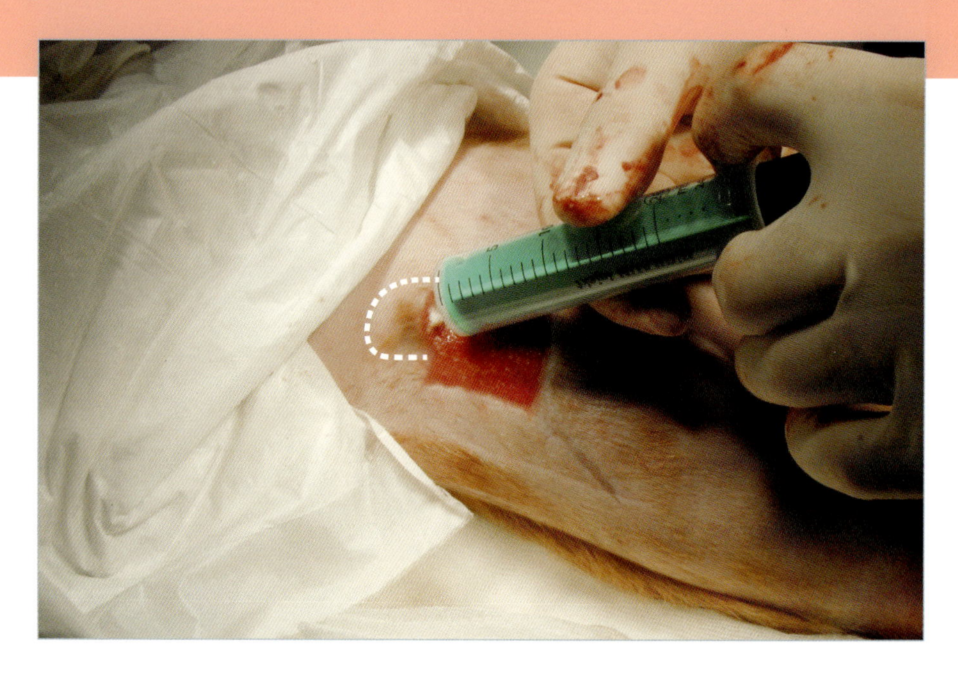

図10　ツボクサエキスを、シリンジを用いて皮下の裂開創に投与している。皮下の隙間が大幅に縮小したのが明らかに確認できる（点線）。

裂開創は、治療9日後にはほぼ消失していた。図11は、ツボクサエキスの投与法の詳細を示している。メッシュガーゼに抽出物の入った軟膏を塗布して患部に被せることで、容易に患部全体に拡散させることができる。

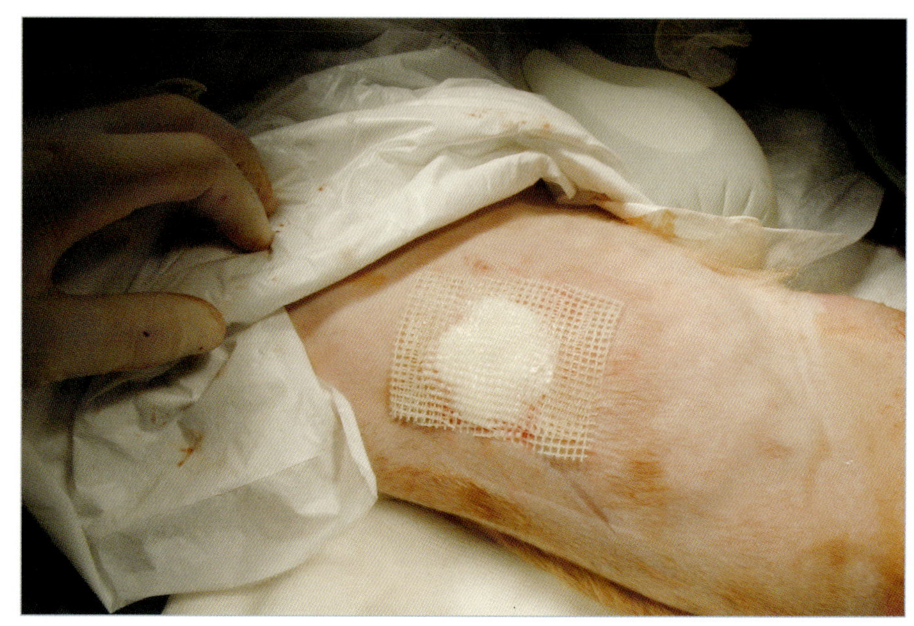

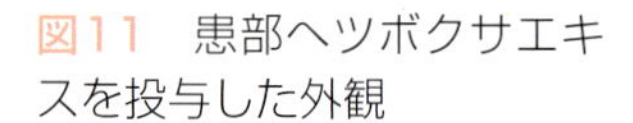

図11　患部へツボクサエキスを投与した外観

4週間にわたる治療の後、患部が完全に塞がるまで治療を続けることが不可能になったため、保存療法を中止し、退院させた。しかし、残った患部には陳旧性瘢痕の形成が確認でき、後遺症や目に見える欠損は認められなかった（図12）。

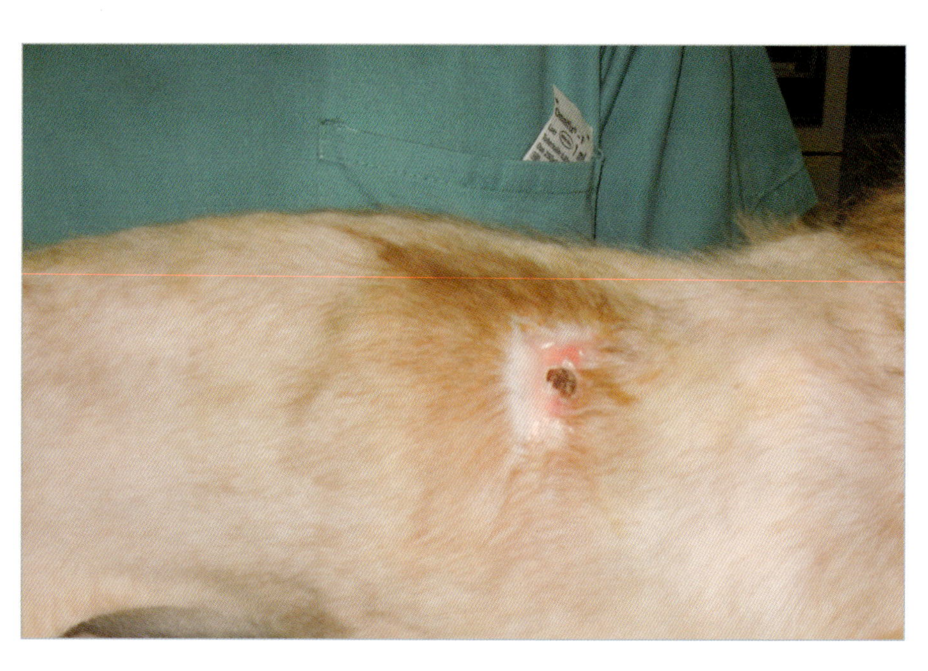

図12　4週間後の患部の様子。陳旧性瘢痕の形成が確認できる。

症例 1.3 / 前肢の外傷の保存療法

José Mª Carrillo, Mónica Rubio,
Joaquín J. Sopena, Elena Damiá

Canelo は、若齢のポデンコ（訳注：犬種の1つ）である。Canelo は両前肢の慢性外傷のために来院した。

概要

外傷を適切に管理することは、治療を行う際に最も重要なことの1つである。

> 患部の治癒経過の判定と、他の症例と比較したときの治療効果を推測するために、使用する治療プロトコルを確立しておくことが非常に重要である。

外傷には数多くの種類が存在するが、その管理についての共通ガイドラインを作成することで、治療に役立てることができる。それぞれの外傷に異なった治療法を用いた場合、治癒は期待どおりに進んでいるのか、または合併症が起こっているのか、（その変化が非常に軽微な場合はとくに）などを判断するのが非常に困難になる。そのため、使用できる治療法、経験値、解釈、頻繁に見られる外傷の種類などに基づいて、プロトコルを確立することは非常に重要である。

これは単純な症例であるが、適切な外傷治療が治療ガイドラインのモニタリングをいかにして容易にするのか、治療中に起こる間違いをどのように発見するかの、さらにどのようにしてそれらを可能な限り素早く修正するのかを示している。

身体検査

Canelo は性格が非常によく扱いやすい症例で、動物保護団体が病院に連れて来た。症例の両前肢には、外観から判断して発生から数日経過している外傷が認められた。右前肢には、手根関節のすぐ上、前肢の骨幹遠中位あたりに、長さ5cm、幅4cm の外傷が認められた。この傷は、前肢を3分割すると真ん中まで直線上に伸びていた（図1a）。左前肢は、外傷が手根部の尾外側に位置しており、長さ約7cm、幅4cm であった（図1b）。

両前肢の外傷ともに、壊死組織、泥、乾燥した血液が認められ、患部周囲の皮膚は汚れて損傷し、適切に扱われていなかった様子が確認できた。さらに患部は両肢とも、明らかに乾燥していた。少量の滲出液が認められたが、これは乾燥して初期の痂皮を形成しようとしていた（図1）。

この症例は、おそらく2〜3日前に受傷してから、明らかに治療はされていなかった。受傷後6時間以上経過しているため、患部は感染を併発していると考えられた。

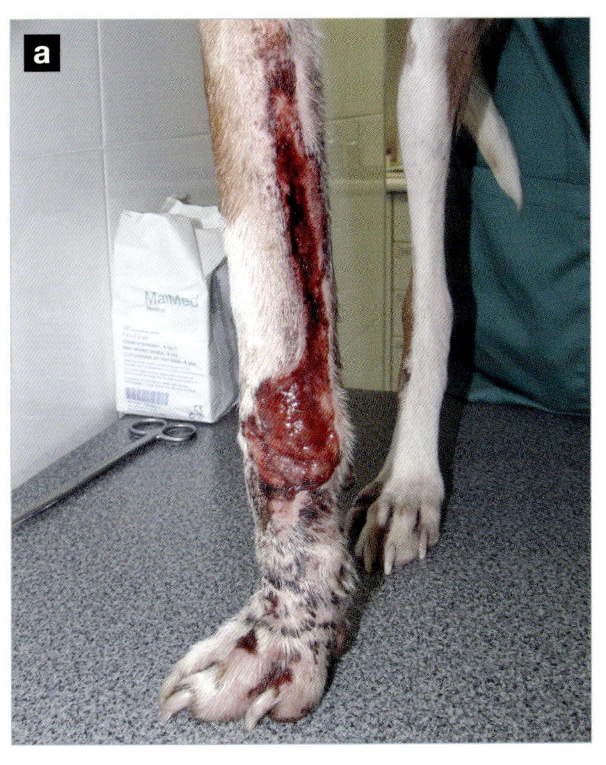

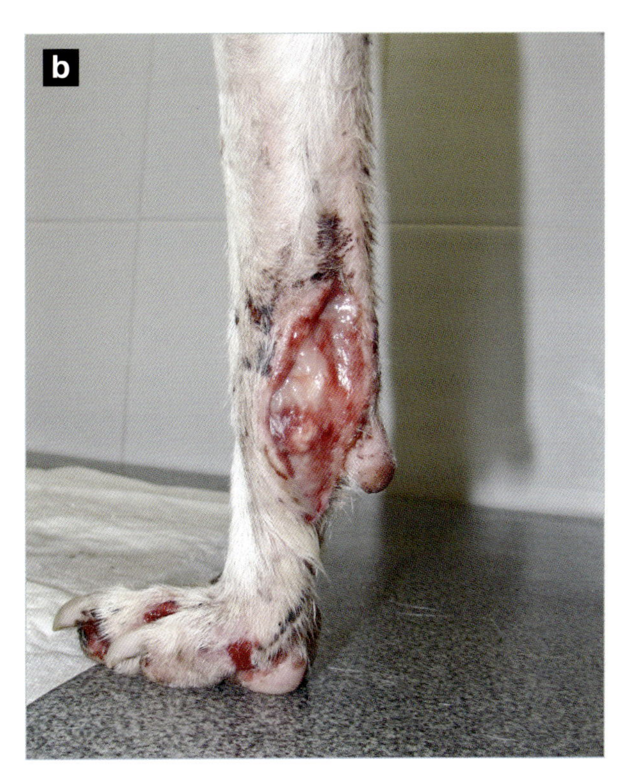

図1　来院時の患部の様子。受傷後数日経過している。症例は、右（a）および左（b）の両前肢に受傷していた。

創傷管理

治療計画は、複数の目標を達成するための創傷管理プロトコルを確立することでもある。それには以下が含まれる。

- 患部の水和状態の改善
- 壊死組織の除去
- 感染のコントロール
- 最後に、生理的な治癒過程の促進

本症例では、この時点では外科的治療は考慮しなかった。この選択肢は、患部が今後どのように変化していくかによって考慮する。

この症例は、動物保護団体の施設で週1回診察して治療することになった。

患部を適切に準備（毛刈りをして洗浄する）したら、生理食塩水を低圧（黄色いハブの針を20ml シリンジに付ける）で噴出して徹底的にデブリードマンを行った後、以下により治療を行った。

- （初めに水和するために）ハイドロゲル
- 3種類の抗生物質の軟膏（ネオマイシン、ポリミキシン、バシトラシン）を塗布したメッシュ被覆材
- 滲出液をコントロールし吸収するためのポリウレタンスポンジの被覆材
- キャストパディング材

この治療は、12時間後に再度行うよう計画した。滲出液を十分に吸収できていない場合は、3度目も行うことにした。

通常であれば、上記の治療開始24時間後には、患部は滲出液を産生する能力を十分に回復している。本症例ではハイドロゲルによる被覆材の使用をやめ、肉芽組織の増殖を刺激するため、ツボクサエキスの入った軟膏の使用を開始した。この治療を24時間毎に行った。

経過

治療開始から1週間後、患部には改善が認められた。周囲の皮膚の外観は非常に良好であり、患部はゆっくりではあるが縮小し、治癒し始めていた。右前肢の患部では、直線状の傷の辺縁は近接し、ほぼ閉鎖していた。遠位には、健康的な肉芽組織が認められた（図2a）。左前肢の患部も、上記と同様であった（図2b）。ここまで治療効果が認められたので治療を継続することにしたが、ネオマイシン軟膏とツボクサエキスの代わりに抗生物質を含まない治癒促進用軟膏に変更し、包帯を3回交換したら3種類の抗生物質の入ったメッシュ被覆材を治癒促進用メッシュガーゼに変更するように勧めた。これらの変更後は、患部の治療は48時間毎に行うように指示した。

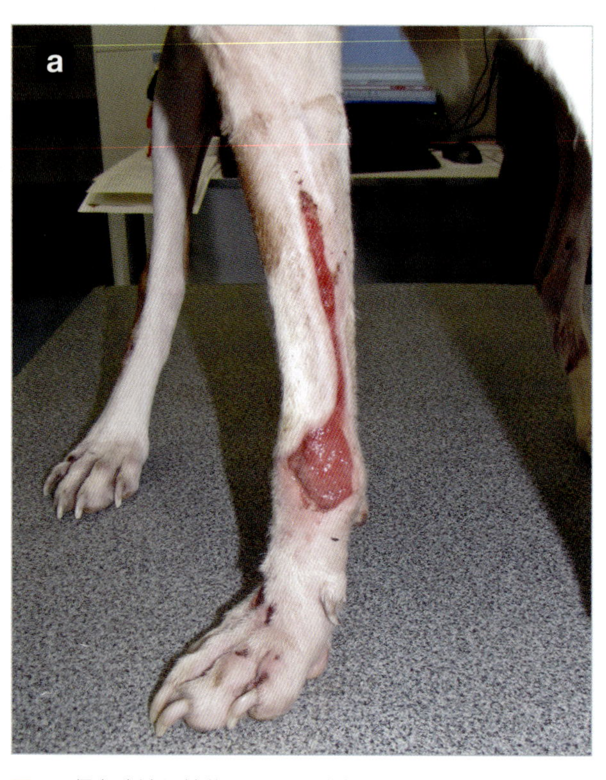

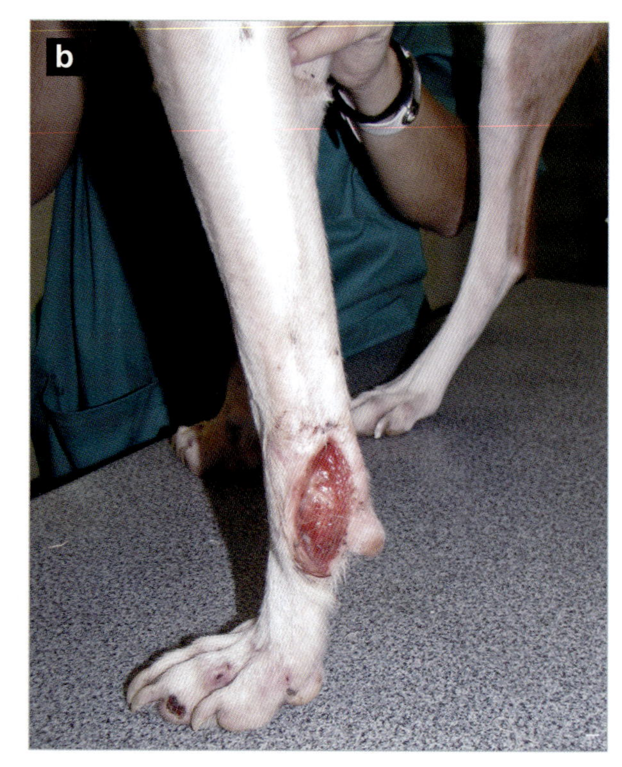

図2　保存療法開始後１週間の時点での治癒経過。患部周囲の皮膚の状態の改善や、肉芽組織が両肢（a：右、b：左）に確認できる。

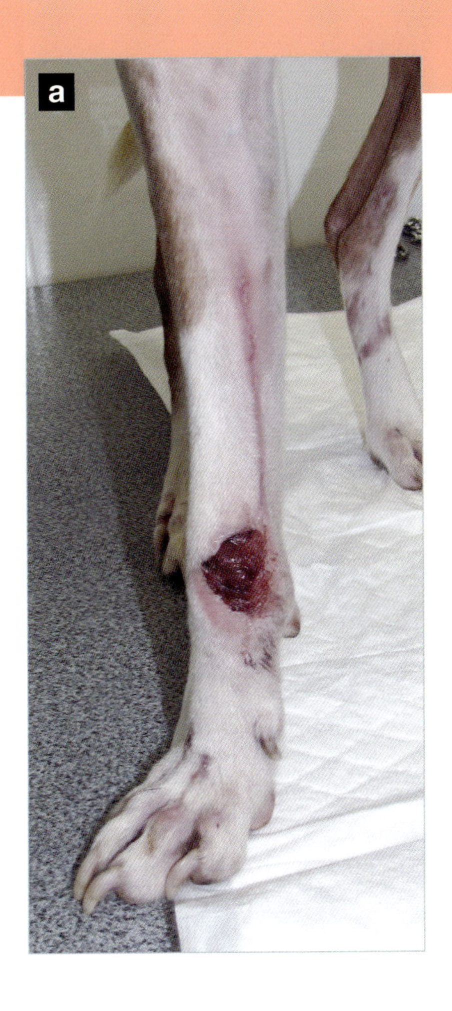

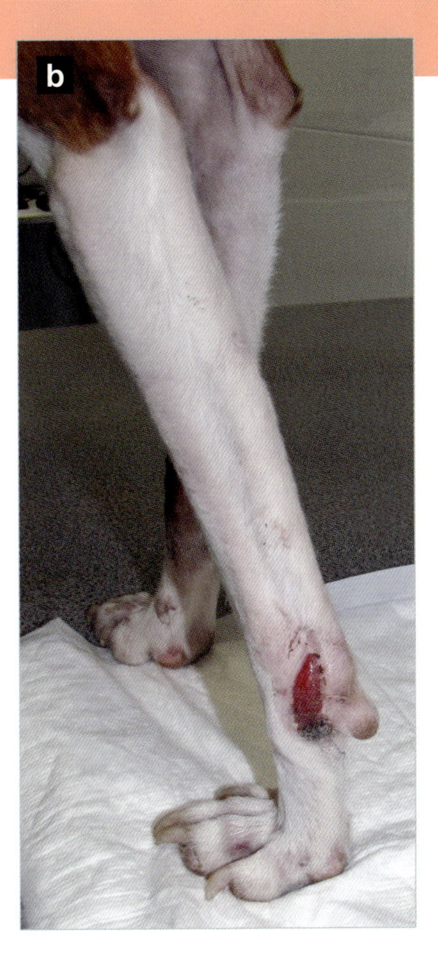

Canelo は、2週間後に再来院した。患部の治癒経過は良好であった。右前肢の直線上の傷は完全に塞がっており、遠位の傷は約40％縮小していた（図3a）。左前肢の傷も、同様の改善を認めた。傷の縮小程度は、右前肢よりも顕著であり、約60％縮小しており、肉芽組織の外観はまずまずであった（図3b）。両肢とも患部が乾燥しており、前に推奨した治療方針にきちんと従うように指示した。抗生物質は使用せずに、滲出液を吸収するためのポリウレタンスポンジとともに、唯一の治療として治癒促進用の軟膏を継続することを指示した。

図3　治療開始3週間後の様子。患部は大幅に縮小していたがやや乾燥しており、おそらく治療プロトコルにきちんと従っていなかったためと思われた。右前肢の患部では、直線上の傷はこの時点で閉鎖しており（a）、左前肢の傷は、さらに治癒へと向かっていた（b）。

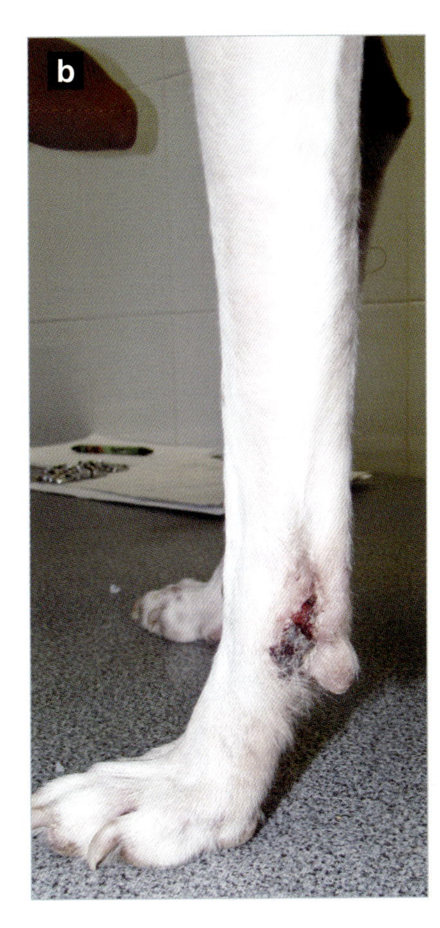

1週間後、Canelo が再度来院したが、傷の治癒は順調に進行していた。右前肢の患部は大幅に縮小し（図4a）、左前肢ではほぼ完全に縮小していた（図4b）。傷が完全に治癒するまで、治癒促進用の軟膏をはちみつに変更して治療を継続するように指示した。Canelo はその後来院しなかったが、傷は完全に閉鎖した。

図4　治療開始1カ月後の傷は、良好と言えるだろう。はちみつを使用するよう治療の変更を指示し、症例を帰宅させた。右前肢の傷は、閉鎖に向けて大きく前進しているのがわかり（a）、左前肢の傷は、小さな痂皮が認められるがほぼ完全に閉鎖していた（b）。

症例 1.4 / 頸部の深部裂傷

Mariluz Ortiz, Mónica Rubio, Joaquín J. Sopena, Belén Cuervo

Figaro は、年齢不詳の雄の雑種の成犬で、原因不明の頸部深部外傷のために来院した。

概要

頸部の深部外傷は、数多くの合併症を引き起こす可能性がある。考慮すべき点の中で鍵となるのは、外傷の原因である。この領域に重度の外傷を起こす原因として、頻繁に見られるものが２つあげられる。

- 首をひもでつなぐことに起因するもの
- 咬傷

前者の場合、動物がひもから抜けようとすることで損傷が重度となる。抜けようとするときに皮膚に裂傷やびらんが生じ、深部に及ぶこともある。通常はこれに感染が加わることで重症化するため、時間とともに悪化する。さらに時間が経過すると、動物の状態もさらに悪化する。この結果、この種の怪我を負った症例の治療予後は不良である。多くの症例では、皮膚外傷は状態を安定化させた後に治療する。経腸または経静脈栄養に頼ることも珍しいことではない。

頸部は、攻撃時の標的として一般的なので、この部位の咬傷に遭遇することが多い。犬が咬むことによる攻撃は、横方向に振り動かす動きが特徴的であるため、裂傷や、歯の軌道に沿った隠れた傷ができる。さらに、咬傷の際に発生しがちな大量出血や、すべての咬傷には感染が伴っている点などを考慮することが重要である。

この種の外傷が良好に回復するためには、適切な治療が非常に重要である。次にあげる臨床例では、上記のような状況およびその管理方法を、主として症例の外傷に焦点を当てて紹介する。

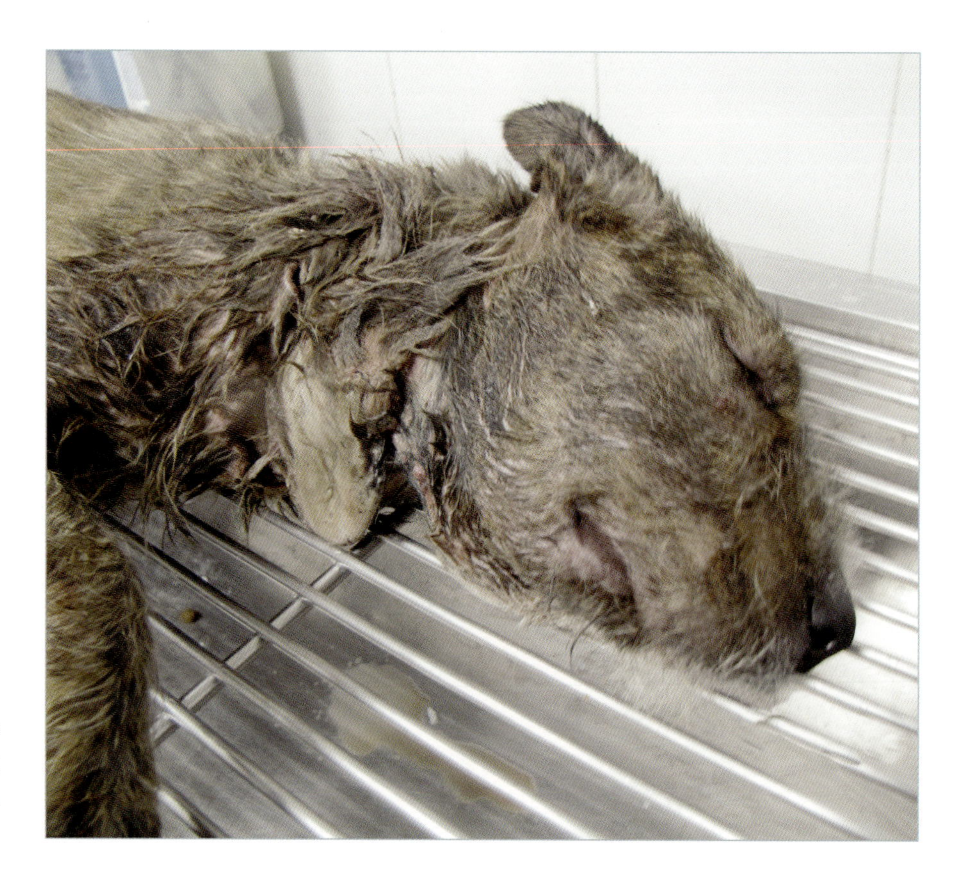

図１　来院時の症例の様子。下顎骨の間に明らかに浮腫が認められ、患部には、とくに尾側領域に泥の付着が見られる。

身体検査

症例はおとなしい性格であるが、落ち着きがなく、中等度の体温上昇（39.5℃）と軽度の頻脈を呈していた。心肺の聴診では問題を認めず、体重は14kgであった。この症例は、道路脇にいたところを動物保護団体によって救助されていた。

救急的な安定化を終えてから、鎮静下で受傷部の評価を行った。頭腹部領域は非常に汚く、多量の分泌物と、おそらくガーゼまたは包帯の残りが付着していた。頭頸部には明らかな浮腫も認められた（図2）。

患部を毛刈りし洗浄することで、怪我の重症度を評価することができた（図3）。首の頭側および腹側領域は全層にわたって皮膚が欠損しており、頸部腹側の筋肉および外側頸静脈が露出していた。患部は、頸の右側を背側に向かって直線状に走っており、頸部側面の筋肉が露出していた。患部周囲の皮膚の状態は非常に悪く、明らかな感染と炎症の徴候が認められた。

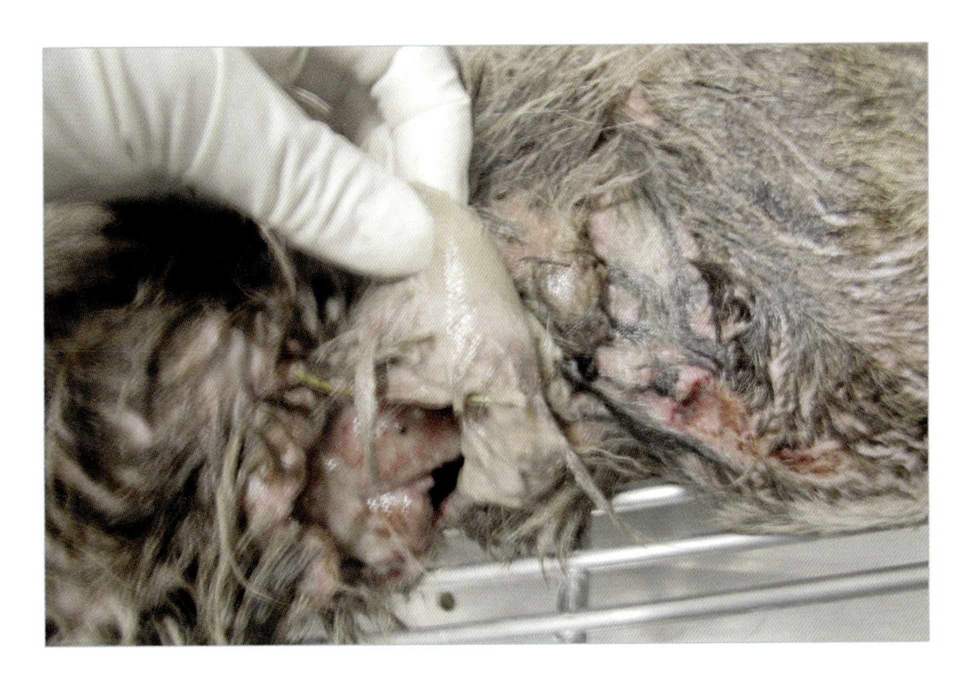

図2　患部の詳細。包帯またはガーゼなどの残りと見られる物が付着しており、初期治療を試みたと考えられるが、治療は継続されなかったと思われる。

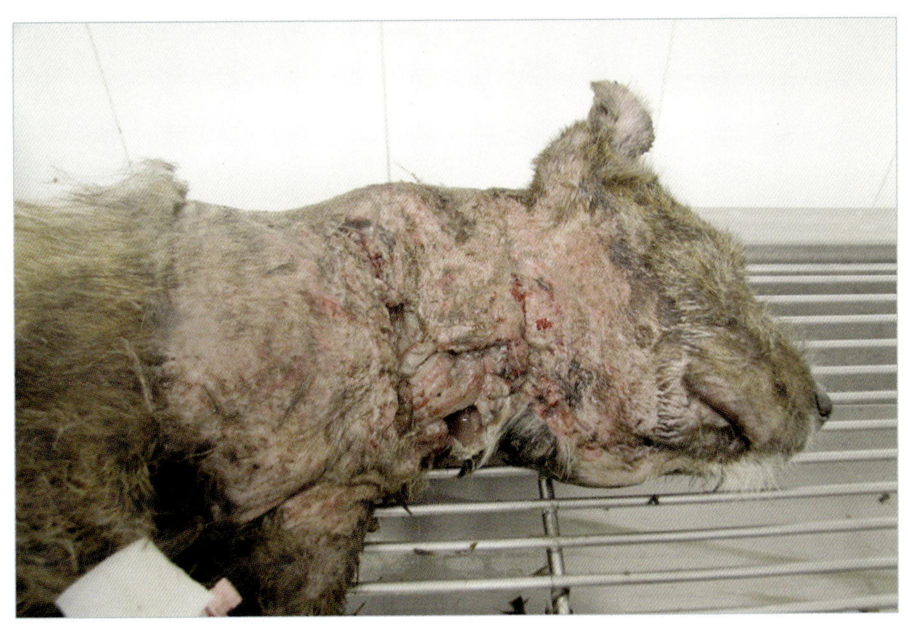

図3　患部の準備。毛刈りと初期洗浄を行うことで、外傷の程度を評価することができる。患部周囲の皮膚の状態は悪く、広範囲に及ぶ欠損が認められる。この領域は、包帯での保護および患部の管理にとくに注意を要する。

創傷管理

徹底的に外科的デブリードマンを行ってから生理食塩水を低圧で噴出（黄色いハブの針を20ml シリンジに付ける）する選択的機械的デブリードマンを行い、失活した組織を患部からすべて取り除いた。最初のデブリードマンを終えると、前述した患部をより明瞭に観察することができた（図4）。

治療計画は、デブリードマンと感染のコントロールを行うのに適したものを選択した。患部には多数の死腔があり、他の治療を考える前にすべての死活した組織を徐々に取り除いたほうがよいと考えられ、手術や、患部の閉鎖を試みることは推奨されなかった。抗生物質を用いた全身治療はアモキシシリン・クラブラン酸（20mg/kg 12時間毎）およびメトロニダゾール（15mg/kg 8時間毎）で行った。患部の治療は初めの2日間は12時間毎、その後は感染のコントロールができるまで1日1回行った。包帯交換のたびに、メス刃を用いて選択的外科的および生理食塩水を噴出して機械的デブリードマンを注意深く行い、患部を洗浄した。

感染をコントロールするために3種類の抗生物質（ポリミキシン、バシトラシン、ネオマイシン）を塗布したメッシュ包帯を被せ（図5）、滲出液をコントロールするために銀を含むポリウレタンスポンジ被覆材をその上に被せた（図6）。非常に大量の滲出液の産生を認めたため、抗生物質メッシュとポリウレタンスポンジの間にアルギン酸塩を使用した（図7）。包帯交換のたびに、圧迫包帯と機能性包帯で保護した（図8）。

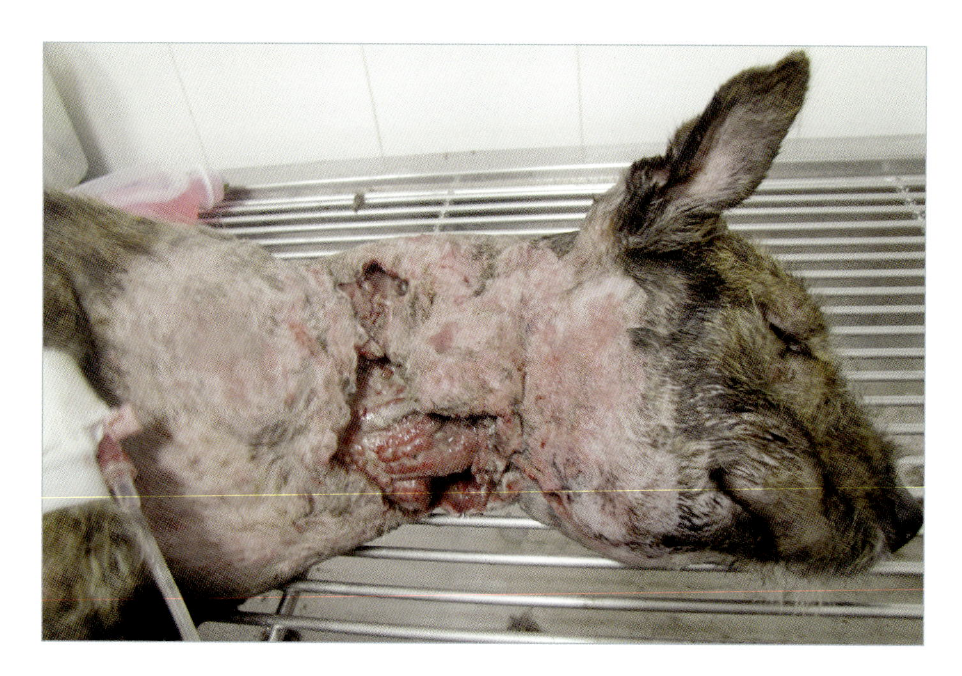

図4　最初の選択的外科的および機械的デブリードマン後の患部と皮膚の様子

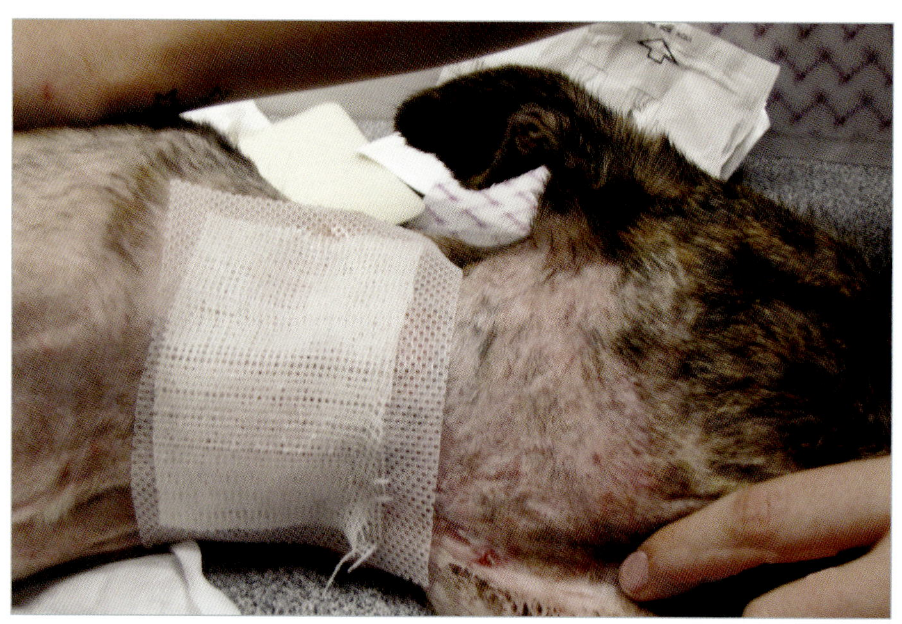

図5　患部に被覆材を当てている。初めに、局所用の3種類の抗生物質を浸透させたメッシュガーゼを用いて、感染を確実にコントロールしている。

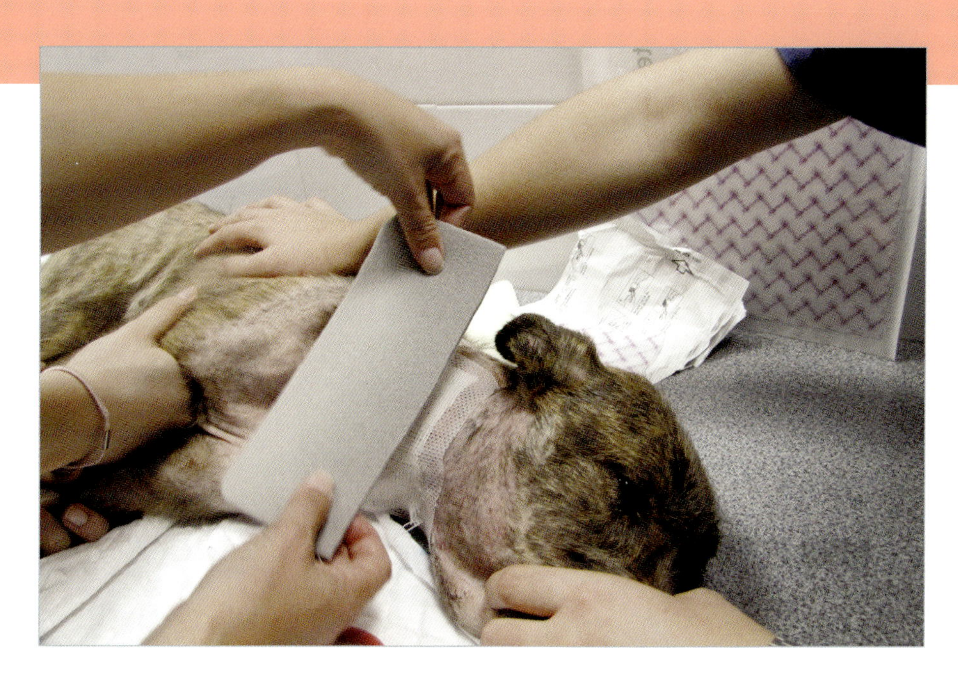

図6　抗菌効果を増強するために銀を含んだポリウレタンスポンジ被覆材を被せ、滲出液をコントロールする。

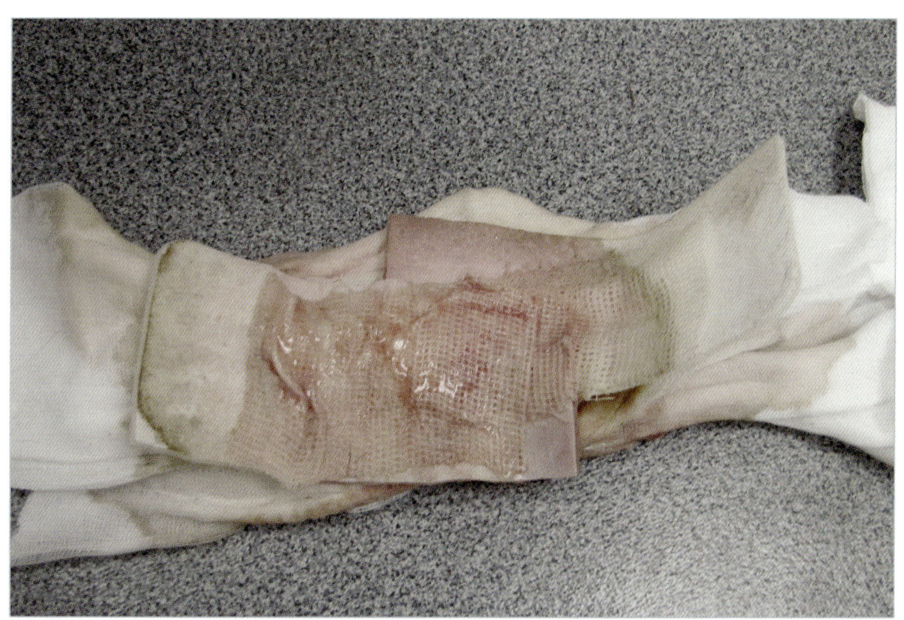

図7　滲出液を適切にコントロールすることは非常に重要である。滲出液が大量に増えた場合は、そのコントロールのためにアルギン酸包帯を使用し、被覆材が滲出液で飽和したら交換する。

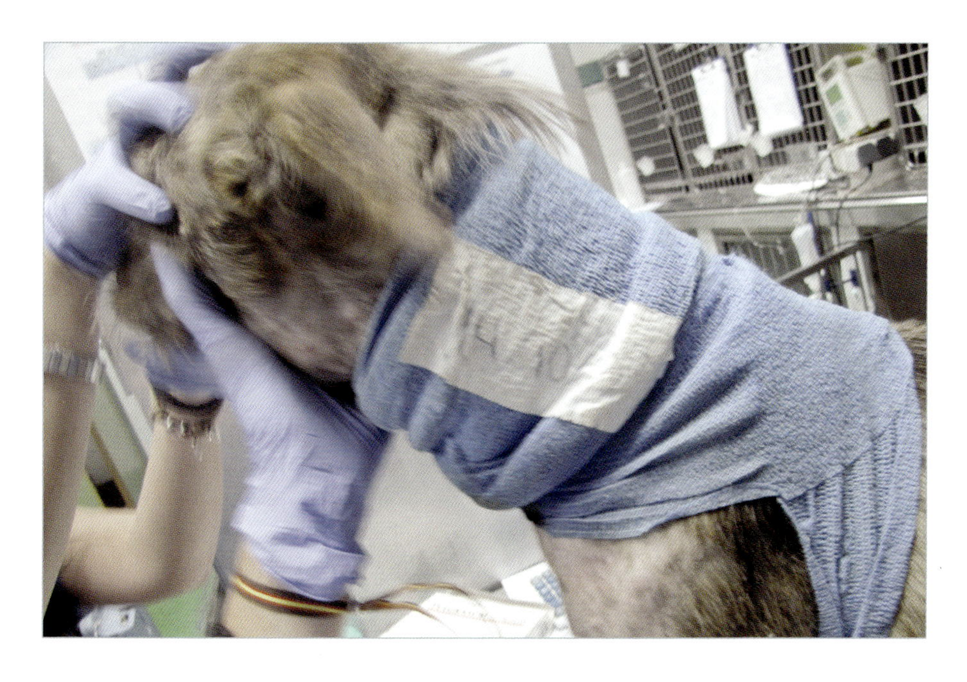

図8　患部の保護は、傷害、引っ掻き、外傷を防ぐため、および治癒促進を目的にコントロールされた環境を作り出すためにも必須である。

経過

患部の治癒経過を観察することで、治療効果を判定することができる。来院から2日後には、患部周囲の皮膚と、患部内部の組織の状態に改善が認められた。しかし、頸部頭側領域に紅斑を認め、局所の血液供給が乏しいことによる血管障害が起こったことを示唆していた。(図9)。

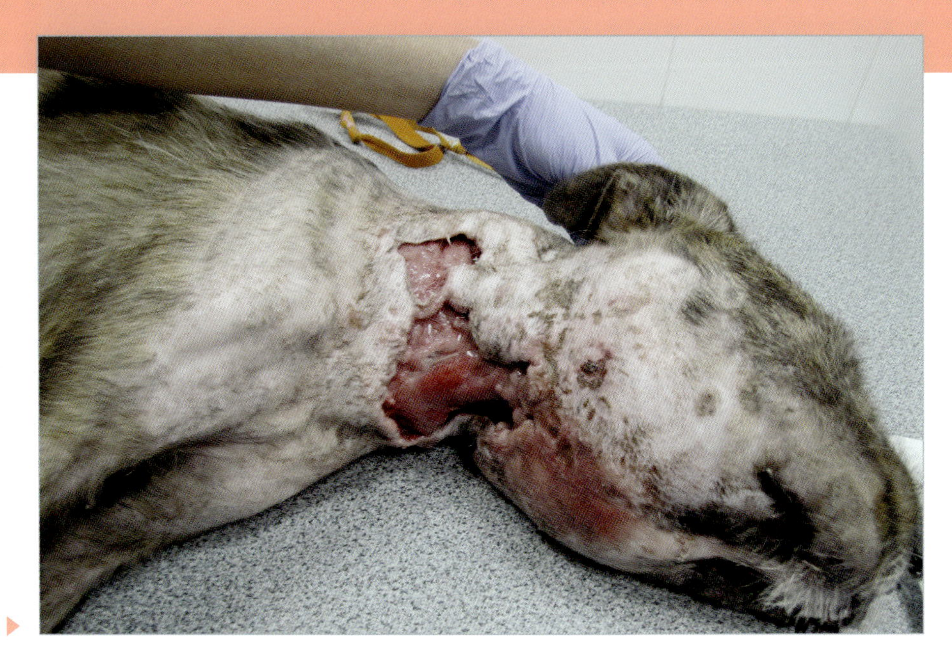

図9　保存療法開始2日後の患部の様子。皮膚の一部は損傷が他より激しく、これは血液供給が欠如しているためと思われる。

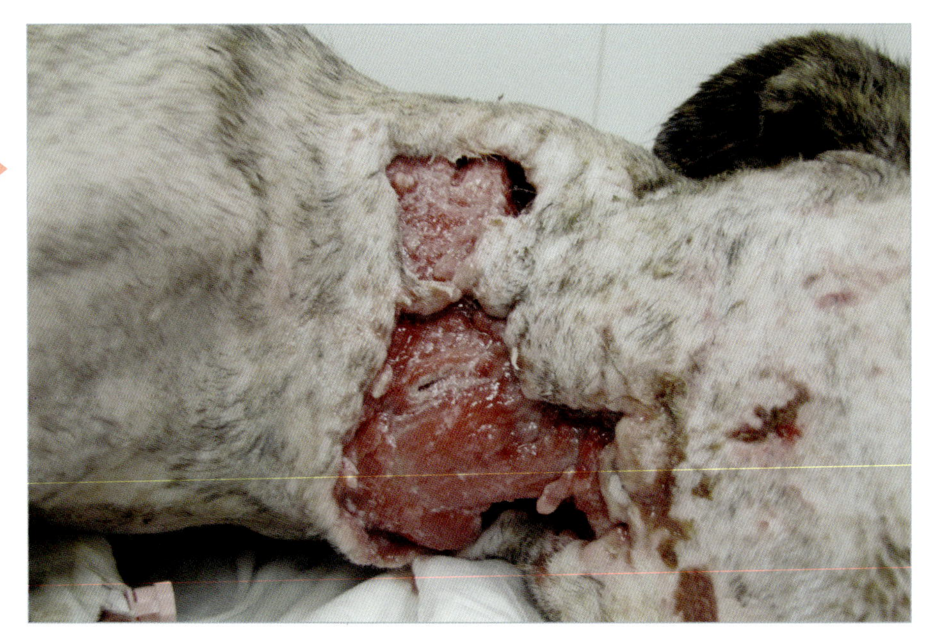

図10　治療開始5日後。局所の浮腫は改善し、患部周囲の皮膚も完全に健全化している。患部内に初期肉芽組織が認められる。

5日間の治療後、外観は正常化していた。この時点で、患部内部の初期肉芽に改善が認められた(図10)。10日後には、健康的な肉芽組織が形成され、切開創の大半は閉鎖し、患部は大幅に縮小していた。辺縁の皮膚は陥入し始めていた(図11)。

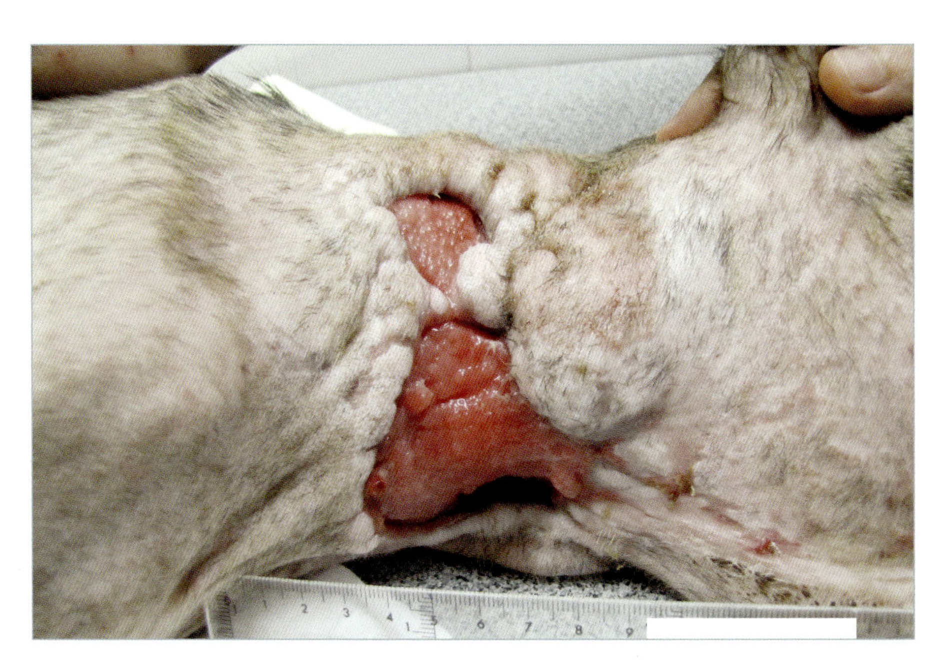

図11　患部全体を肉芽組織が覆っている。患部は大幅に縮小し、辺縁の皮膚は陥入し始めている。

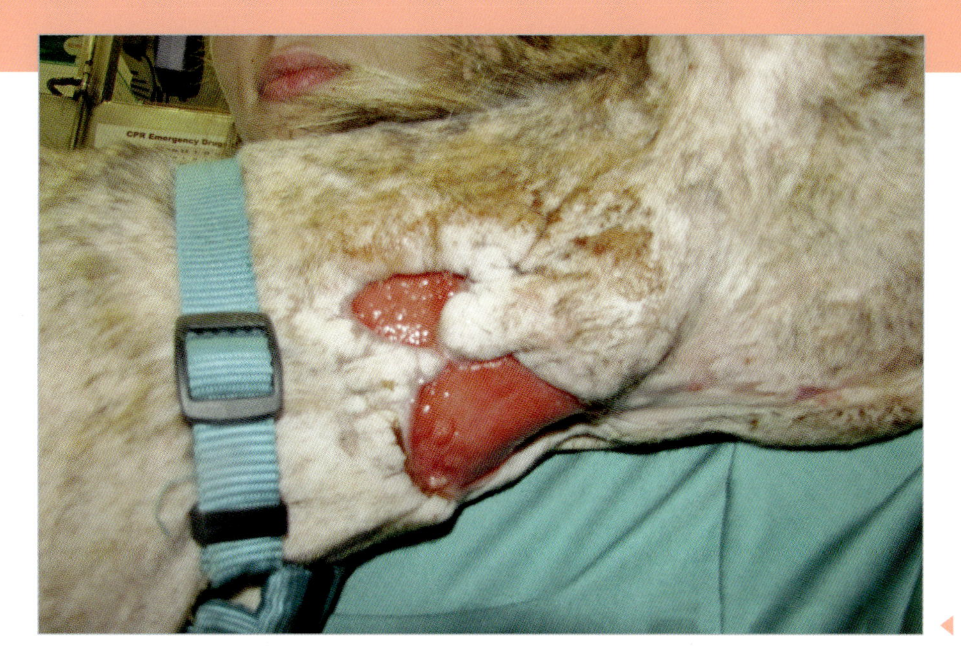

治療開始から2週間後、感染は完全にコントロールされたと判断し、3種類の抗生物質を含ませた被覆材を治癒促進用のメッシュ被覆材に変更し、形成外科手術が考慮できる程度に患部が改善するまで、患部の治療頻度を2日に1回に延ばした。患部は順調に改善し、また症例の一般状態も満足のいくものであった（図12）。

◀ 図12　肉芽組織を2週間治療した結果、患部の様子は良好であり、感染はコントロールできたと判断できた。

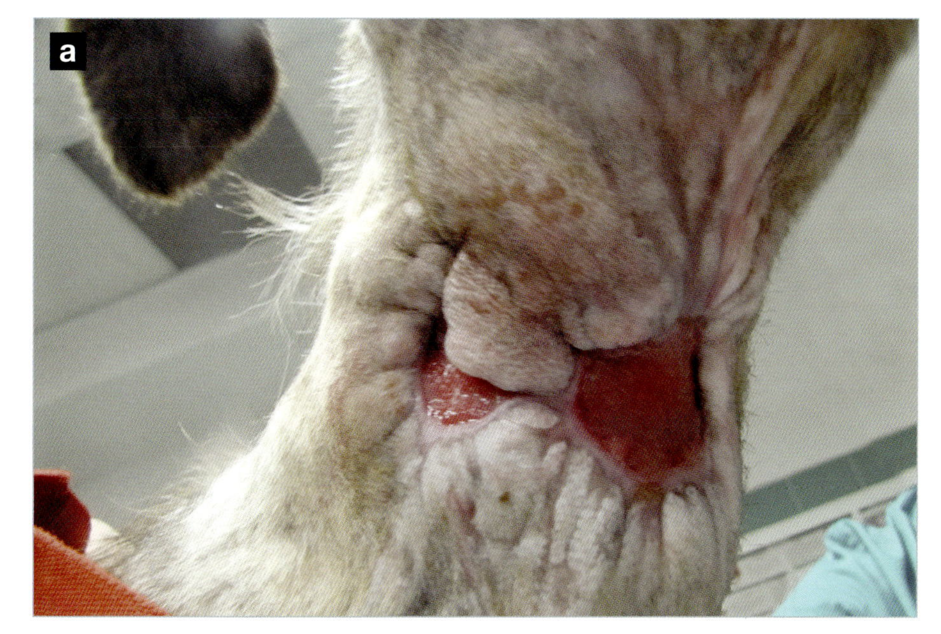

保存療法を20日間行ったあと治療終了とし、皮膚再建のための形成外科手術を勧めた。しかし症例は里親に引き取られ、他の動物病院を訪れるようになったため、当施設では手術は実施しなかった（図13）。

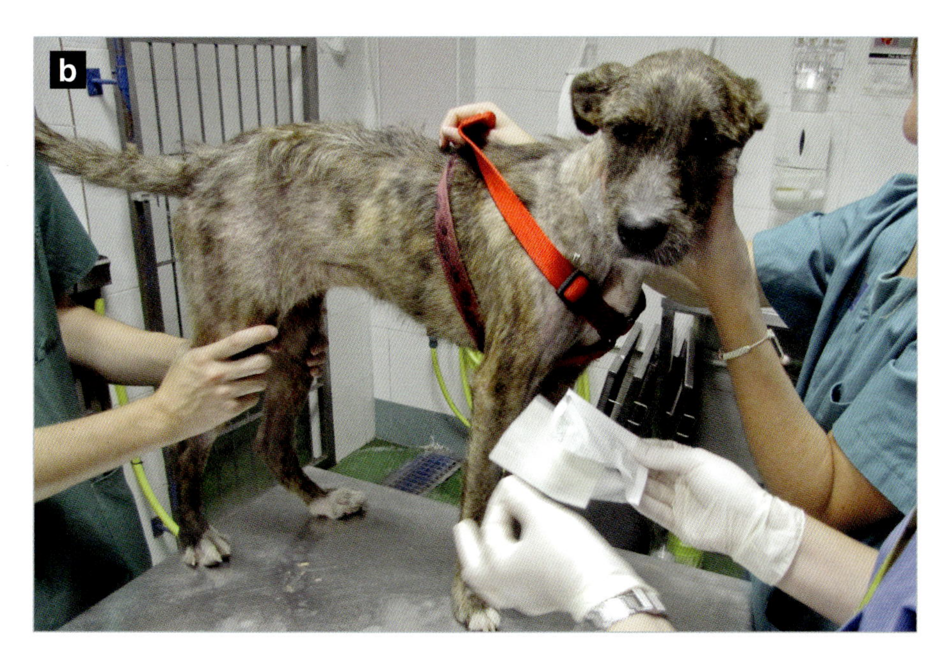

図13　a：治療20日後に患部は最大に収縮している。この時点では、再建のための形成外科手術を行うことが望ましかった。b：症例は全身的には正常であり、頸の患部からの排液の問題は完全に消失していた。

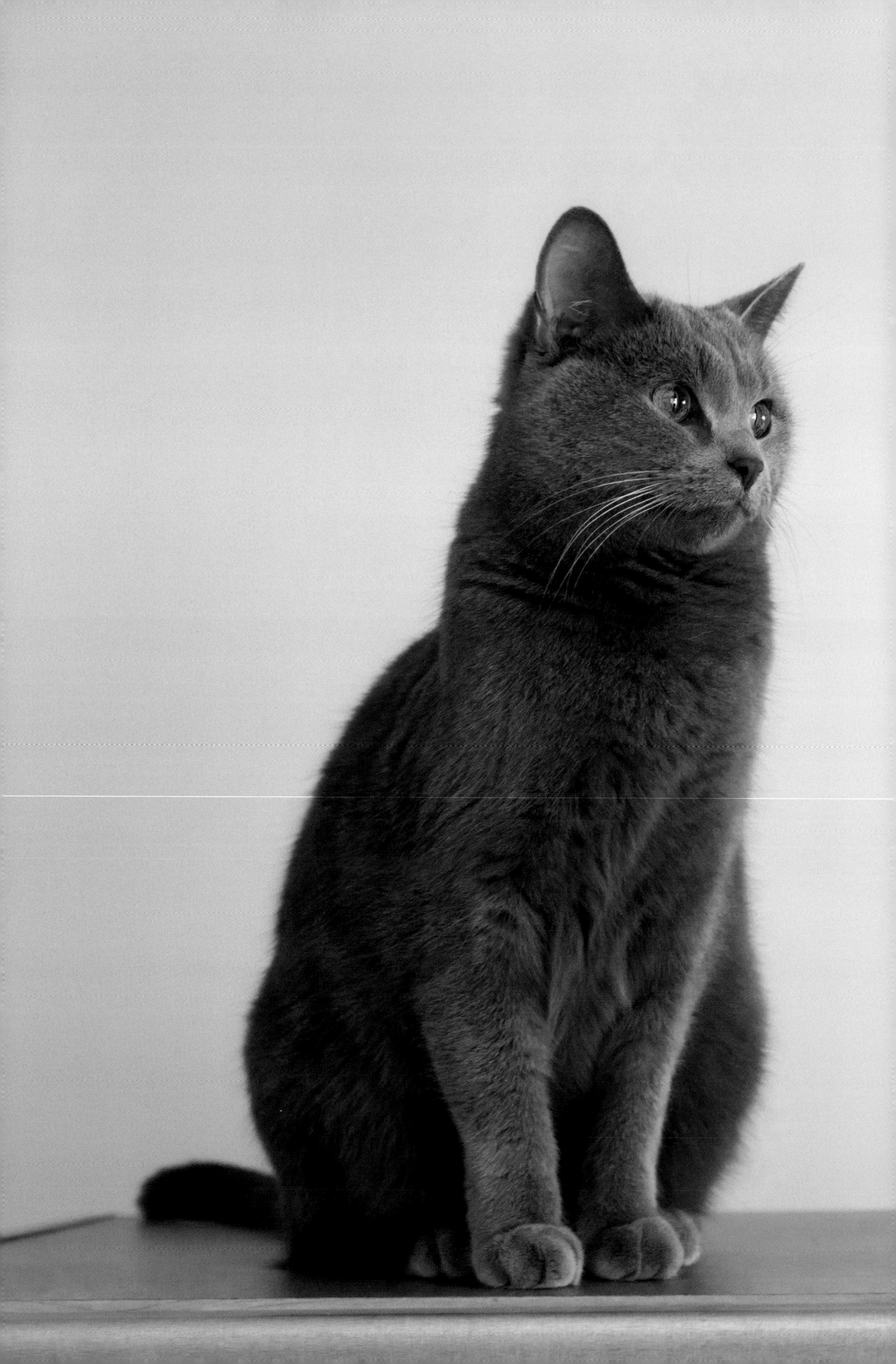

創傷の外科と二次閉鎖

概要および手技

下顎の裂傷

症例2.1 / 完全下顎デグロービング（脱手袋）損傷

口唇腫瘍の切除

症例2.2 / 口唇のリンパ腫
症例2.3 / 口唇の形質細胞腫

薬剤反応による創傷

症例2.4 / 薬剤反応が原因と考えられる前肢皮膚創傷

組織欠損、裂傷またはその他の合併症を伴う交通事故による創傷

症例2.5 / 右後肢の組織欠損を伴う重度損傷
症例2.6 / 左後肢の感染性創傷
症例2.7 / 雌猫の肛門周囲と会陰部の裂傷
症例2.8 / 雄猫の肛門周囲と会陰部の裂傷
症例2.9 / 頸部の慢性的な外傷に対する管理法の選択
症例2.10 / 肛門近傍の裂傷
症例2.11 / 後肢の複雑な創傷

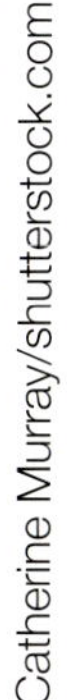
Catherine Murray/shutterstock.com

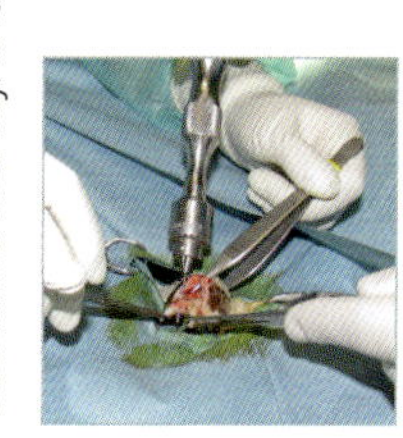
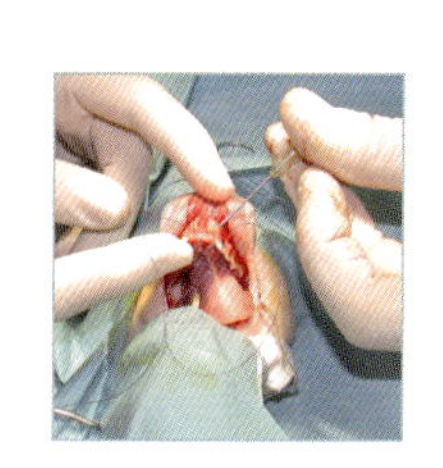
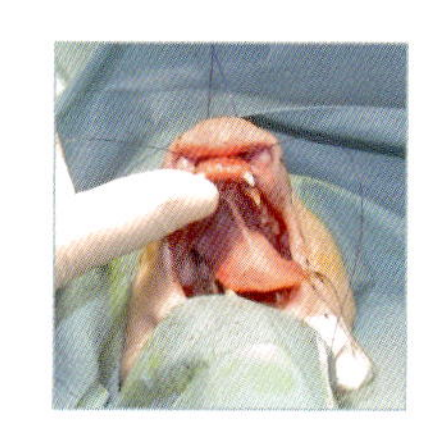

概要および手技

Joaquín J. Sopena Juncosa

概要

いったん創傷内の感染がコントロールされたら、創傷治癒の促進に集中する。そのために、さまざまな自然抽出物やアミノ酸、治癒過程を刺激する物質などを含んだ治癒軟膏が用いられる。入手可能な市販されている製品が数多くある。創傷がどれくらい改善しているのか評価するために、どのような場合でも可能であればこれらの製品のうち1つだけ用いるのがおそらくよいだろう。既に感染がコントロールされていれば、抗生物質は必要ない。通常どおりに創傷を洗浄し被覆するのが効果的である。創傷の被覆の間隔をあけていき、48、72、あるいは96時間毎に行い、治癒過程を適切に進めさせる。この方法で完全な創閉鎖が達成できたり、形成外科あるいは再建外科を考慮できるようになる。

皮膚手術は思っている以上に一般的である。いかなる外科手技においても、手術部位へのアプローチにはある程度の大きさの切開が必要である。創の閉鎖には特別な注意はあまり必要ない。しかし、腫瘍切除後や、皮下組織や筋肉—これらはたとえば骨折後では一般的に傷害を受ける構造である—に重度の炎症が存在する部位では、創傷の閉鎖のために形成外科手技が必要となることが一般的である。このような手術創を適切に管理しないことが術後合併症の原因の多くを占めている。これは多くが創の過度なテンションにより縫合が離開してしまうことによる。本書の目的である創自体についても把握しておくことが重要である。創の外科的閉鎖は一般的な手技であるが、その難易度は非常に幅広い。

皮膚外科の手術計画は、術野の準備を始めるところからスタートする。周囲の毛を刈り、創面と手術範囲周囲の洗浄・消毒を定法どおり行う。創傷の種類によっては、手技を行う適切なタイミングを選択することも重要である。保存療法が効果的である場合は、数日待つことで形成術やその他の外科手技の選択肢の幅が広がるため、難しい選択となることもある。いかなる場合でも、用いた治療法の効果が消失した場合—これはたとえば連続して2回創傷の被覆を行っても全く改善が見られない場合や創面が悪化している場合、選択肢の1つとして再建外科、形成外科を考慮すべきである。

形成外科は合併症を伴う。いかなる外科手技においても、合併症を予想し、避けるようにすることが重要である。種々の全身性、局所性の因子が手術の経過に影響を与える。

全身性に影響する因子としては以下のものがある。

- 症状が認められるときは可能であればどの部位でも、すべて術前に治療していなければならない（無理であれば少なくとも可能性のある合併症について把握しておく）。
- 病院滞在時間は最低限にとどめるべきである（症例へのストレス）。

創傷自体に関与する局所性因子としては以下のものがある。

- 術野の適切な準備
- 用いる手技の詳細な計画（とくに2つの異なる創傷に形成外科が必要となる場合に重要である）
- 使い慣れた全身麻酔の使用（局所麻酔は創縁の血管新生に影響を及ぼす可能性があり、病変周囲の皮膚管理が良好となることが保証されない）

外科手技自体に焦点を当てた場合、期待される結果を得るためには、以下に示す理論的ルールを遵守しなければならない（図1）。

- 創縁の傷害を避け、注意深く、必要な手技を正確に行う。
- 手術範囲、とくに手術中に曝露される皮下組織を頻繁に湿らせる。
- （縫合部の）過度のテンションを避けるための、必要な分の組織をできるだけリリースしてアンダーマイニングを行う。
- できるだけ細い縫合糸を用いて必要なだけ、しかし過度にならないように縫合する。モノフィラメントの吸収糸が好ましい。
- 手術部位の血餅や残存組織、異物の除去
- 全体を縫合するのではなく、層ごとに縫合する。必要な部位にはドレインを使用し、死腔形成を防ぐ。
- 手術時間を最低限に抑える—冗長な手技となる傾向がある。
- いついかなる外科手技においても、標準的な無菌法を遵守する。

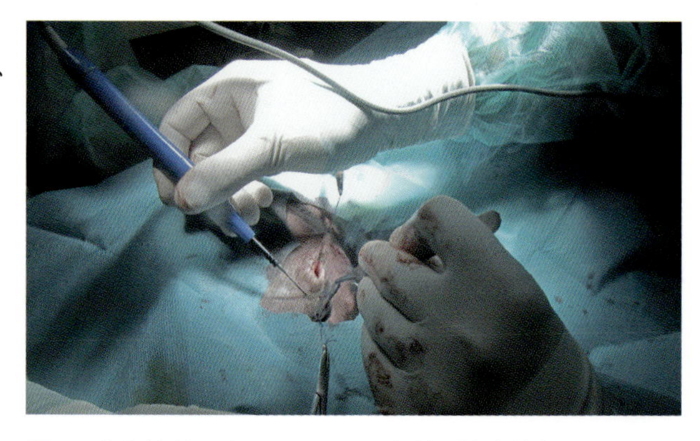

図1　皮膚外科の成功のためには無菌手技を維持することと皮膚組織の操作を適切に行うことが必須である。

皮膚外科の一般的原則

特殊な手技を除いて、皮膚の手術の目標の1つは縫合後のテンションを避けることである。過度のテンションは技術的/力学的な問題（縫合部の離開、裂開、負荷がかかった部分の壊死、動脈ととくに静脈の局所血流の変化）と症例における主観的な問題（局所の不快感、突っ張り感、疼痛）の両方を引き起こす可能性があり、自損による損傷を招く可能性がある。テンションを軽減するための手技がいくつかある。常に、治療を行う部位のテンションラインの方向を前もって評価しなければならない。ランガー皮膚割線をガイドとして用いることができるが、多くの局所的要因により影響を受けるため、個体ごとに評価すべきでる。

創縁のアンダーマイニング（皮下組織剥離）はテンションを軽減するために重要な手技である（図2）。皮膚の弾性を十分に活用する方法で、ほぼすべての創縫合の際に用いられる。皮下組織の剥離は、剥離鋏やメッツェンバーム剪刀を用いて創縁のすぐ隣接した部分に行う。剪刀の先端を閉じた状態で皮下組織の縁の底部に挿入し、先端を開いて剥離を行う。剪刀を開いた状態で引き抜き、操作を繰り返す前に創の外部で剪刀を閉じる。剥離は皮下への血流に常に注意して行う（すなわち、その部分に存在する皮下組織と皮筋の下で行う）。創にごく近い部分の皮膚しか影響を受けず、またこの手技を用いることで縫合する断端の間の隙間はわずかになる。

皮膚のテンションを調節する他の方法としては、テンションを軽減する縫合法を用いる。これらの方法は皮膚縫合と組み合わせて創からより離れた部位の深い層へテンションを逃がす。この縫合には前進縫合（皮弁法の際にしばしば用いられる）、真皮縫合（創縁のアンダーマイニングを行った部位でお互いの創縁の皮下組織を合わせる）、そして外部テンション軽減縫合（上記の2つの後に行う）がある。外部テンション軽減縫合としては通常、外部の牽引力によって創を閉じるための幅広い水平マットレス縫合を用い、これは創縁からおよそ1～2cm離れた部位で行う。

大部分の創は上記の手技を用いることで閉鎖可能である。必要であれば、減張切開のようなより複雑な手技を用いることもできる。基本的には、創に近い部位に切開を加えることで、テンションを軽減し創縁を互いに合わせることが可能となり、閉鎖できるようになる。この手技はその部位に新たなる傷を生み出すことになり、これらの新しい傷は健康な皮膚上に作るので、普通は直接縫合することもできる。さらに、最初のテンションは2つあるいはそれ以上の創の間に分散し、より容易に解消できる。単一あるいは多重減張切開、減張テンション形成術（V字形成、Y字形成、Z字形成など）のさまざまなタイプの減張切開がある。

これらの手技を用いても、創のテンションが減弱できない場合は、さらなる形成外科手技を考慮しなければならない。これらの手技として皮弁や皮膚移植（後述）、あるいは組織伸展器がある。テンションの減弱時に考慮すべきことは、特殊な創の閉鎖によく用いられる手技の知識である。創は通常不規則な形状をしており、標準的な閉鎖手技のプランでは問題が生じることがある。このような症例を処置する際は、創を規則的な形状に変えるとよい。三角形や四角形、円形の創、あるいはこれらが組み合わさった創の閉鎖には、残っている皮膚の量によりさまざまな方法が利用できる。

究極の目標は、縫合糸にどんな牽引力もかからないように、創内のすべてのテンションを軽減することである。

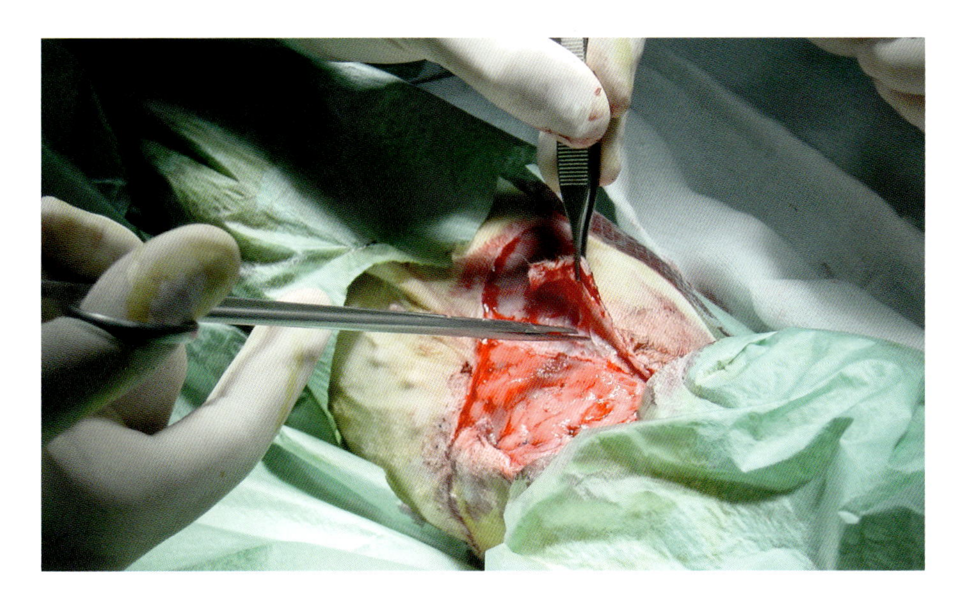

図2　創縁周囲の皮下組織アンダーマイニング。この手技によって、ほとんどの創の閉鎖に必要な皮膚の伸展が調節可能となる。皮下組織縫合とうまく組み合わせることが重要である。

下顎の裂傷

Joaquín J. Sopena, Mariluz Ortiz,
Déborah Chicharro, Belén Cuervo

概要

口腔や咽頭部の外科疾患は猫で見られることが多い。これらには先天的な形態異常や外傷、異物、腫瘍、唾液腺や歯科疾患がある。

症例は、疼痛や食欲不振、咀嚼困難、口腔内出血、流涙、流涎、鼻腔内逆流、口臭などの明らかな症状を示す。このような症状がある場合には、鑑別診断の1つとして口腔内疾患を除外する必要がある。

口腔あるいは咽頭部は汚染されている（好気性細菌、通性嫌気性細菌、嫌気性細菌）。この汚染は生理学的であり、口腔内では多くの微生物が常在性に細菌叢を形成しており、ある一定の集団を維持している。しかし、ある種の口腔疾患ではこれらの微生物の過剰な増殖を可能とする。その1例として、歯周疾患があげられる（Fossum et al., 1999）。

唾液は抗菌作用をもち、一定の湿度をもった環境を与え、そのため治癒力を向上させる作用を有している。最後に、この部位には豊富な血流があり、これは感染はまれであり術後の治癒が早いことを意味する。

口腔内の皮膚外科の特徴

皮膚外科のすべての手術法（Sopena et al., 2009）は口腔内においても使用できるが、いくつかとくに考慮すべき点をあげる。

- 組織傷害と腫脹を軽減し、迅速な治癒を促すために、非外傷性の外科的手技を用いる。
- 出血が大量となりやすいので、圧迫や結紮でコントロールする。
- 縫合時には、裂開やその後の潰瘍形成が生じないように、テンションがかからないようにする。
- 並置縫合を用いる。粘膜フラップを支持するように縫合ラインは結合組織や骨を覆って行う。
- モノフィラメント縫合糸（ポリジオキサノン、ポリグルコネート、ポリプロピレン）が最も効果的である。

下唇の下顎デグロービング（脱手袋）損傷の外科

下唇は幅が狭く、犬歯近くで下顎に固く接着することによって外反を防いでいる。したがって、完全なデグロービング（脱手袋）損傷はまれである。多くの外傷のケースでは、下顎骨へつながる粘膜と筋組織の間に部分的裂傷が認められる。

症例によって症状は異なり、手技は下記に示す因子による。

- 裂傷の深さと長さ
- 経過時間
- 組織の全体的な状態
- 壊死や肉芽の存在
- 創の汚染
- 創縁（規則的か、不規則的か）

下顎領域の筋皮裂傷の一般的解決法

フラップ法は口唇解剖にとくに適している。

もし皮膚に活性がある場合は、皮膚を前方に伸展させて縫合し、必要であれば犬歯や他の歯に固定する。

もし皮膚に活性がない場合は、デブリードマンを行った後に、露出した骨を前進皮弁法を用いて覆い、伸展させて犬歯に縫合する。前進皮弁が効果的に動くようにするためには、口唇の端に切開を加える必要がある場合がある。口唇の端は、粘膜を皮膚と縫合して閉鎖する。

症例 2.1 / 完全下顎デグロービング（脱手袋）損傷

Joaquín J. Sopena, Mariluz Ortiz, Déborah Chicharro, Belén Cuervo

Shiva、6カ月齢のスフィンクスでデグロービング（脱手袋）損傷の外科的治療のために動物病院から紹介された。

ブリーダーである飼い主は、爪とぎから落下して裂傷が生じたと説明したが、それ以外の詳細な説明はなかった。駆虫、ワクチンは適切に行われていた。

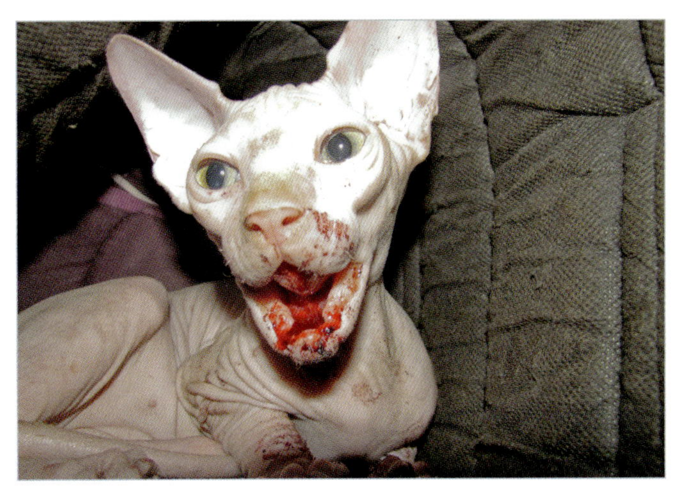

図1　Shiva の救急病院来院時の外貌

> このタイプの損傷は猫で一般的であり、落下や外傷によって生じることが多い。

身体検査

身体検査中、猫は損傷部の痛みを示し、苦しんでいたが意識は明瞭であった。発熱はなく、リンパ節の腫脹や病気の徴候、ショック症状なども見られなかった（図1）。

損傷は吻側から顎縁にわたる下顎に認められた。歯肉粘膜は、粘膜とそれに対応する筋肉の両方が骨から剥離した状態で、顎骨から剥がれていた。創は清潔で、感染徴候もなかったが、腫脹し出血していた（図2）。

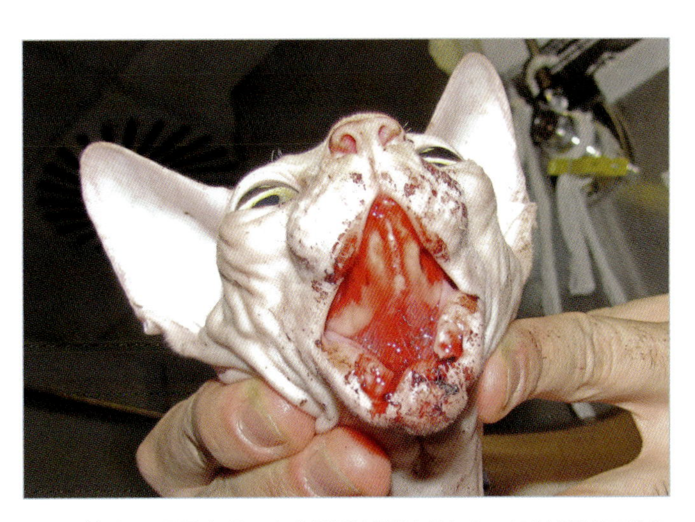

図2　検査で下顎皮膚の完全断裂が認められた。口は閉じており、顎の水平面全体が露出しているのがわかる。

> 治療が早いほど、裂傷の予後は良くなる。

創傷管理

受傷から来院までの経過時間は4時間以内であった。到着後、露出面を生理食塩水と非刺激性消毒剤（1%クロルヘキシジン）で洗浄した。その後、粘膜の乾燥を防ぐために、手術まで潤滑剤（ハイドロゲル）を塗布した。感染を防ぎ、湿潤と清潔状態を保つため、組織を顎骨に当て圧迫包帯で固定した。

猫は入院とし、手術まで点滴と内科的治療を行った。翌日、猫はストレスも軽減し、損傷部も非常に良好な状態であった。必要な術前評価を行った後、手術の実施を決定した（図3）。

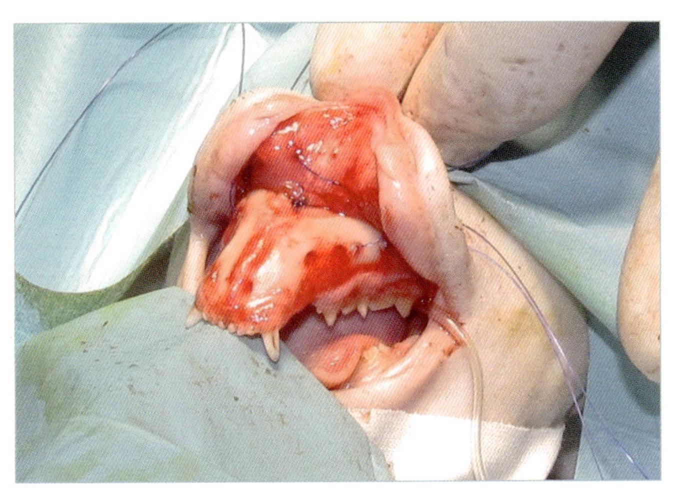

図3　手術時の体位。症例は、損傷部へアクセスできるように頭部を伸展させた背臥位で保定した。

術式

術式は、マットレス縫合と1mm骨接合針を用いてドリルして作った顎の穿孔を用いて、すべての裂開した皮膚を顎骨に接合する方法とした（図4）。皮下針と3-0ポリジオキサノン縫合糸を用いて、固定用の縫合糸を3カ所貫通させ（図5）、顎の両サイドと先端部分に、皮膚の外部に縫い目がくるように結紮した（図6、7、8）。

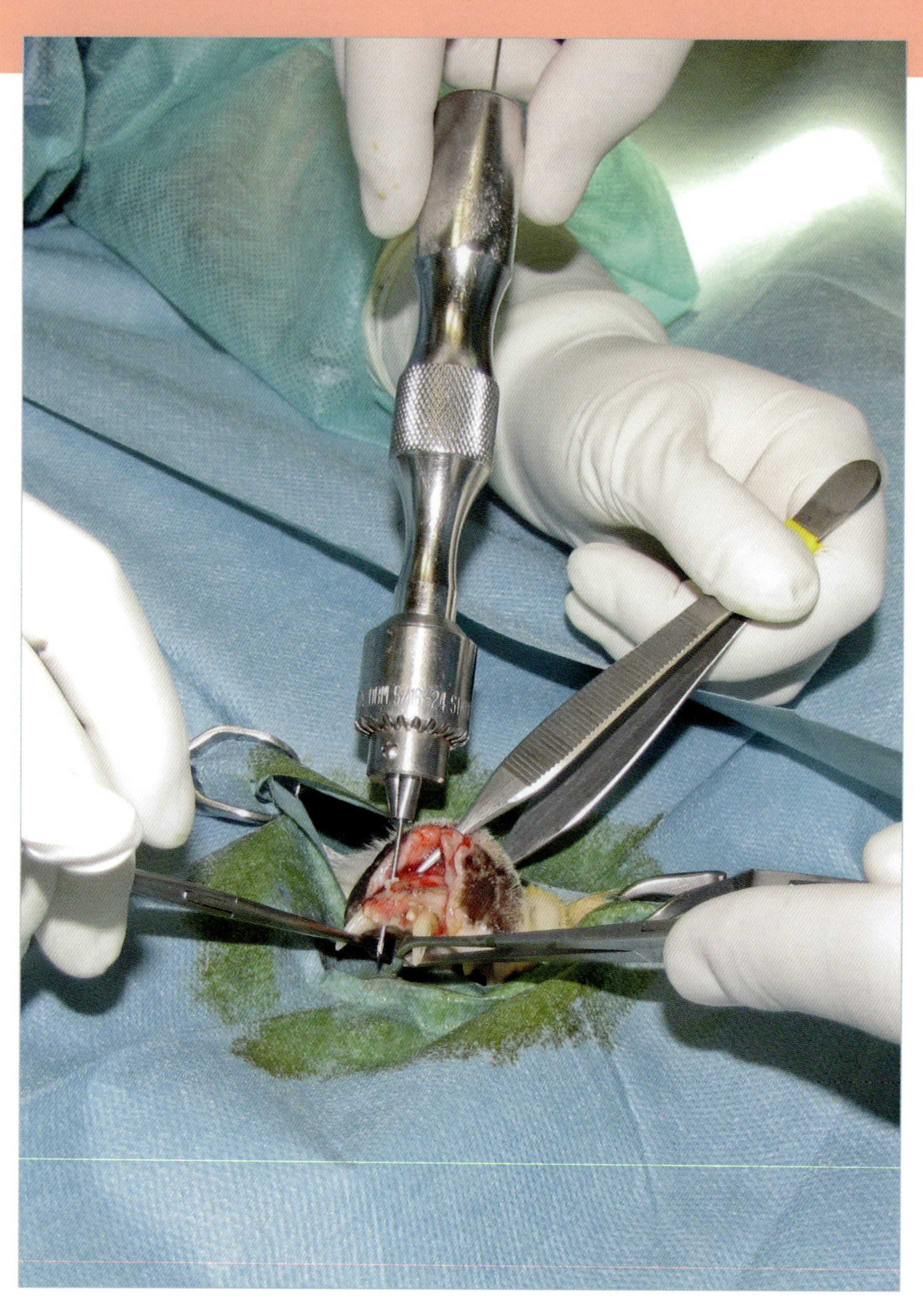

図4　顎骨に穿孔を作るためにヤコブスドリルと1mmキルシュナー針を用いている。

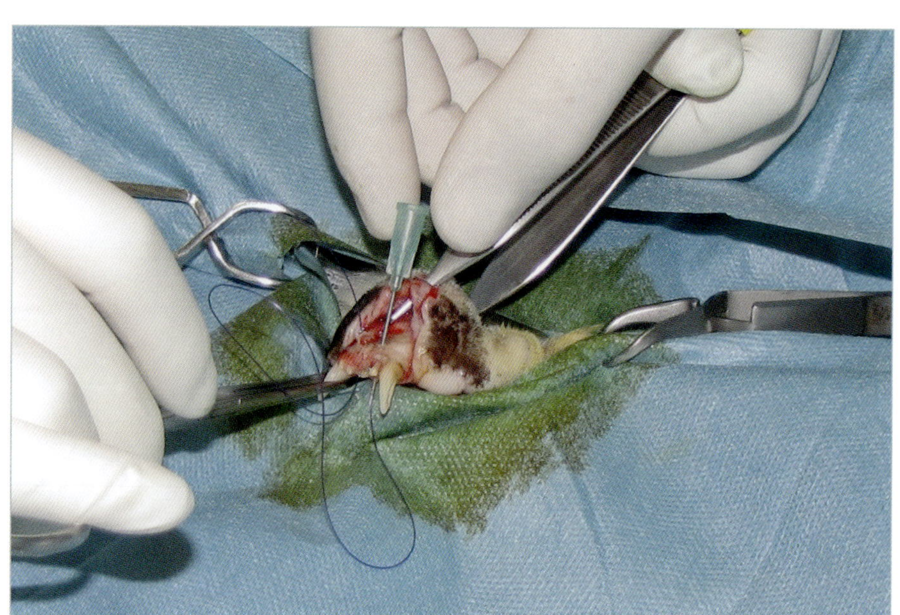

図5　前もって開けたドリルホールに3-0ポリジオキサノン縫合糸を通すためにガイドとして皮下針を用いている。

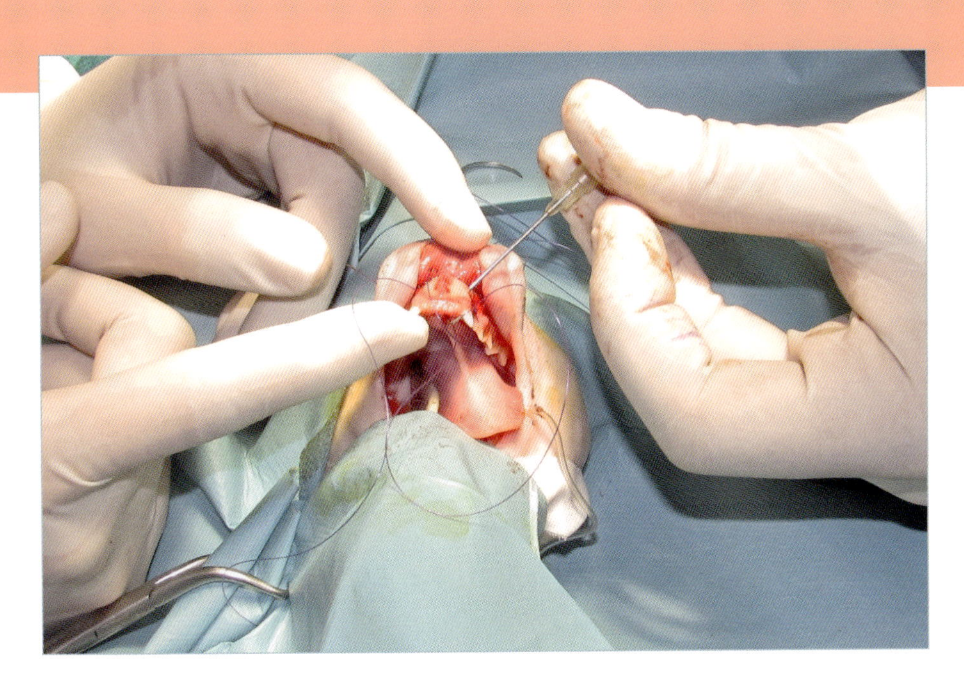

図6　針を抜くと穴に縫合糸を通すことができる。同様の方法を隣接した皮膚にも行い、縫合糸を外部に残しておく。

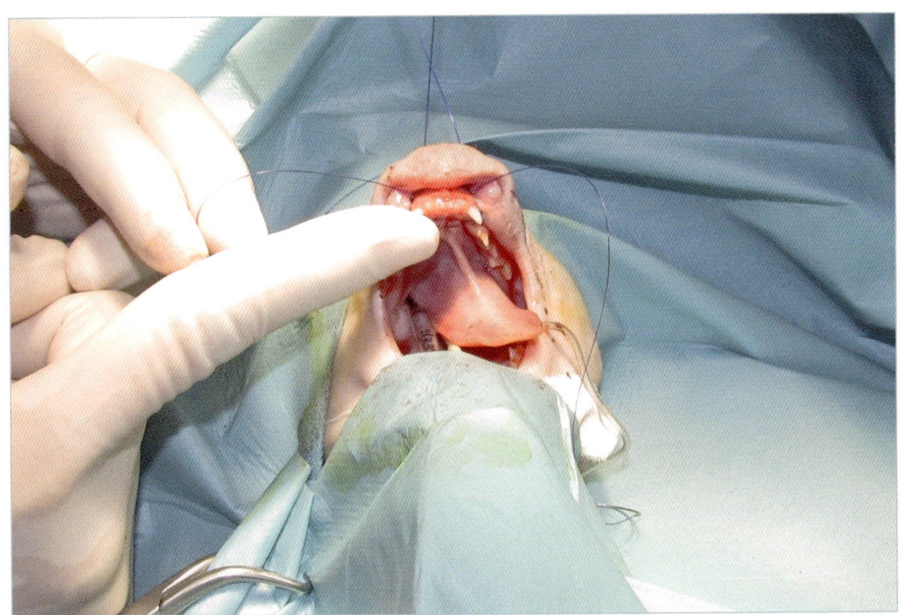

図7　3つの縫合糸が顎の両側（2針）と顎の先端部分（1針）に見える。

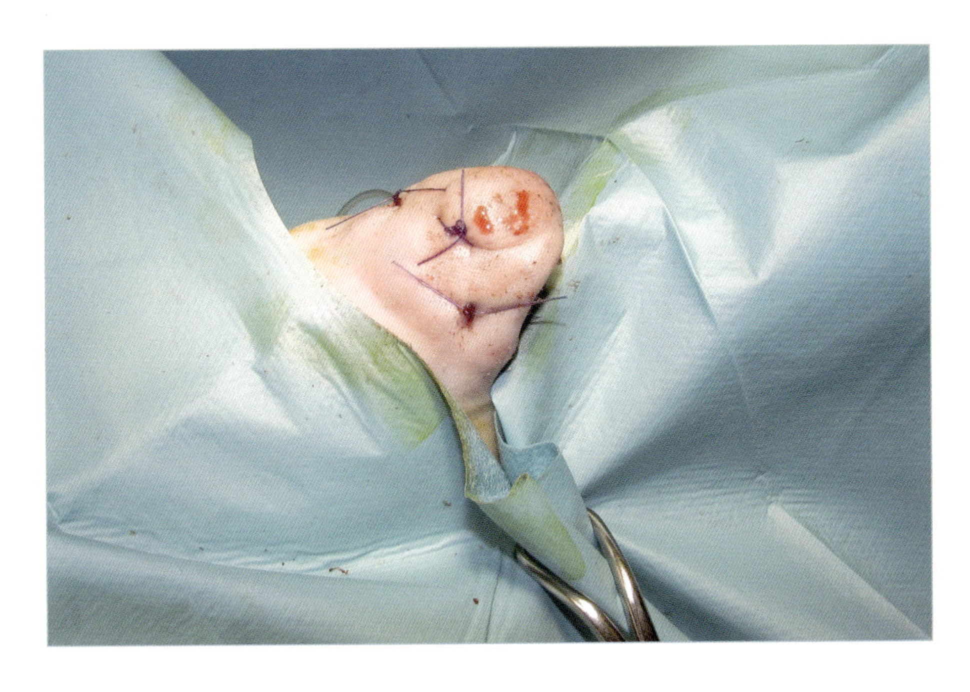

図8　縫合糸を結紮すると、皮膚と下顎の皮下組織が顎に固定される。

　同時に、歯肉粘膜を下顎骨膜に正確に並置するために、結び目が歯間乳頭の上にくるように、そして縫合に安定性をもたせるために単純結紮で歯頸部周囲に固定する（図9、10）。

　この縫合糸の目的は、皮膚と皮下筋組織が骨に接着した状態を維持するためであり、これにより適切な治癒が進行する。

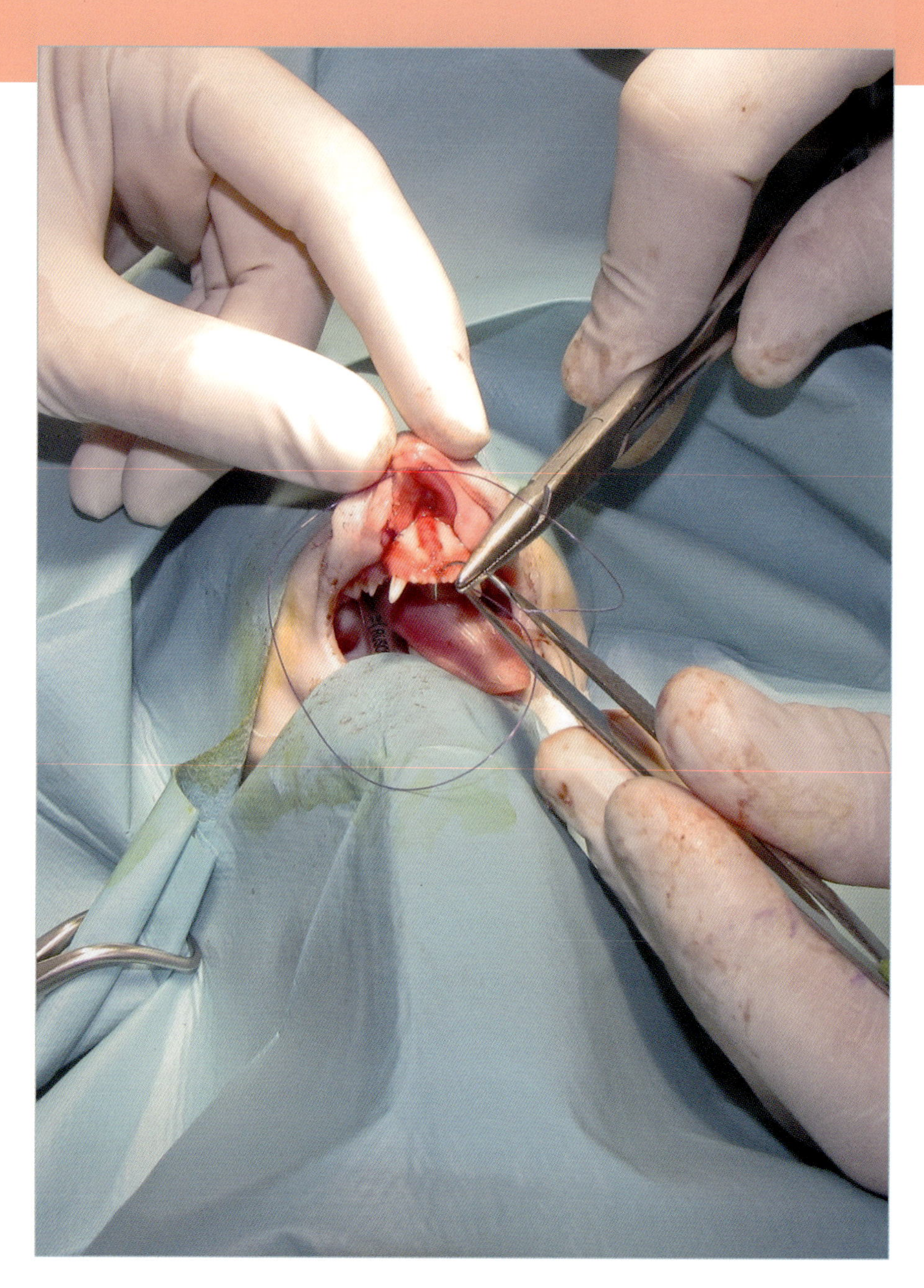

図9　歯の基部周囲にループをかけて縫合糸で固定した歯肉粘膜部位。必要に応じて行う。

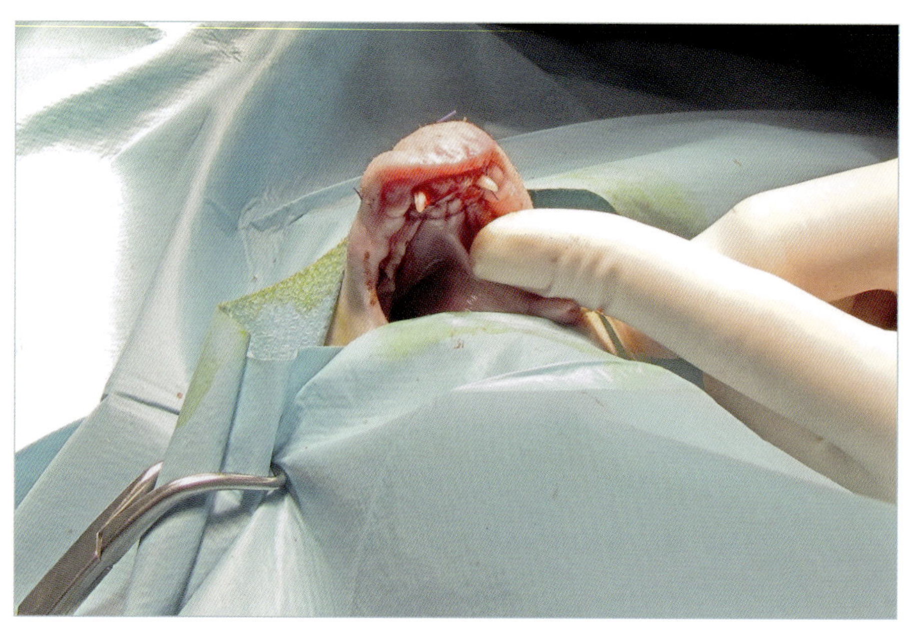

図10　適切な創の回復と治癒過程の促進のために、歯肉粘膜結合部の縫合は重要である。

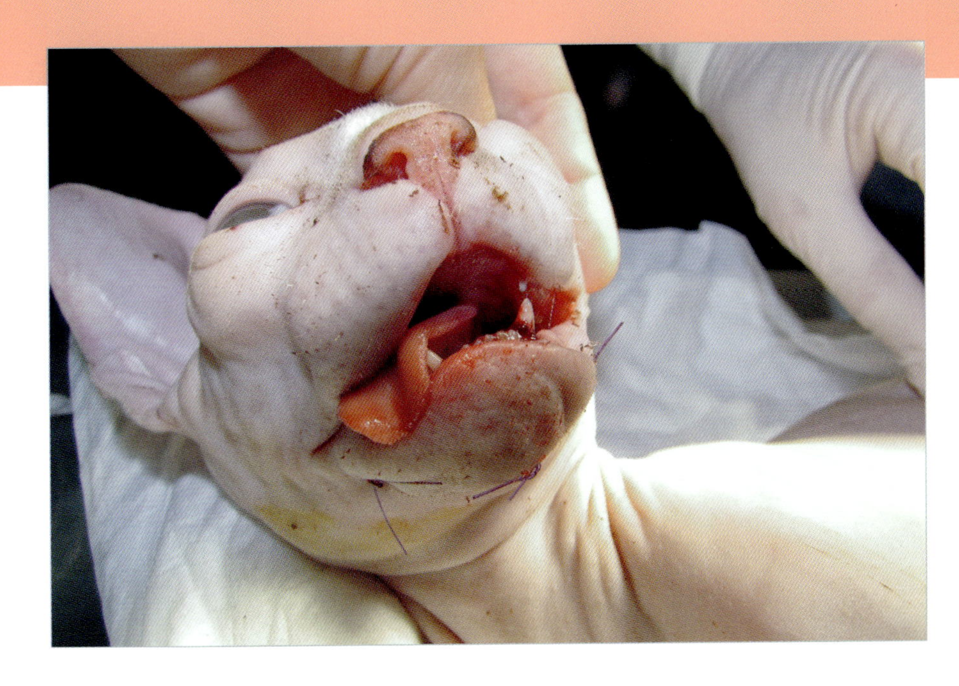

図11　術直後の外貌。顎の固定部位と歯肉粘膜部位の縫合との結合が、修復の要であり、予後を向上させる。

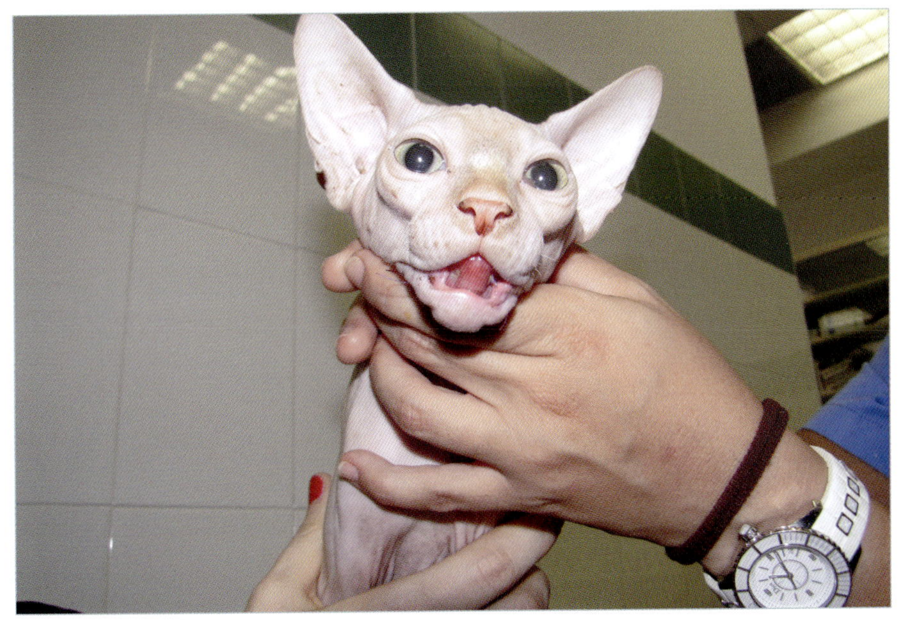

図12　術後のモニタリングは重要であり、部分的な離開は、とくに顎先端部ではまれではない。

経過

同日、Shivaは処方薬をわたして退院させた。飼い主には治療ガイドを手渡した：毎日のヨード系剤での結び目の洗浄、エリザベスカラーの着用と軟らかい食事の投与により、ドライフードによる損傷部位への過剰な刺激や縫合部位の裂開のリスクを減らす（図11）。

猫は、数日間は良好に回復していたが、不適切な給餌による顎吻側の結び目部分の離開によって再来院した。猫にはドライフードが給餌されており、舌乳頭から結び目に過剰な摩擦がかかっていた（図12）。

再手術を行うこととした。これまでの間に肉芽や瘢痕組織が形成され、顎表面への接着が困難となっていたので、まず、組織を整えた。マットレス縫合を顎に行い、両側の犬歯に前回と同様の方法で固定した。

症例は次週もモニタリングし、完全に回復したのでその後退院とした。再手術後の症例の回復は満足のいくものであり、他に合併症を伴うことなく、損傷部位の完全な再建が達成された（図13）。

この症例は若かったため、手術はシンプルで侵襲の少ないものであった。前庭の粘膜と舌粘膜を縫合する際は、前庭部分の乳頭と舌の乳頭を縫合することが望ましい。しかし、この症例の歯肉は縫合のテンションに耐えるだけの十分な安定性がなく、乳頭の裂傷を招くため、この手技はこの症例では行わなかった。このような理由から、歯冠への縫合糸の固定を行い、より高い安定性が得られ、同時により早くより安全な治癒に結びついた。

術後のエリザベスカラーの着用は必須である。縫合部への過度の摩擦を防ぐために、軟らかいフードを動物に給餌することも重要である。

損傷の原因（爪とぎからの落下）は一般的でなく、本損傷に寄与するような、スフィンクス種において可能性のある疾患の調査を行った。疑いのある疾患として、筋ジストロフィーや先天性貧毛症、この品種の特徴的な皮膚を引き起こす*KRT71*遺伝子の突然変異などが考えられる。しかし、徹底的な調査を行った後、動物が病院や自宅で典型的な症状を何も示さなかったので、これらの3つの疾患は否定された。

この種の猫は長期間入院した場合、定期的な皮膚の湿潤化が必要であるため、担当獣医師がこの種の猫に必要なケアについて熟知しておくことが重要である。

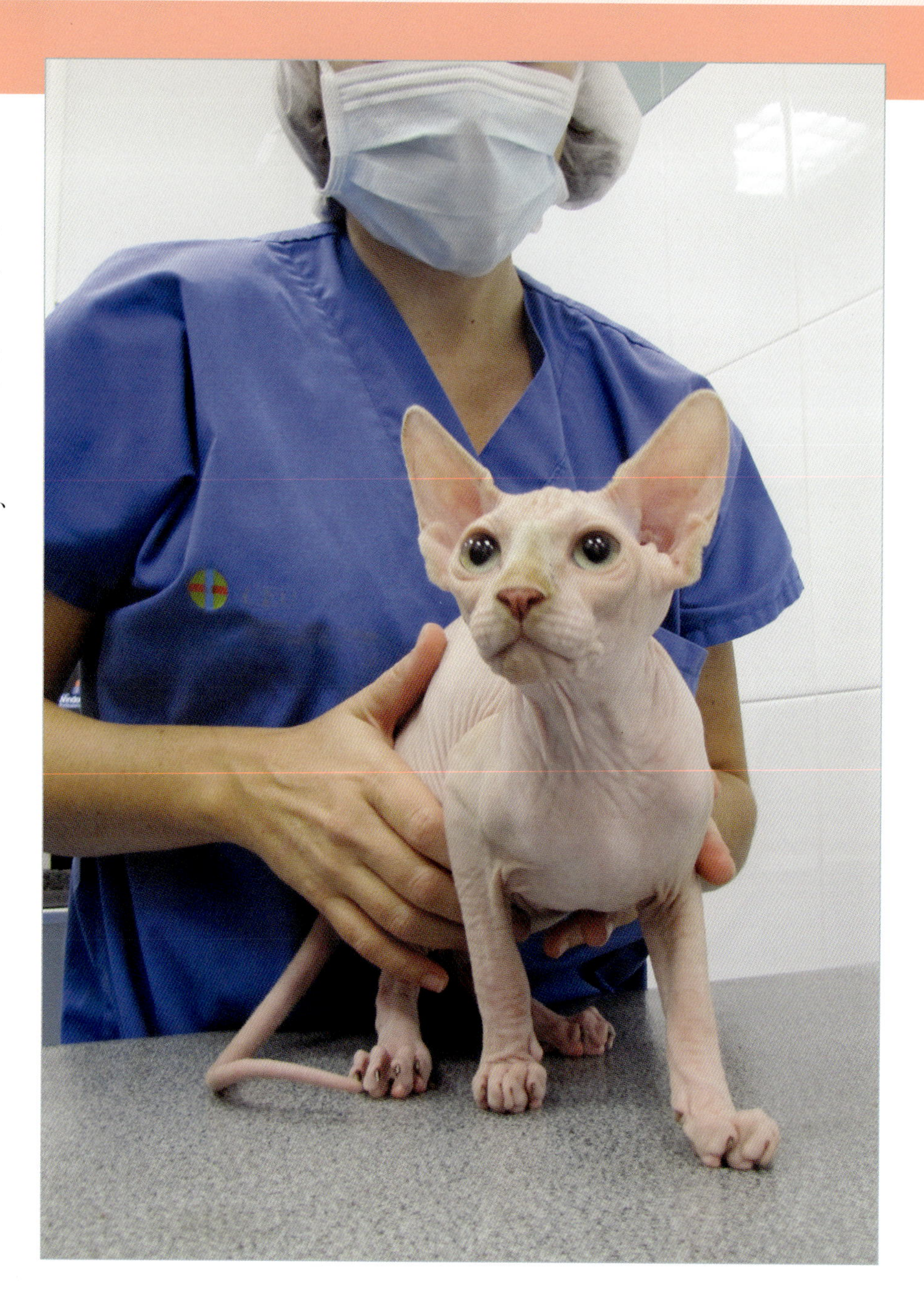

図13　症例の退院時の最後の外貌

口唇腫瘍の切除

Ana Whyte, Carolina Serrano, Ángel Díaz-Otero,
Mercedes Sánchez de la Muela

概要

口唇は口腔を囲む2つの筋膜ヒダからなる。口唇には2つの表層がある。一方は皮膚、もう一方は粘膜であり、その間には筋組織と腺組織が存在する。

口唇は血管と神経に富む。運動機能は第七脳神経すなわち顔面神経によって、感覚機能は三叉神経の分枝によって支配されている。血液は上唇動脈、下唇動脈、口蓋唇動脈から口唇に供給され、外側上顎静脈から戻る。

口唇の主な機能は食物の捕捉であり、咀嚼中に食物を口腔内に保持し、唾液の漏れを防ぐことである。

口唇の腫瘍切除の2症例を紹介する。楕円形切開を行った例（症例2.2）とくさび状切開を行った例（症例2.3）である。

口唇手術の原則

- 口唇は弾力性に富む構造なので、広範囲の切除が可能である。
- 症例の数だけ手術法がある。特別な方法として、前進皮弁、回転皮弁、転位皮弁がある。
- 口角は機能を損なうことなく切除でき、皮膚と粘膜の縫合によって閉鎖することができる。
- どのような手術でも、十分に術式を計画する。
- 止血は圧迫か、結紮で行うのが理想である。電気メスは拘縮を起こすので避ける。
- テンションはかけないようにする。
- 並置縫合（単純縫合や単純連続縫合）を用いる。
- 3-0か4-0の無傷性モノフィラメントの吸収糸を用いた皮内縫合が望ましい。

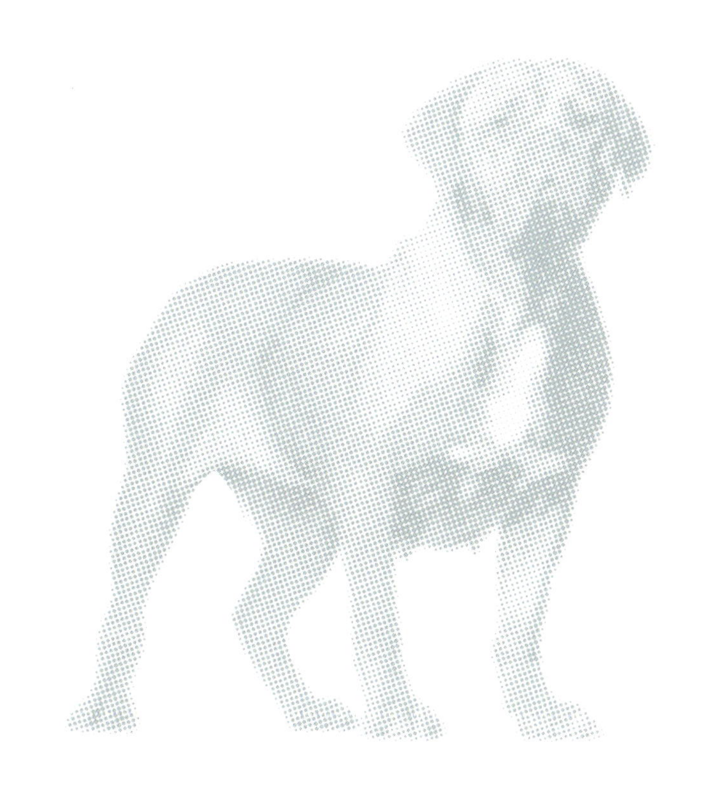

症例 2.2 / 口唇のリンパ腫

Ana Whyte, Carolina Serrano, Ángel Díaz-Otero, Mercedes Sánchez de la Muela

Airisは12歳齢、雌のベルジアン・シェパードで、口唇に腫瘤が認められた（図1、2)。リンパ腫の治療の一環として、補助的手術を受けるために腫瘍科から紹介された。病状の進行に伴い、口唇の腫瘤は増大し、たびたび出血した。退院後は、腫瘍科で化学療法を継続した。

身体検査

症例はおとなしくて問題なく、心肺の聴診は正常で、体温は38.4℃、体重は36.6kgであった。

硬く、被包化した腫瘤が両側の下唇の周囲に認められた。下顎リンパ節の腫大も見られた。

血液検査、心電図検査、胸部X線検査の結果は正常であった。顎骨の評価のために、口腔の斜位X線検査を行ったが、異常所見は認められなかった。上顎の口腔内X線検査で、切歯の歯周病による歯槽骨の吸収が見られた。

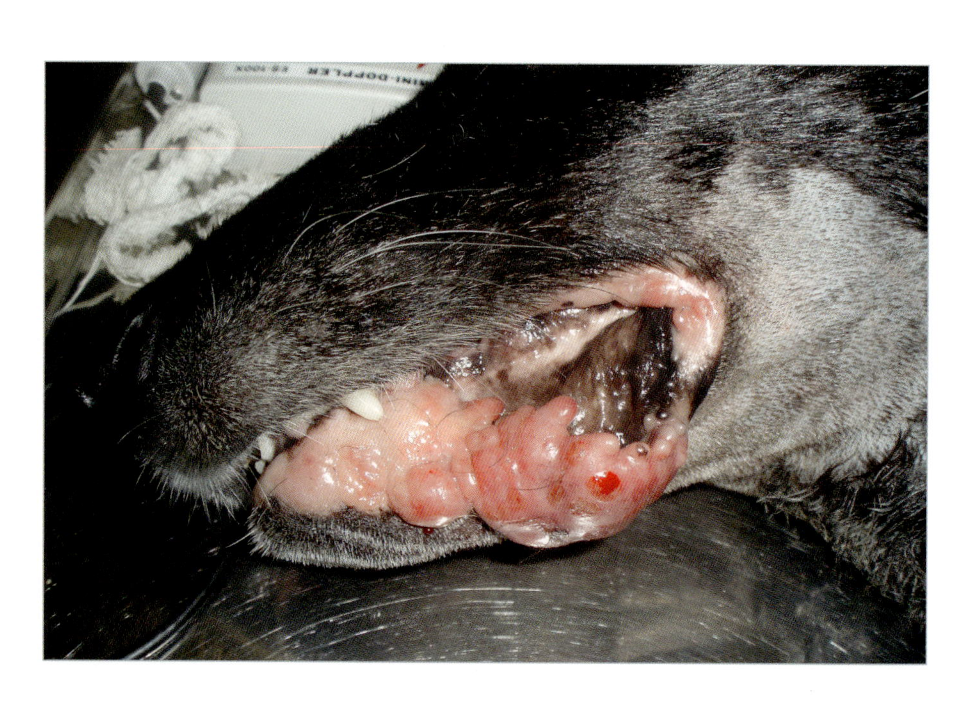

図1　左側口唇の腫瘤の外観

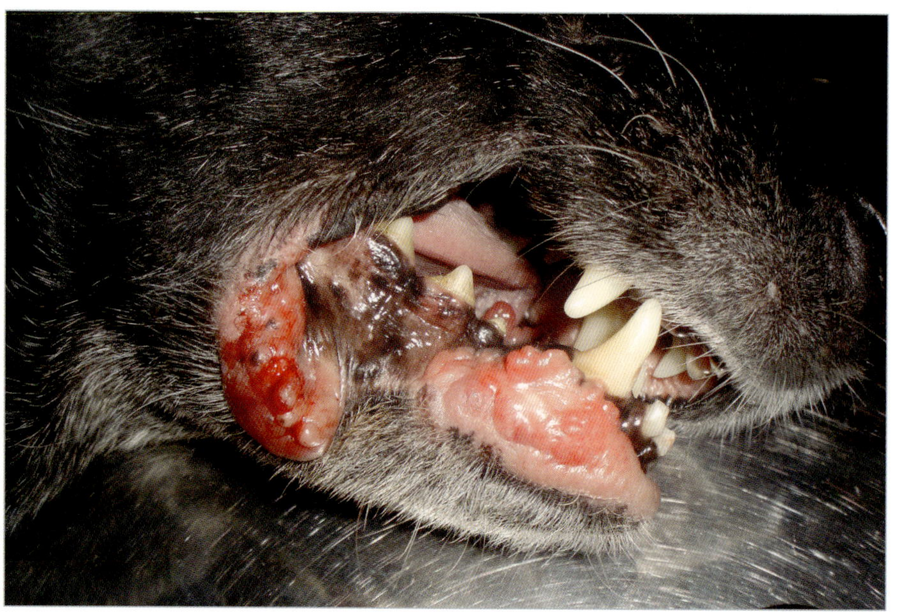

図2　右側口唇の腫瘤の外観

術式

手術を行ったのは化学療法サイクルの合間で、抗生物質（アモキシシリン・クラブラン酸）と消炎薬（カルプロフェン）による治療中であった。この治療は術後に有用であった。

手術に先立ち、十分な術前評価を行ったが、循環呼吸器系のパラメータは正常であった。

術野を剪毛・消毒し、滅菌ドレープで覆った。

手術は左側口唇から始めた。口角から切歯の位置まで皮膚の縦切開を行った（図3）。皮下組織を慎重に切開し、結紮により止血した（口唇の解剖学的特徴の1つは豊富な血管分布であり、このため治癒しやすい）（図4）。

皮膚の切開と平行に口唇粘膜を切開し、腫瘤にアプローチした（図5）。完全に除去されるまで切開した（図6）。

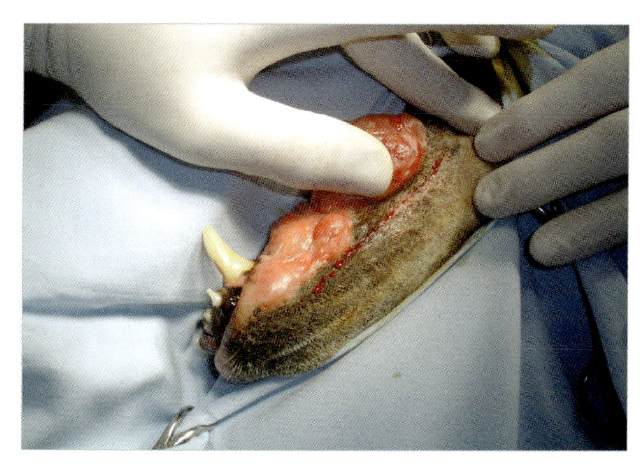
図3　腫瘤全体を含むような皮膚の縦切開

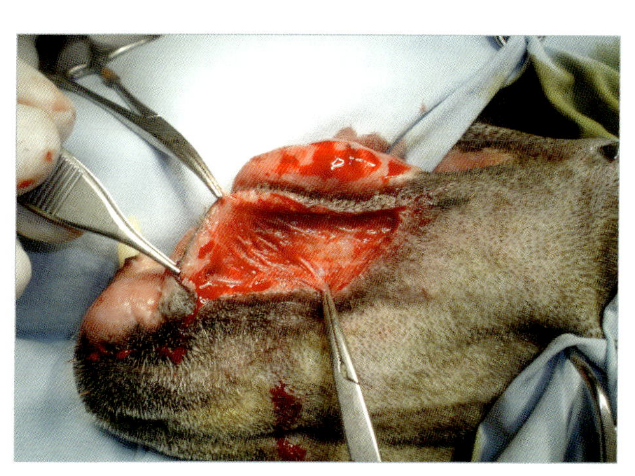
図4　皮下組織の切開と結紮後の皮膚血管の詳細

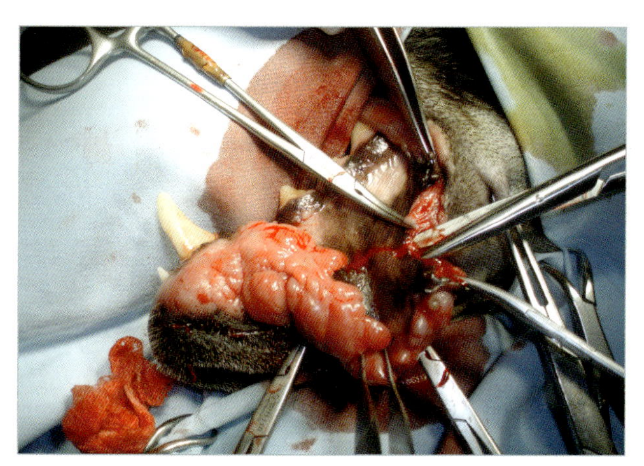
図5　内側面の口唇粘膜の切開・切除の詳細

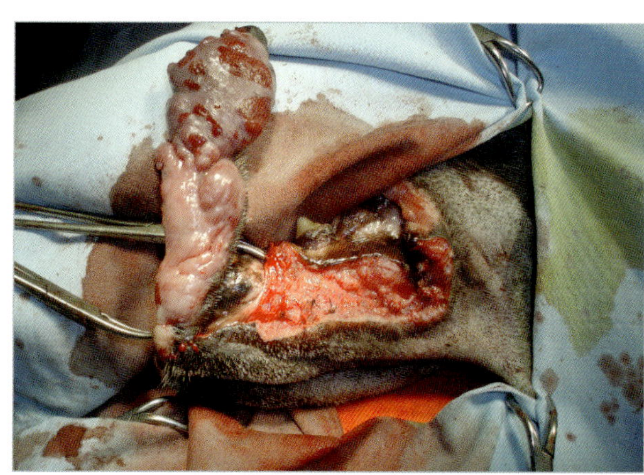
図6　腫瘤の切除と切除後の術創

術創は3-0モノフィラメントグリコネート糸で閉鎖した。単純縫合で皮下組織を閉鎖した後、皮内連続縫合を行った。皮膚割線が均等になるように、また創縁の並置の不整を避けるために、この縫合を2段階に分けて行った。初めに顎から犬歯の後部まで、次に犬歯の後部から口角まで縫合した（図7、8）。

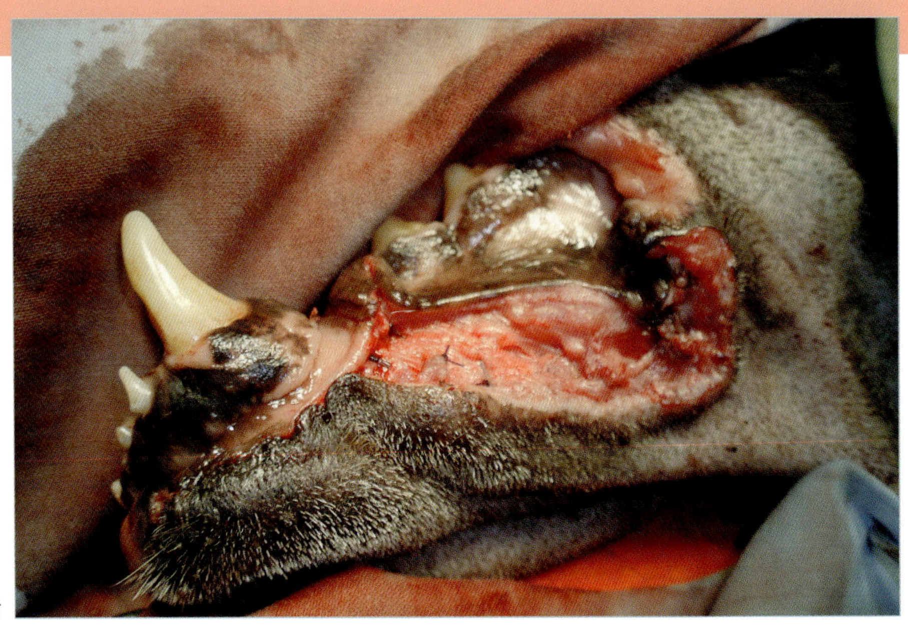

図7　前部の皮内縫合

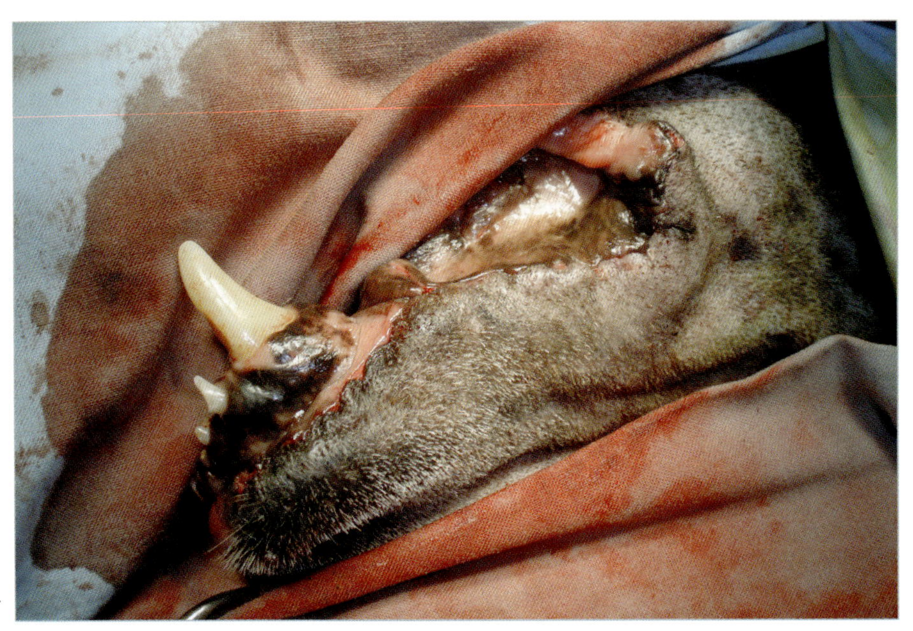

図8　縫合終了

右側下唇では、正常な組織を挟んで2箇所の病変が認められた。後方の病変は口角から第三前臼歯のすぐ下まで及んでおり、前方の病変は第一前臼歯から第二切歯に及んでいた（図9）。

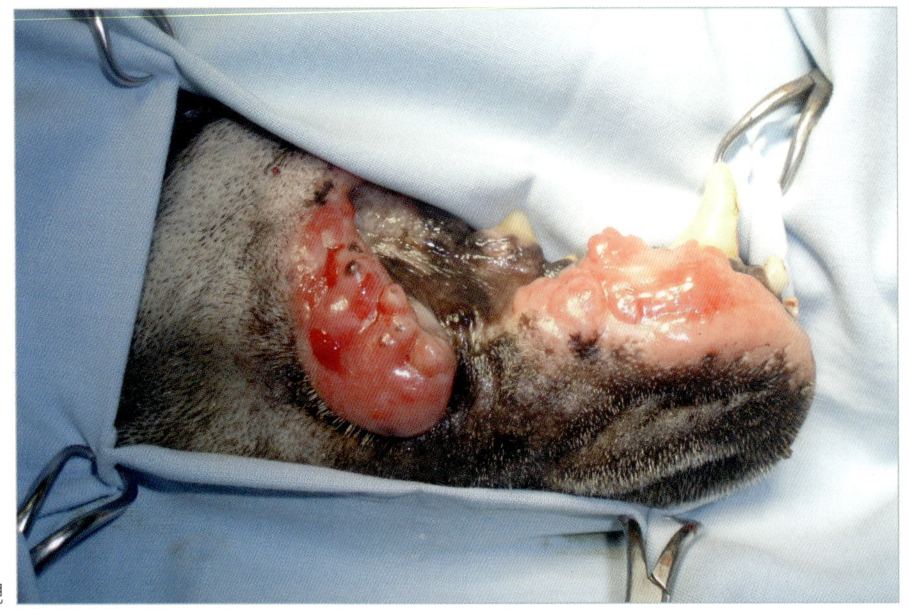

図9　右側の外観

手術は前述した左側と同様の方法で、それぞれの腫瘤について行った（図10、11）。

切除した腫瘤の病理学的診断はびまん性大細胞性リンパ腫であった。

術後の抗生物質と消炎薬の投与は10日間行った。クロルヘキシジンによる縫合部位の消毒を1日2回行った。エリザベスカラーの使用を勧めた。

経過

術後の経過は順調で、術後20日で退院し、腫瘍科に戻った（図12）。

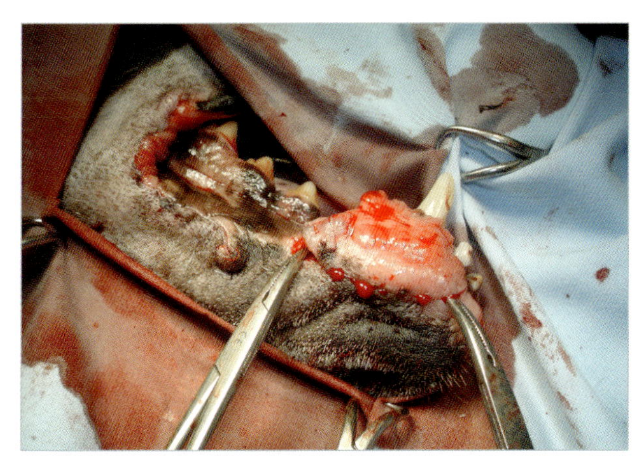

図10　後部の腫瘤の切除と縫合した欠損部。前部の腫瘤の切除の開始

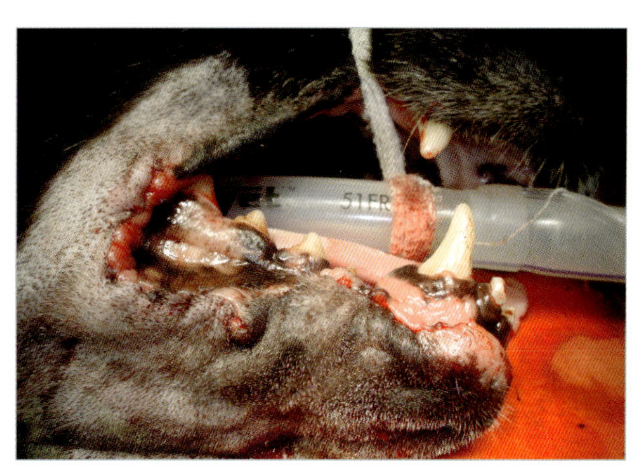

図11　縫合終了

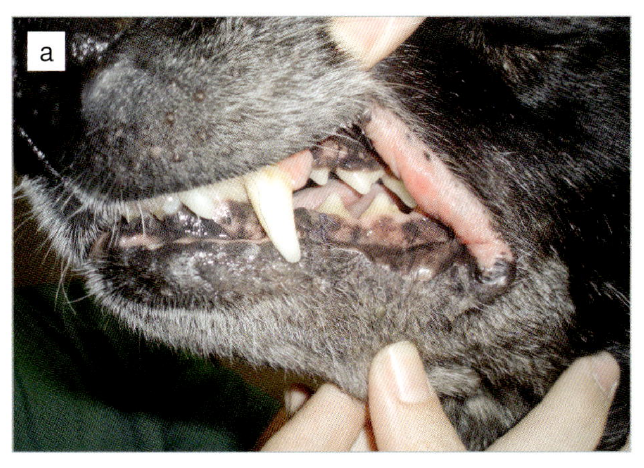

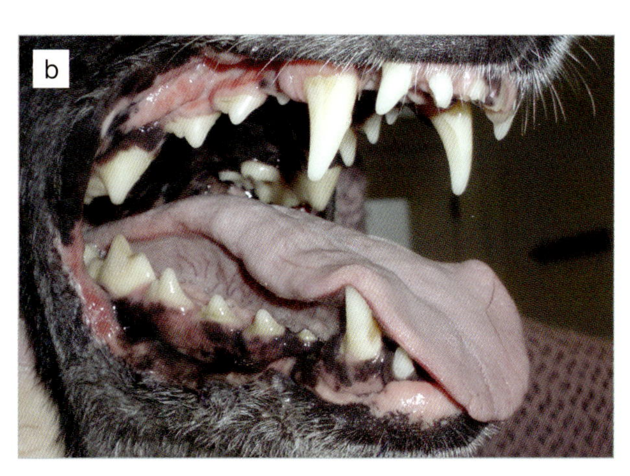

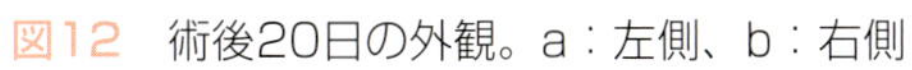
図12　術後20日の外観。a：左側、b：右側

症例 2.3 / 口唇の形質細胞腫

Ana Whyte, Carolina Serrano,
Ángel Díaz-Otero,
Mercedes Sánchez de la Muela

Toy は、11歳齢、雄のヨークシャー・テリアで、感染を伴う口唇の炎症が見られ、15日間抗生物質療法（アモキシシリン・クラブラン酸）を行った。炎症が治まった後、結節が確認された。細針生検（FNA）により、悪性円形細胞による口腔腫瘍と診断された。その後、外科的切除のために来院した。

身体検査

症例はおとなしくて問題なく、心肺の聴診は正常で、体温は37.1℃、体重は4.2kg であった。

下顎リンパ節の腫大は認められなかった。

血液検査、心電図検査、胸部Ｘ線検査の結果は正常であった。

左側上唇の口角付近に円形の腫瘤が認められた。腫瘤は被包化されて硬く、大きさは約1cm であった（図1）。

術野を剪毛・消毒し、滅菌ドレープで術野を覆った。

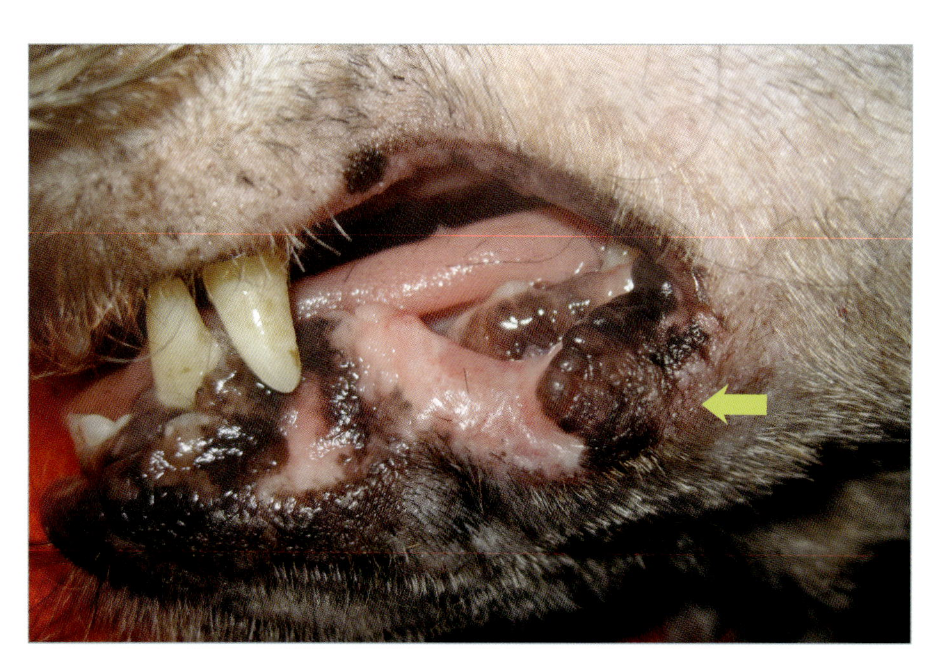

図1　正常な形態から変化した左側下唇の外観（生検後）。矢印は腫瘤の部位を示す。

術式

口唇の辺縁を底辺として一辺が3cm の正三角形を作るように、皮膚をくさび状に切開した。病変を含む切開部は下顎犬歯の後部から口角のすぐ前部まで及んだ（図2）。

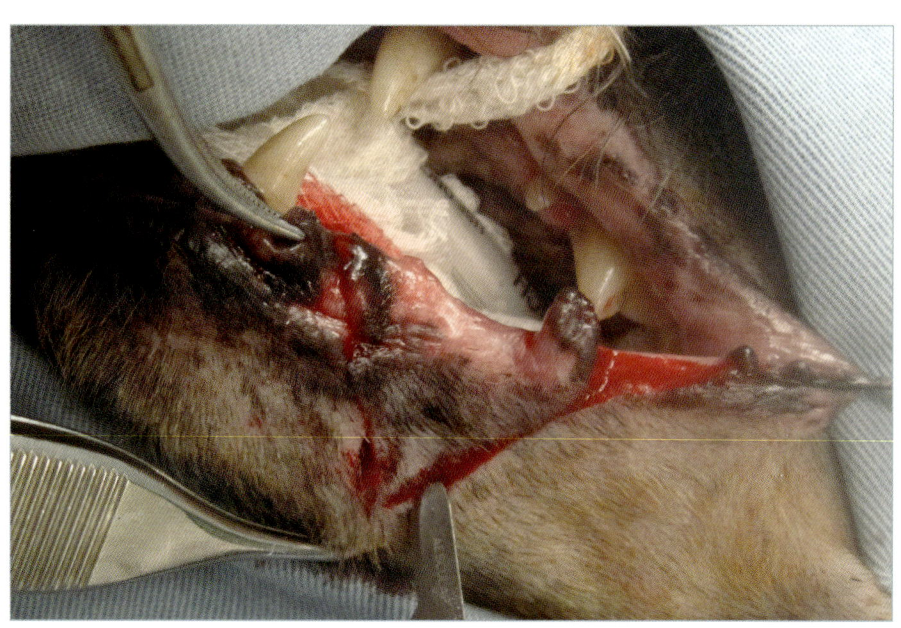

図2　くさび状切開による外側面のアプローチ

血管を結紮して止血し、外側面の皮下組織を切開した（図3）。その後、口唇内側の粘膜を縦切開し、腫瘍を切除した（図4、5）。

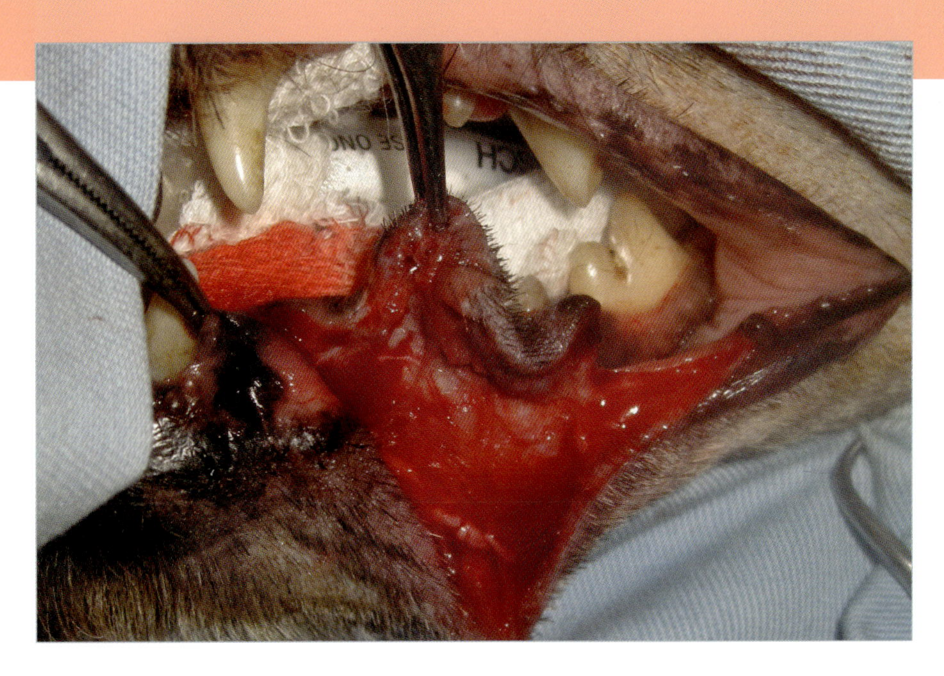

図3　皮下組織の切開の外観

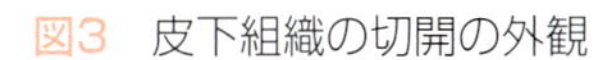

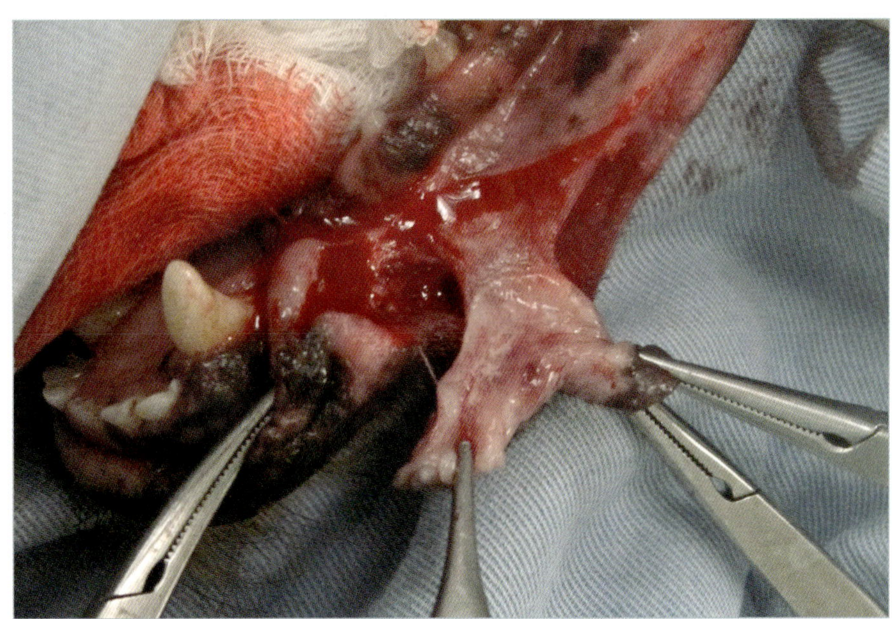

図4　口唇内側面のアプローチ

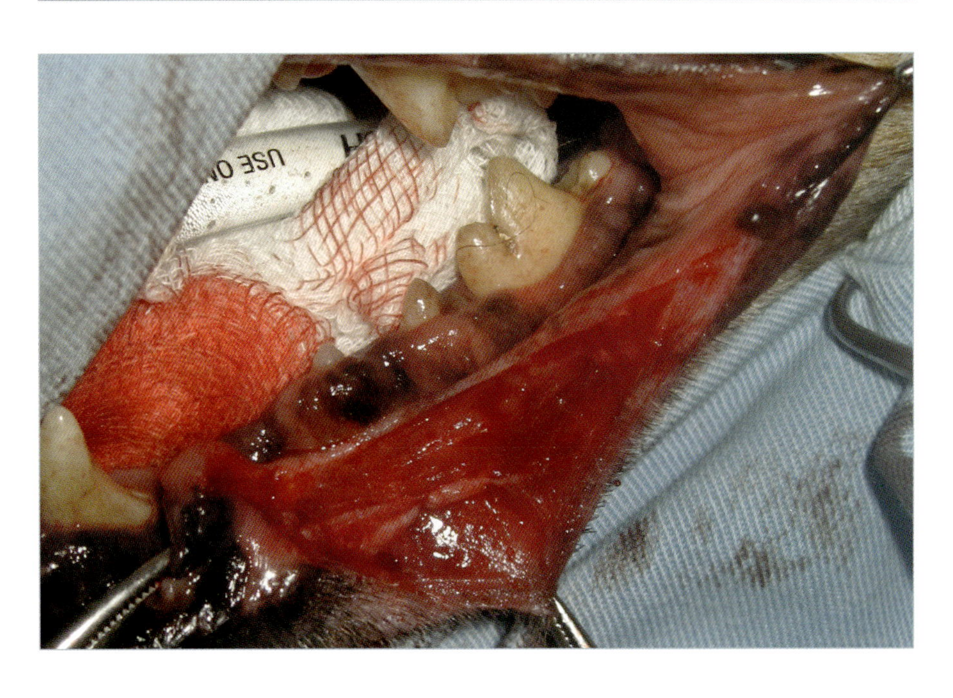

図5　腫瘍切除後の術創の外観

創縁を正しく閉鎖するために、初めに口唇縁付近の皮下組織を何カ所か結節縫合した。その後、4-0モノフィラメントグリコネート糸を用い、補強のための結節縫合を加えながら単純連続縫合で内側面の術創を閉鎖した。（図6）。

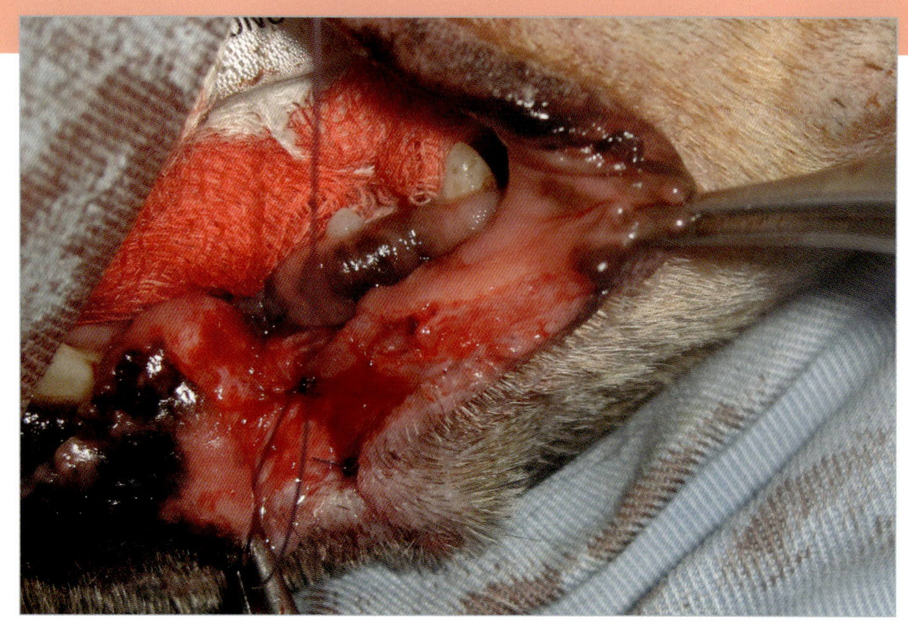

図6　単純並置縫合を1箇所行った後、内側から連続縫合を始めた。

欠損部の外側面は、皮下を4-0モノフィラメントグリコネート糸で、皮膚を3-0ナイロン糸で、それぞれ単純結節縫合によって閉鎖した（図7）。

切除した腫瘤の病理学的診断は、口腔形質細胞腫であった。

術後管理として、軟らかい食事の給餌、抗生物質療法（アモキシシリン・クラブラン酸）、口腔粘膜への粘膜付着ゲルの塗布、皮膚縫合部へのヨード剤の塗布、エリザベスカラーの装着を行った。

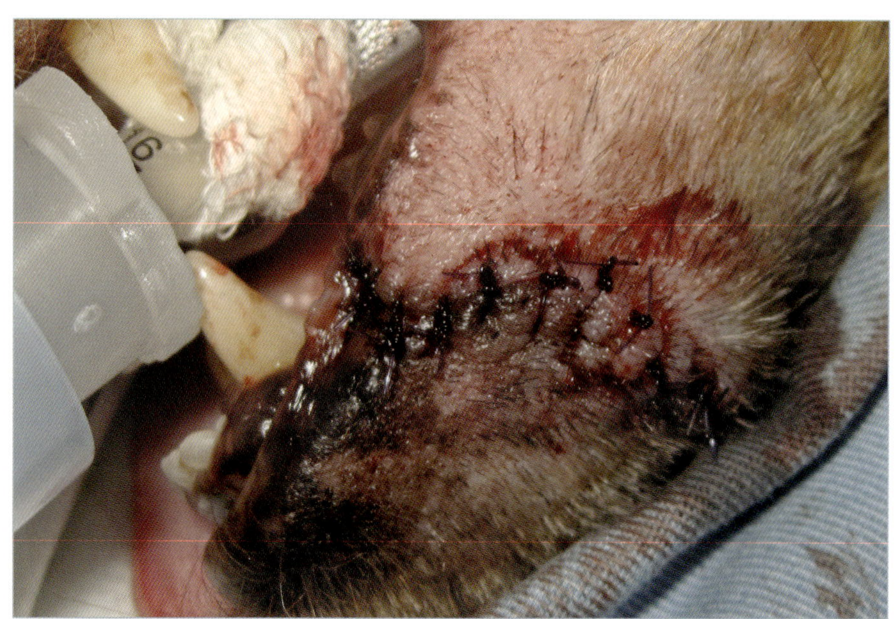

図7　外側の皮膚縫合

経過

回復は満足のいくものであった。術後7日で抜糸した（図8）。

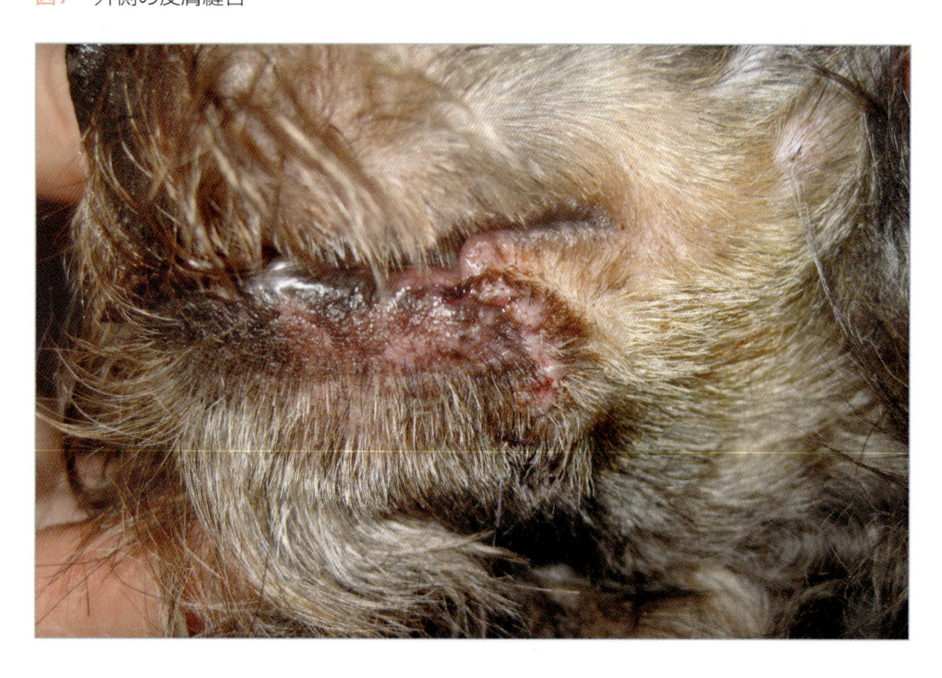

図8　手術7日後に皮膚の抜糸を行った。

薬剤反応による創傷

Josep de la Fuente Laborda

概要

静脈内への薬剤投与を数日間以上継続する場合は、留置カテーテルや投与薬剤の管理に十分な注意を払う必要がある。入院中の動物は、血管（静脈炎）および皮膚、皮下組織（輸液・薬剤血管外漏出、局所的皮下組織炎、皮膚組織壊死など）に生じる可能性のある局所の問題を防止するためにモニタリングする必要がある。末梢静脈留置カテーテルは注意深く設置し、正しく衛生的に管理し、適切な時間維持し、静脈ラインの開通性を定期的にチェックすることで、これらの問題の多くを予防できる。

長期間入院が必要な動物や大量輸液投与が必要な動物では、中心静脈カテーテルを使用することで、輸液流量を増加でき、長期間の輸液時により安全な選択肢となる。

輸液や薬剤の血管外漏出が発生した場合は、できるだけ早くこれを探知し何が漏れたかを知ることが重要である。これにより必要なときに局所治療を行うことができ、漏れによる問題を最小限に抑える薬剤を使用できる。このような対応ができないと、症例2.4（次ページ）で紹介するような重篤で複雑な状況が引き起こされることがある。

症例 2.4 / 薬剤反応が原因と考えられる前肢皮膚創傷

Josep de la Fuente Laborda

Luna は、9歳齢、ブリタニー・スパニエルで、薬剤反応による皮膚創傷が生じた。

現病歴

症例は感染性と思われる急性出血性胃腸炎のために救急来院した。必要な検査を行ったところパルボウイルス性腸炎と診断された。初期治療として、抗生物質や非ステロイド性抗炎症薬（NSAIDs）、水分補給、血漿と静脈栄養剤の投与を開始した。治療開始3日目に、症例の両前肢に広範囲な浮腫が認められ、4日目に皮膚組織の壊死が認められた（図1、2）。

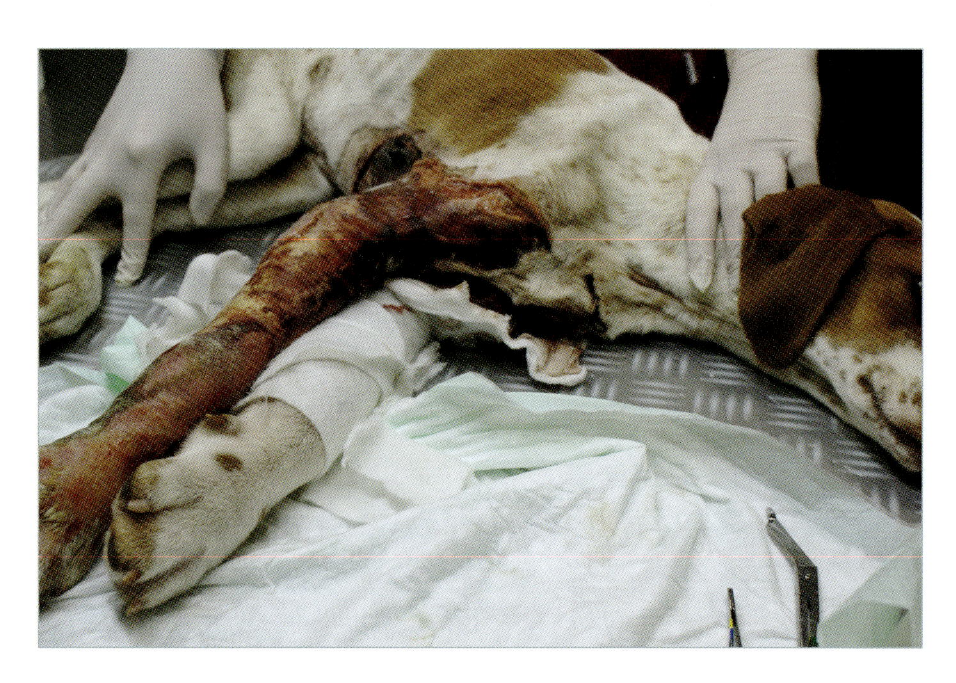

図1　アレルギー性薬剤反応が原因と考えられる皮膚組織壊死が生じた前肢

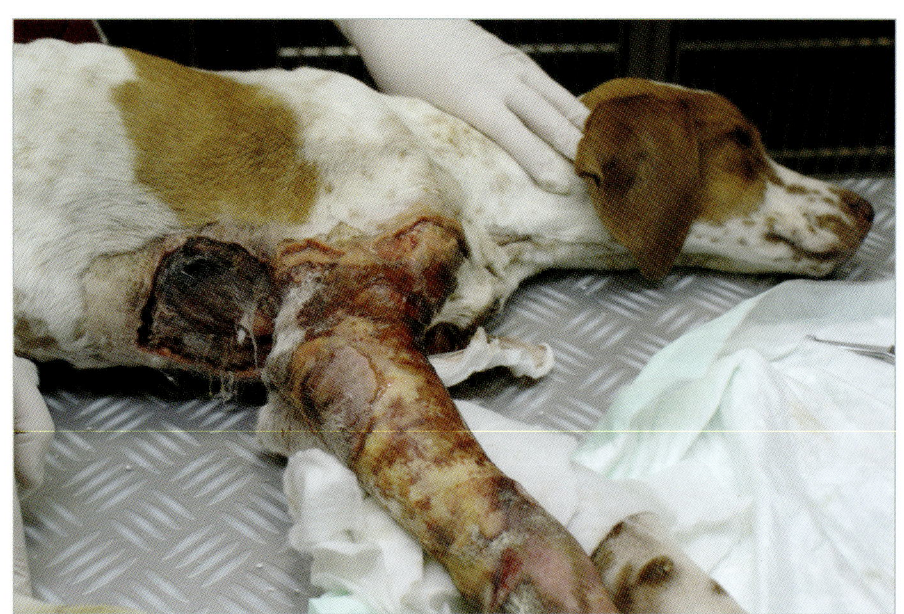

図2　病変が腹側胸壁へ拡大している

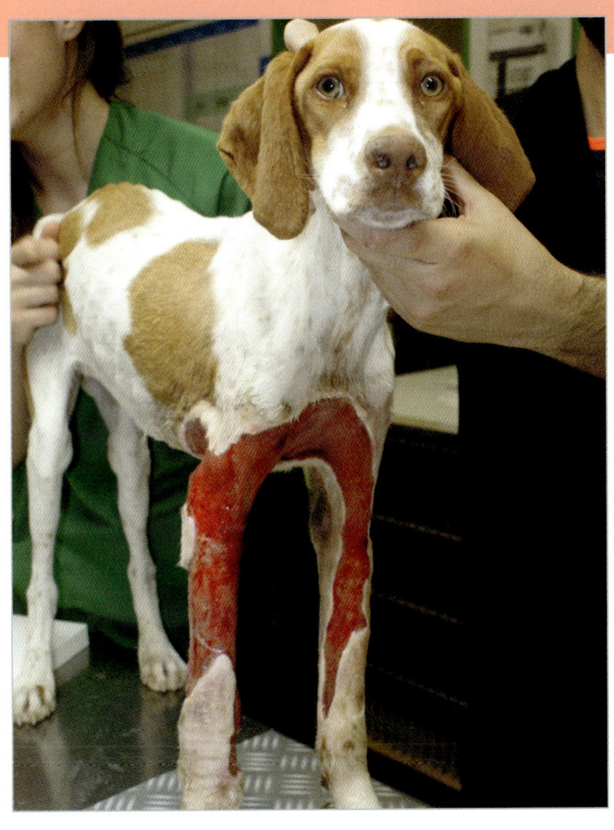

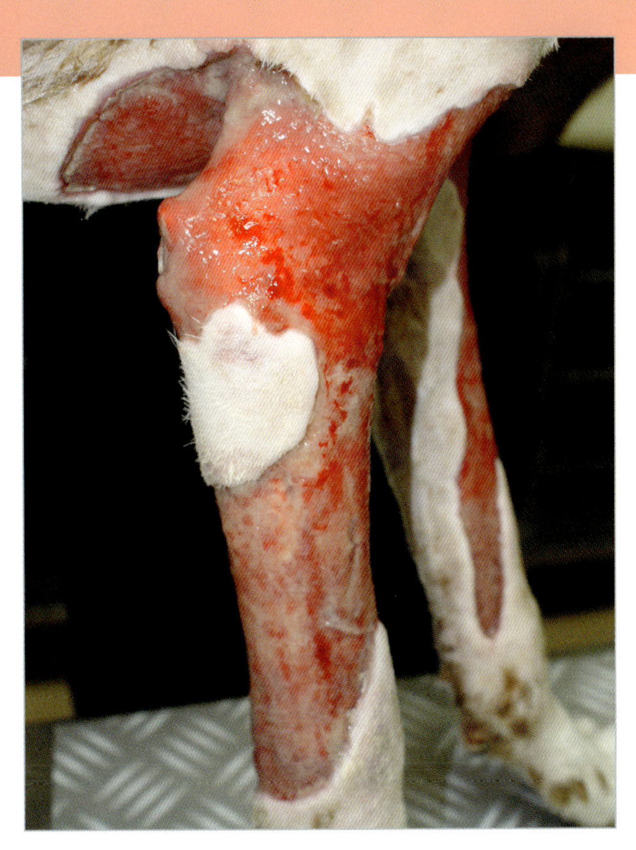

図3、4　皮膚組織壊死発症から18日後の肉芽組織で覆われた創傷部の外観

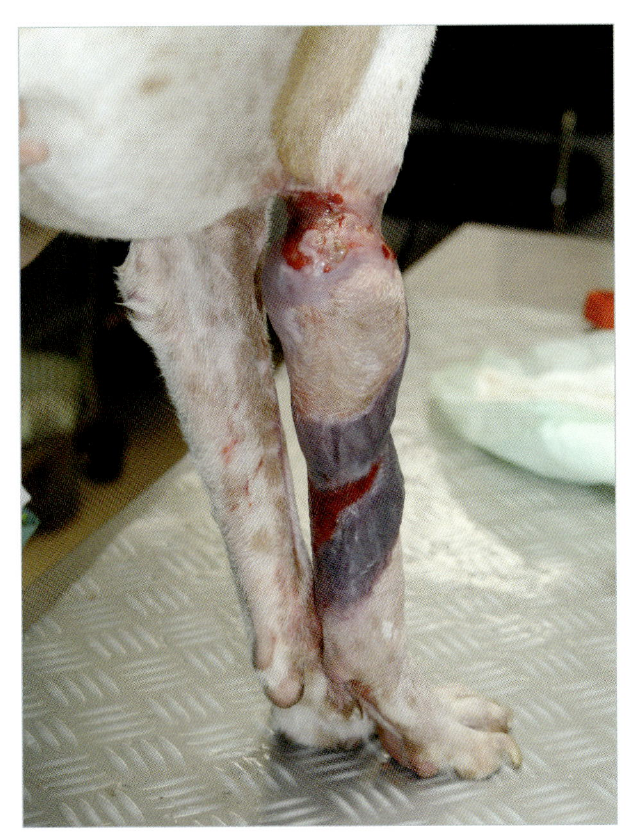

図5　皮膚組織壊死発症から60日後の創傷部の様子

創傷管理

その後すぐに、連日の創傷部のドレッシング治療を開始した。治療は、0.9%生理食塩水による洗浄、デブリードマン、上皮化促進軟膏の塗布、滅菌した湿潤用ドレッシング材と包帯を用いて行った。また、鎮痛薬（フェンタニルパッチ）、非ステロイド性抗炎症薬（カルプロフェン）、抗生物質（マルボフロキサシン）の投与を開始した。創傷治療開始18日目には皮膚の外科手術を行うのに十分な肉芽組織形成が認められた。その後も創傷部の状態は日々改善したが（図3、4）、皮膚の外科手術実施は、創傷の組織変化が完全に認められなくなった治療開始後60日目まで待つ必要があった（図5）。

術式

左前肢の創傷は、瘢痕組織を除去した後（図6）、一次閉鎖を行った（図7）。右前肢の創傷は、ある程度の上皮組織形成が見られる部位と、上皮化が認められないか、瘢痕組織形成により肘関節可動域が制限されている部位が存在した。前者は、上皮化を促進する湿潤ドレッシングによる治療を継続し、後者は外科的治療を選択した。

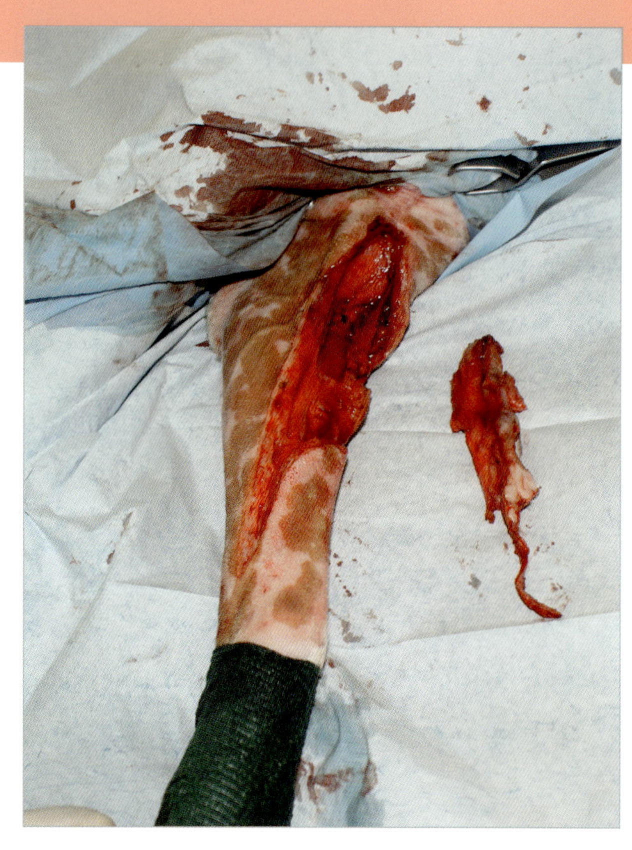

図6　左前肢の創傷部から瘢痕組織を除去した。

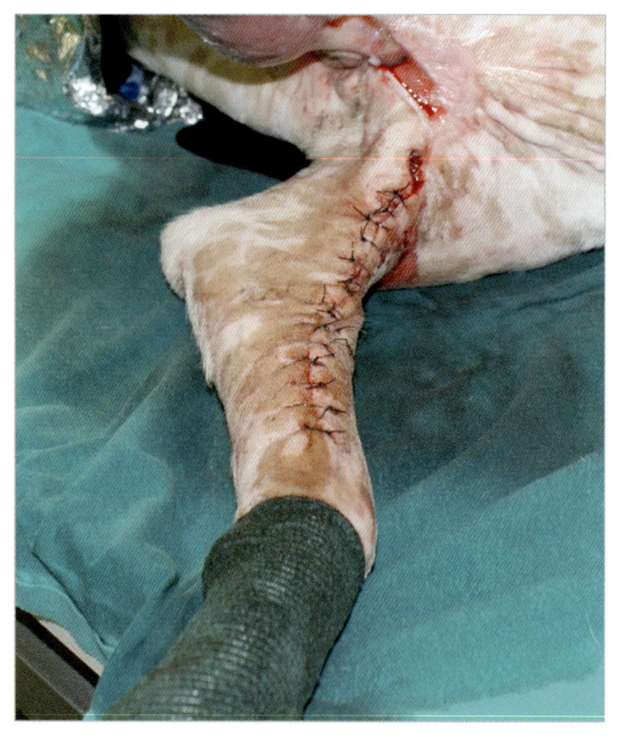

図7　左前肢創傷部では一次閉鎖を実施した。

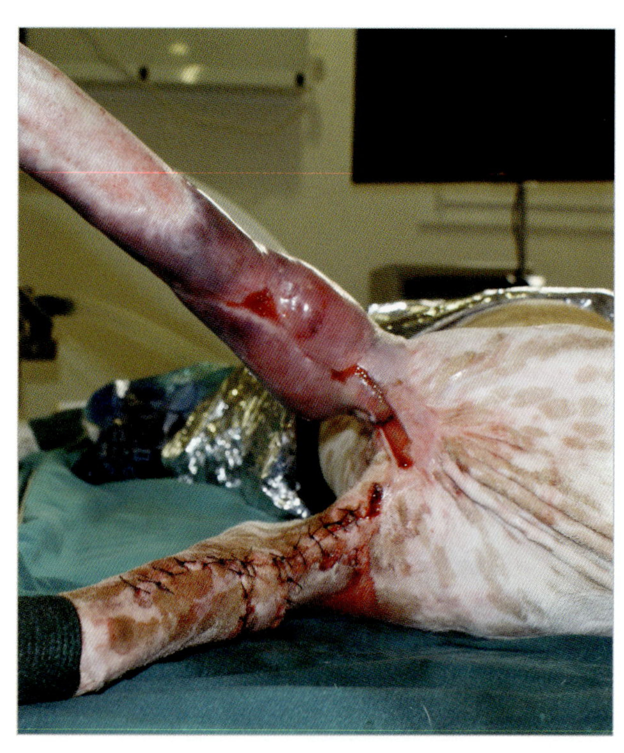

図8　右前肢創傷部では、上皮組織が形成されている部位と上皮化が見られず瘢痕組織形成が認められる部位が存在した。

外科的治療は、非上皮化組織および線維化組織を除去後（図9）、創傷面縮小術を実施して肉芽形成を待った（図10）。その後15日間は、開放創の部位は生理食塩水による洗浄、上皮化促進軟膏の塗布、包帯交換を毎日行った（図11）。肉芽組織が形成されたら、伸展皮弁術を用いた一次閉鎖を実施した（図12）。一次閉鎖が困難な部位は毎日、生理食塩水による洗浄、上皮化促進軟膏塗布、および包帯交換を継続した。この間、エリザベスカラーを常時着用した。内科療法としてさらに鎮痛薬（ブプレノルフィン）、非ステロイド性抗炎症薬（カルプロフェン）、抗生物質（マルボフロキサシン）投与も行った。

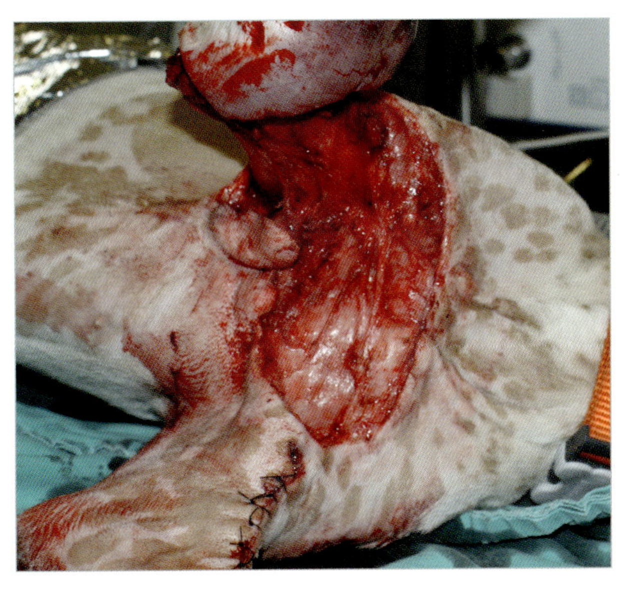

図9　瘢痕組織除去後の右前肢創傷部

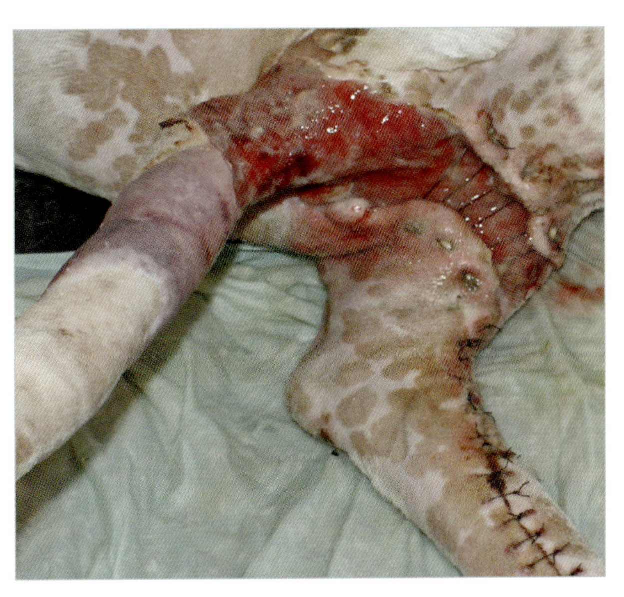

図10　縫合糸を使用して創傷面を減少させ、肉芽組織形成を待つ。

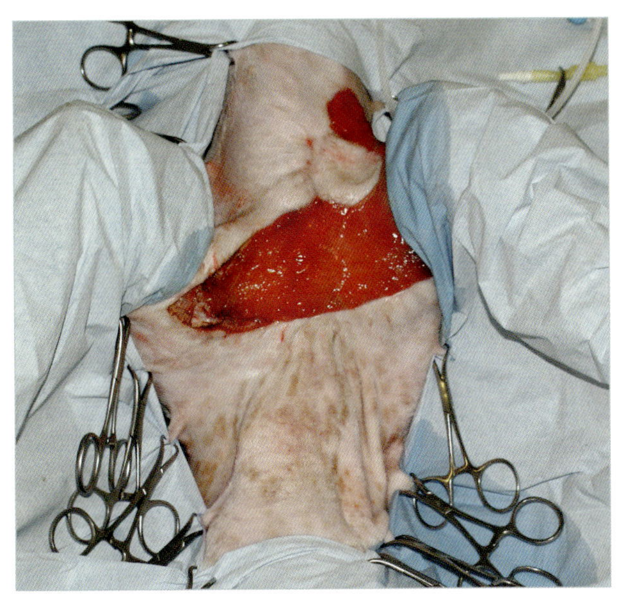

図11　縫合糸使用による創傷面減少術実施15日後の創傷部

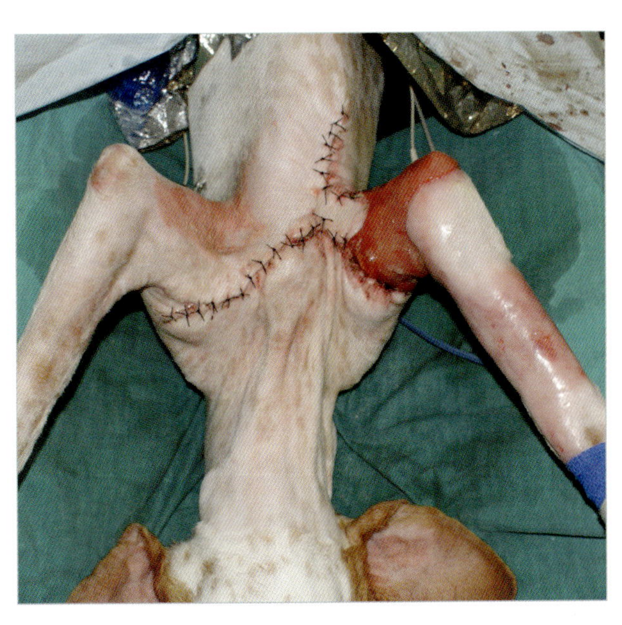

図12　伸展皮弁術による一次閉鎖

経過

手術60日後には、一次閉鎖を行った創傷部位は順調に回復していた。二次閉鎖を実施した創傷部位は、形成された上皮組織が非常に脆かったことから、保湿軟膏塗布を長期的に使用した。この間は、犬が傷を舐めないようにエリザベスカラーを使用した（図13、14）。

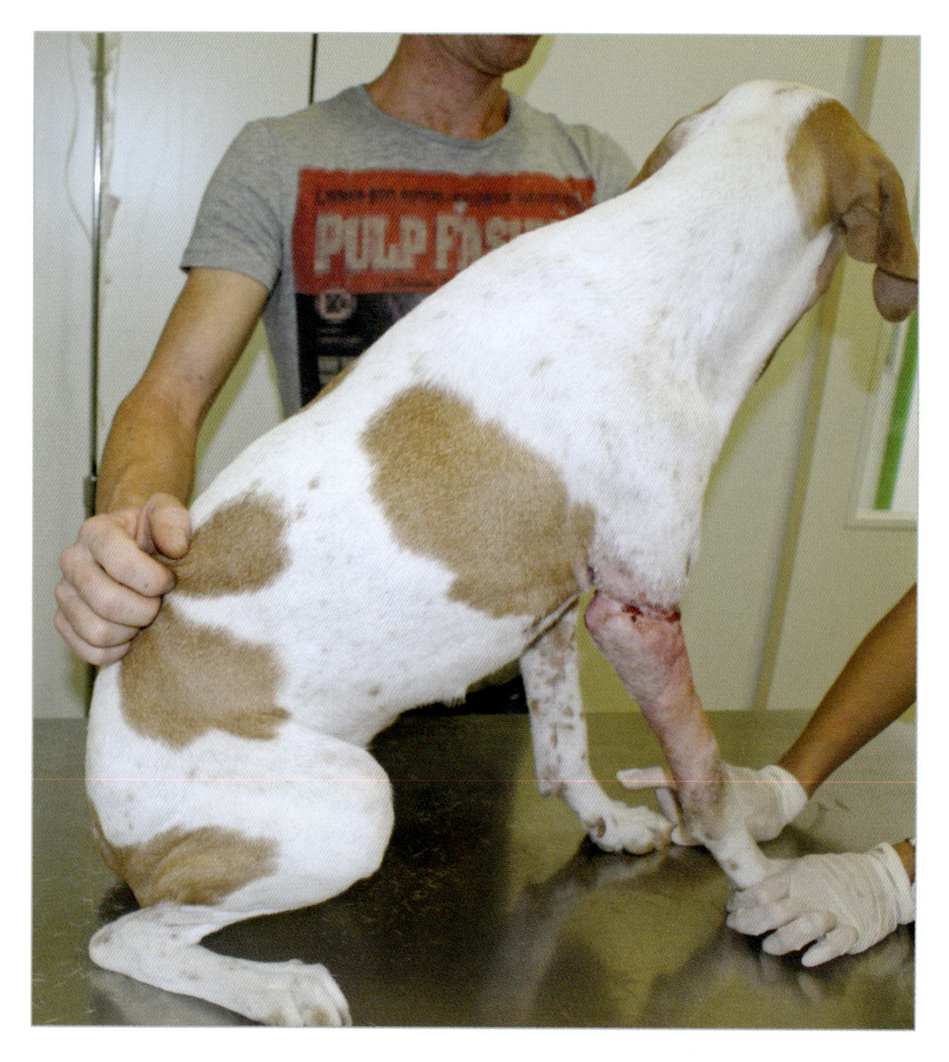

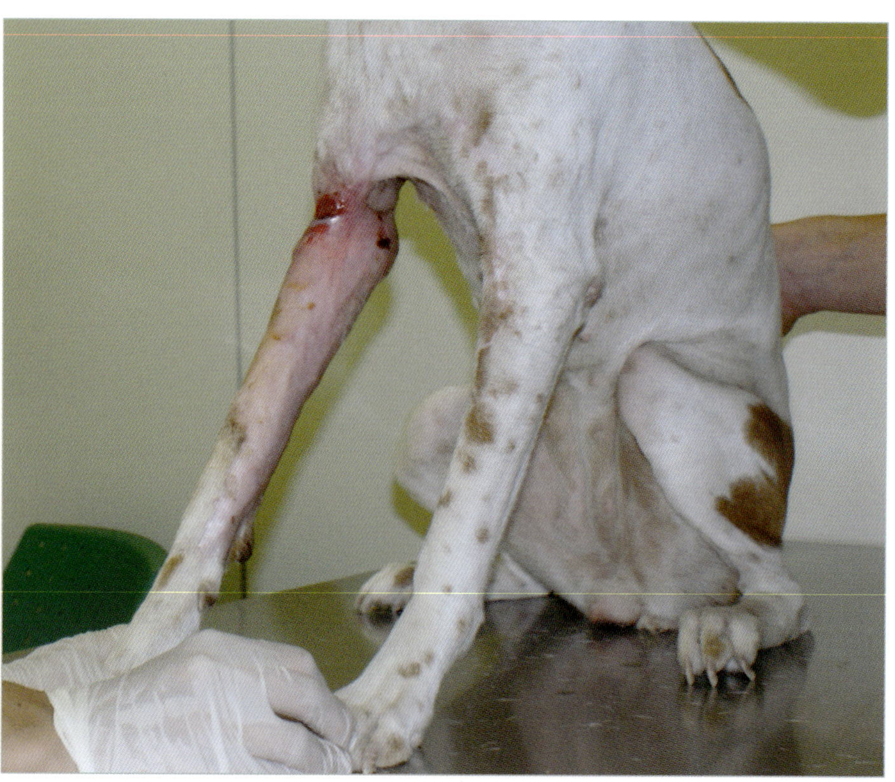

図13、14　伸展皮弁術60日後の前肢創傷部

組織欠損、裂傷またはその他の合併症を伴う交通事故による創傷

José Mª Carrillo,
Joaquín J. Sopena,
Paula Cava,
Eliseo Zuriaga,
Belén Cuervo

概要

交通事故は、内臓損傷や骨折などに加え極めて重大な創傷を引き起こすことが多い。これは道路の路面に擦過することで生じることが多い。組織欠損は極めて重度で、患部、とりわけ四肢の機能性を損なう。

症例の状態が安定したら創傷の評価が可能となる。損傷の範囲を評価するためには、患部の適切な視診、詳細な検査や触診が必要となる。

機能性の評価は、組織の喪失量や支配する血管や神経の損傷に依存することが多い。組織の喪失量は明瞭で容易に定量化しやすい反面、血管や神経の損傷の評価は難しい。

> 重度の損傷部位における血管の活性の評価は誤った結論を導きやすい。はっきり確認できる主要血管の損傷以外は、早期に予後を判断することはできない。その後の検査での再評価が必要となる。

神経損傷の評価は容易ではない。痛みのある症例では難しいし、神経学的検査に対する反応を後でもう1度、再評価することが望ましい。その部位における急性損傷によるものかショックや炎症－すなわち外傷－が原因なのか確認することができない。

しかし、上述した点に加え、このような損傷の管理計画を立てる際には、臨床的診断基準、治療のモニタリング、飼い主の意志、症例の全身状態などを考慮に入れる必要がある。

可能性のある選択肢として保存療法もしくは組み合わせ治療の2つがある。好ましい治療の流れとしては、形成外科が必要か判断するために、局所の薬物療法を行い損傷部位を十分回復させる。極めて重度な四肢の創傷に保存療法を用いたいくつかの症例を示しながらこのタイプの創傷を説明する。繰り返しになるが、治療法の決定に影響する可能性のある要因は数多く存在する。

症例 2.5 / 右後肢の組織欠損を伴う重度損傷

José Mª Carrillo, Paula Cava, Eliseo Zuriaga, Belén Cuervo

Nana は3歳齢の雑種犬で、交通事故により右後肢の組織欠損を伴う重度の損傷を生じている。

身体検査

症例は事故後すぐに来院した。車に轢かれた患肢には、中足骨と指骨の多発性骨折を伴う極めて重度の損傷が生じており、外傷による組織欠損によりこれらの骨が露出していた。全身麻酔下で初期安定化のための処置が完了したときに創傷部を確認した。後肢背側の皮膚欠損や中足骨部近位から趾端まで全域にわたる損傷だけでなく、広範囲の骨や筋肉の損傷も確認された（図1）。

創傷管理

まず創傷を大量のぬるめの生理食塩水で洗浄し、生存可能と考えられるすべての組織に注意しながらデブリードマンを実施した。創傷を評価したが、後肢の予後について結論を出すことができないため、飼い主と相談のうえ保存療法を始めることにした。創傷を被覆するために、また、患肢を適切に取り扱えるように、髄内キルシュナーワイヤーを用いて主要な中足骨骨折を固定した。これにより、骨組織や肉芽組織の増殖に必要となる基盤組織が安定化された（図2）。

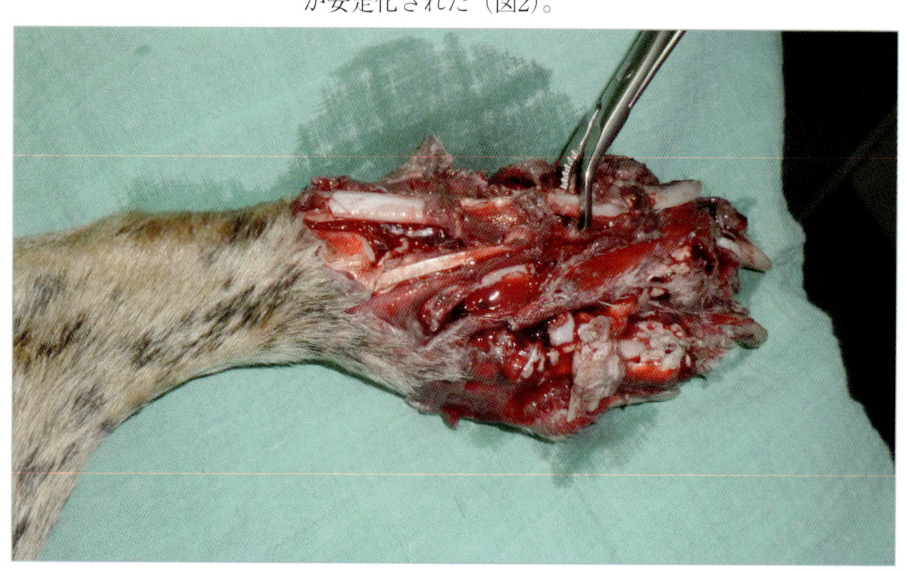

図1　来院時における創傷の外観

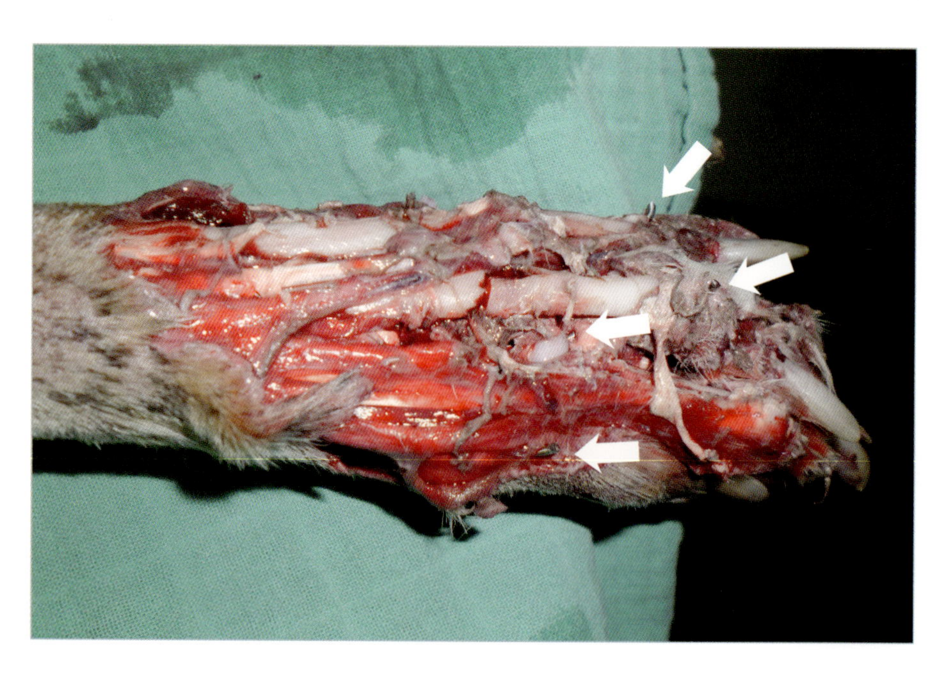

図2　最初の洗浄とデブリードマンの後に、キルシュナーワイヤー（矢印）を用いて中足骨骨折を固定した。

この時点で、日々のドレッシング治療プロトコルは決まった（初めの2日間は12時間毎）。初めに、ネオマイシン軟膏とツボクサエキスを使用し、次いで、3種類の抗生物質軟膏（ポリミキシン、バシトラシン、ネオマイシン）で覆った。さらにポリウレタンフォームのドレッシング材を使用し（滲出液が多いことが予想されたため、初めの数日間はアルギン酸のドレッシング材も使用した：このドレッシング材は初めの72時間使用したが、その後は滲出液量が減り必要なくなった）、創傷はキャストパディング材や非圧縮性の粘着包帯で保護した。

この時点では、ドレッシング材の交換ごとに血管新生と治療反応性を再評価した。明らかに活性がある、もしくは可能性がある組織はそのまま残し、生理食塩水を低圧で用いて外科的あるいは機械的デブリードマンを行った。

翌日、傷の外観を観察したところ、バンデージによって骨の基部に付着した状態で組織が残存していた。弱い組織結合部は取り扱い時に破綻しやすいので、初めの数日の管理には特別に注意を払う必要がある（図3）。

2日後に、創傷の辺縁、とくに辺縁の上方で、反応がある徴候や生存性があると判断できるレベルの色調を示した（図4）。しかし、翌日には、組織の一部、とくに背側部や外側部で血行障害や壊死の明らかな徴候を認めた（図5）。治療5日後には、この組織障害はより明らかになった。このため、第4趾末節骨および第5趾全体を含む障害を受けた組織はデブリードマンにより除去した。足底球を補強するために縫合アンカーを施した。ここが肢の実際の生存性が明らかになる重要な期間であった（図6）。

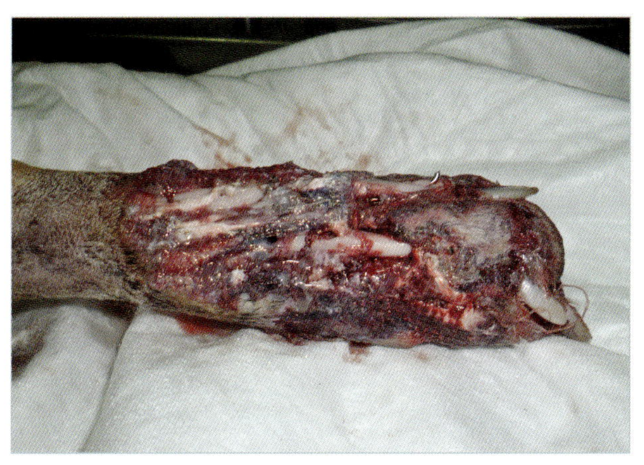

図3　治療開始日の創傷の様子

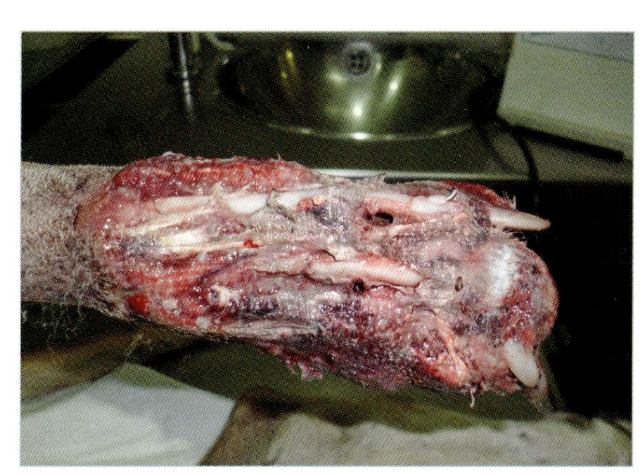

図4　治療2日後の創傷

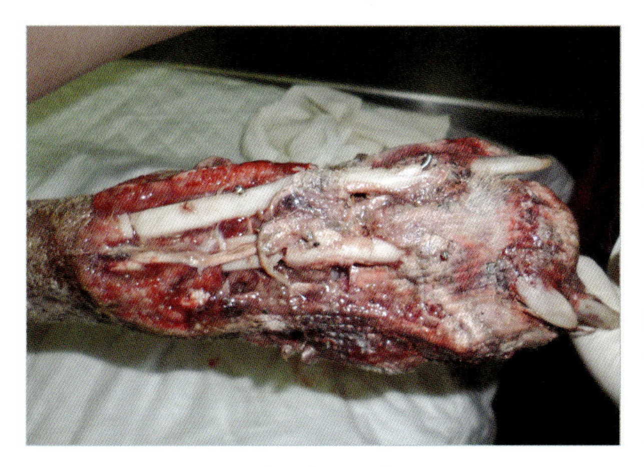

図5　治療3日後、潜在的な壊死部が明らかになってきた。

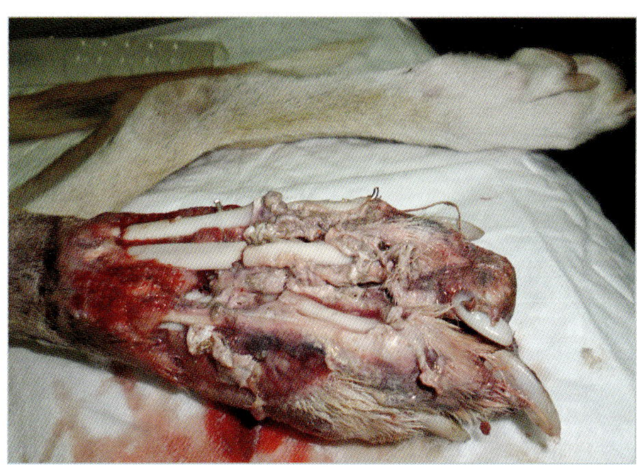

図6　5日後。壊死組織のデブリードマン

経過

10日後には、創傷の外観は一変した。創傷の背側部を覆い始めた肉芽組織の増殖が明らかになった。中足骨の外側は大部分が再び組織で被覆された（図7a）。肢の内側面の経過は良好であることが確認され、アンカー縫合が機能し、足底球が補強されている様子が観察された（図7b）。

治療18日後には、肉芽組織から変化した豊富な瘢痕組織が認められた。この被覆の経過は良好であり、外観は健康そうであった（図8a）。足底球は基底部が一部切れて、わずかに縮んでいた（図8b）。

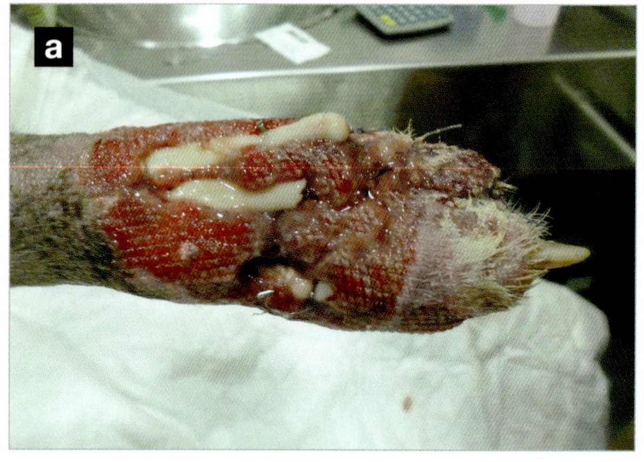

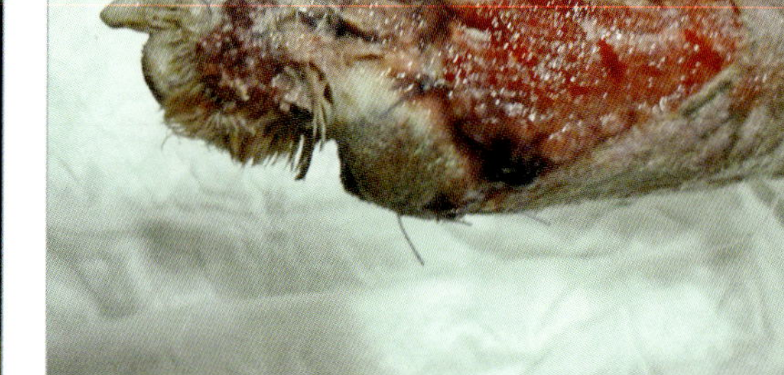

図7　10日後。a：背側、b：掌側面における肉芽組織の増殖

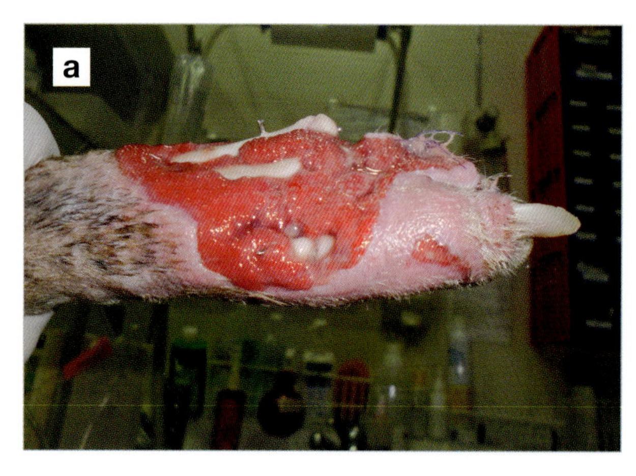

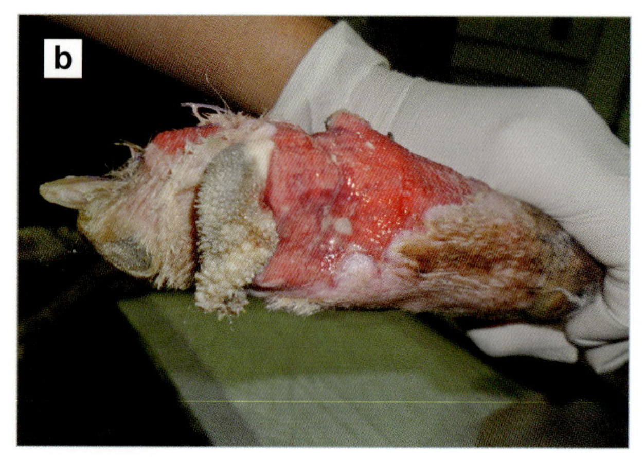

図8　18日後。a：背側、b：掌側面における術創全体を覆う瘢痕組織の増殖

1カ月後、創傷部にいつもより多くの出血を認めた。これは感染の可能性を示唆し、追加の創傷管理（清浄と抗生物質投与）を実施した。長い治療の間には主にルーチンの創傷ドレッシングや管理が十分でなくなったり、創傷管理の遅れや欠如、または創傷管理の拡大の必要性に十分対応しないことによる治癒の退行が見られることはまれなことではない（図9）。

3週間後には、肉芽組織が創傷全体をほぼ覆った。そこには明らかに脆弱な瘢痕組織が存在した。より早期に感染がコントロールできたら治療の1つとして検討した形成外科手技を施す可能性もあったが、最終的に飼い主は肢が完全に治癒するまで保存療法を続けることにした。

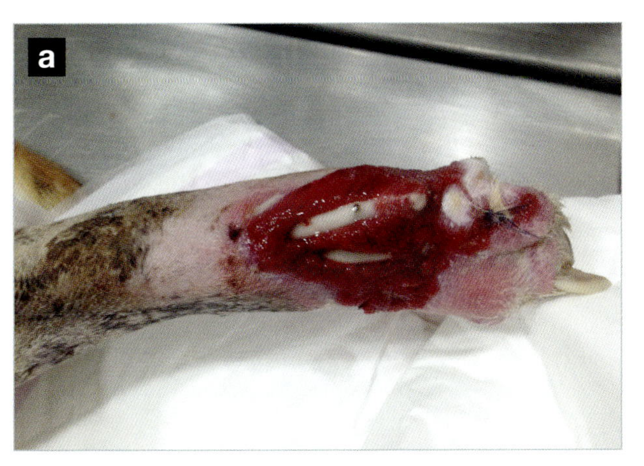

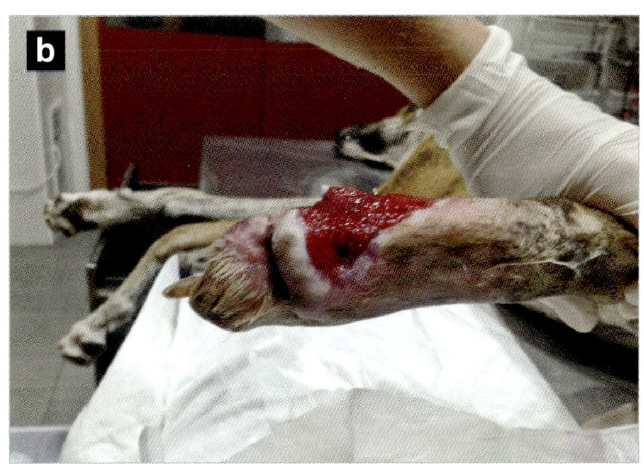

図9　治療開始1カ月後、創傷管理時に認められた出血は感染の可能性を示唆する。a：背側、b：掌側

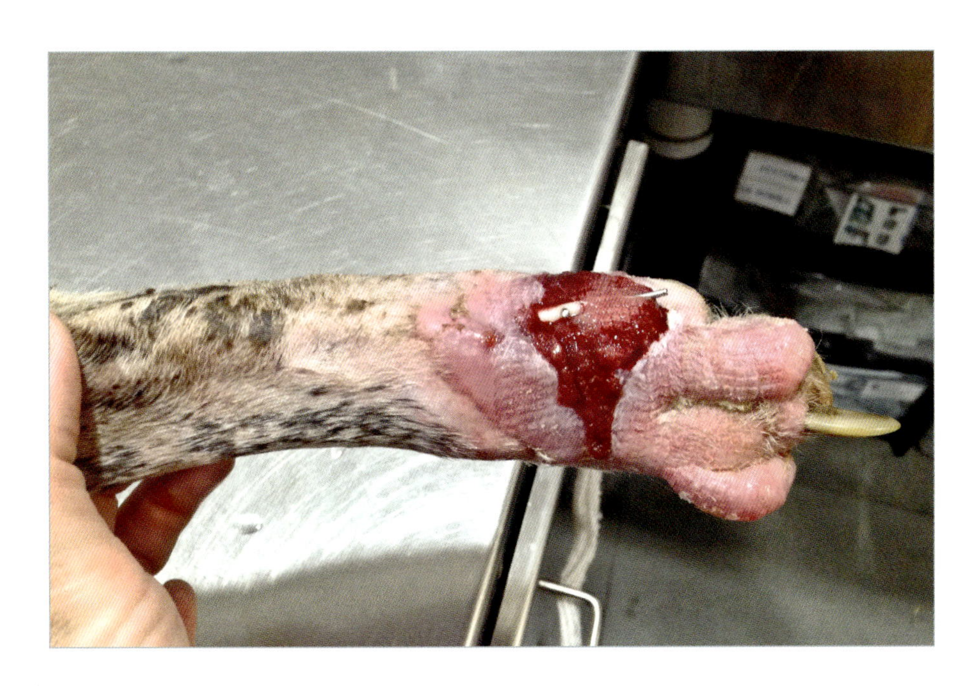

図10　8週間後の創傷の外観

創傷は順調に治癒に向かい、治療11週後にはほぼ閉鎖した。内側面のごく狭い部分にだけ肉芽組織が残った（図11）。

3週間後には創傷は治癒したと判断した。症例は比較的正常に歩行するようになったが、創傷の内側部が非常に脆弱な瘢痕組織に覆われていたので、さらなる傷害を防ぐために保護ブーツを使うように勧めた（図12a）。掌側部と外側部は上皮化が見られ、発毛も認めた（図12b）。

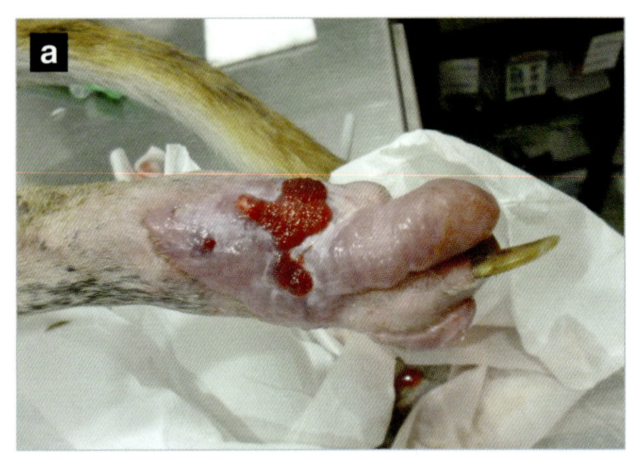

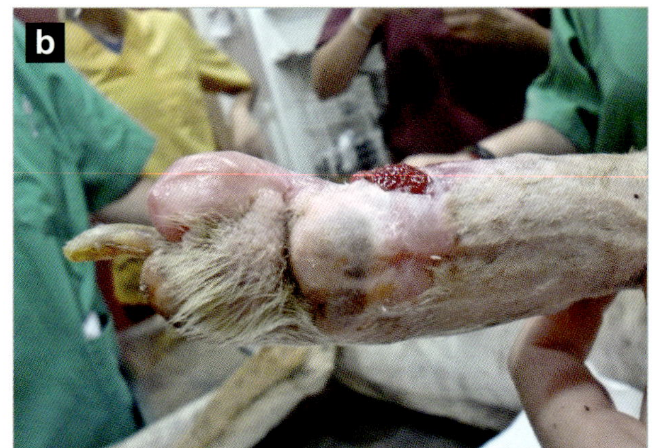

図11　治療11週間後には、創傷はほとんど瘢痕組織に覆われた。a：背側、b：掌側

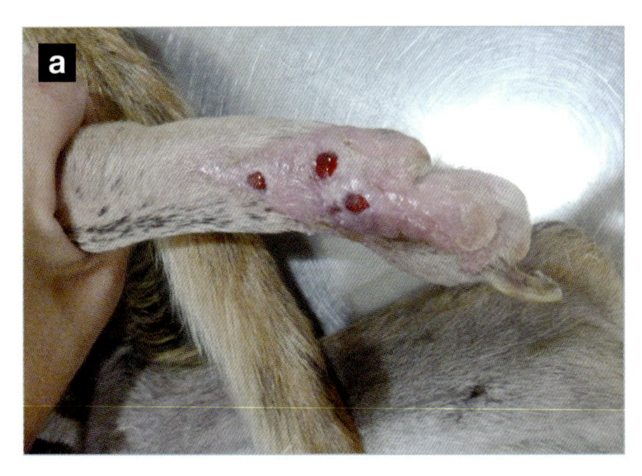

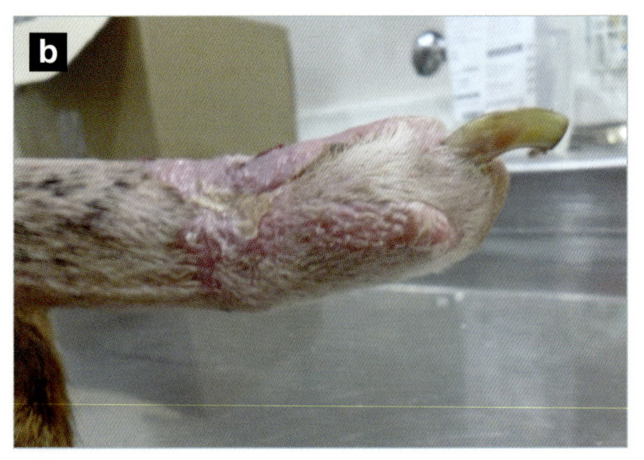

図12　14週間後、内側部の創傷（a）は3箇所に減り、外側部と掌側部には上皮化と発毛を認めた（b）。

症例 2.6 / 左後肢の感染性創傷

Joaquín J. Sopena, José Mª Carrillo, Mónica Rubio, Déborah Chicharro

Bicho は、3カ月齢、雄のシャム系雑種猫である。鼠径部から足根部まで左後肢に感染性の創傷が生じている。

身体検査

症例は動物保護団体からの紹介例である。大腿内部および頭外側部、肢や足根部の内部、とりわけ内側面に大きな創傷を生じていた。とくに足根部周辺において、線維素性化膿性の滲出液や著しい痂皮形成を伴い、創傷は乾燥していた（図1）。また、左大腿部の粉砕骨折を左肘関節の外傷性脱臼も伴っていた。

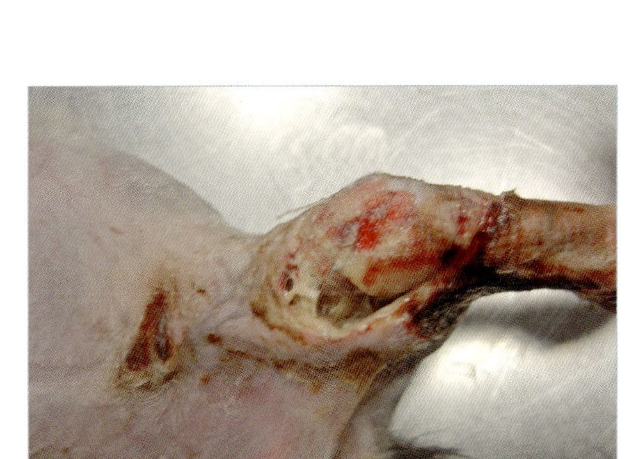

図1　来院時の創傷の外観。剃毛し、まずぬるめの生理食塩水を用いて洗浄した。

損傷の原因は不明であるが、交通事故ではないかと考えられた。症例は衰弱し、脱水と低体重を認めたが、活動的で落ち着きがなかった。初期安定化後、治療計画を立てた。骨折の固定には外科的整復を必要としたが、手術野汚染の可能性が高い状況に対して全身状態は十分でなく、また大腿へのアプローチが複雑であることから、整復は48時間延期することとし、まず創傷の治療から開始した。

創傷管理

通常のプロトコル後に、病変部を剃毛し、ぬるめの生理食塩水を用いて洗浄した。次いで、手作業ですべての残存した有機物と遊離した壊死組織を取り除いてデブリードマンを行った。生理食塩水を低圧で用いてさらにデブリードマンを行い（20ml シリンジと黄色いハブの針－図2－）、創傷を被覆した。被覆には、ネオマイシンの抗生物質軟膏と3種類の抗生物質（ポリミキシン、バシトラシン、ネオマイシン）を染み込ませたガーゼを使用した。滲出液はポリウレタンフォームのパッドで管理し、肢全体をキャストパディング材で覆った（図3）。

創傷は12時間毎に被覆し、48時間後に骨折を整復した。その後の創傷管理（24時間毎）の間に、脛骨と足根部において内側部皮膚の壊死が認められた。創傷を被覆する際に、この皮膚を少しずつ除去した。

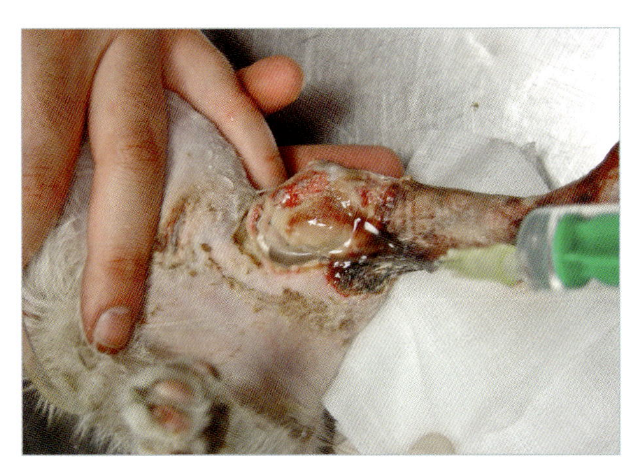

図2　20ml シリンジと黄色いハブの針を用いた機械的デブリードマンの様子

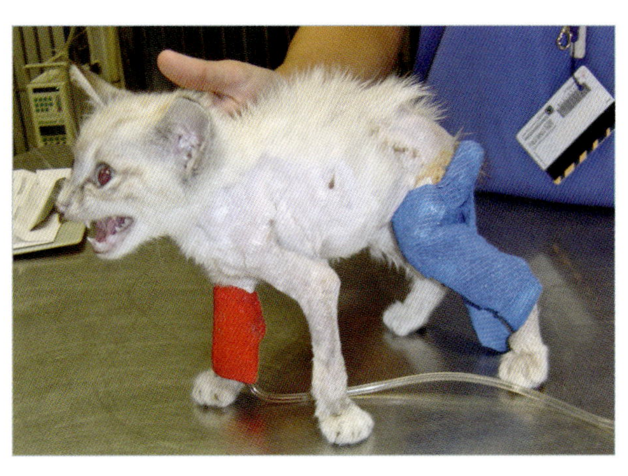

図3　創傷管理後の症例。肘関節脱臼により左前肢の向きがおかしくなっている。

経過

9日後、線維性組織が若干残り、鼠径部に小さな間隙は残るが、正常な肉芽組織が観察された。猫の全身状態は大幅に改善した（図4）。猫における治癒の過程に特徴的な不均一な肉芽組織が見られた。この状態は犬では大きく異なり、均一な肉芽組織を認める傾向が強い。

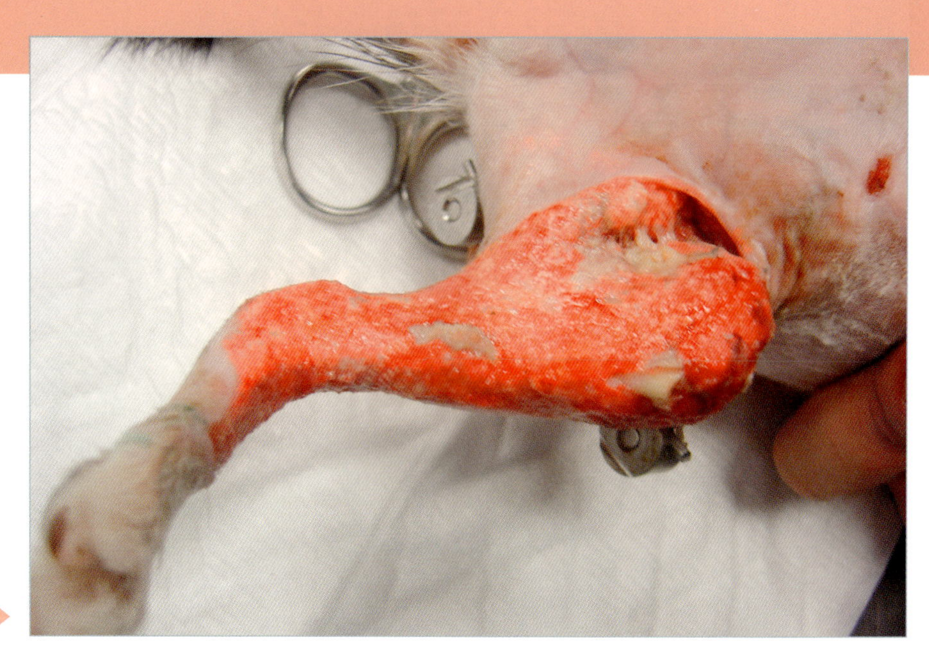

図4　9日後の豊富な肉芽組織 ▶

再建手術の計画を立てるために、まず創傷の経過を観察しながらの保存療法を選択した。創傷汚染の悪化（15日後に肉芽組織から過度な出血が観察された －図5－）を除き、経過は非常に満足できるものであった。28日後には足根部の皮膚はほぼ回復し、脛骨部内側における皮膚欠損の大部分が埋まった（図6）。猫に飼い主がみつかり、48時間毎に創傷の被覆を実施した。

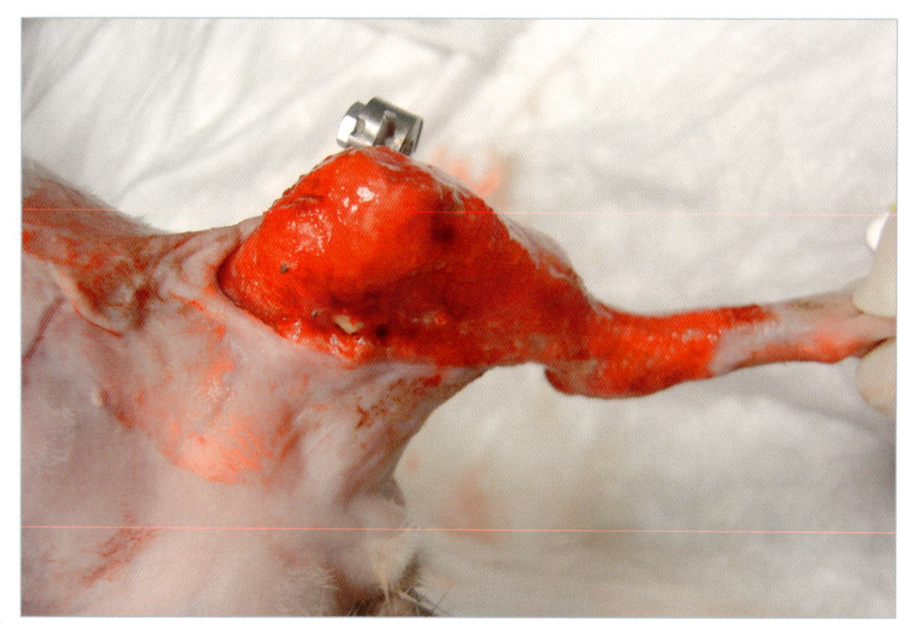

図5　15日後の感染の可能性を示唆する肉芽組織からの重度の赤色出血 ▼

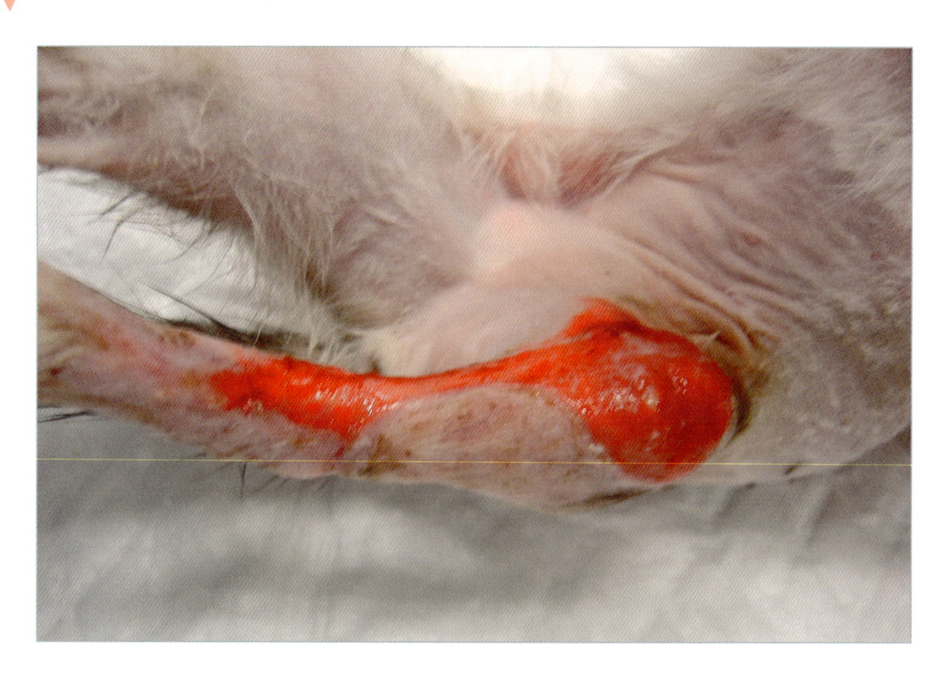

図6　28日後の創傷

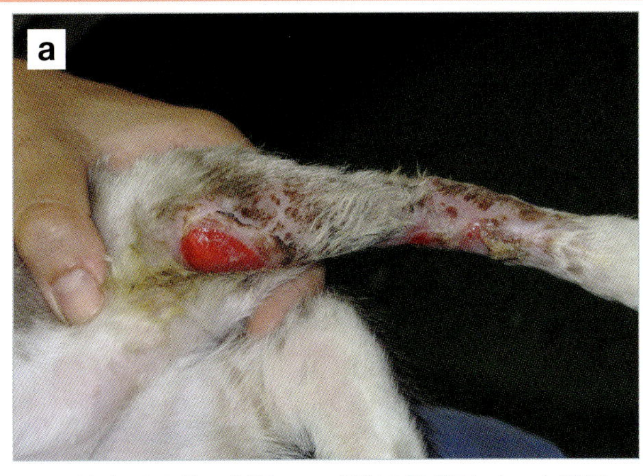

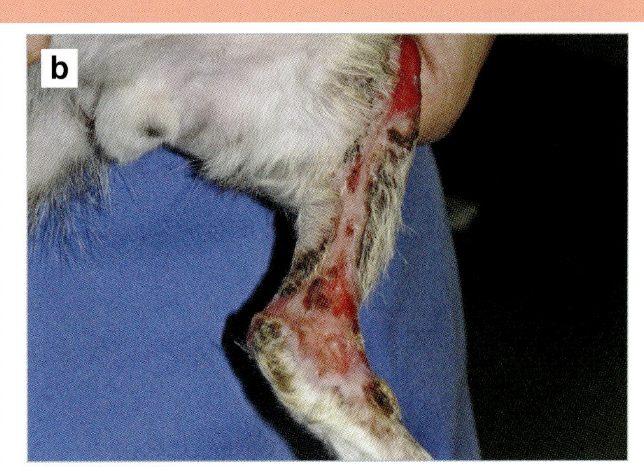

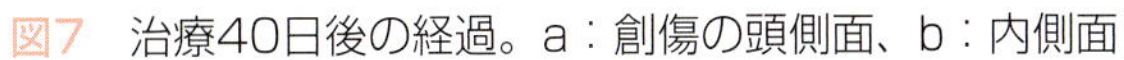
図7　治療40日後の経過。a：創傷の頭側面、b：内側面

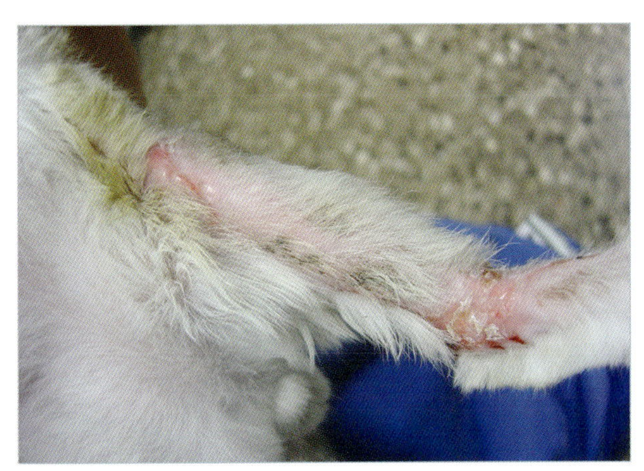
図8　創傷が閉鎖したため、症例は入院55日後に退院した。

40日後には、大腿遠位と膝の内側部に、正常に肉芽形成した創傷がわずかに残っていたが、肢と足根部の内側面には瘢痕を認めた（図7）。

入院55日後には、再発毛とともに創傷は閉鎖し瘢痕部は上皮化した。この時点で症例は退院した（図8）。

1カ月後、定期検診のため再来院し、十分な発毛が観察された。2箇所の瘢痕が残っているだけで、創傷の徴候はわずかであった（図9）。

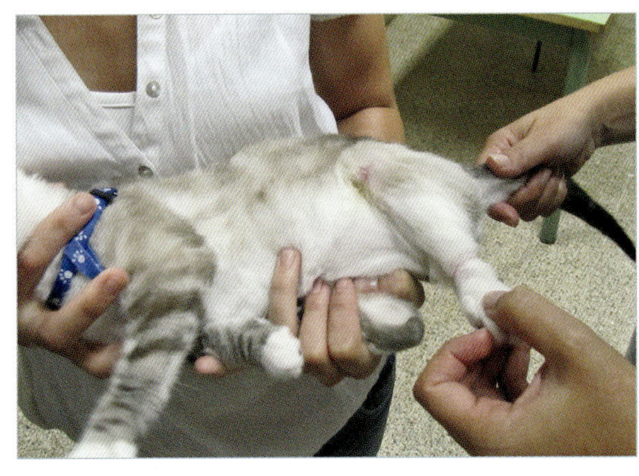

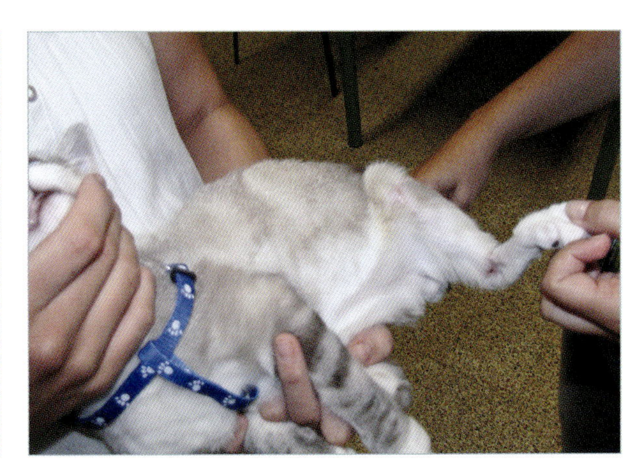
図9　事故後3カ月の患部の外観

症例 2.7 / 雌猫の肛門周囲と会陰部の裂傷 *

Mónica Rubio, José Mª Carrillo, Joaquín J. Sopena, Elena Damiá

Misinoは4カ月齢、雌の雑種猫、体重が1.4kgで、前夜に交通事故によってできたと思われる多発性の外傷と栄養不良により来院した（図1）。

概要

感染あるいは重度に汚染している傷、および受傷後6時間以上経過した傷を縫合することは推奨されていないが、以下に記す2つの症例のような例外もある。

外傷により露出した構造が温存できるのであれば、保護せずに放置してはならない。できるだけ早く解剖学的な位置に整復する必要があることを認識しておくべきである。この点からは、骨盤腔の背側を覆う組織すべてが喪失しているような外傷は管理が難しい。骨盤腔内の消化管がすべて露出していたため、緊急手術で傷を閉鎖することにした。来院時に猫は非常に衰弱しており、予後は非常に悪いと思われた。この時点で迷うのは、麻酔や手術よりも先に、動物の状態を安定させるべきかということである。この点については、状態を安定させるうえで著者は傷を閉鎖することも必須だと考えている。もし傷が腹壁にあり、露出している内部構造が消化管であれば迷うことなく手術を行うと思われる。本症例はこれと似た状況にあったが、露出していたのが直腸の遠位端であったため切除することはできず（野良猫であったため、人工肛門形成術は適応外）、また露出してから既に長時間（12時間以上）経過していたため、予後はより悪いと考えられた。

大きな合併症を伴うことなく手術を終えることができたものの、若齢であったことと来院時に既に状態が非常に悪かったことにより、治療の甲斐なく、おそらく敗血症で手術の36時間後に死亡した。

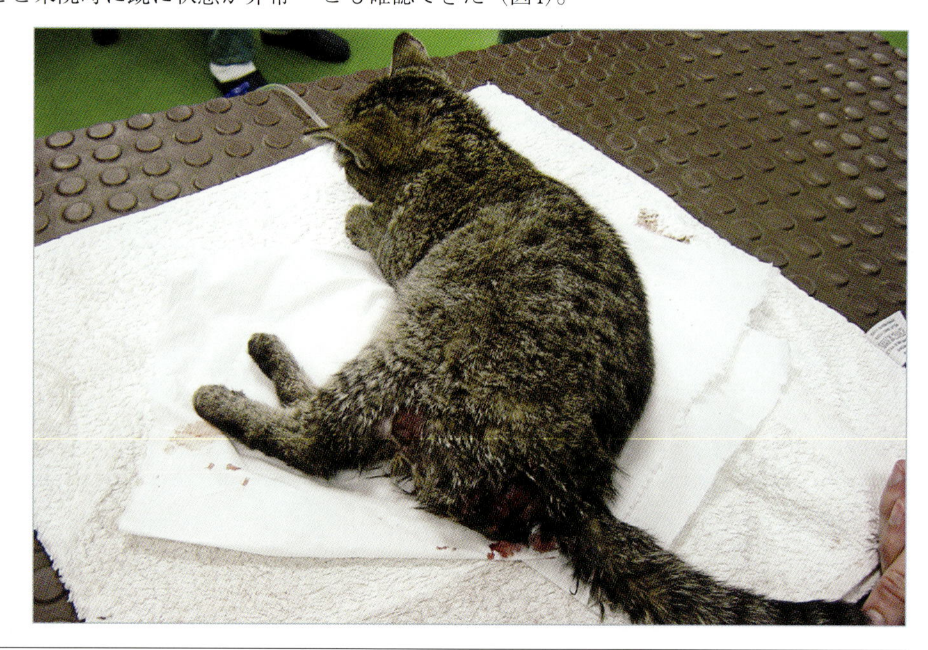

図1　来院時の症例の外観

身体検査

身体検査では抑うつ、体温の軽度な低下、呼吸数28回 / 分、心拍数176回 / 分、脈が弱く、8～10%の脱水が認められた。聴診では吸気性呼吸困難を認め、腹部の触診で疼痛が認められた。会陰部を中心とした多発性の外傷も認められた。輸液剤（0.9%糖加生理食塩水）の投与、気道の確保、セファロチン、メトロニダゾール、トルフェナム酸、およびメチルプレドニゾロンの投与を開始した。さらなる検査により、会陰部には広範囲で深部に及ぶ剥離傷（図2a）、左大腿部尾側には挫傷（図2b）、眼球にははっきりした外傷はなかったものの、右眼窩下には明らかな炎症を伴う重度な挫傷（図2c）、右側の歯槽骨と上顎骨の境界部の歯肉の裂傷（図2d）など種々の重大な外傷が確認された。

創傷管理

メデトミジンとモルヒネによる鎮静後、プロポフォールにより麻酔導入し、イソフルランで維持した。症例の状態が安定した後、傷を処置する準備をした。会陰部の傷の汚染がさらに進まないように、傷に外用の軟膏または泌尿器用潤滑剤を塗布し、剃毛により傷に付着する被毛を除去しやすくした（図3）。剃毛により、最も重度な障害を受けた部位の範囲を、より正確に確認することができた。尾根部では尾が皮膚だけで体幹とつながっている様子が確認できた。骨盤腔内の臓器が露出していることも確認できた（図4）。

*この症例は、Manejo de heridas y principios de cirugia plastia en peuenos animal es（Sopena et al., Servet editional, 2009）にも掲載されている。本項目で取扱う内容と臨床上非常に関連が強いため、本書でも本文や写真を追加して掲載している。

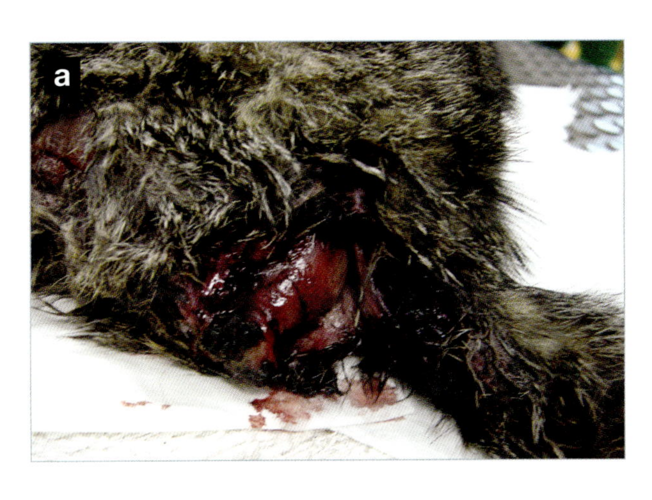

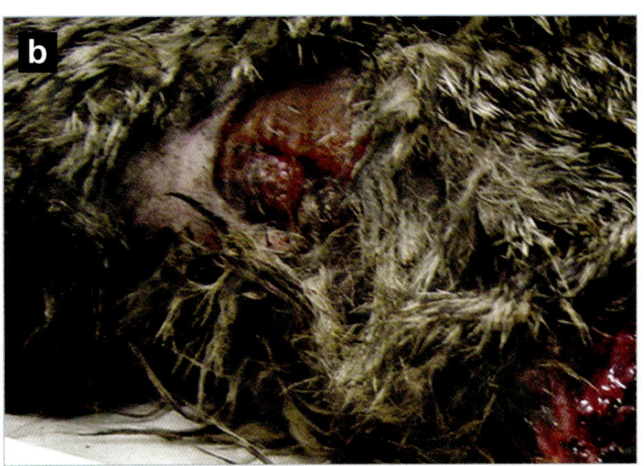

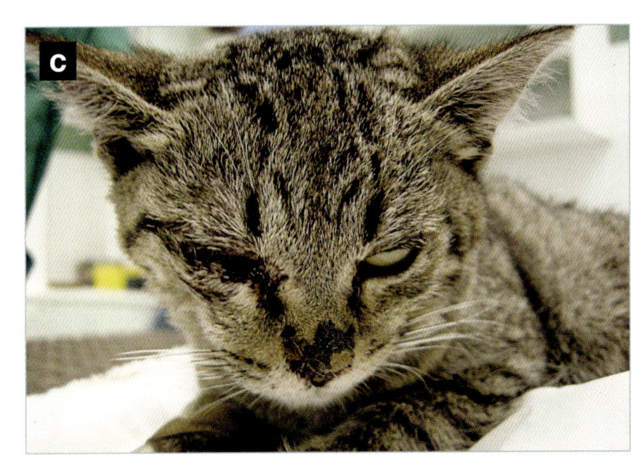

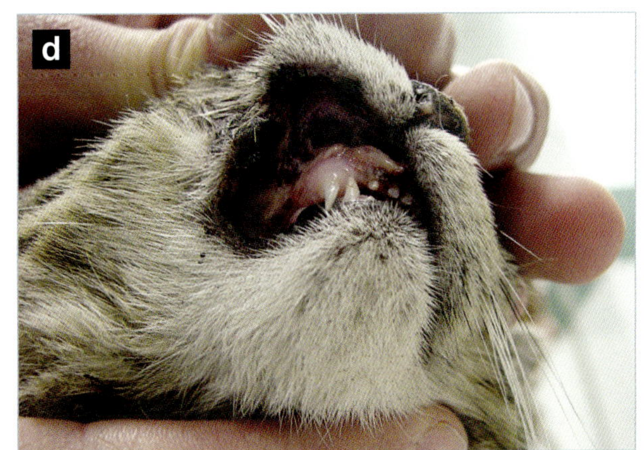

図2　会陰部（a）、左大腿部尾側（b）、右眼窩下（c）、および右側の歯槽骨と上顎骨の境界部の歯肉（d）に認められた外傷

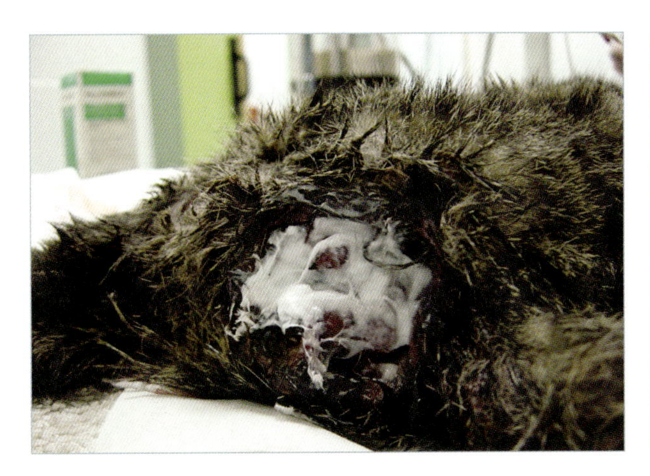

図3　汚染の進行を防ぐために、会陰部の傷に軟膏を塗布した。

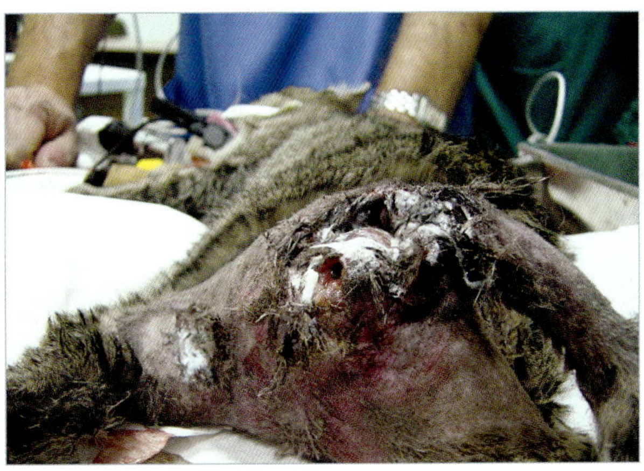

図4　尾根部がちぎれ、骨盤腔内の臓器も露出している。

剃毛した被毛をすべて除去した後、損傷部辺縁の壊死組織を外科的に切除した（図5a）。尾を温存することは不可能であったため、壊死組織の切除と同時に、断尾も行った。これにより左側尾根部の剥離を伴う会陰部の損傷、露出した直腸と下行結腸、肛門括約筋の背側部の裂離と骨盤隔壁の背側支持部の裂傷が明らかとなった（図5b）。

術式

臓器の損傷が重度であったため、治療の選択肢は限られていた。症例は野良猫であり術後管理ができないため、人工肛門形成術は適用外であった。2つ目の選択肢は、外科的に傷の閉鎖と骨盤隔壁の再建を直ちに行うことであった。損傷の程度が大腸の遠位端が露出するほどであったことを考慮すると、感染や敗血症を引き起こす可能性が高いため、この方法のリスクは高いと思われた。3つ目の選択肢は、安楽死処置を行うことであった。

損傷部を生理食塩水で十分に洗浄後、背側と会陰部の損傷部から露出した構造を保護するために、最終的には直ちに手術を行うことに決めた（図6）。

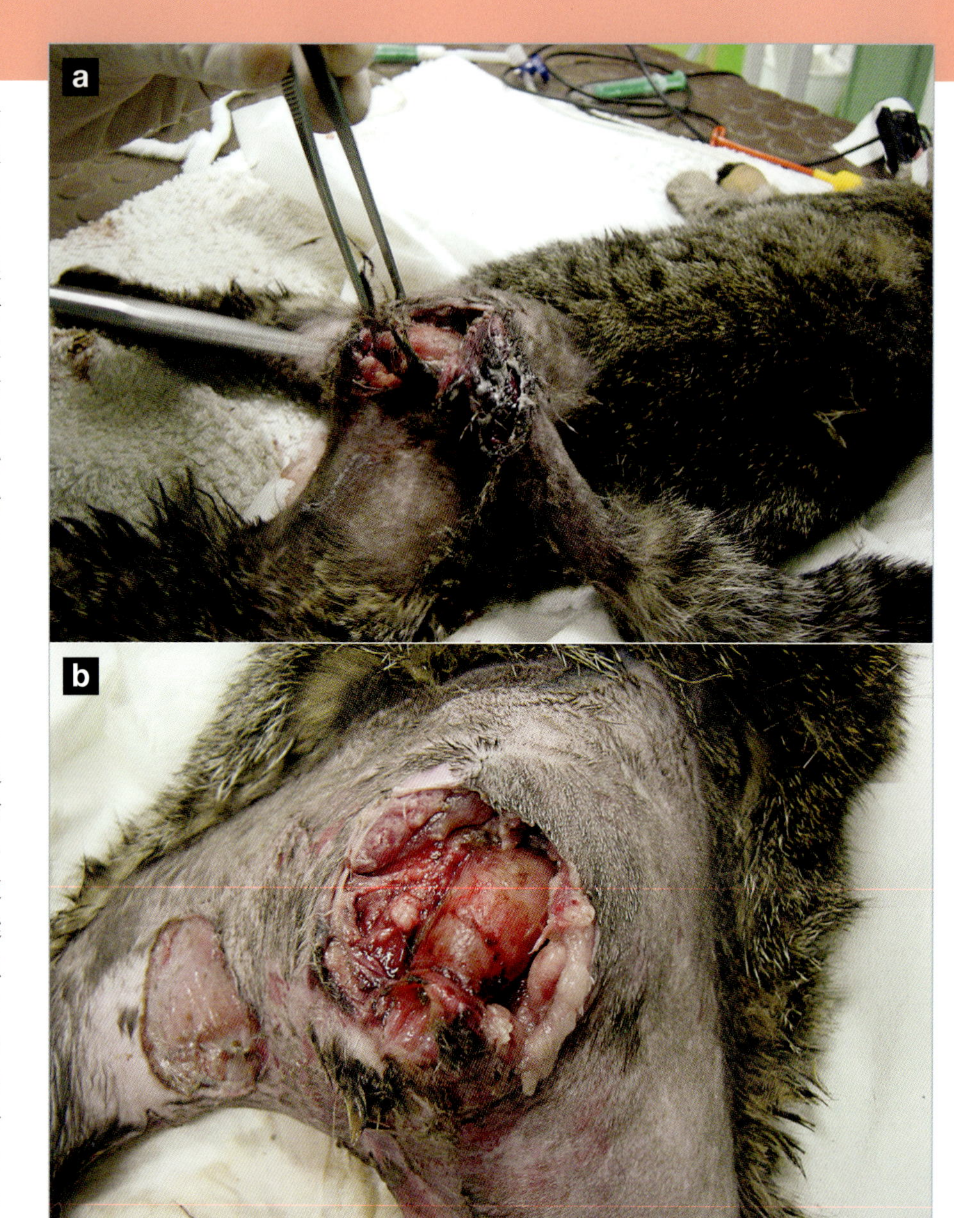

図5　a：損傷部辺縁の壊死組織を外科的に切除した。b：損傷部の全容が確認できる。

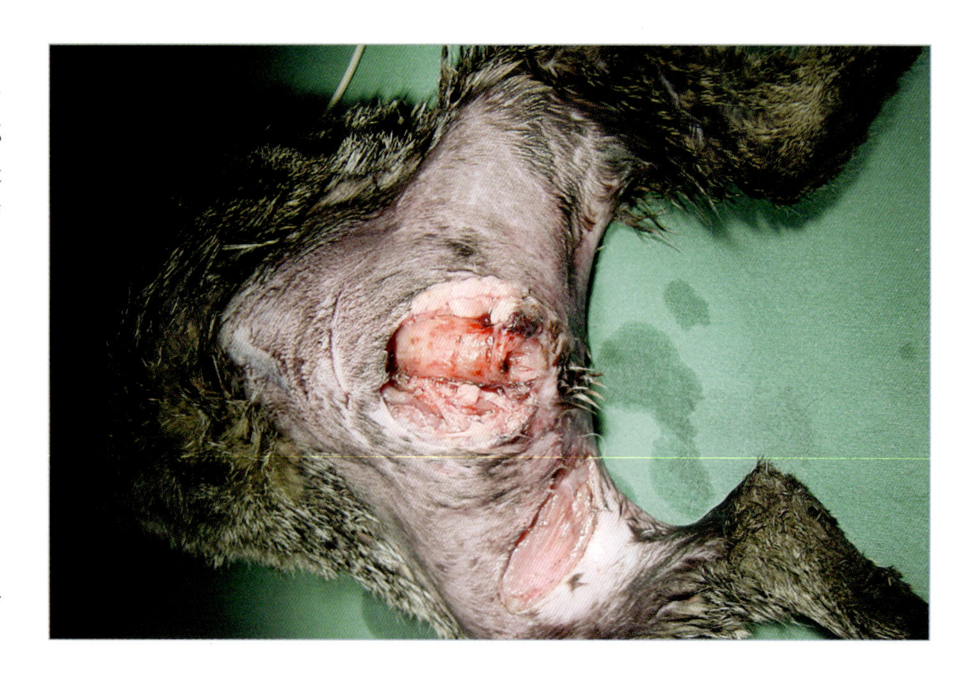

図6　生理食塩水による洗浄後、手術を行うことにした。

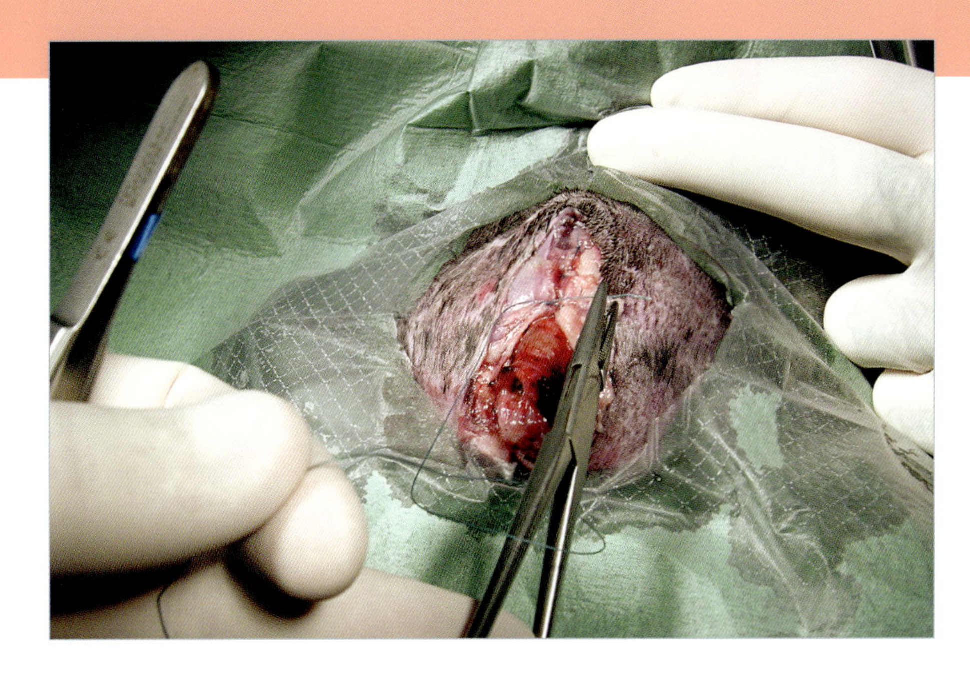

外科的に尾骨筋と肛門挙筋の残存部を対側の筋と正中で縫合することで骨盤隔壁を再建し、これにより露出した消化管の被覆を試みた（図7）。

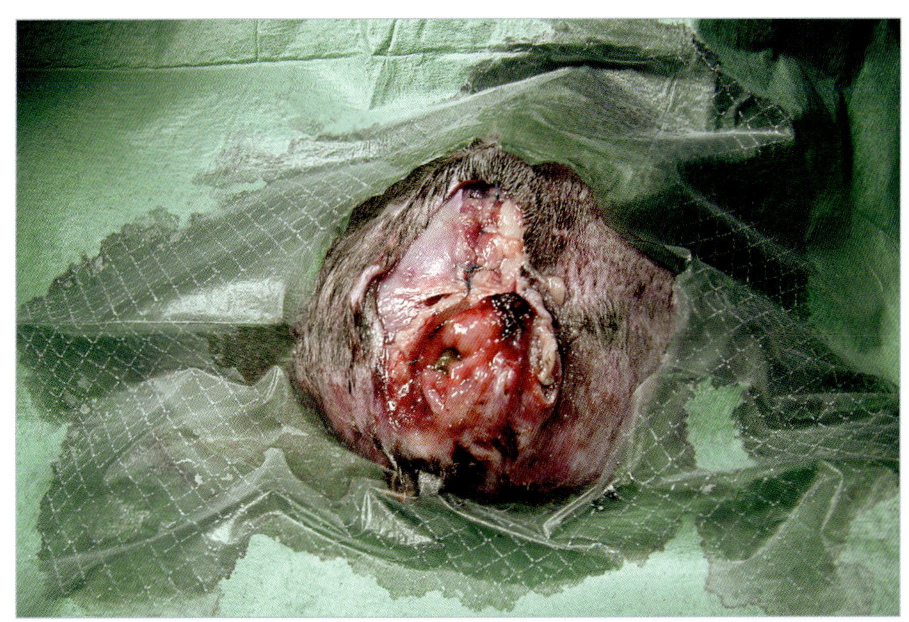

図7　露出した消化管を覆うために、尾骨筋と肛門挙筋の残存部を対側の筋と正中で縫合している。

損傷部を早期に閉鎖したことにより予想される滲出液を排液するために、ドレイン（翼状針の連結部の先端を切断し、穴を開けたもの）を装着した（能動的に排液するために、その後カテーテルを真空採血管に接続する）（図8）。

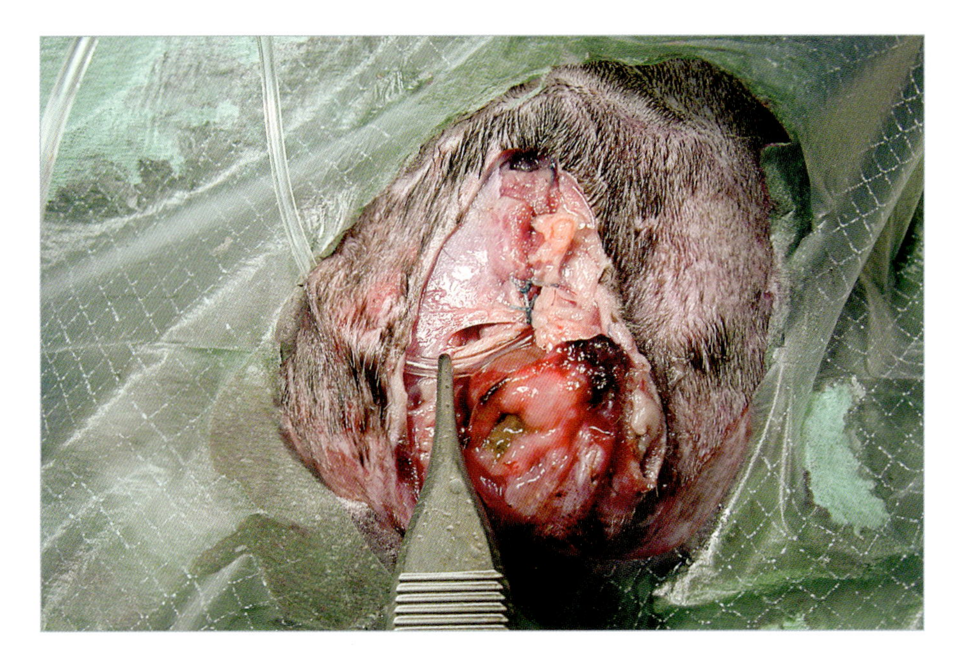

図8　ドレインチューブを装着したところ

皮下組織（図9a）と肛門粘膜を近接縫合し、手術を終了した（図9b）。大腿部の傷は単純縫合で閉鎖し、歯槽骨の歯肉の裂傷には単結節縫合を行った。

経過

症例は順調に麻酔から覚醒した（設置直後からのドレインの有効性－図9c －と、ドレインを管理するための設置法－図9d －に注目）。手術直後の疼痛管理はモルヒネで行い、続いてブプレノルフィンで行ったが、その後敗血症を発症し、治療の効果なく、36時間後に死亡した。

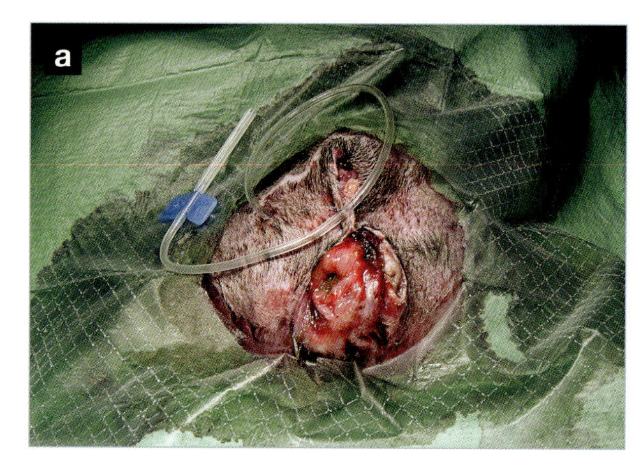

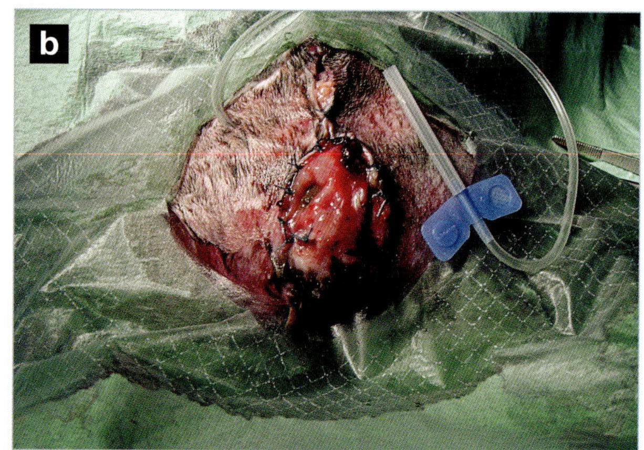

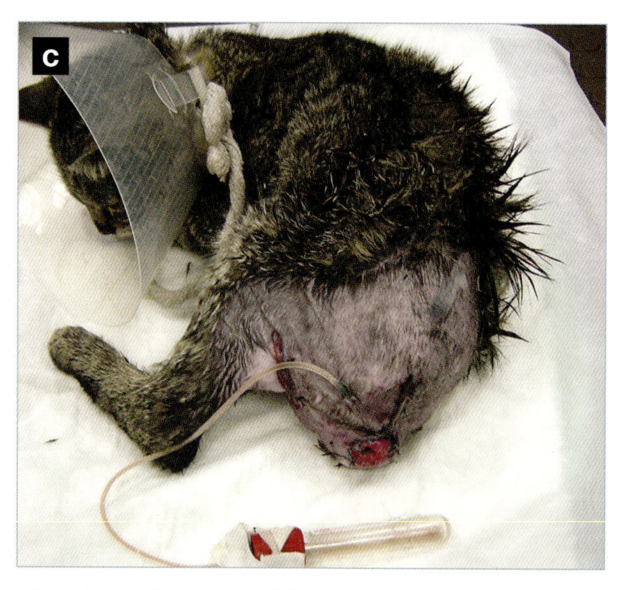

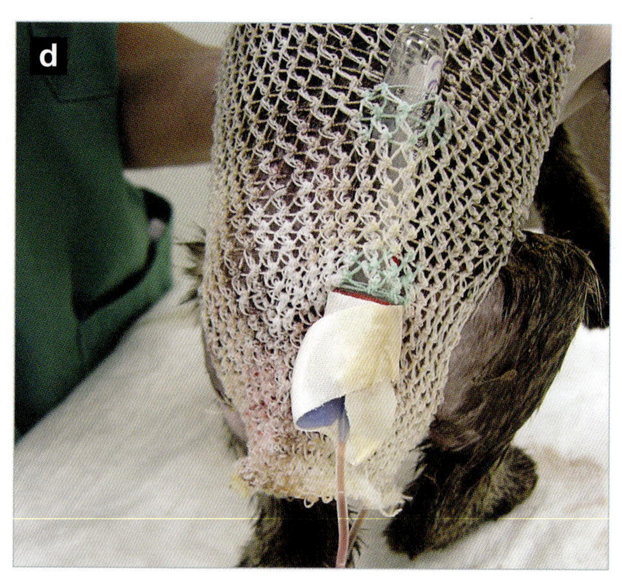

図9　皮下組織（a）と肛門粘膜（b）を近接縫合した。c：手術直後からドレインが有効であったことを確認できる。d：最終的な包帯法

症例 2.8 / 雄猫の肛門周囲と会陰部の裂傷

Joaquín J. Sopena, Mónica Rubio, Belén Cuervo, Mireia García

Cenizo は、雄、短毛の雑種成猫、体重が4kg で、原因不明の会陰部の裂傷で来院した。

概要

このタイプの傷は、部位（可動性が高くて通気が悪く、汚染しやすい）、症例の種類（この猫は野良のため、今は大人しいものの、数日後の予測はできない）、傷の状態（非常に深く、乾燥している）を考慮すると管理が難しい。治癒促進のために、まずは損傷部の組織の状態の改善（水和と感染のコントロール）を試みた。損傷部を完全に閉鎖することなく、辺縁同士を引き寄せる近接縫合は、損傷部の大きさの縮小と可動性の制限による治癒促進に良い選択肢となる。

> この部位では、傷を完全に閉鎖することなく、傷の辺縁同士をなるべく近づけるだけで、傷がより良くより早く治癒する。

この傷は感染していたが、症例の一般状態が良好であったこと、主要構造の損傷がなく体調が良好であったこと、初めに十分な洗浄と壊死組織の切除が行えそうであったことから、初期治療として近接縫合を行うことを選択した。

身体検査

症例は、会陰部腹側の裂傷で来院した。受傷日は不明であった。傷は乾燥し、初期の痂皮形成や明らかな感染徴候、粘液膿性の分泌物や異物（砂粒や被毛）が確認できた（図1）。

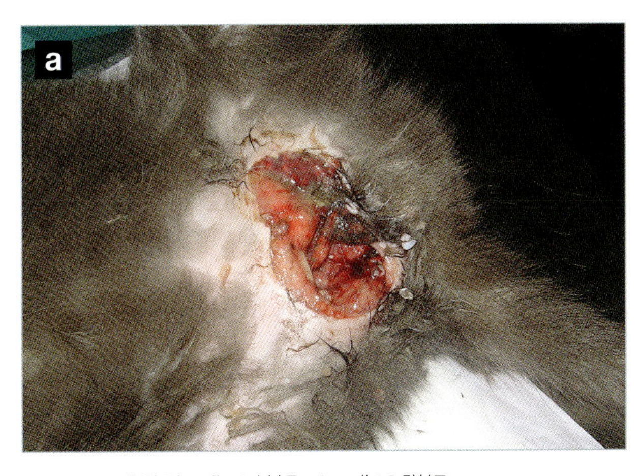

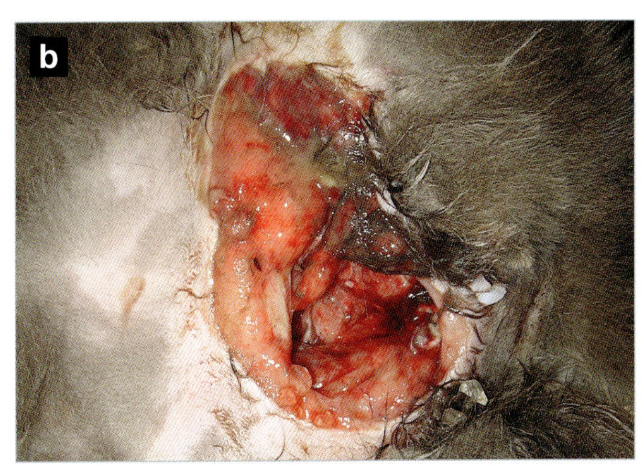

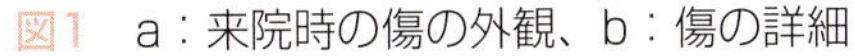

図1　a：来院時の傷の外観、b：傷の詳細

創傷管理

感染の管理を目的に治療を開始した。傷の壊死組織を十分に除去することから始めた。まず剃毛し、続いて生理食塩水と0.05% のクロルヘキシジン溶液により洗浄した。次に生理食塩水で壊死組織に低い圧力をかけ、可能な限り多くの壊死組織を入念に取り除いた（図2）。

図2　低い圧力で生理食塩水を用いて壊死組織を除去した後の傷の外観

*この症例は、Manejo de heridas y principios de cirugia plastia en peuenos animal es（Sopena et al., Servet editional, 2009）にも掲載されている。本項目で取扱う内容と臨床上非常に関連が強いため、本書でも本文や写真を追加して掲載している。

この部位は排尿や排便時に汚染されるリスクが高いため、近接縫合による傷の閉鎖と、滲出液の排出を促すためにペンロースドレインを装着した（図3）。

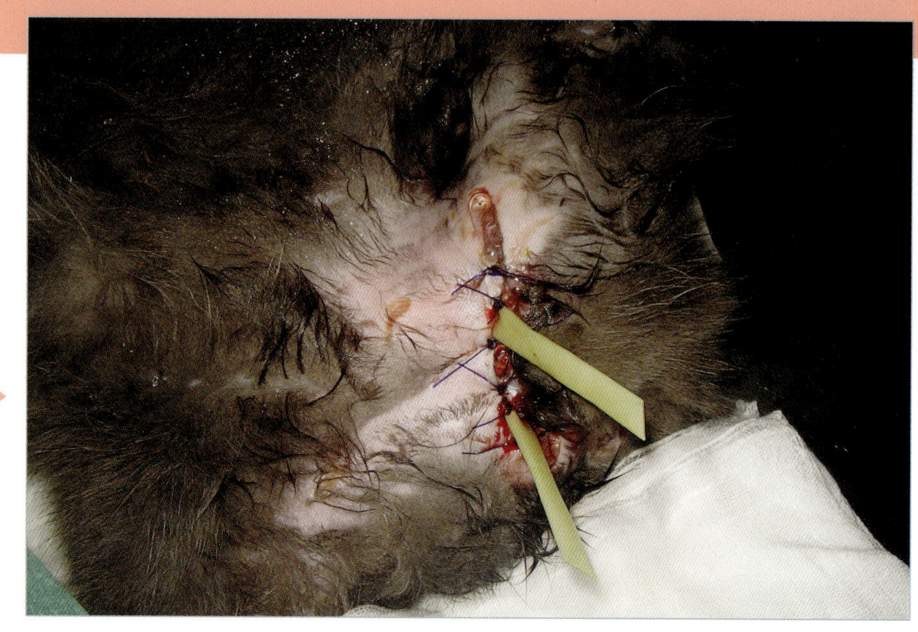

図3　近接縫合により傷を閉鎖し、ペンロースドレインを装着したところ

傷の湿潤環境を維持して感染をコントロールするために、ハイドロゲルを塗布した。局所の感染をコントロールするために、3種類の抗生物質（ポリミキシン、バシトラシン、およびネオマイシン）の軟膏を含有した網状包帯を使用した。最後に、予想される過剰な滲出液を保持・コントロールするためにポリウレタンフォームドレッシング材を使用した。広域スペクトラムの抗生物質療法としてエンロフロキサシンを使用し、鎮痛療法としてメロキシカムとモルヒネを使用した。傷を保護し、管理もしやすくするため、網状包帯で覆った。ドレインを除去するまでの初めの5日間は、1日1回、包帯の交換を行った（図4）。

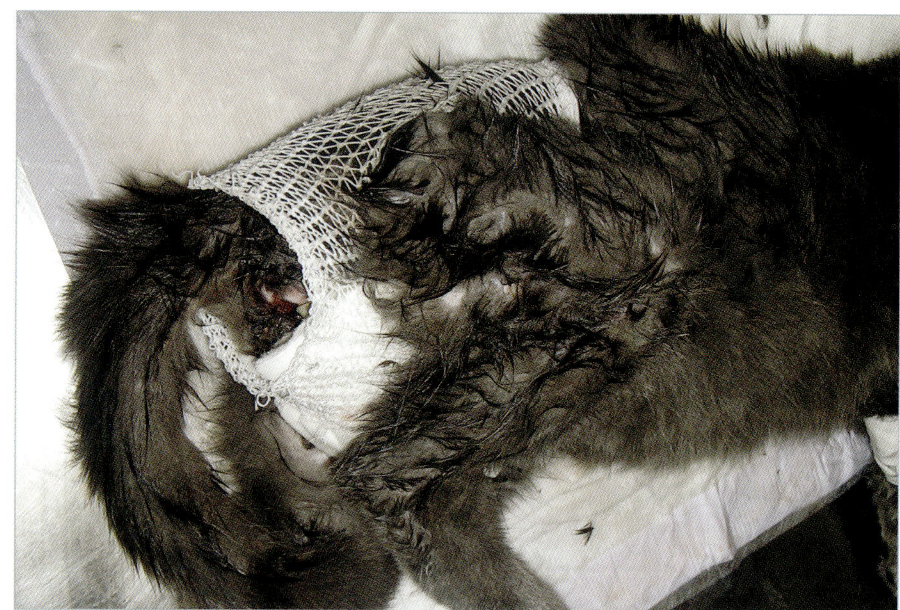

図4　網状包帯で傷を保護している。

術後15日目までに傷は順調に治癒が進んで完全に閉鎖し、外観も良好であった（図5）。

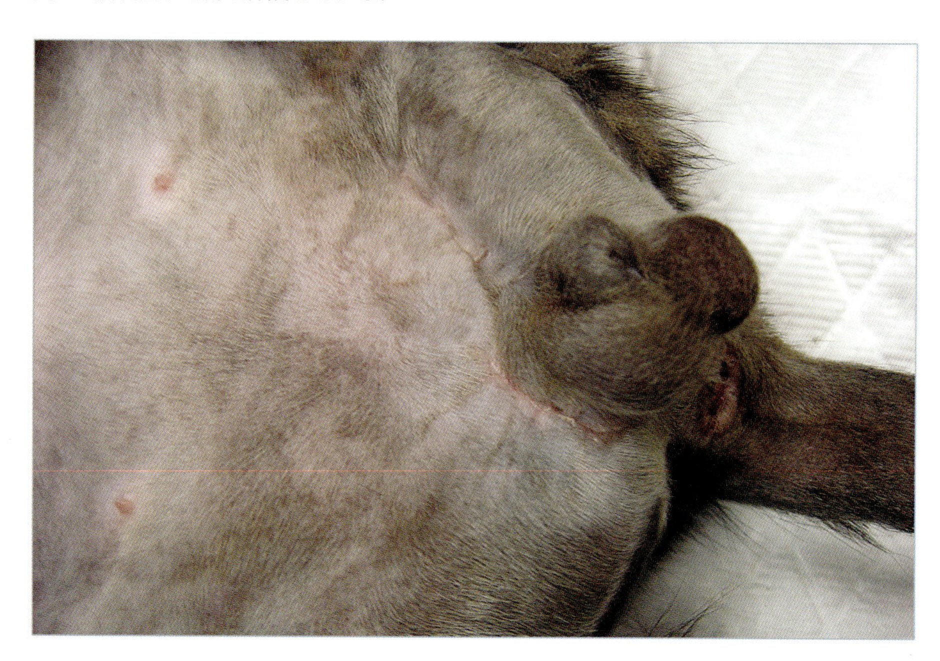

図5　手術15日後の外観

症例 2.9 / 頸部の慢性的な外傷に対する管理法の選択

Mariluz Ortiz, Belén Cuervo, Déborah Chicharro, Joaquín J. Sopena

Campeón は6カ月齢、雌の雑種犬で、頸背部の慢性的な外傷で来院した。

概要

感染がコントロールできるまで、あるいは確実に瘢痕組織や肉芽組織が形成されるまで、感染している慢性的な傷は縫合すべきではないということをこれまで述べてきた。これは正しいが、縫合するか否かを決定するときには、他の要因も考慮しなくてはならない。

慢性的な傷、または受傷後12～24時間以上経過した傷の感染率は必然的に非常に高くなるため、多くの場合既に感染しているとみなされる。しかし、壊死組織の有無、痂皮の形成、滲出液の量、受傷部とその周囲の組織の状態などの局所要因を考慮するために、傷を注意深く評価することが重要である。保存療法を行う場合、これを遂行するためには、飼い主が適切な監視と管理を確実に行うことができて、症例も状態を良好に保つ必要があり、症例の全身状態、年齢、生活環境、飼い主の状況などの一般的な側面も考慮しなくてはならない。

経験的に最良とは言えない方法で治療せざるを得ないことも多い。

身体検査

この子犬は、動物保護団体により連れてこられた。受傷後、ある程度日数が経過していると思われる（正確な日数は不明）傷が頸背部に認められた。初めの2日間は、湿性ドレッシング材を使って傷の洗浄と管理を行った（図1）。体温、心音とも正常で、併発症の徴候もなく、症例の一般状態は良好であった。傷の原因は不明であった。

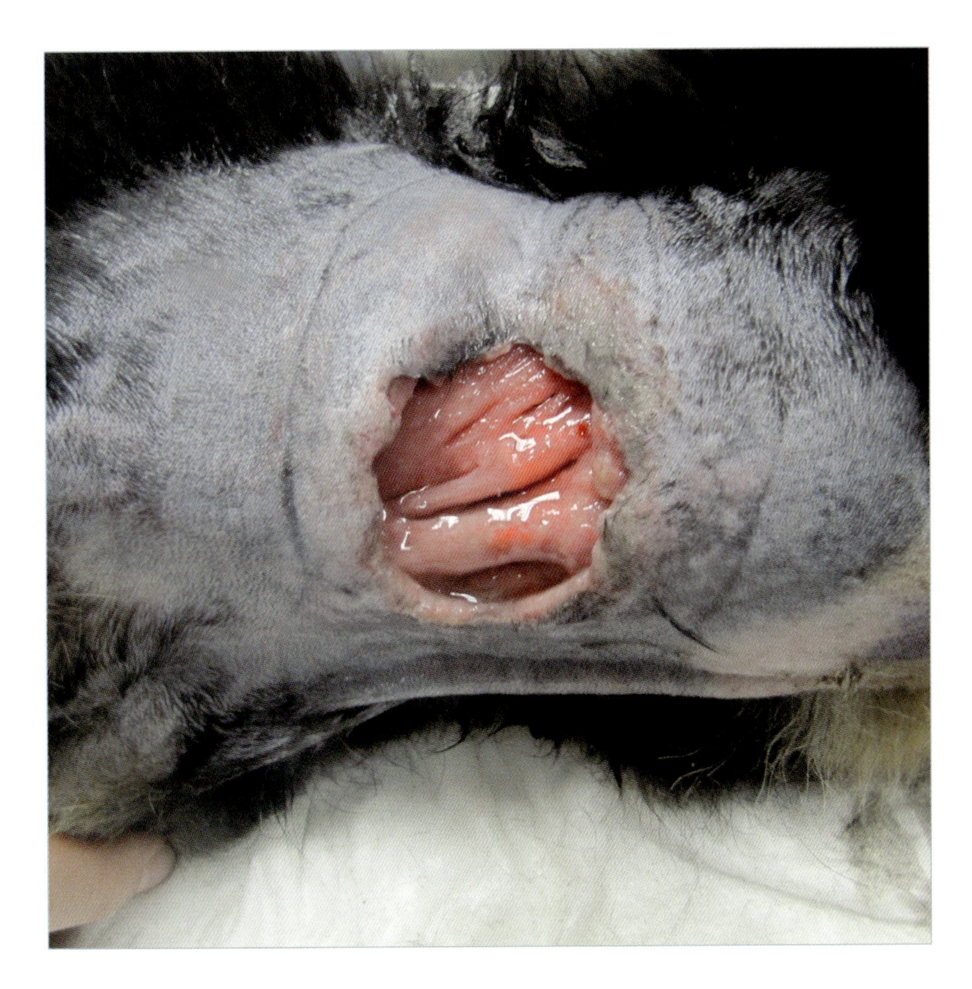

図1　来院時の傷の外観。受傷後数日が経過していたが、傷には汚染物質の付着もなく、非常にきれいに見えた。

頸部の筋肉層が明らかに露出しており、局所組織の炎症も伴っていた。しかし、創傷の尾側端の軽度な炎症以外は、周囲の皮膚に損傷はほとんど見られなかった。

これは汚染した傷（経過からすると感染していると考えてもよい程度）であったが、以下に記すいくつかの要因により、一般原則（すべての感染している傷に対し、まずは保存療法を行うべきであるということ）とは異なる治療法を選択した。

- 組織の残りがほとんどなく、また痂皮もなく、傷は非常にきれいであった。
- 良好な肉芽組織の形成は見られなかったが、露出した組織はピンク色を呈し、温存可能であった。
- 創傷は皮膚に強いテンションがかかる部位にあり、頸部を伸展するだけで辺縁同士がかなり近づく（図2）。
- 症例は非常に活発な子犬であったため、頸部の動きを必要な日数、制限することは不可能であった。
- この症例は治療が終了するまで世話することができるため、創傷管理をより厳密にできる。

創傷管理

前述した要因により、より積極的な縫合を治療法として選択した。視認できる有機物の残渣を用手にてすべて取り除き（図3）、（20ml シリンジと黄色いハブの針を使って）低い圧力をかけて全体の洗浄を行い、傷とその周囲の皮膚をやさしく圧迫して乾燥させるなどの適切な準備をした後、テンションが分散するような縫合法で傷を閉鎖するという計画を立てた。

この閉鎖法の目的は、創傷の辺縁同士をできるだけ引き寄せること、可能なら滲出液も排液できるようにすること、そして創傷にかかる局所的なテンションをコントロールすることであった。通常の縫合法ではテンションがかかり、縫合糸で組織が裂けてしまい、傷が離開する可能性が高い。そのため、テンションを分散させる方法として水平マットレス縫合を選択した。

健康な皮膚にテンションがかかるように、水平マットレス縫合は傷の辺縁から約2cm 離して行った。この縫合には、0号のポリプロピレン製の縫合糸を使用した。テンションがかかる部位の皮膚の損傷を避け、また縫合部がテンションにより耐えられるようにするため、プラスチック製のチューブを傷の両側に設置し、縫合糸をこれに通して縫合糸の接触面積を広げることで、皮膚にかかるテンションを緩和した（図4）。

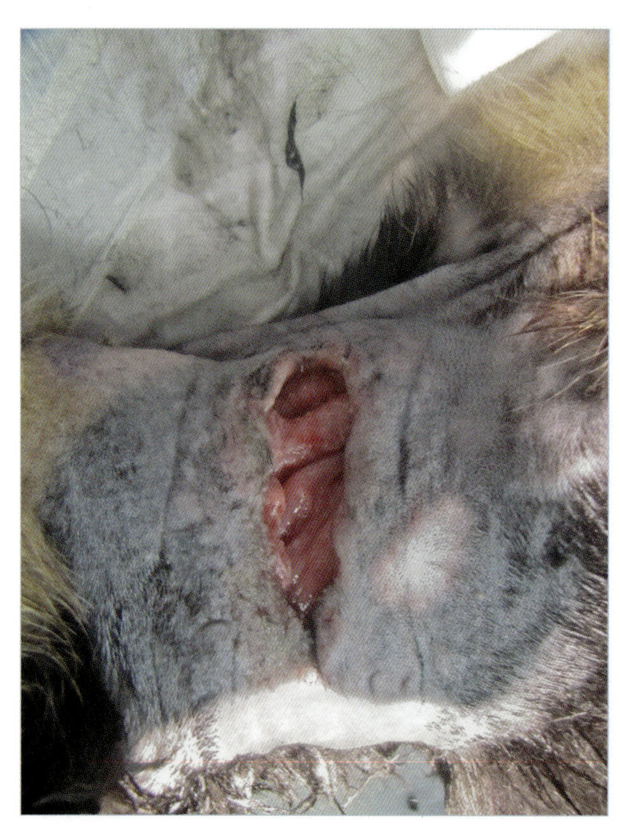

図2　損傷部には大きなテンションがかかっていた。頸部を伸展すると、テンションがかなり軽減した。このテンションをコントロールすることが治療の目的の1つであった。

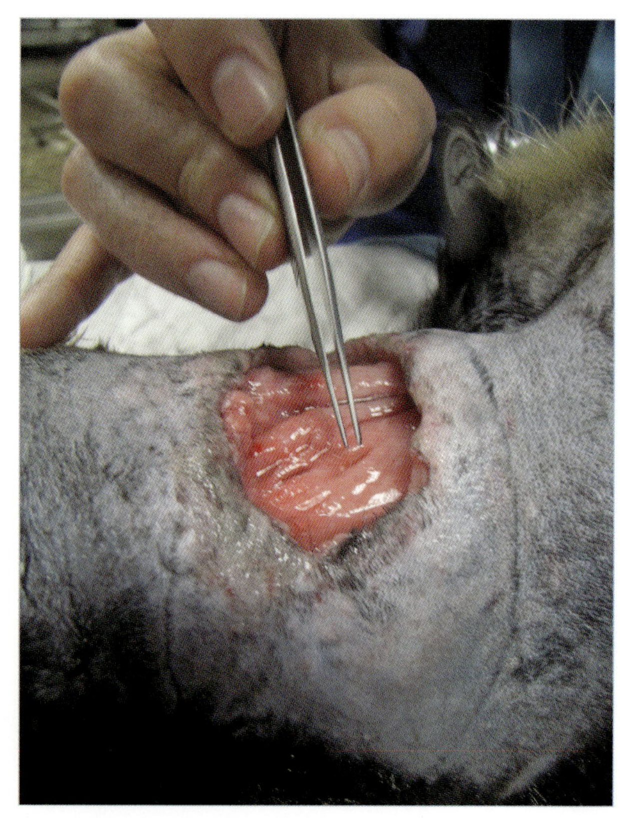

図3　損傷部の壊死組織の切除を外科的に行っている。損傷部がきれいであっても、可能な限り多くの汚染物質を取り除くために、壊死組織の切除は必須である。

最後に、テンションが分散するような縫合法で二糸縫合した。皮下と筋肉の縫合部（2-0ポリジオキサノンによる単結節縫合）にはテンションはかかっていなかったため、損傷部は通常どおり治癒していくと考えられた（図5）。損傷部を包帯で保護し、1日1回確認した（図6）。

考　察

これは単純な症例ではあったが、2つの重要な事項を含んでいたため、今回紹介した。

- 受傷後数日経過した感染傷であったが、この症例は治療と傷の管理ができたことに加え、組織の外観や状態が良好であったことから、初めから傷を閉鎖する（傷の辺縁同士を引き寄せる）という治療法を選択した。
- この部位には、とくに若い動物ではテンションがかかるため、テンションが分散するような縫合法が必要で、本症例では水平マットレス縫合を行った。皮膚にかかるテンションは、傷の治療中にみられる合併症を引き起こす主な原因のうちの1つである。

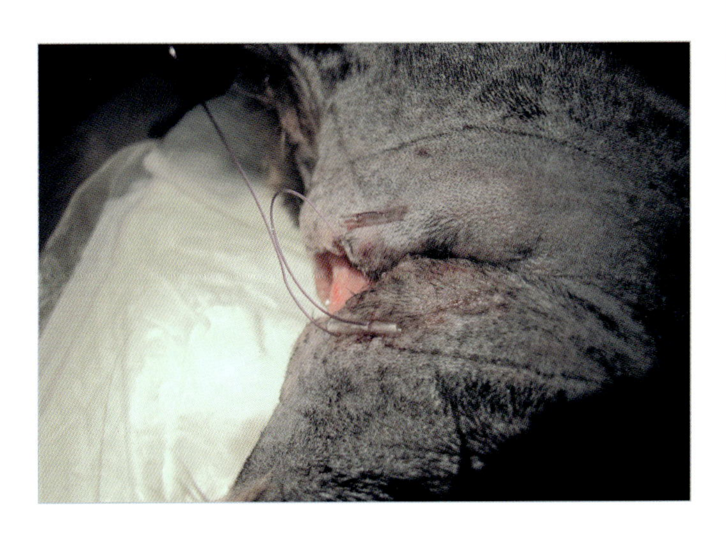

図4　テンションを分散させる水平マットレス縫合。皮膚にかかるテンションを分散させるために、どのようにプラスチック製のチューブを使っているかを示している。このチューブは、輸液チューブを利用したものである。

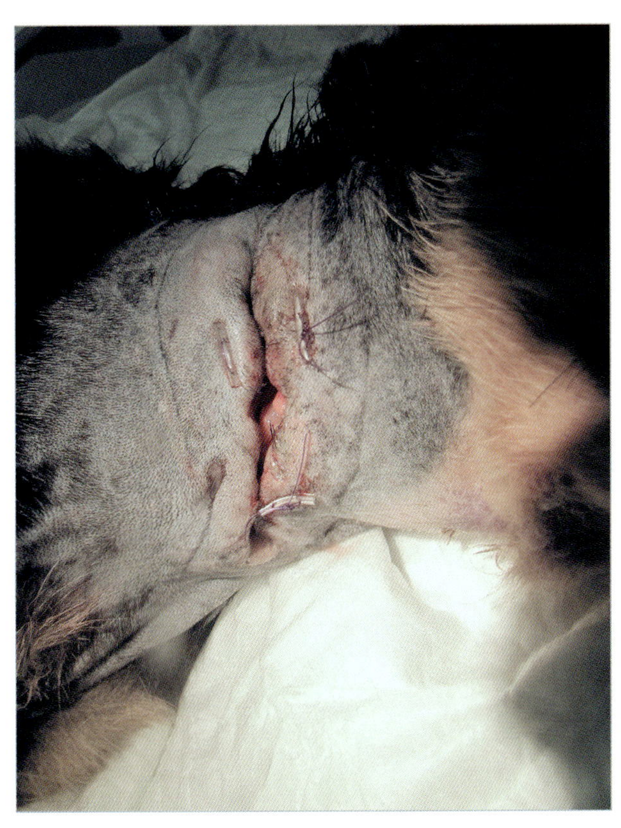

図5　傷の辺縁同士を引き寄せた後の外観を示している。テンションがかからないようにすることで、皮下縫合の機能を促すため、テンションを分散させる縫合を2糸行っている。

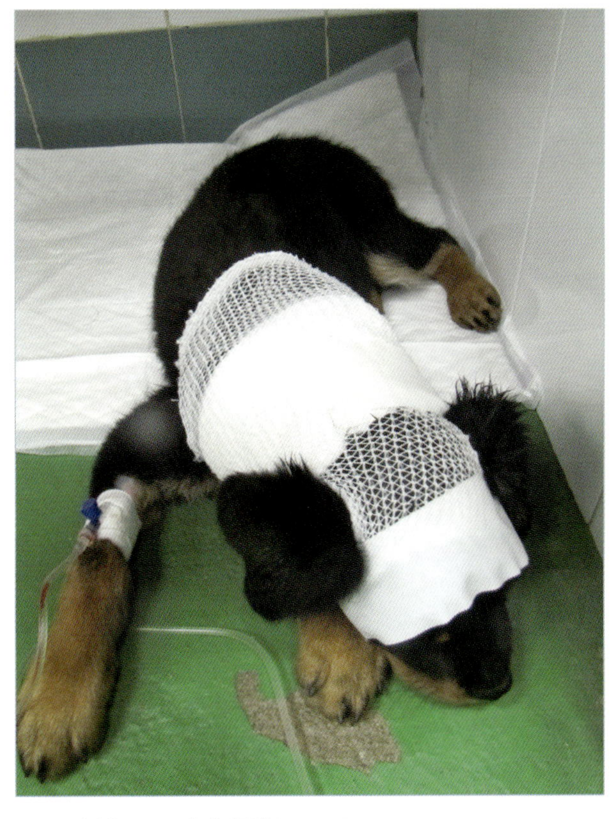

図6　包帯により傷を保護している。

症例 2.10 / 肛門近傍の裂傷

Joaquín J. Sopena, Belén Cuervo,
Mireia García, Elena Damiá

Campeonaは2歳齢、雌のジャーマン・シェパードで、肛門腹側を咬まれ裂傷を負い来院した。

概要

裂傷に対しては、傷口の状況の詳細な評価と、傷により生じた皮弁組織の活性の評価が必要となる。皮下組織や筋組織から遊離した皮膚が存在していることも少なくない：そのような場合は皮膚への血行が明らかに障害されており、重篤な合併症を引き起こす可能性があるので切除した方がよい。他の症例でも同様であるが、創傷に影響するような局所および全身的要因、さらに症例や飼い主の状況を評価する必要があることは明らかである。このような一般的原則の変更や修正が必要となる要素の1つが、創傷の位置である。

> 体のいくつかの部分では、ドレッシング材を接着させることやバンデージを貼ること、またはその部位を清潔に保っておくことが難しく、創傷管理は複雑になる。そのような場合には、ドレッシング材を症例に固定したり、より頻繁に創傷の管理を行ったり症例の活動制限を厳密に行うことなどが必要となる。

ここで紹介する症例は処置が難しい部位に傷を負っていることが特徴である。創傷が肛門周囲、とくに肛門のすぐ近くにある症例では、ドレッシング材やバンデージを施すことが難しく、また肛門に近いことで多量の汚染物質にさらされるため、管理が難しい。

身体検査

Campeonaは喧嘩中に他の犬に咬まれたため、救急病院に来院した。興奮していたが、症例の全身状態は良好であることを確認した後に、左の会陰部、肛門のすぐ遠位に創傷があることを発見した。創傷部の初期対応（徹底的な傷周辺の毛刈りと生理食塩水による洗浄）を行った後に、創傷の十分な評価を行った。創傷は皮膚全層の裂傷であり、7cm ×5cmの楕円形で、皮弁となった皮膚の茎が肛門の縫線部にあった（図1）。

皮弁の茎部では明らかに皮下組織が付着していたが、外縁部の多くの部分は皮下組織を失っているようであった。そのためこれらの部分は活性がないと判断した。この創傷は咬傷であるため、感染創であるとして治療計画を考えた。感染はこの種の創傷には不可避である。しかし、下に示すようないくつかの理由により初期治療として、ドレインを設置したうえでの創傷の直接的な閉鎖を選択した。

- 受傷直後の創傷である：受傷から短時間しか経過しておらず、素早く管理下に置かれている。
- 咬傷ではあるものの、おそらく攻撃してきた動物の犬歯が皮膚を貫通することなく皮膚に引っかかったため、組織を歯が通った形跡はなく裂開創になっている。このため創傷の細菌量はかなり少ないはずである。
- 傷口は管理が難しい部位にある。創傷背縁がほぼ肛門に沿っており、この近さは感染のリスクとなる。このような汚染環境にさらされるのであれば保存療法を第一選択とすることは推奨されない。
- どのようなドレッシング材を使ってもこの部位に保持しておくことは難しく、頻繁に被覆することは困難である。

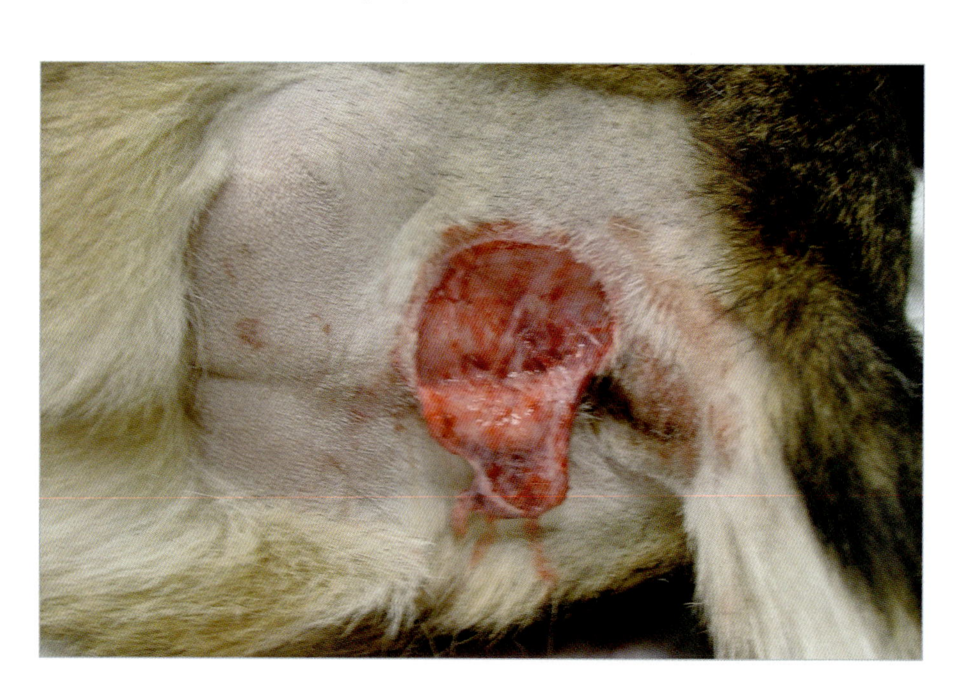

図1　初期対応後の創傷の外観

創傷管理

前述の点をふまえて創傷を切除し直接縫合することとした。これまでに示したすべての要素を考慮に入れたうえで、創傷部に最初にテンションがかかることを防ぐために皮弁全体を使うこととし、その後外側部の活性を評価することとした。また傷からの滲出液の排出を促すために、ペンローズのパッシブドレインを設置することとした。

圧をかけた生理食塩水によるデブリードマン（20mlのシリンジと黄色のハブの針を用いる）の後で、損傷が強い外縁部分を鋏で除去し、創縁を再活性化させた（図2）。傷口をもう1度洗浄し、術野を準備し、閉鎖の計画を立てた。創傷を再度評価し、最も外縁の部分には皮下組織の付着が少ないことを再確認した；しかし、前述の理由により皮弁全体を保存することとした（図3）。

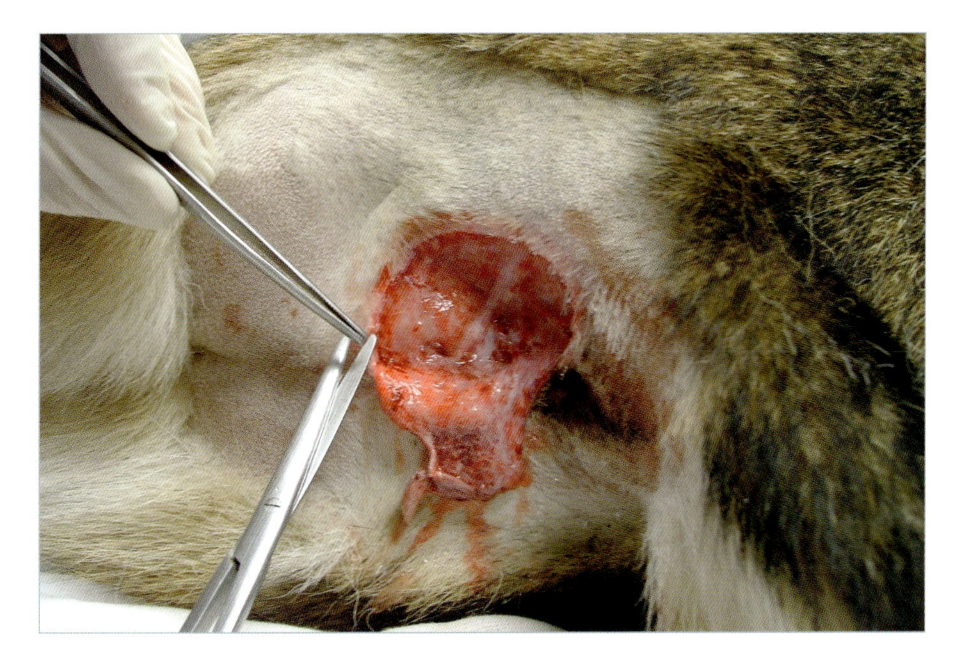

図2　損傷組織を除去するために創縁を慎重に切除

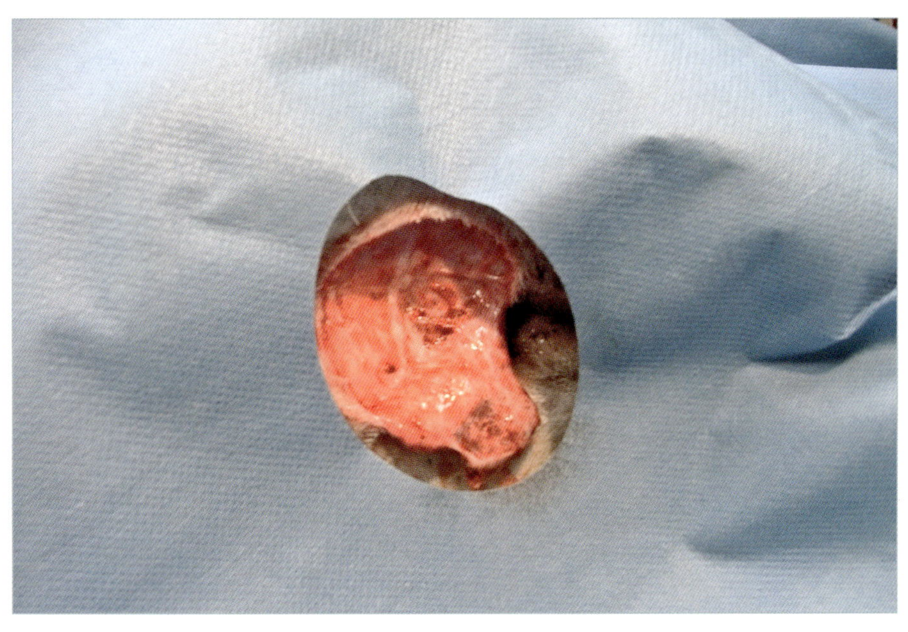

図3　治療計画。皮膚皮弁の先端は皮下組織による被覆が少ないことがわかる。

創傷深部の縫合には3-0ポリジオキサノン糸を用い、皮膚は3-0ポリプロピレン糸で縫合した。閉創は内部から始め、皮下組織を単純縫合して、皮弁を創床に固定した（図4）。

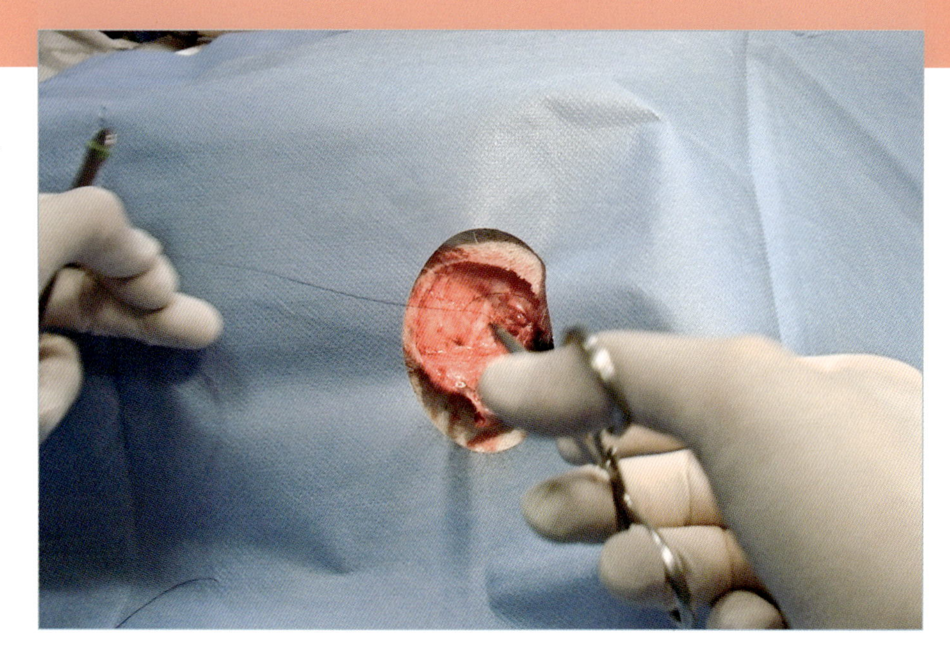

図4　3-0ポリジオキサノン糸を用いた皮下組織の縫合により皮弁の固定を開始した。

この創傷の受傷原因による合併症の可能性があったため、創床は十分に整える必要があった。これにより皮弁外縁部の生着が失敗した場合でも皮弁は十分に固定され、管理が単純なものになると考えられた（図5）。

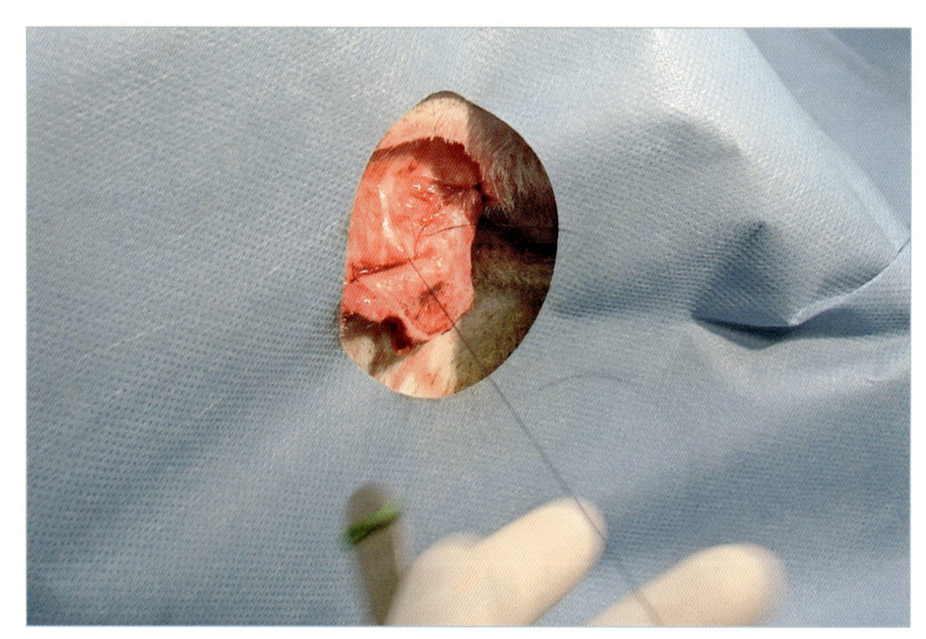

図5　受傷原因と創傷部位による合併症の可能性を考慮して、皮弁は注意深く確実に固定した。

縫合を始めた後に、産生された滲出液が正しく排出されるようペンローズドレインを設置した（図6）。

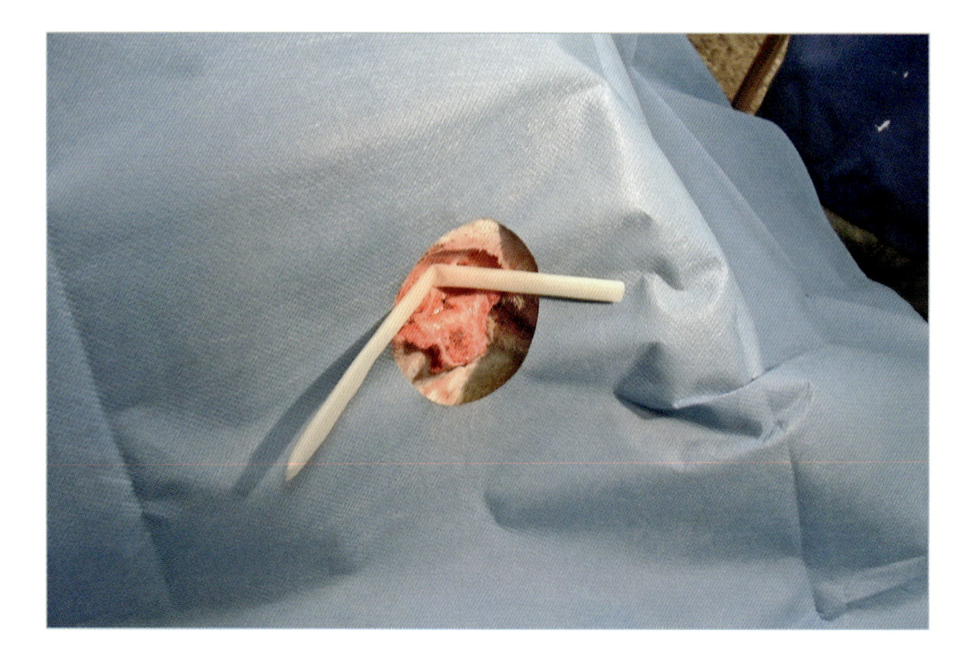

図6　この創傷は咬傷であるため、確実に滲出液を排出するためのペンローズドレインを設置している。

必要なときに抜去できるようにドレインの周りを縫合することは避けながら、創傷の縫合と皮弁の固定を続けた（図7）。

最後に、創傷を閉じた。最大限皮弁を利用して創傷を被覆できるように、皮弁への損傷を注意深く避けていることが観察できる（図8）。組織にかかるテンションを減らし、皮弁の生着が疑わしい部分を除去するために創傷の断端部を切除することも可能ではあったが、これが咬傷であることをふまえ、感染の拡大を防ぐために傷を大きくしないことを選択した。

日々の管理として、感染リスクを減らすために排便後毎回希釈した消毒液（0.05％クロルヘキシジン）で注意深く洗浄を始めた。

経過

5日後に、創傷の最外縁領域に壊死と痂皮形成が認められた（これは傷縫合時の活性評価と一致していた）が、皮弁の残りの部分は固定されていたため傷の管理を継続した（図9）。

2週間後、創傷は大幅に縮小した。小さな痂皮領域が残存していた；創傷が完全に治癒するまで、飼い主による処置を続けてもらった（図10）。

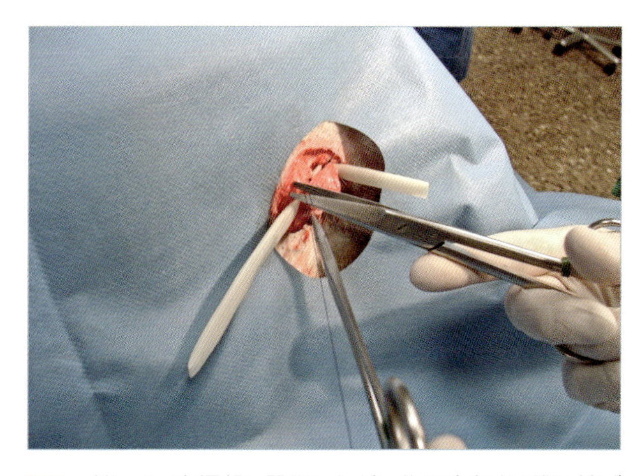

図7　ドレインを深部に設置したが、後に除去する際に妨げにならないよう縫い止めることはしなかった。

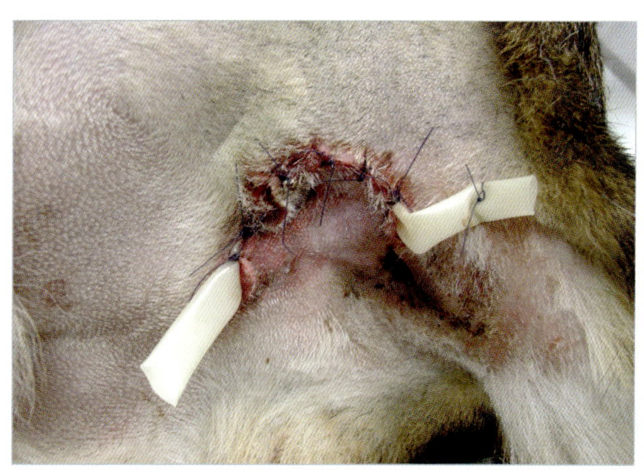

図8　縫合後の創傷。テンションを可能な限り減らすために、皮弁の外縁部を残している。

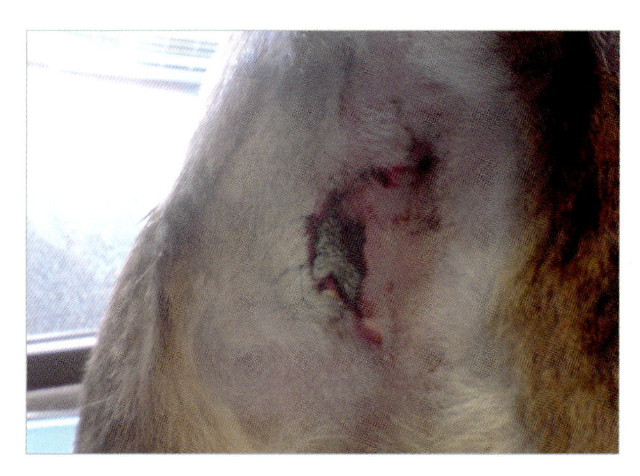

図9　5日後の創傷の外観。最も外側の部分は壊死し、痂皮が形成されている。

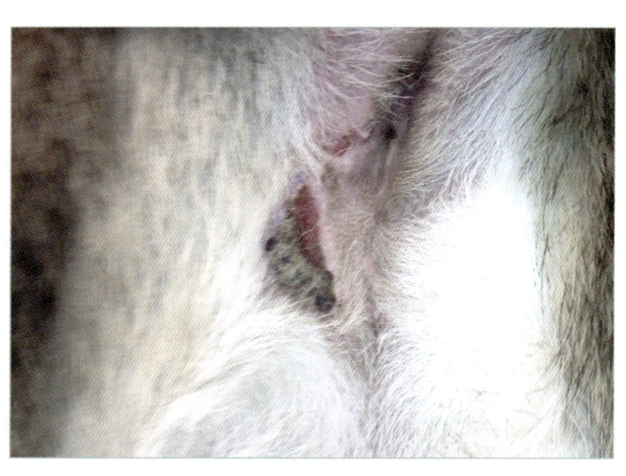

図10　2週間後、創傷はほぼ閉鎖し、乾燥した状態での管理を飼い主に続けてもらった。

症例 2.11 / 後肢の複雑な創傷

José Mª Carrillo, Joaquín J. Sopena, Mariluz Ortiz, Mónica Rubio

Molly は2歳齢、雌のボーダー・コリーで、左後肢に欠損を伴う複雑な創傷を負っていた。

概要

汚染、または感染した創傷の管理は、経過を予測し、治療計画を立てる際に非常に重要である。注意深い創傷の経過観察を行い、治療内容や戦略を変更する必要性を見逃してはならない。治療が効果的であれば、その効果が続く限り同じ治療を継続すればよい。しかし、効果が認められなくなった場合には、その治療プロトコルを直ちに評価し、何を変えることができるか、なぜ創傷が予想どおり経過しないのかを考えなければならない。

このような観点から、結果を推測し、重篤になりそうな合併症を予見するために、一貫性のある治療プロトコルをもっておくことは非常に重要である。

効果的でない治療を実施したことを失敗と考えてはならない。そこには評価が不十分であった状況、あるいは問題を引き起こしている要因が存在しているかもしれない。この症例は、そのようなタイプの創傷の例である。通常であれば治療に良好に反応すると考えられた一見単純な創傷が、合併症を起こし、後肢自体の活性を損なうほどにまで重篤化した例である。

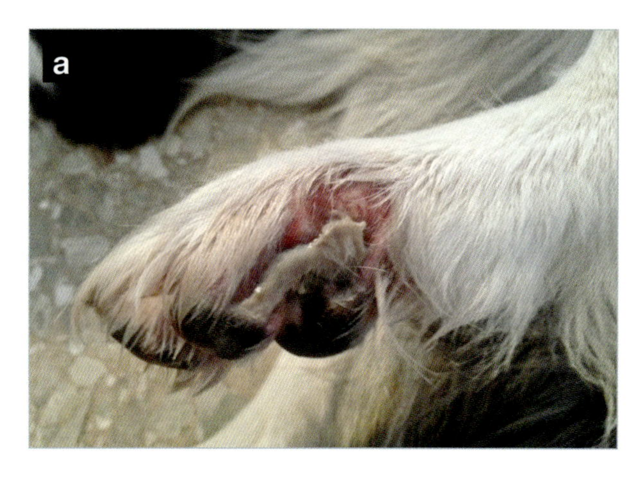

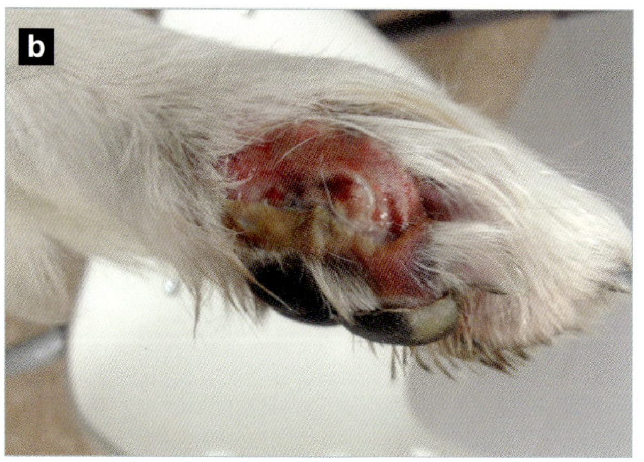

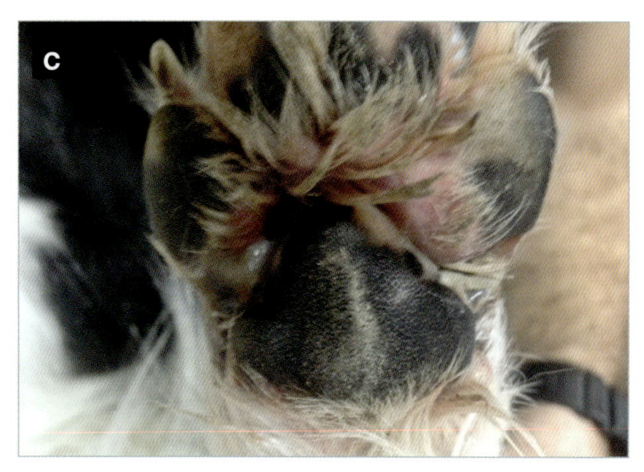

図1　受傷後の創傷。a：内側面、b：外側面。c：足底部は炎症を起こしていたが、創傷があるようには見えなかった。

身体検査

Molly は事故に遭い、近医を受診した。後肢に擦過傷を負っている以外は、症例の全身状態は非常に良好であった（図1）。創傷は後肢の両側にあった。内側の創傷の方が深部組織や内側趾の骨の露出を伴い、より重篤であった（図1a）。外側の創傷も同様であったが、内側の創傷よりは小さく、浅かった（図1b）。足底部は炎症を起こしていたが、組織の連続性を損なうような重篤な傷はないように見えた（図1c）。

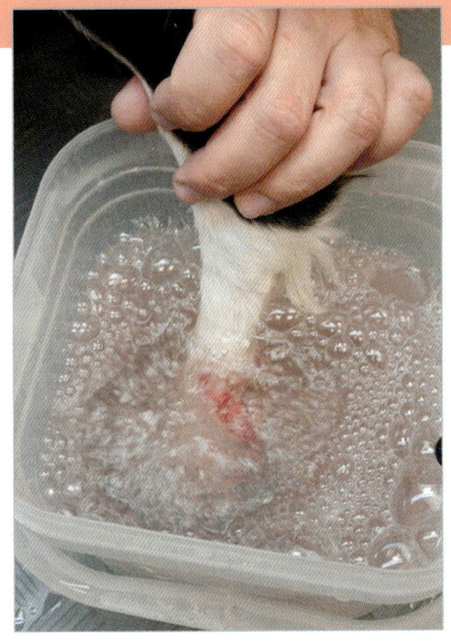

初期治療

最初の治療は創傷の処置とオゾン浸漬療法に基づくものであった(図2)。しかし、創傷の経過は予想と異なり、むしろ2～3日の治療を行った後にはかなり悪化した。背側面、外側面および内側面には発赤、浮腫、炎症と感染の徴候が認められ、足底部では足底球の剥離が見られた。これによりほとんど全周性の傷となった(図3)。この状態の悪化はオゾン療法の浸漬時間が長すぎたためかもしれない。これにより組織の過剰な軟化が起こり、感染の発生と組織の融解が促進された。

図2 最初に行った浸漬によるオゾン療法

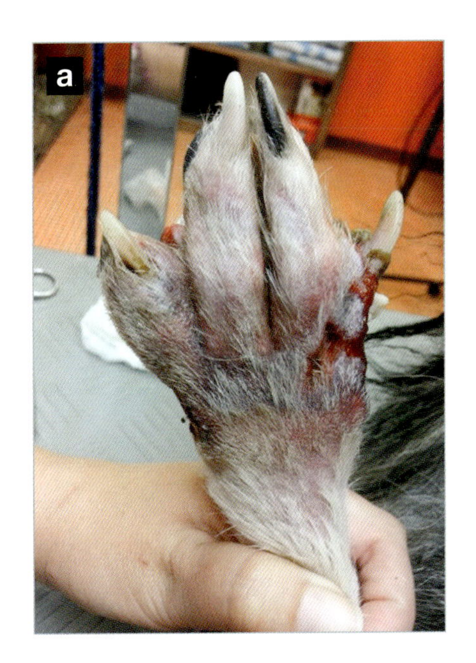

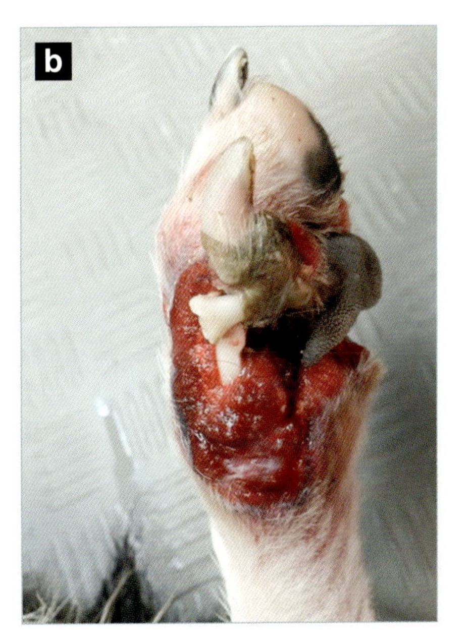

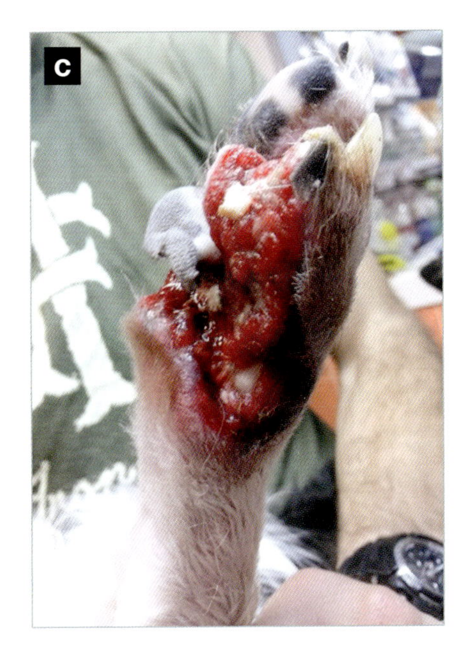

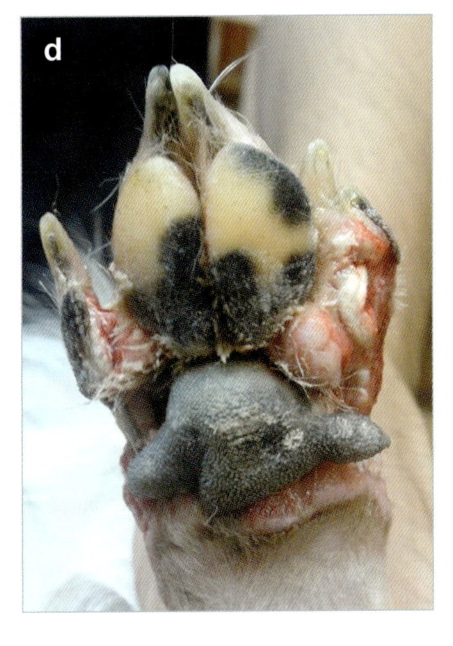

図3 2～3日間のオゾン浸漬療法を行った後の創傷の外観。a：後肢の背側、b：内側、c：外側、d：足底観。掌側球にまで波及する明らかな悪化が認められる。

創傷管理

症例は前述のような状態で来院した。数日間の治療を経て、傷がどれほど汚染、感染し、またどれほど広く組織が損傷を受けたかがわかる（図4）。この時点で、創傷は非常に重篤に見えたため、後肢の機能に関して予後は厳しいものになると考えた。飼い主には直ちに感染をコントロールする必要があることを伝えた。これまでの治療は中止し、病院で行っている標準的なプロトコルに基づき、12時間毎の創傷の処置を開始した。この治療を48時間継続し、その後、積極的な治療として全身麻酔下でのデブリードマンを行った。

この最初の48時間（1日2回のドレッシング材交換）が経過した後、全身麻酔下で外科的、機械的なデブリードマンを行った。ドレッシング材は濡れており、保護材にまで浸み込んでおり、創傷から多量の滲出液があったことがわかる（図5）。ドレッシング材をはずすと、そのことが実際に確認できた（図6）。多量の血様漿液はあったが不快な臭いはなく、感染コントロールされていることが示唆された。内側の趾はほとんど切断された状態で外科的に除去した（残存した腱の一部によりその場にとどまっているだけであった）。

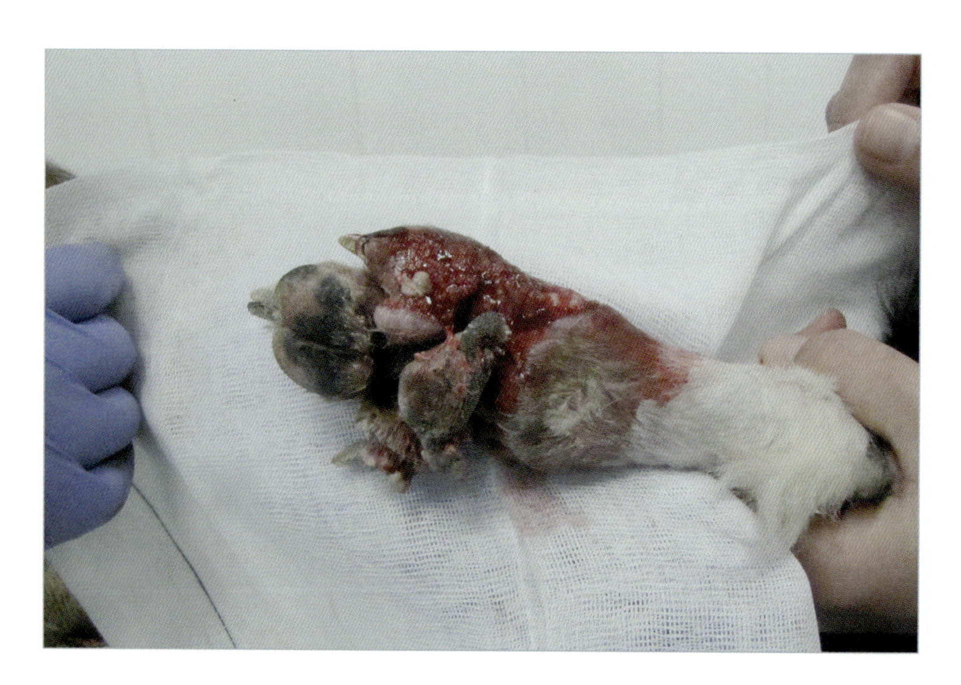

図4　来院時の傷。明らかな感染と壊死を呈し、後肢の機能を損なっていた。

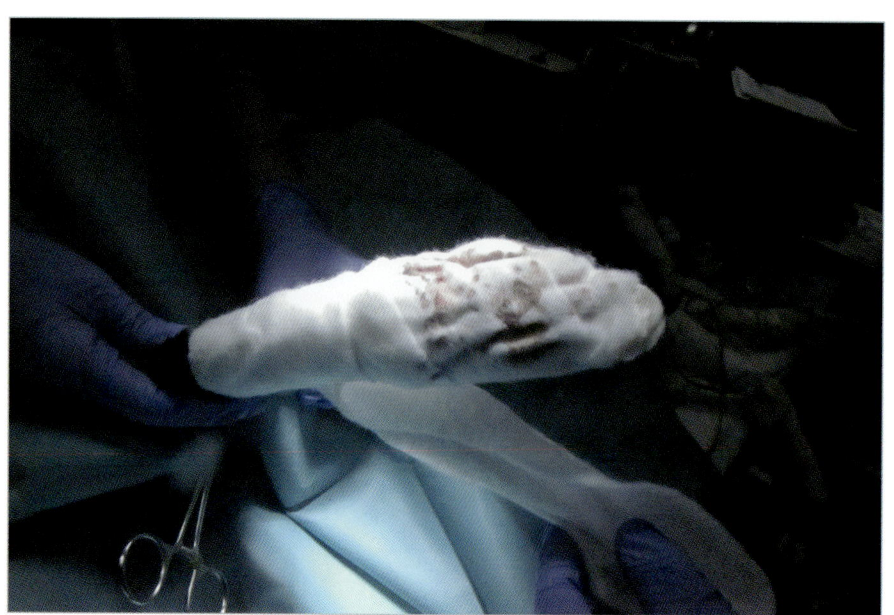

図5　粘着性の保護包帯を外した後の創傷の詳細。多量の滲出液が認められる。

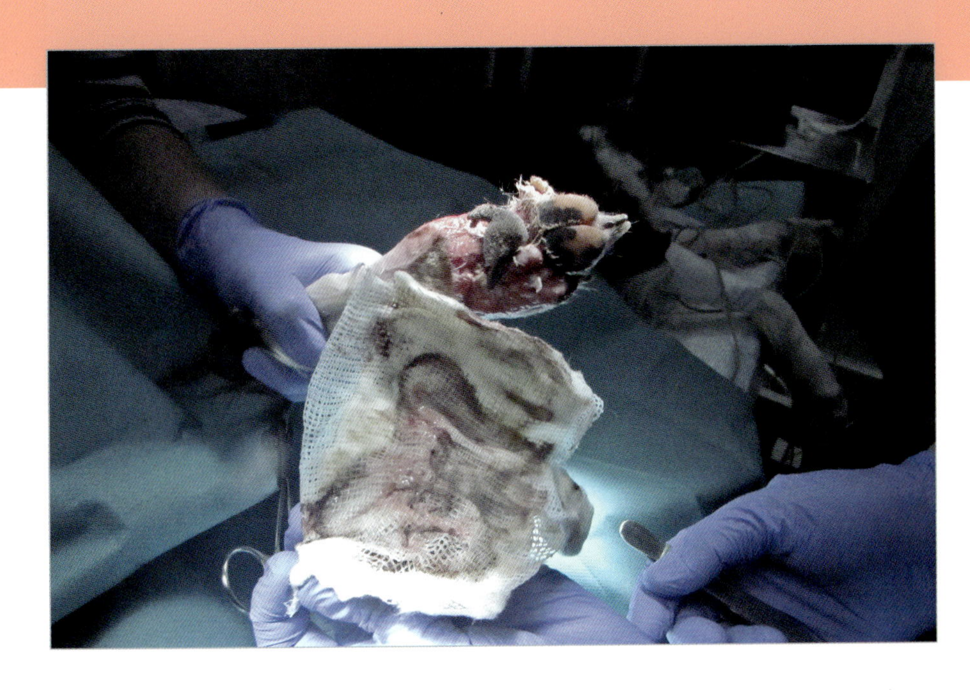

図6　感染コントロールのための内科的治療を48時間続けた後の創傷。多量の滲出液があり、積極的なデブリードマンを行う直前である。

注意深く創傷を観察したところ、色調はピンクで、血流も豊富で、小さな出血部がいくつか存在するなど、組織の見た目は改善していた。足底球の中央が切断されているが、腱には達していないようである（図7）。

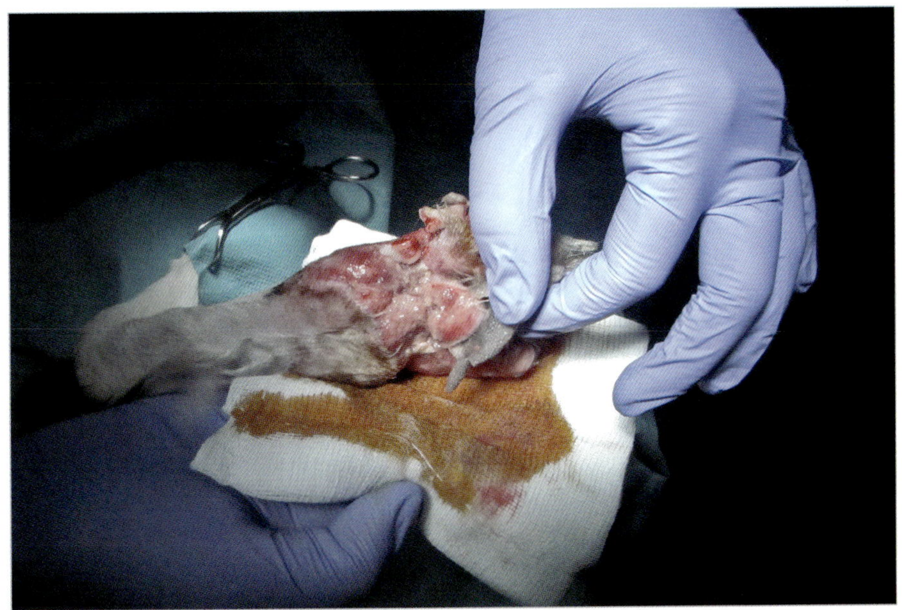

図7　新たな治療を開始して48時間後、組織の色調はピンクになり、感染がコントロールされている。

低圧の生理食塩水（黄色のハブの注射針と20ml シリンジ）によるデブリードマンを行った（図8）。

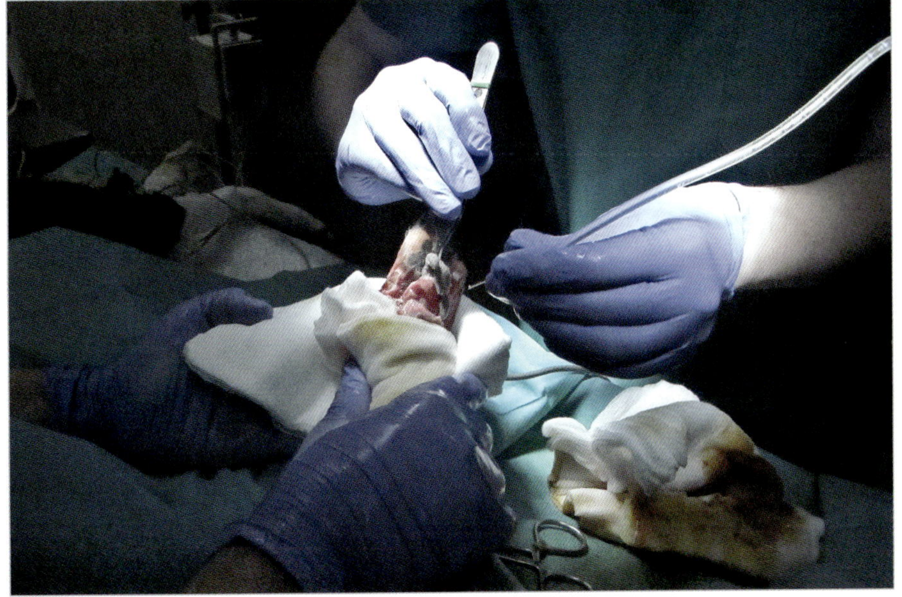

図8　低圧の生理食塩水（20ml シリンジと黄色のハブの針）を用いた選択的な機械的デブリードマン

傷を観察すると、肉球を覆っている皮膚の一部がルーズになっており、内側の趾の基節骨の付着がゆるくなっていた（図9）。

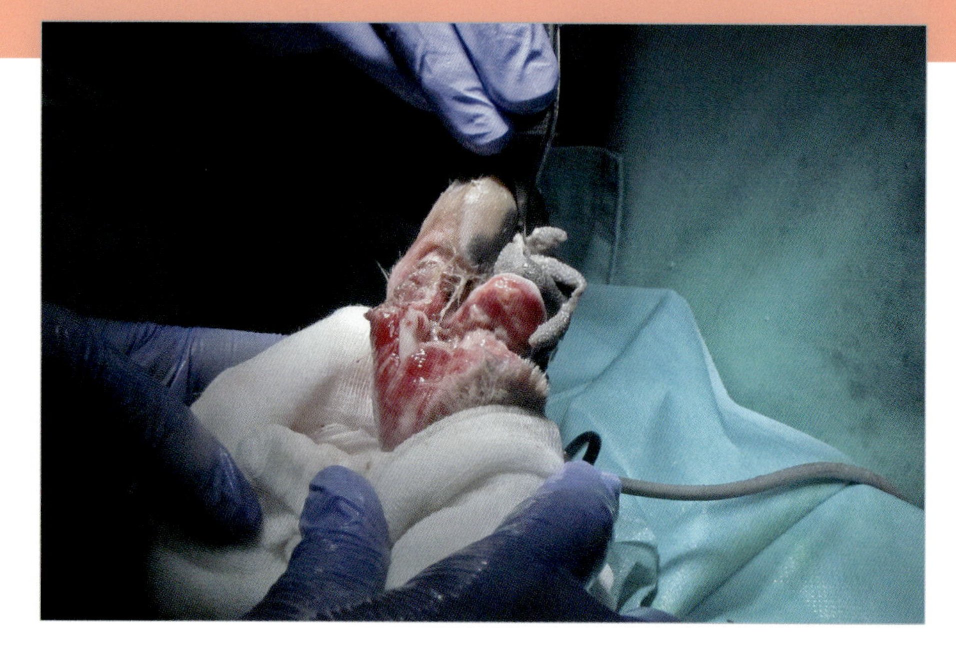

図9　肉球を覆う皮膚の剥離（ピンセットで保持している部分）と内側趾の基節骨の露出

外科的なデブリードマンにより、露出した趾骨を組織から分離し（図10）、中足骨から離断することで除去した（図11）。

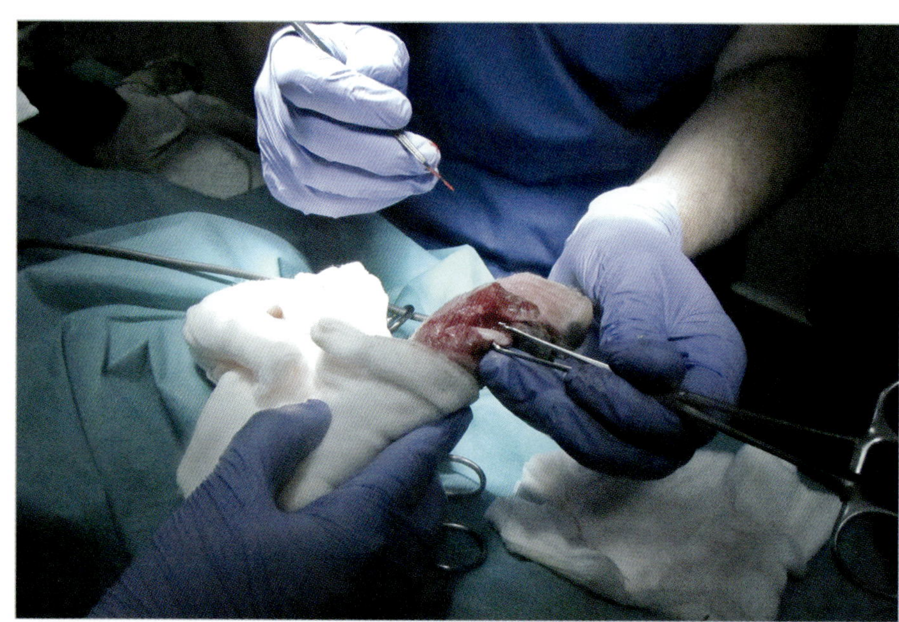

図10　基節骨を除去するために分離した。

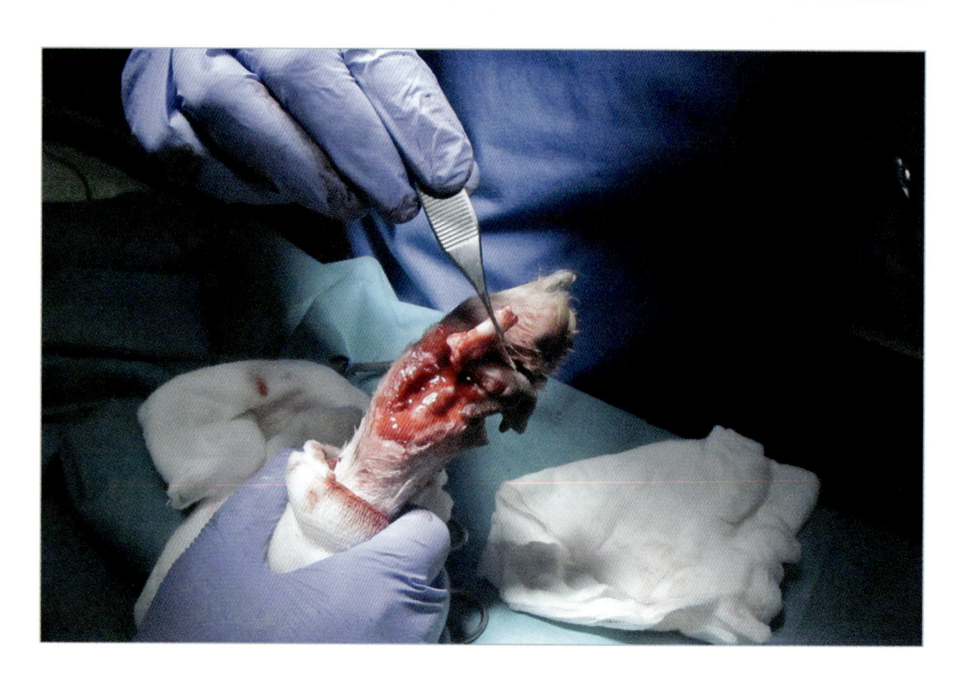

図11　遊離させた趾骨の除去。これにより空間ができ、組織を近接させることができることに注目

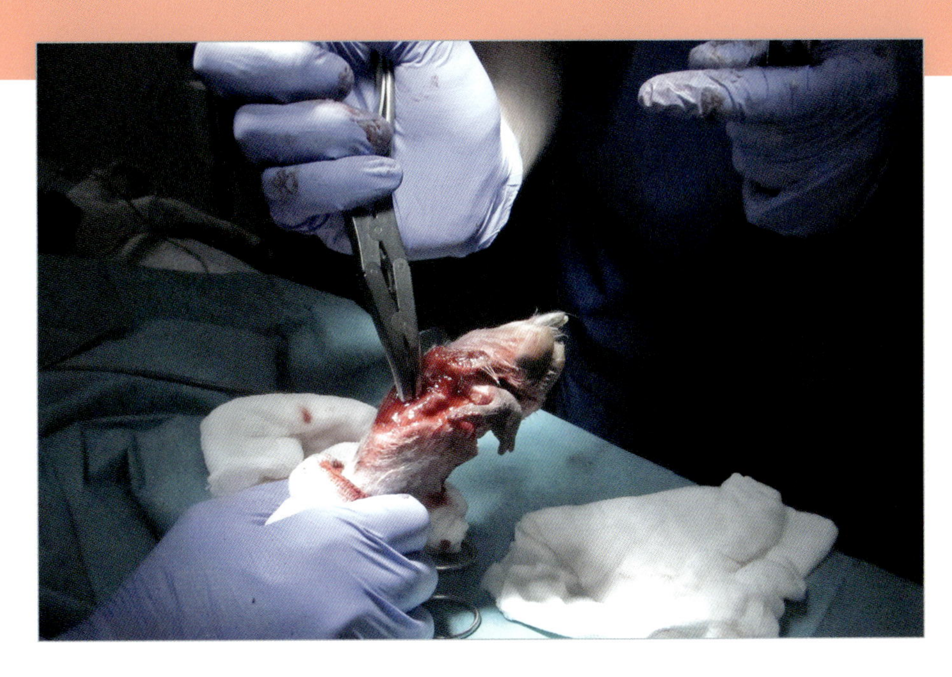

術後の合併症を防ぐために、ロンジュールを用いて関節組織の遺残物を除去した（図12）。さらに血流がなく、深部の組織との再癒合は難しいと判断し、剥離してしまっていた肉球の断端を切除した（図13）。

図12　ロンジュールによる関節遺残物の除去

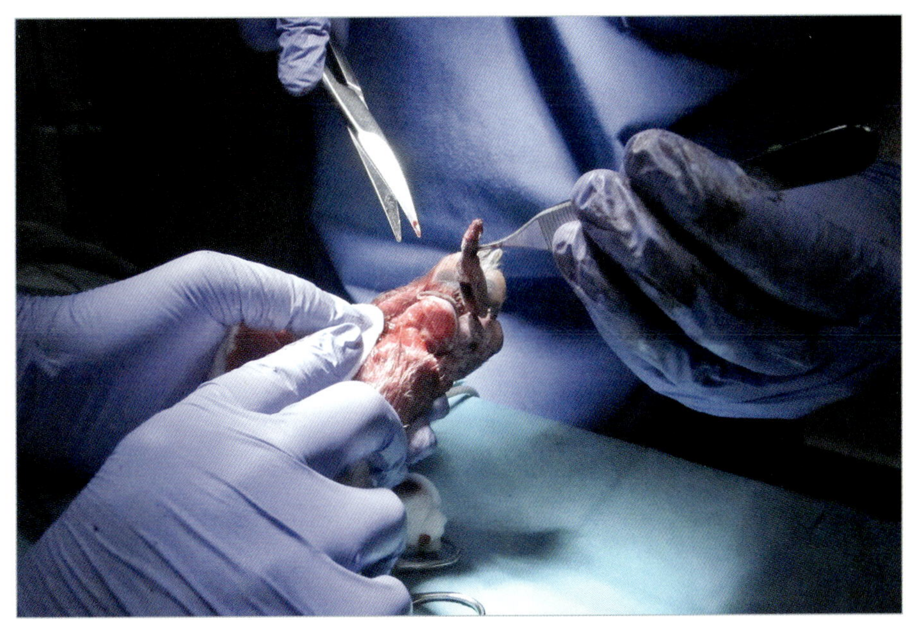

図13　鋏を用いた、活性のない足底球の一部の切除

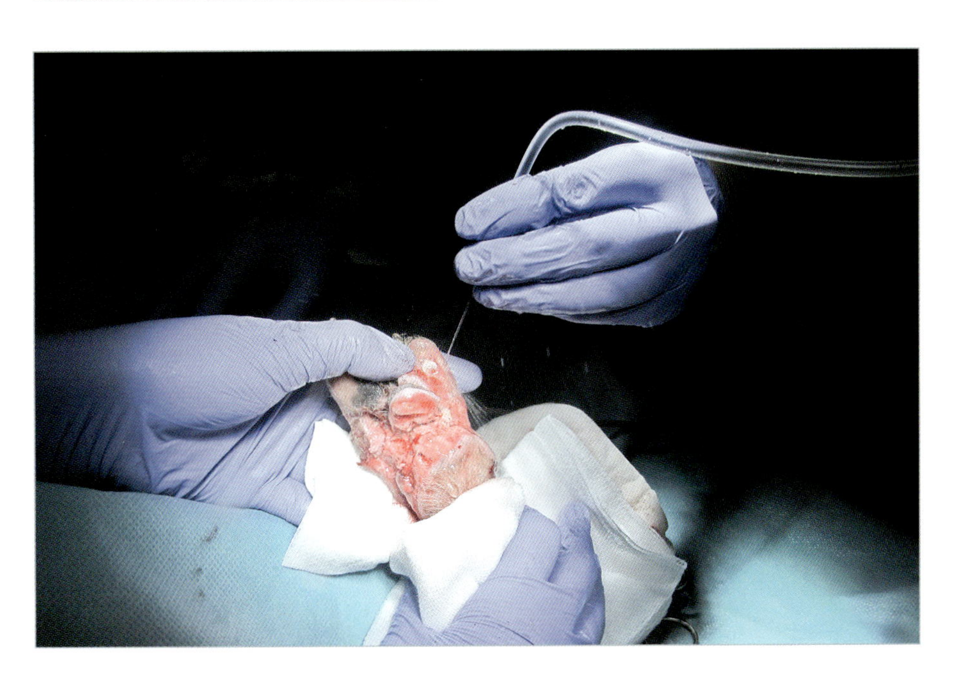

外科的なデブリードマンが完了した後に、創傷を再び低圧の生理食塩水で洗浄した（図14）。

図14　外科的なデブリードマンが終了したのちに、低圧をかけた生理食塩水で創傷を再度洗浄する。

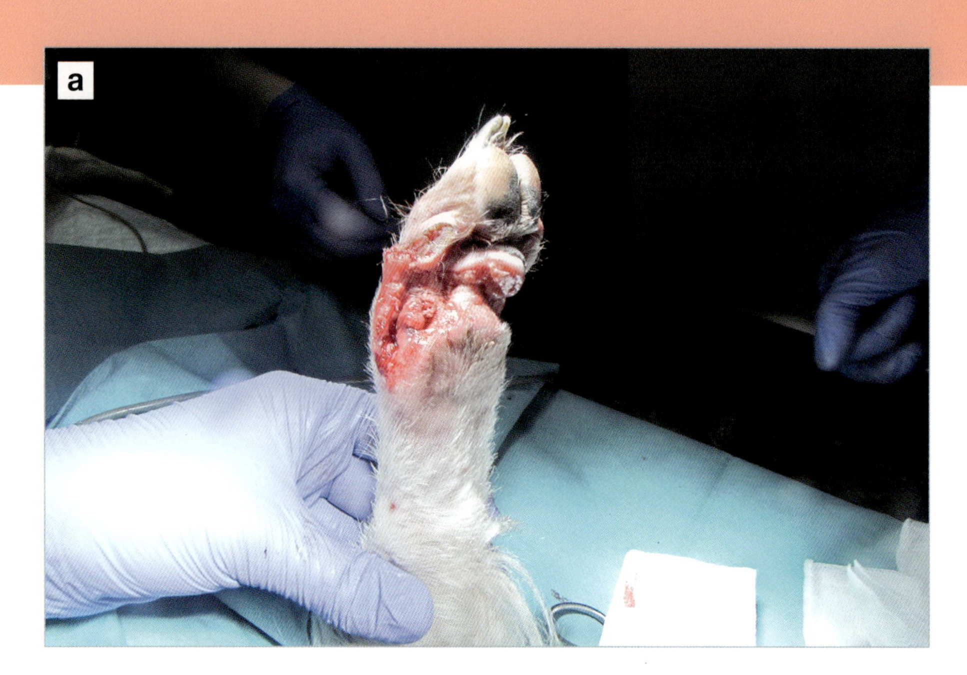

結果的に、デブリードマンにより治癒の妨げとなりうる異物や失活した組織を含まないきれいな創傷となった（図15）。中心となる2本の趾を含む、3本の趾が維持できたことで後肢の正しい機能の維持に十分であると考えられた。

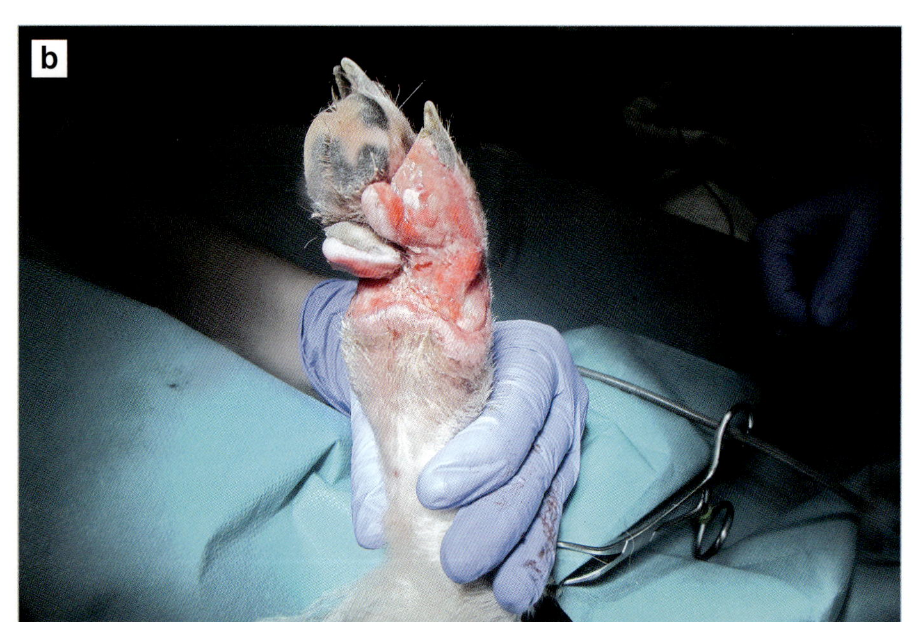

図15　デブリードマンの後の創傷の外観。a：内側面、b：外側面。足底球が中央で割れていることがはっきりとわかる。

術式

デブリードマンの後に、治療を開始した。初めに、創傷を小さくするために近接縫合を施した。肉球は明らかに分断されていたため水平マットレス縫合を用いて、2つに分かれた部位を近接させた。これにより創傷全体は、外側と内側の2つの部位に分かれた（図16）。

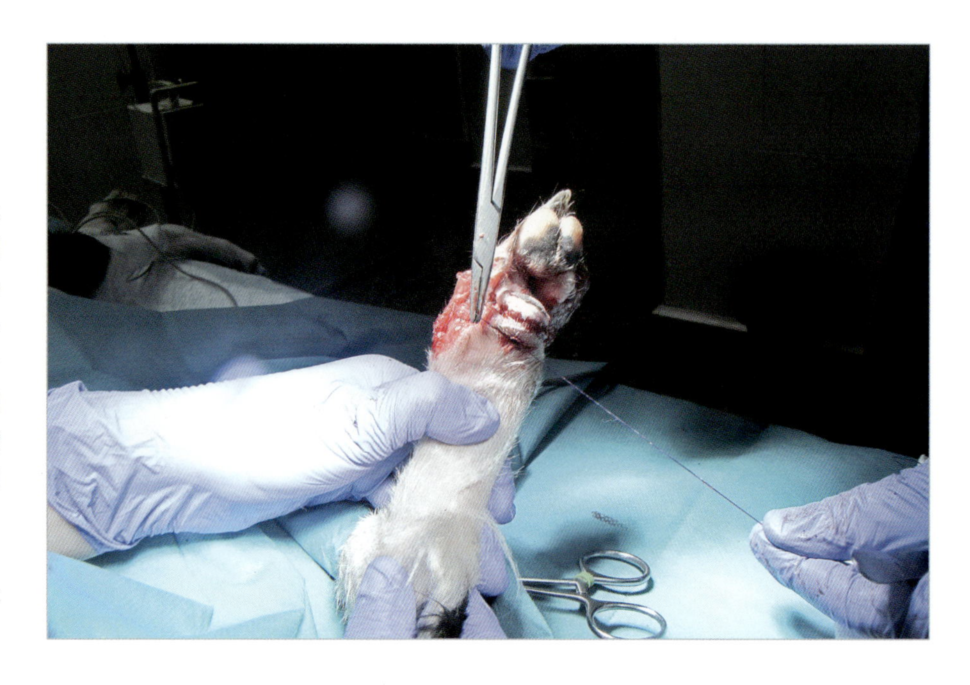

図16　肉球を接近させる水平マットレス縫合の完了後

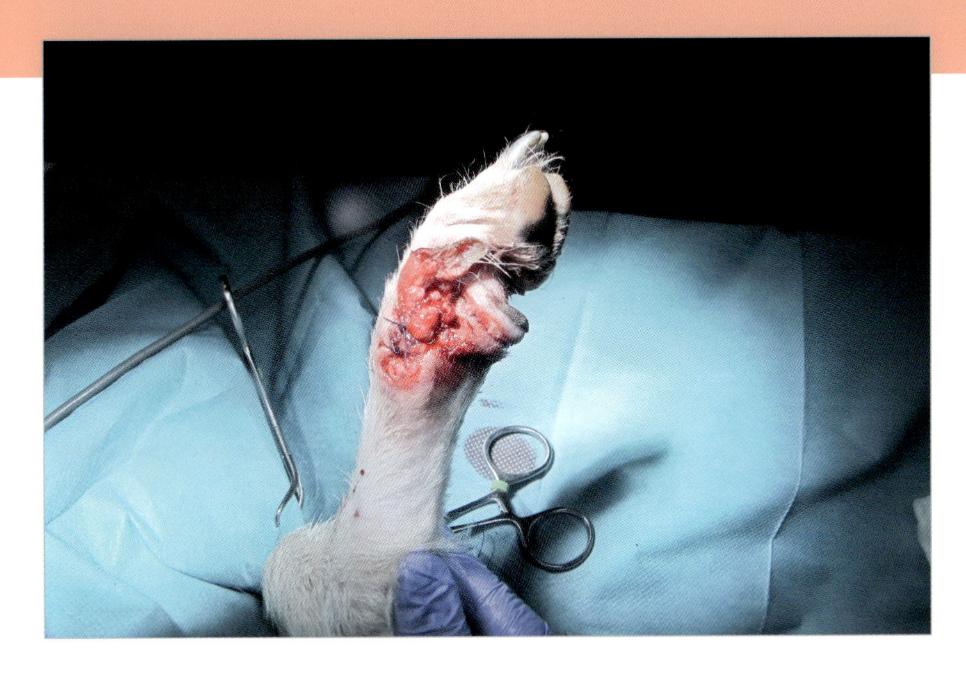

内側の創傷の方が広く、近接縫合を考えた。この症例では、内側趾の基節骨の除去により生じた空間を近接縫合により小さくした（図17）；2-0ポリジオキサノンのモノフィラメント糸をすべての縫合に用いた。

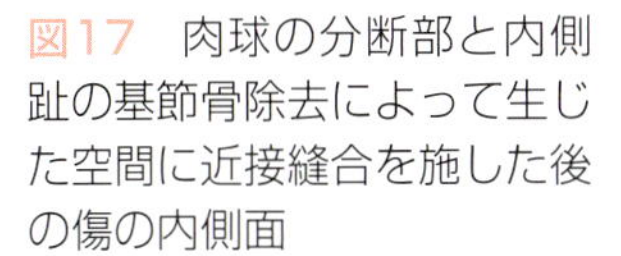

図17　肉球の分断部と内側趾の基節骨除去によって生じた空間に近接縫合を施した後の傷の内側面

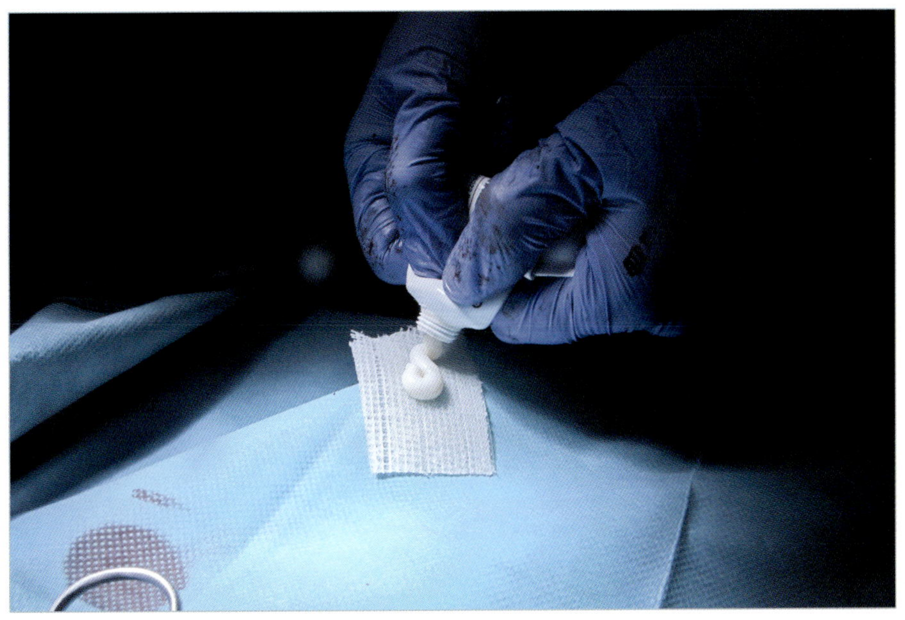

図18　ツボクサエキスとネオマイシン入り軟膏の使用。簡単に使用するためには、軟膏を傷口を覆うメッシュに直接塗布するとよい。

その後、創傷にドレッシングを施した。治癒が進むにつれて処置の間隔を長くすることを考慮しながら、感染が完全にコントロールされるまでは24時間毎の傷の処置を予定した。ネオマイシンとツボクサエキスの軟膏を傷に塗布した。この軟膏は抗生物質含浸メッシュ（ポリミキシン、バシトシラシン、ネオマイシンの3種類の抗生物質に含浸してある）の上に直接塗ると使用が簡単であり（図18）、それを傷の上に被せた（図19）。

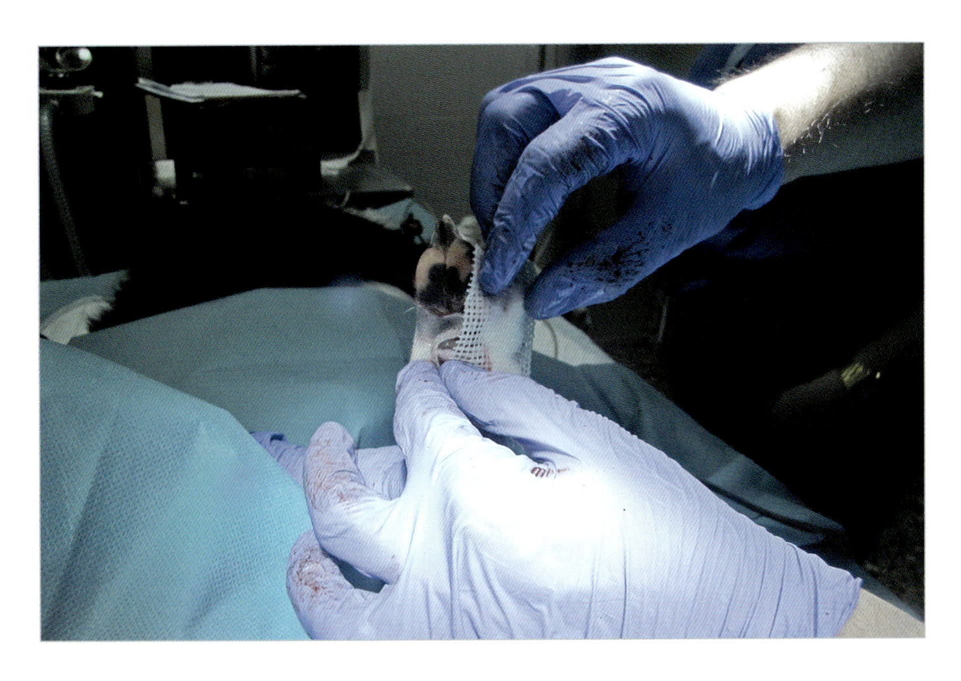

図19　ネオマイシンとツボクサエキス入りの軟膏を塗布した抗生物質含浸メッシュの使用。目的の部位に置くと、簡単に軟膏が創傷の上に広がる。

傷口に対してここまでの準備ができた後（図20）、メッシュを吸収性のドレッシング材で覆った。より良く感染をコントロールするために、銀入りのポリウレタンフォームを用いた（図21）。その後さらに、傷を保護するためにキャストパディング材で覆い（図22）、圧がかからないようにしながら粘着性包帯で巻いた（図23）。創傷の処置は、24時間毎に創傷の経過を評価しながら行うよう勧めた。

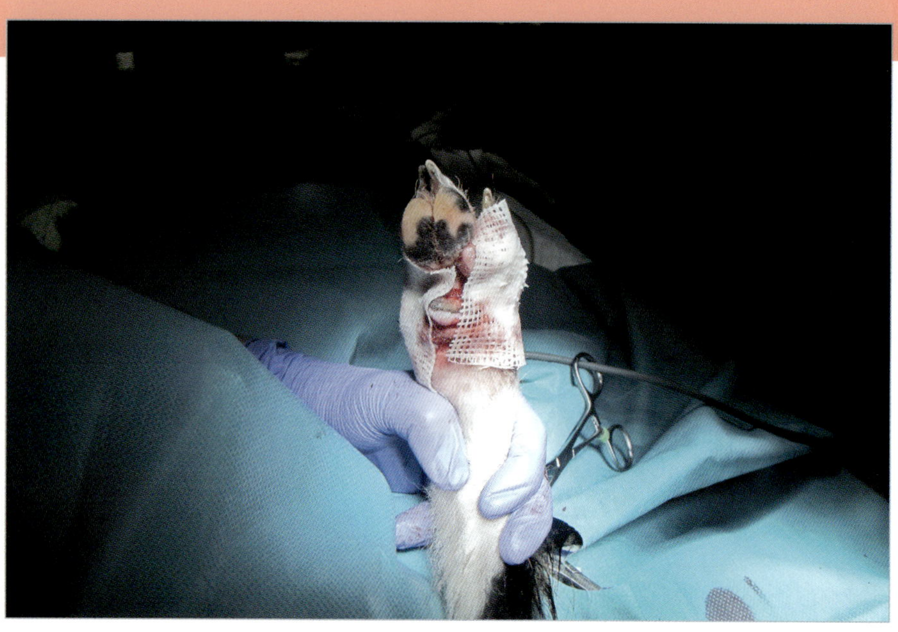

図20　傷にメッシュと軟膏を処置したところ

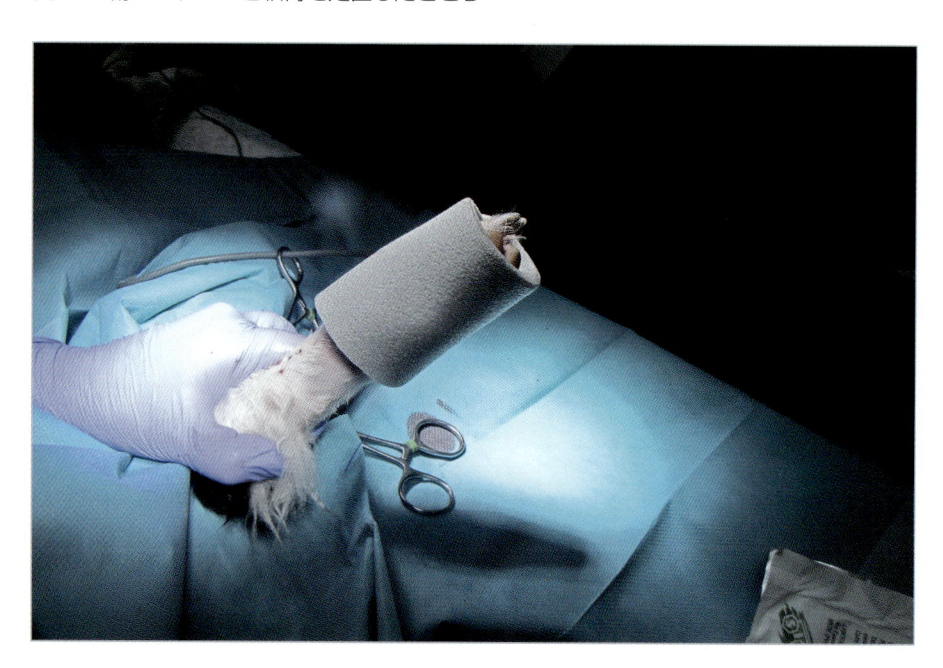

図21　滲出液のコントロールのために銀の入ったポリウレタンフォームを巻いた。

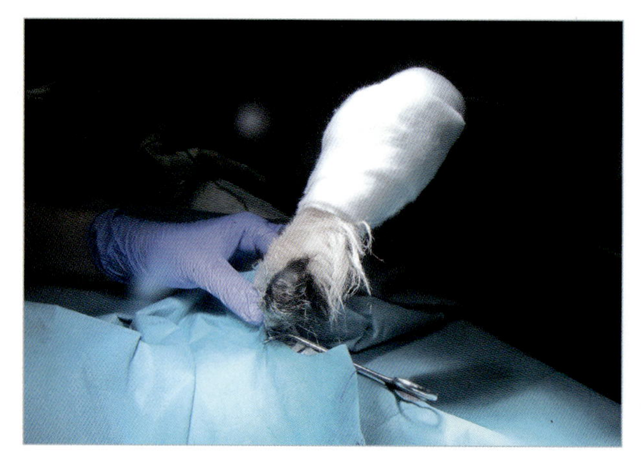

図22　ポリウレタンフォームの上に保護包帯を巻いたところ

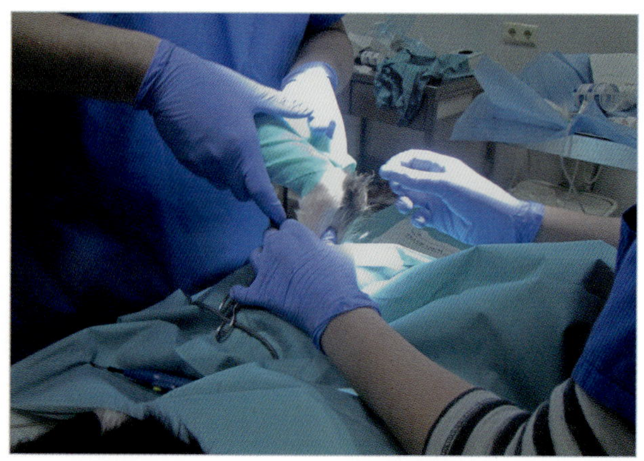

図23　最後に圧をかけないように粘着性包帯を巻いてドレッシングを終了した。

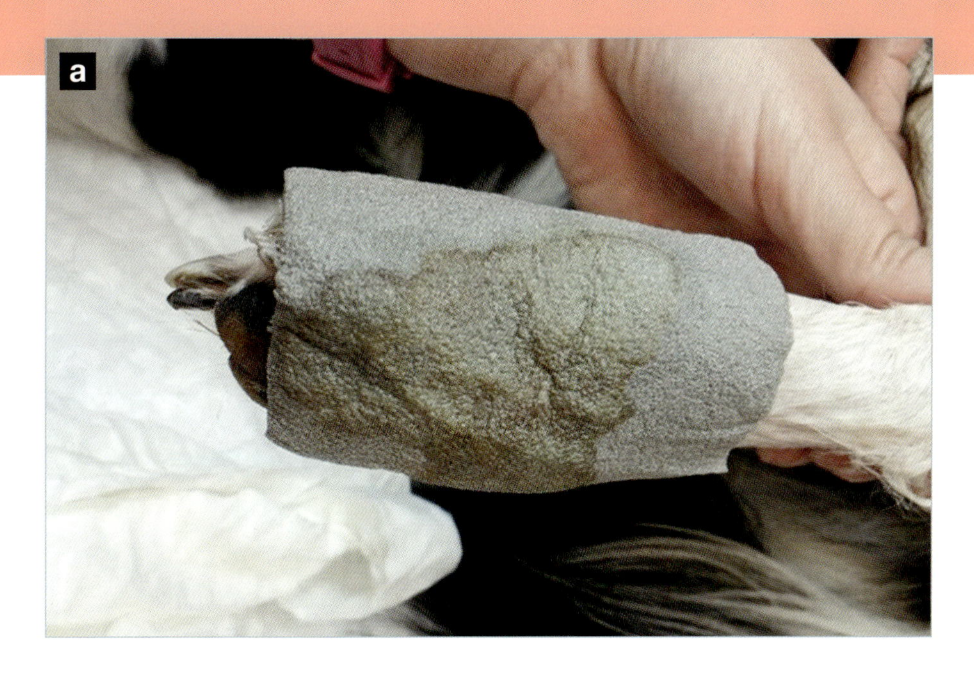

経過

3日後に創傷を再評価した。多量の滲出液を認めるが、当初より減っていた（図24a）。肉芽組織が形成され始め、感染はコントロールされているようであった（図24b）。掌側面を観察すると、肉球も良好に経過していた（図24c）。

5日後、創傷の経過は良好で、両側の創傷がほぼ完全に肉芽組織により覆われ、肉球の縫合部は癒合していた（図25）。

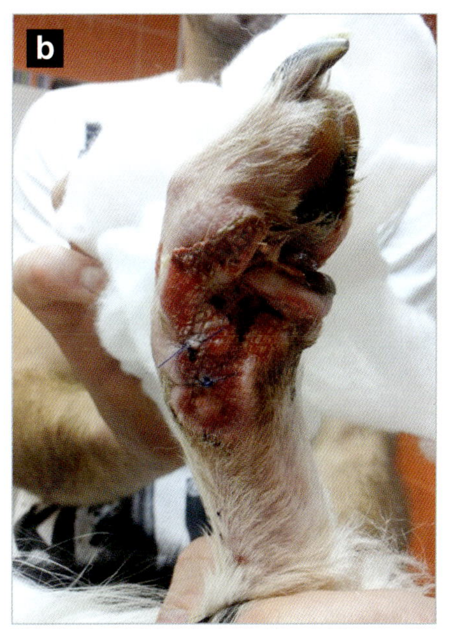

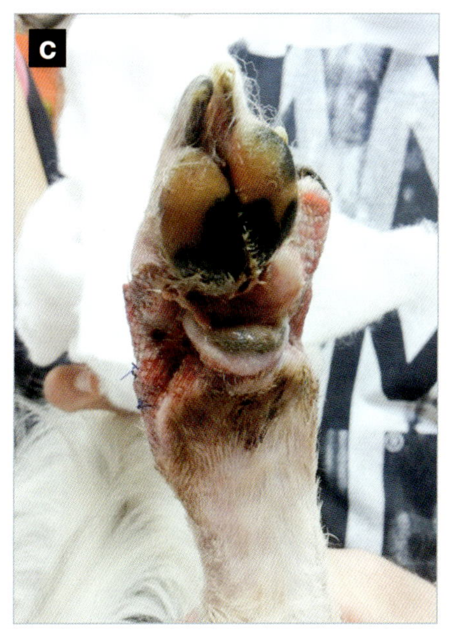

図24　デブリードマン3日後の創傷の再評価。ドレッシング材への滲出の程度は写真のとおりであり（a）、初期の肉芽形成が創傷の内側（b）と掌側（c）に認められる。肉球は良好に治癒している。

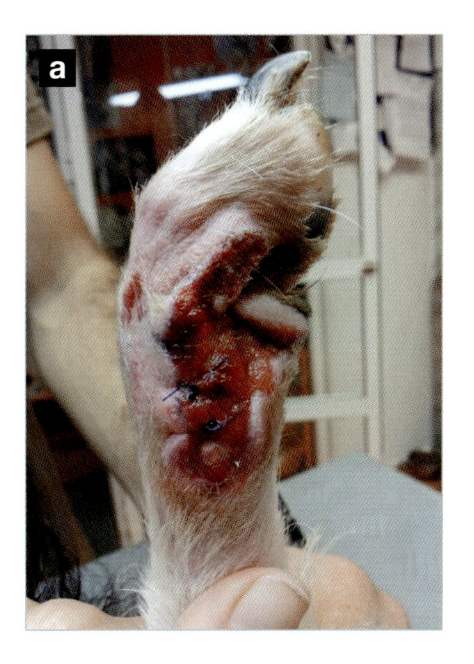

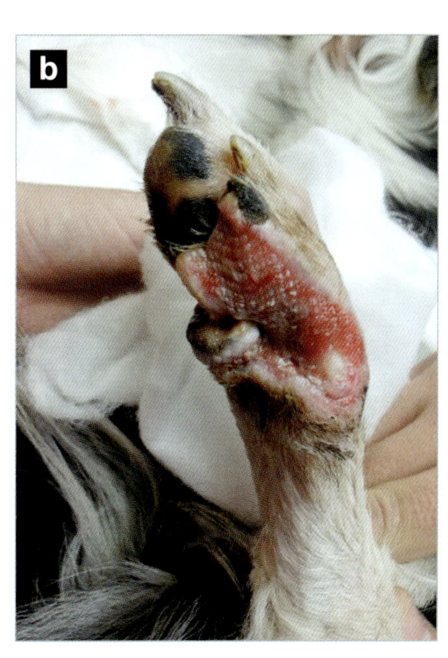

図25　5日間の治療の後の傷の経過。a：内側、b：外側面。ほぼ創傷全体が肉芽組織により覆われた。

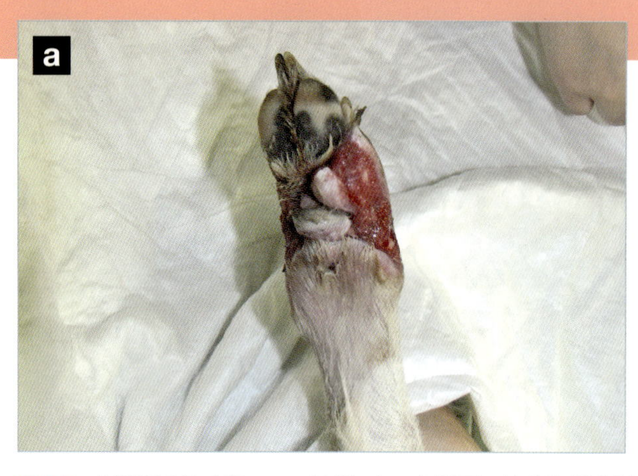

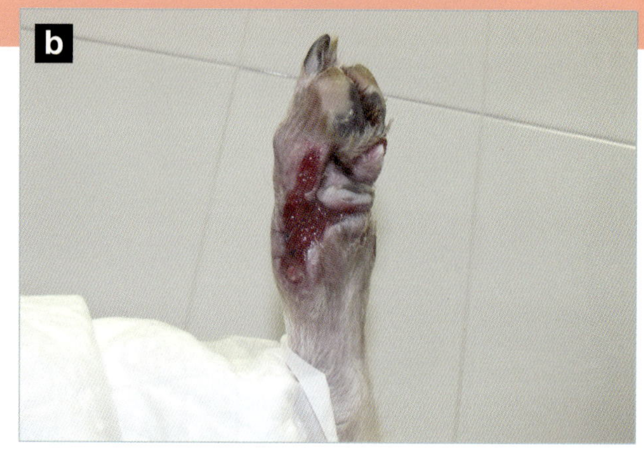

図26　1週間の治療後。a：外側、b：内側面。抗生物質含浸ガーゼの使用は中止し、ヒーリングガーゼに変更した。

1週間後、経過は非常に良好であった。感染はコントロールされており、ドレッシング材の交換間隔を48時間毎に延長し、抗生物質含浸ガーゼをヒーリングガーゼに変更した（図26）。

2週間後、内側の創傷はほとんど閉鎖し、外側の創傷もごくわずかに残っているだけであり、それまで続けていた創傷の処置を終了した。代わりに、傷口にハチミツを塗り、ポリウレタンフォームと柔らかい包帯を巻くように伝えた。通常の負重がかかる活動を許可した（図27）。

3週間後、傷は閉鎖した（図27）。

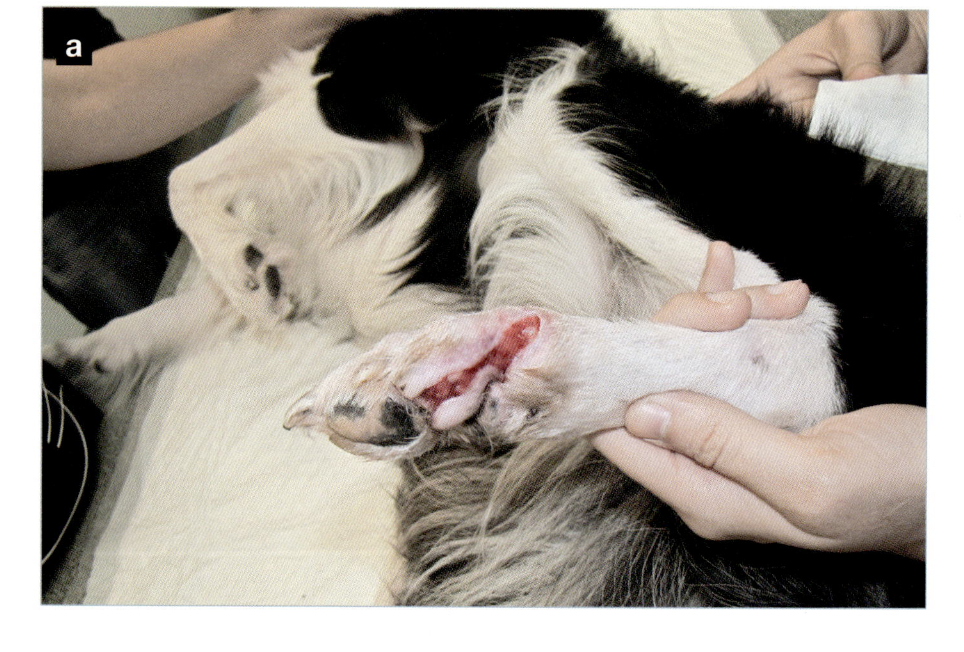

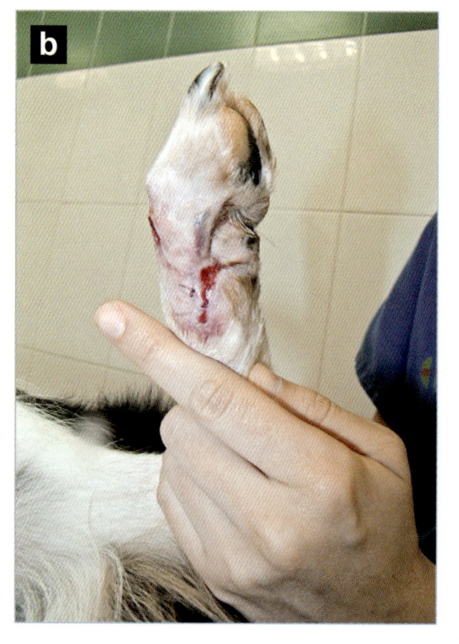

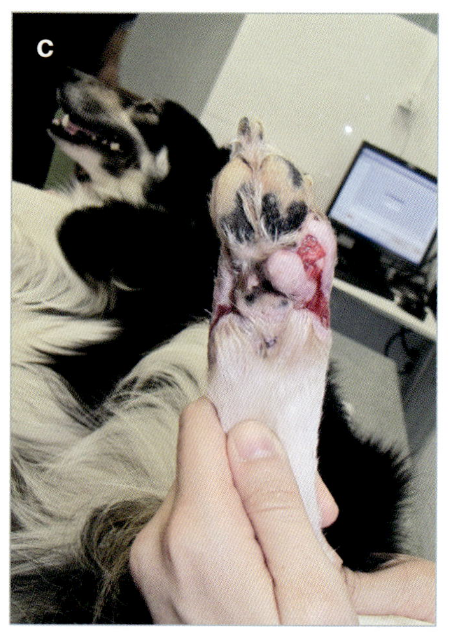

図27　2週間後の経過。外側の創傷は合併症なく閉鎖し（a）、内側の創傷はおおよそ閉鎖（b）、掌側面では肉球が完全に癒合していることがわかる（c）。局所治療は、傷口へのハチミツの塗布に変更した。

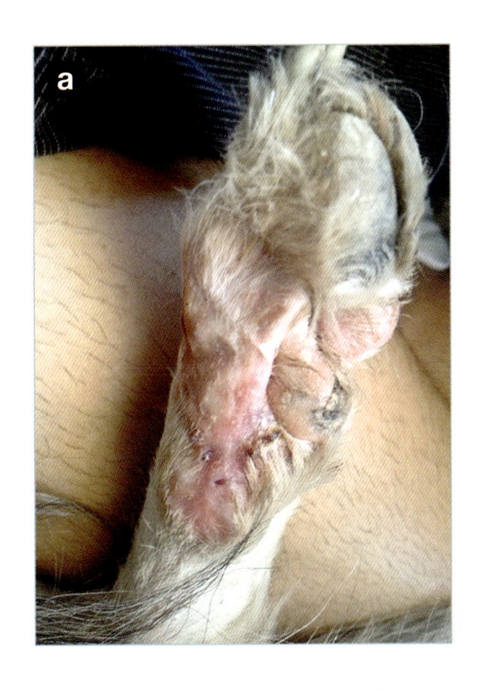

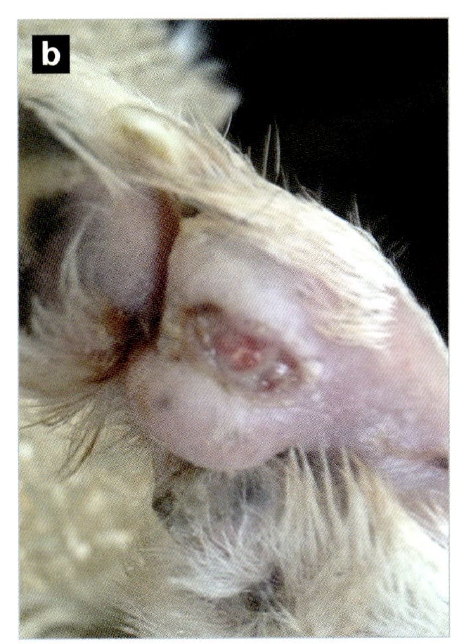

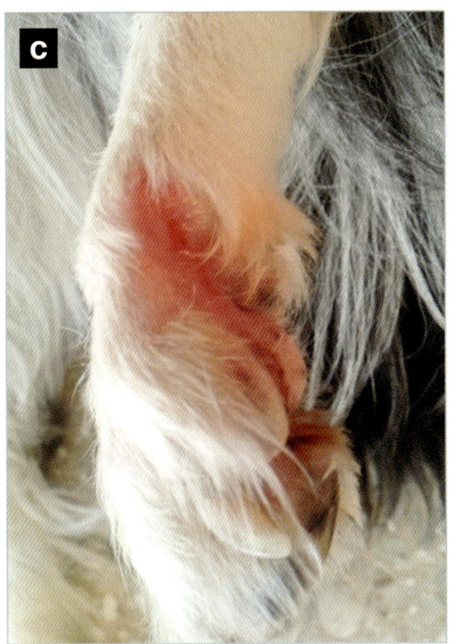

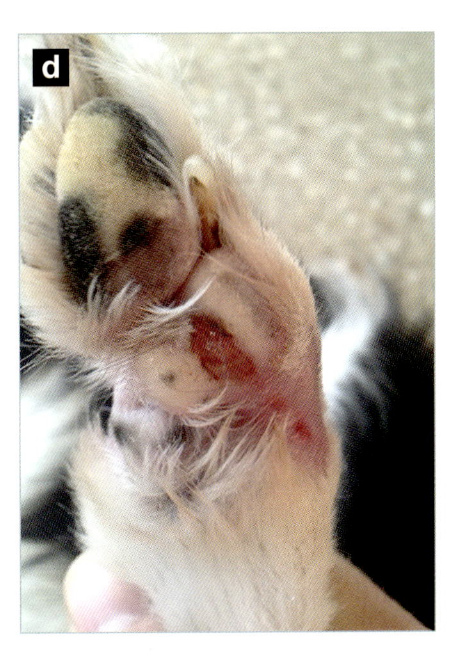

図28　3週間後に、創傷の内側面（a）および外側面（b）は完全に治癒し、掌側もほとんど閉鎖していた（c、d）。患肢の機能には何の問題もなかった。

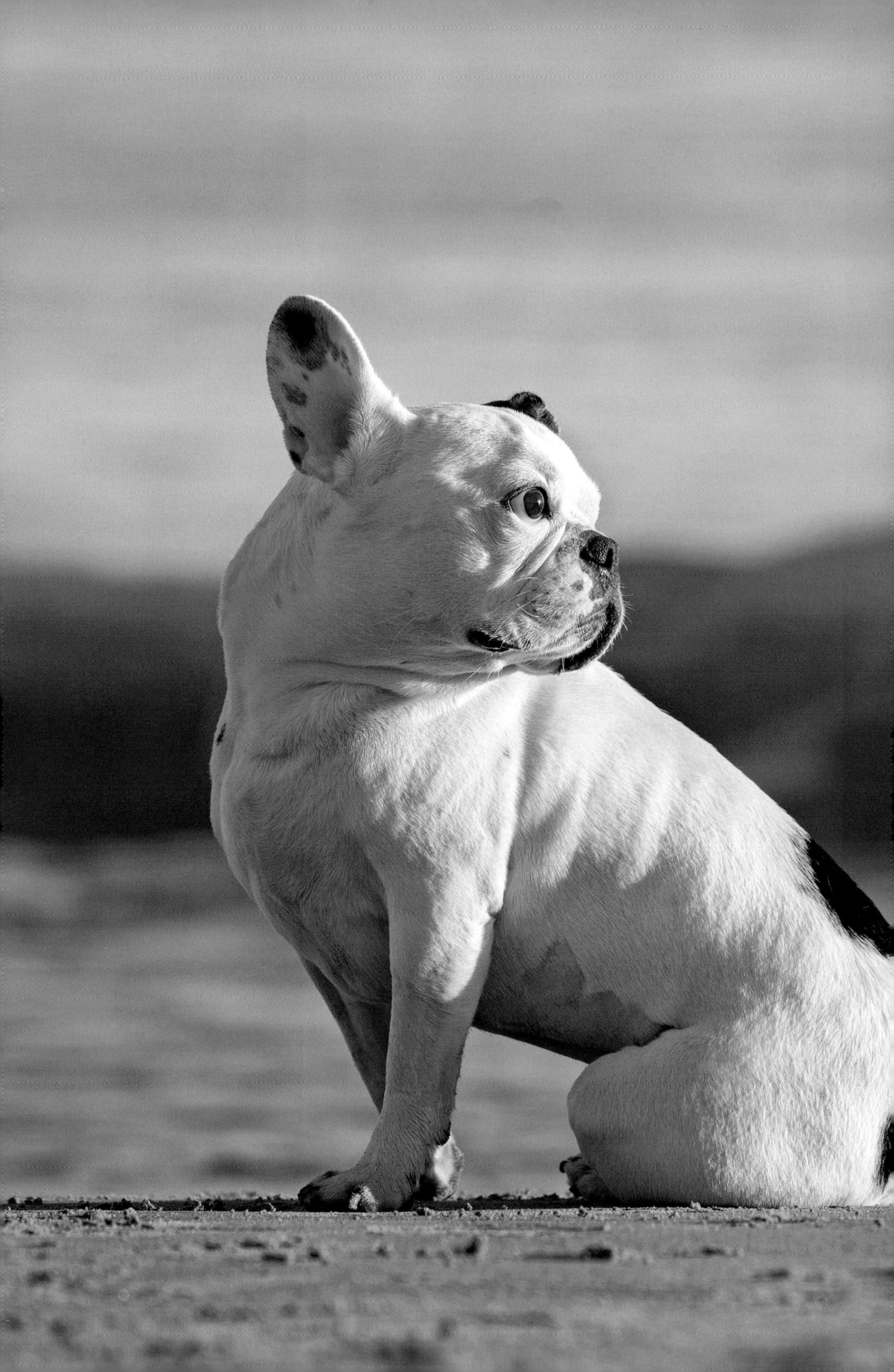

皮弁

概要および手技

臨床例

症例3.1 / ポーチ皮弁（双茎皮弁）を用いた右前肢皮膚欠損の再建

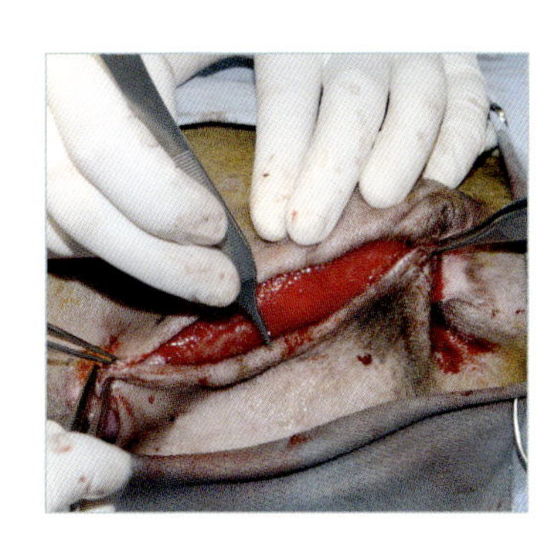

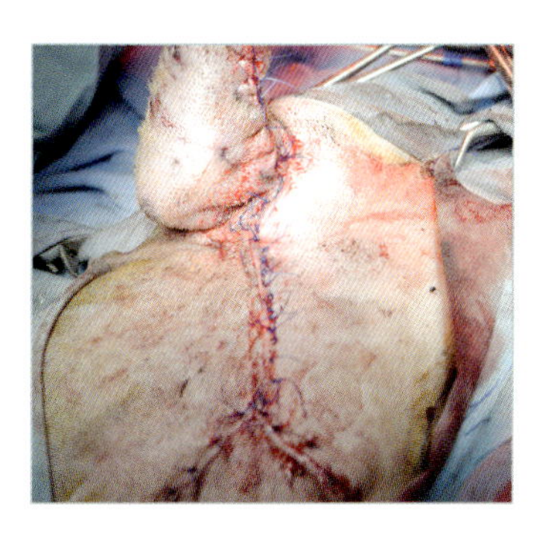

症例3.2 / 腫瘍切除後の肘の皮膚形成術

症例3.3 / 単茎前進皮弁による後肢の剥離創の治療

症例3.4 / 前肢遠位の腫瘍の切除

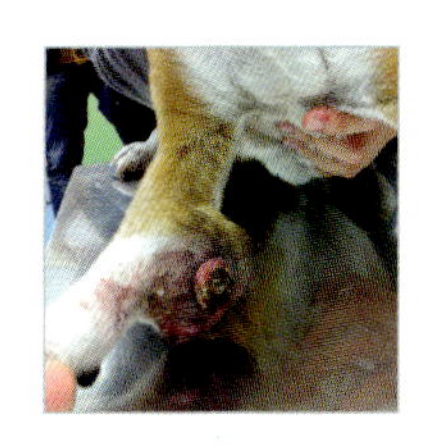

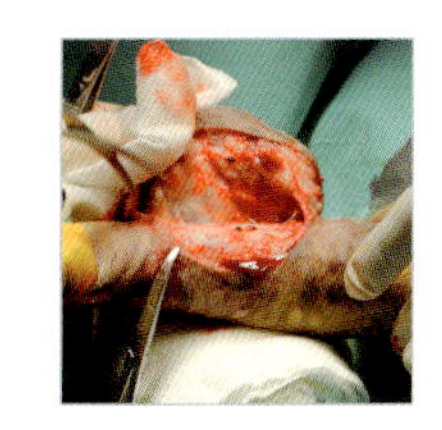

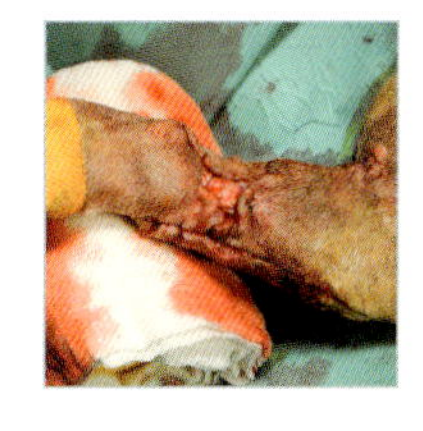

症例3.5 / 右腸骨領域の創傷に対するH形成術

症例3.6 / 背部の慢性化した咬傷

症例3.7 / 医原性熱傷

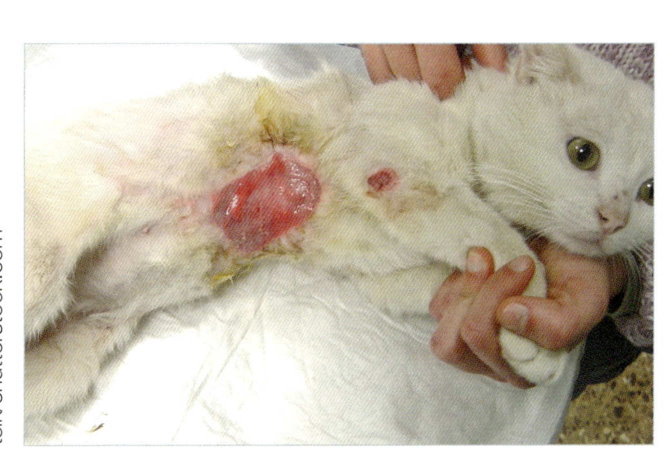

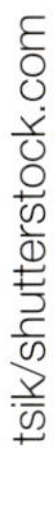

概要および手技

Joaquín J. Sopena Juncosa

概要

多くの場合、大きな創傷の外科的閉鎖は、普通は技術的に複雑ではない。正しく創傷の評価を行い、各症例に最も適切な方法を選択することが重要である。2つの似たような創傷が、全く異なる手法を必要とすることがあるのを忘れてはならない。手技の選択は創傷部周囲の皮膚の弾力性（図1）や、創傷の部位、線維化の存在、以前の瘢痕組織、さらに年齢、健康状態、性格や飼い主の状況、予想される術後の状況など症例に関する全体的な要因などに左右される。多くの場合、創床部を改善して確実に形成手術を成功させるために、最初のステップは保存療法となる。基本的には術前に何らかの治療を実施することが望ましいが、皮弁の場合にはこの点に関してはより柔軟性が高い。

腫瘍外科の発達により形成外科的な手法、とくに皮弁の使用頻度は増加した。要求されるセーフティーマージンがより大きくなり、それに伴い必要な切除範囲も次第に大きくなっている。治療を完了するために2回の手術が必要なことも珍しくはないが、多くの場合皮弁法は1度の外科的介入で用いられる。

体のほぼすべての部位に対する皮弁法がある。しかし、四肢遠位は依然これらの手法を用いることが難しい複雑な領域である。これらの部位に対してはより複雑な計画を立てる必要がある。さもないと、長期にわたる保存療法が必要となり、合併症が多く、また形成された組織の脆弱性のために再発しやすい。

皮弁はもともと存在する場所から部分的に切り出された皮膚と皮下組織の一部であり、引き延ばしたり、回転させたりして、比較的近くの創傷を覆うために使用される。

皮弁は、ドナー側とつながる側から血液供給が維持されている。これを茎と呼ぶ。皮弁は隣接する領域を覆うために用いることができる（局所皮弁）が、ドナーサイトから離れた創傷にも用いることもでき、これは遠隔皮弁として知られる。特殊なタイプの皮弁法は茎に直接皮膚を栄養する動脈を1本含む。これらは主軸血管皮弁として知られる。これらは技術的にはやや複雑であるが、外科医はより広い範囲の皮膚を移動させることができる。皮弁は創傷を直ちに覆うことができ、その活性や美容面の結果も良い（表1）。

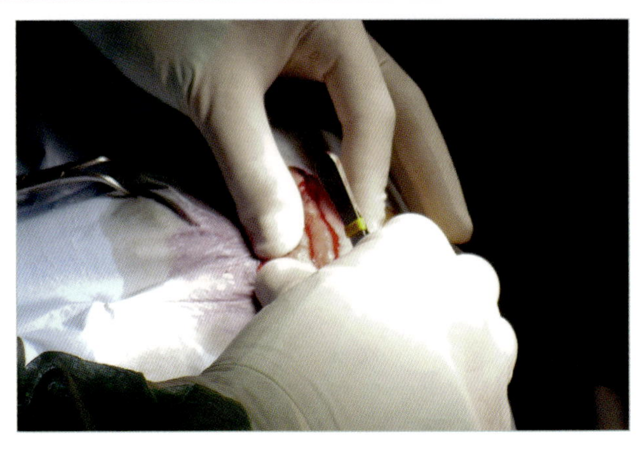

図1　皮膚の弾性は皮弁を計画する際の基礎となる。皮膚が創傷を覆うことができるかを確かめるために手技前、および手技中に皮膚の弾性を評価することが重要である。

前述のように、ドナーサイトとつながる茎を介して血液供給を受けるため皮弁法は活性がより高いが、合併症と無縁なわけではない。過剰なテンションがかかったり、その部位が動いてしまうと治癒過程が障害される。出血の存在や、皮弁と創傷の間への滲出液貯留、感染の存在は予後に影響を与える。皮弁はそのような事態に影響を受けることは少ないが、どのような合併症であってもコントロールするためには早期の検知が必要である。術後のバンデージ（一部の部位、とくに関節付近に関しては、その領域の動きを制限するために外固定の装具装着が必要になることもある）や、症例の監視、エリザベスカラーの使用、鎮痛、皮膚縫合の段階的な抜糸により合併症の発生を減らすことができる。

表1

<table>
<tr><th colspan="4">異なる基準による皮弁の分類</th></tr>
<tr><th>分類の基準</th><th colspan="3">皮弁の種類</th></tr>
<tr><td rowspan="2">血流供給による分類</td><td colspan="3">皮下組織の血管叢による皮弁</td></tr>
<tr><td colspan="3">主軸血管皮弁</td></tr>
<tr><td rowspan="4">ドナーとレシピエントの部位による分類</td><td rowspan="2">局所皮弁
ドナー部位は創傷に隣接する。多くの場合創傷と皮弁が一辺を共有する。</td><td>前進皮弁</td><td>■ 単純有茎皮弁または単茎皮弁
■ 双茎皮弁
■ V-Y 前進皮弁</td></tr>
<tr><td>回転皮弁</td><td>■ 回転皮弁
■ 横転皮弁
■ はめ込み皮弁</td></tr>
<tr><td rowspan="2">遠隔皮弁
レシピエント部位はドナー部位より離れた所に位置する。</td><td>介達皮弁</td><td>筒状有茎皮弁</td></tr>
<tr><td>直達皮弁</td><td>ポーチとヒンジ皮弁</td></tr>
</table>

皮膚手術の一般原則

皮弁をデザインするときは、覆う予定の領域よりも少し大きく計画する必要がある。これは皮弁が切除された後に、縮小するからである。変位させた皮膚領域全域に適切な血液供給を確保するために、茎は皮弁の対側縁よりも幅広くしなければならない。皮弁の長さと幅の割合を考えることも重要である。2：1であれば一般的には安全であると考えられ、3：1を超えると壊死の危険性が高くなる。止血や皮下組織の取り扱いには十分な注意が必要であり、露出した皮下組織の乾燥は絶対に避けなくてはならない。縫合を多用しすぎてはならない。吸収性モノフィラメント糸を用いて、必要であればパッシブ（ペンローズ）またはアクティブドレインを用いる。前進縫合は皮弁をレシピエント部位に固定する中で基本となる。

皮下血管叢皮弁

皮下血管叢による局所皮弁は獣医学において最も一般的に使用されている。血液供給は皮膚深部の血管叢に依存しており、これは皮下組織や皮筋と密接にかかわっている。したがって、常にこれらの構造を皮弁内に含むように計画しなければならない。最も有用な手法の1つは単茎の、もしくは単純な前進皮弁であり、半Ｈ皮弁としても知られる（2つの相対する単純な単茎皮弁はＨ皮弁と呼ばれる－図2－）。必要とされる皮弁の大きさはドナー部位の皮膚の弾性により決まる。しかし、最良の方法は術中に試してみて、得られた皮弁により創傷が閉じることを確かめることであり、その後に縫合を開始する。

回転皮弁

回転皮弁は、創傷に隣接する皮膚、とくに創傷の一方の皮膚が弾性に乏しい場合や、創傷の一方の側にテンションをかけることができない場合（たとえば、目や、肛門、耳の周囲）に、三角形の欠損部を覆う目的で使用される。三角形の一辺を円弧を描くように拡張し、切開した後で皮弁が切開と反対の点を中心として回転できるようにする。四角形の創傷の場合でも、皮弁を同様に作成し、一辺を中心に回転させる。これらは横転皮弁として知られる。回転の角度は45～90°である。回転の角度が大きくなるにつれて、創傷の閉鎖力が低下し、血流障害が大きくなる。

遠隔皮弁

遠隔皮弁の使用頻度は低い。この手法は四肢遠位の領域の創傷に用いられることが多い。レシピエント部位の準備が整ったら、パウチ皮弁また単茎皮弁を腹部、または胸部側面から作成する。創傷のある肢を皮弁の位置に直接移動させ、皮弁と縫合する。そのため、その肢は皮弁が治癒するまで胸部または腹部（それぞれ創傷のある部位が前肢または後肢の場合）に固定され、その部位にとどまることになる。その後、茎を切断しドナーとレシピエント部位の双方を閉鎖する。筒状皮弁の場合には、皮弁の大部分を自分同士で縫合してチューブを形成することで、レシピエント部位と縫合する皮弁端の部位までの血流を維持する。

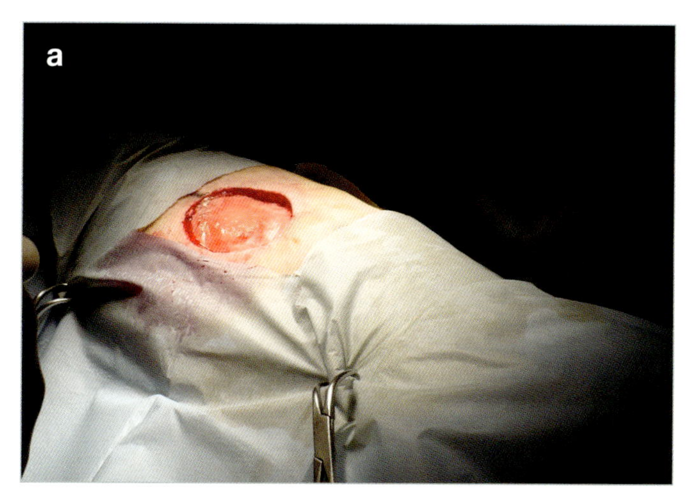

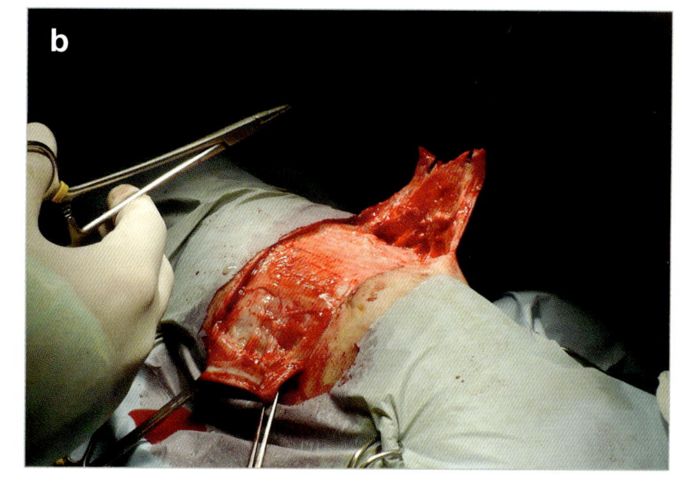

図2　皮弁法を用いる際には大きな皮膚片を移動する必要がある。創傷の辺縁を切除した後に（a)、平均的な大きさの創傷には大きな皮弁の作成が必要となる。この場合には2つの単茎皮弁、いわゆるＨ形成術を用いた（b)。

症例 3.1 / ポーチ皮弁（双茎皮弁）を用いた右前肢皮膚欠損の再建

Carolina Serrano, Ángel Ortillés, José Rodríguez, Ana Whyte

症例は、7歳齢、ミニチュア・ピンシャー、雌の Martes で、咬傷による右前肢および背中の皮膚の裂傷のため紹介来院した。

既に紹介先の外科医によって、創傷の洗浄と単純結節縫合による断端の隣接が行われていた。開放創の治療（無菌的な洗浄と局所および全身的な抗生物質の投与）に準じて創傷が管理されていた。2カ月後に形成外科に紹介された。

身体検査

犬は穏やかな性格で、一般状態は良好であり、聴診上心音および肺音に異常はなく、体重4.5 kg であった。

右前肢肘の近位領域から手根にかけて、良性肉芽の増生を伴う皮膚欠損が認められた。

術式

この症例では、以下の2段階の手術を計画した。

- 皮弁を作成し治癒を待つ。
- 作成した皮弁を遊離させる。

定法どおりに術野の準備と消毒を行った。

皮弁を作成する前に、患肢を固定する部位を計画した。解剖学的に患肢が最も自然な位置になるように、体幹に沿って患肢を固定することにした（図1）。

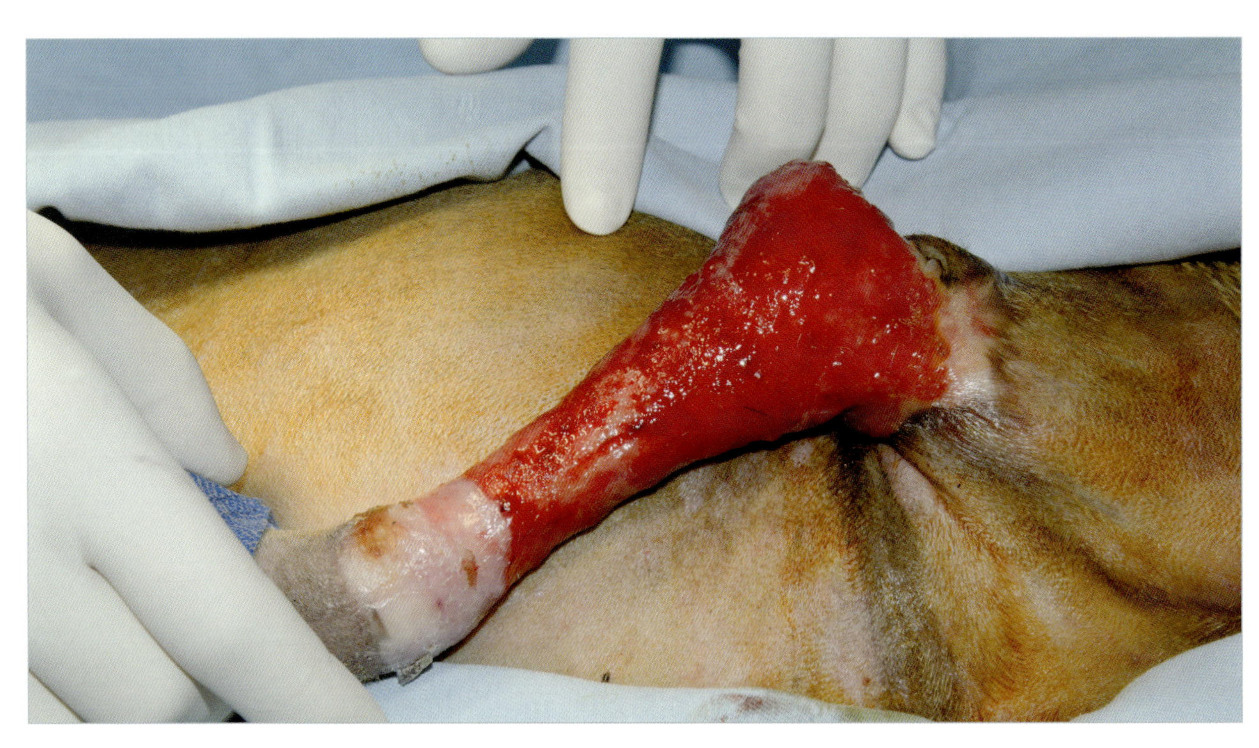

図1　術前の患肢の外観。患肢を固定するための最適な解剖学的位置を計画する。

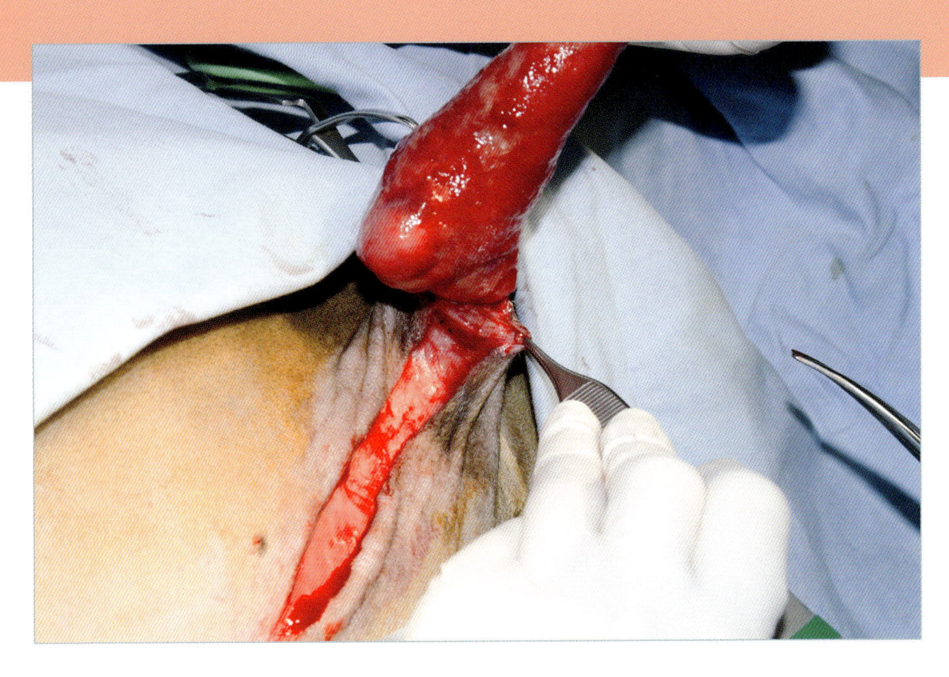

患肢の腋窩から創傷の長さより1 cm 超えた位置まで、頭背側から腹尾側に皮膚を斜めに切開した（図2）。

図2　ポーチを作成するために腋窩から切開する。

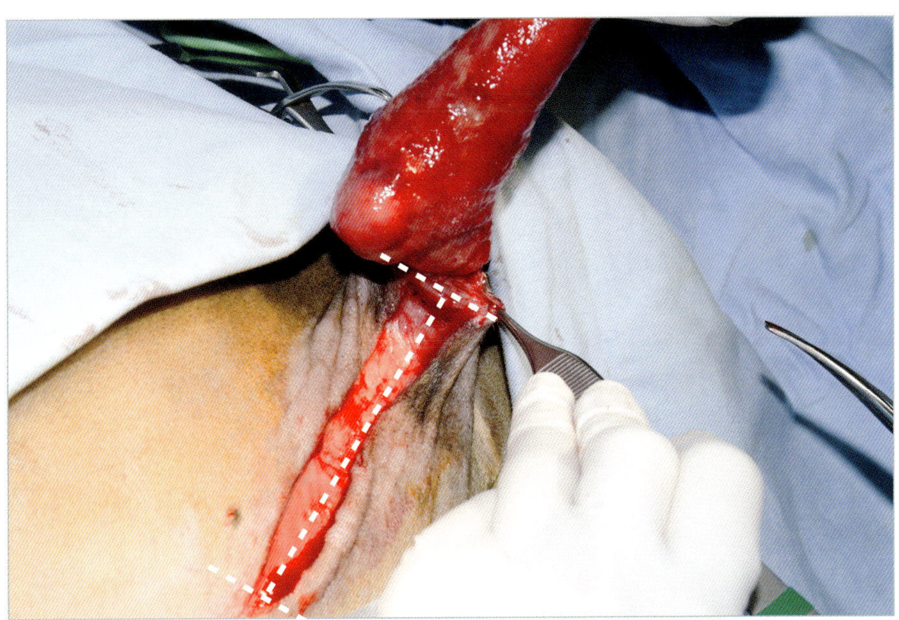

皮膚を切開した後、患肢が収まるポーチを作成するために、適切な血液供給が維持される十分な厚さで皮膚を剥離した。さらに2つの切開を加えたが、最初の切開線に対して垂直になるように創傷の両端を切開してHの形を作り、ここに患肢が収まるようにした（図3）。

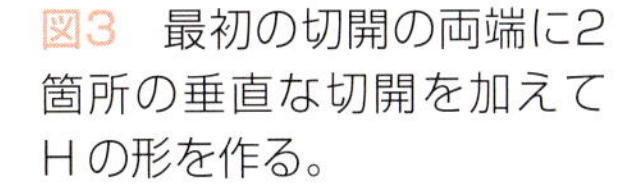

図3　最初の切開の両端に2箇所の垂直な切開を加えてHの形を作る。

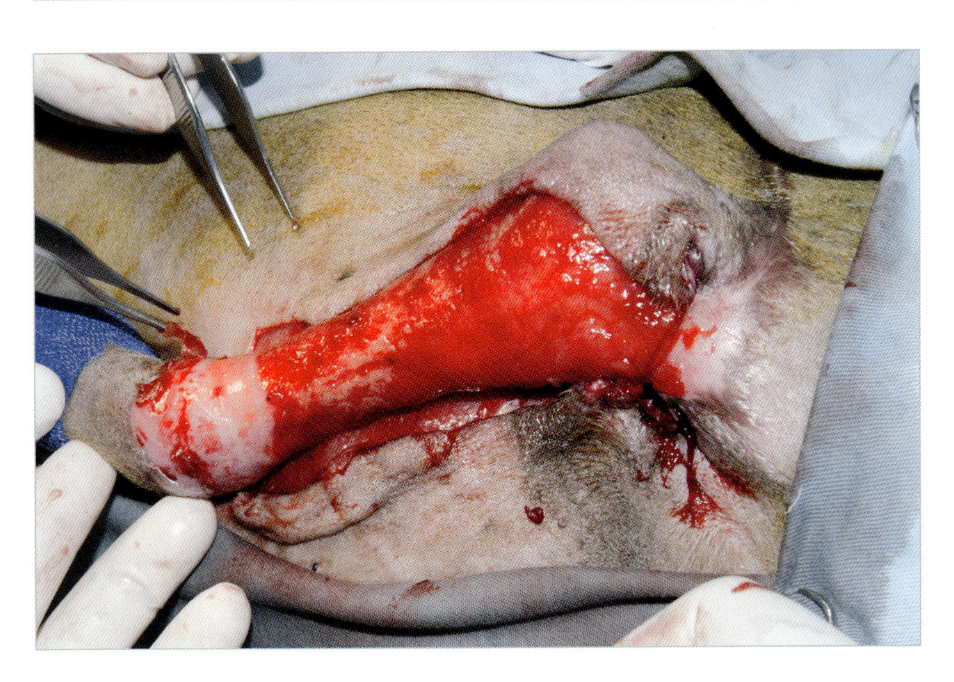

ポーチを作ったら、患肢をポーチの中に収め（図4）、創傷の両端を正確に並置し、テンションがかからないことを確認した（図5）。

図4　作成したポーチの中に患肢を収めているところ

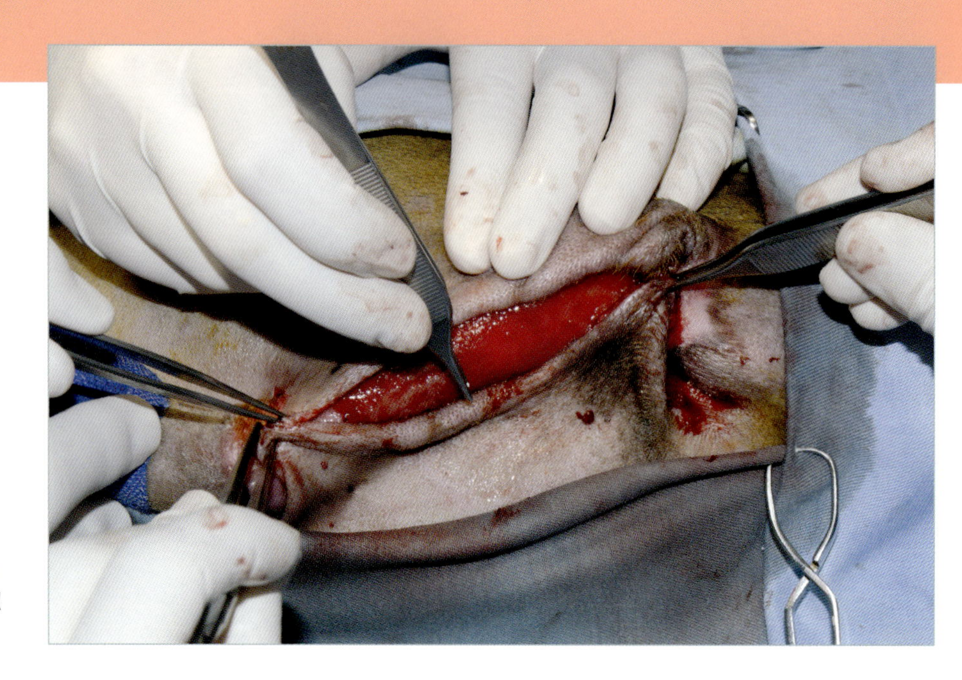

図5　創傷の両端がテンションなく並置できることを確認した。

皮膚は3-0ナイロン糸を用い、垂直マットレス縫合で縫合した。同じ縫合糸を用いて皮膚と肉芽組織に複数の単純貫通縫合をかけ、肢全体の皮膚を不動化し死腔を減らすことによって、皮弁の生着を促し、漿液腫ができないようにした（図6）。

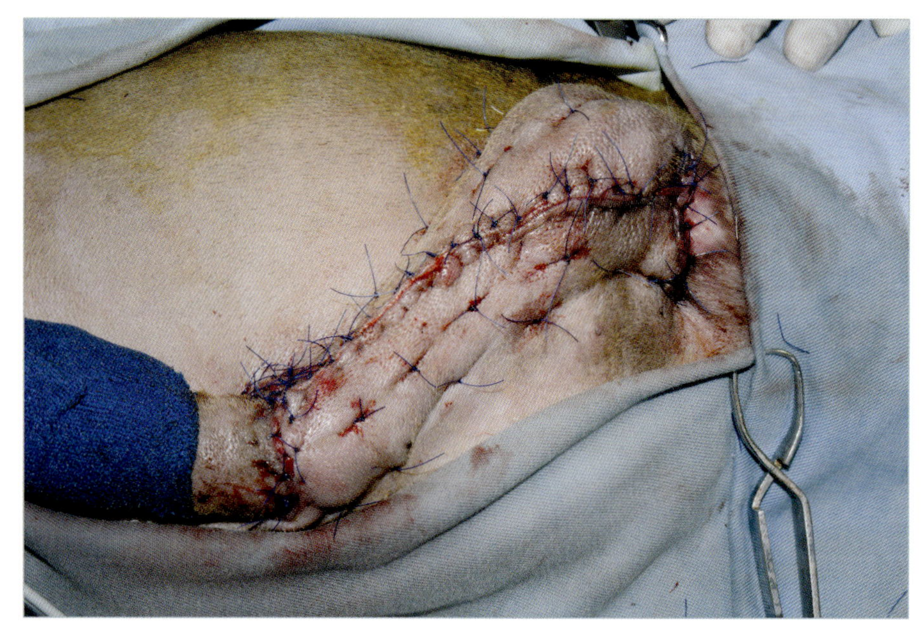

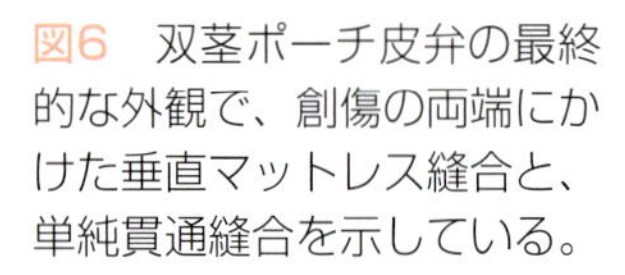

図6　双茎ポーチ皮弁の最終的な外観で、創傷の両端にかけた垂直マットレス縫合と、単純貫通縫合を示している。

手術が終了したところで、非圧迫包帯を用いて肢の動きを制限し、1日1回の交換と10％ポピドンヨード液による創傷の消毒を行った（図7）。また、アモキシシリン・クラブラン酸抗生物質の経口投与を行った。

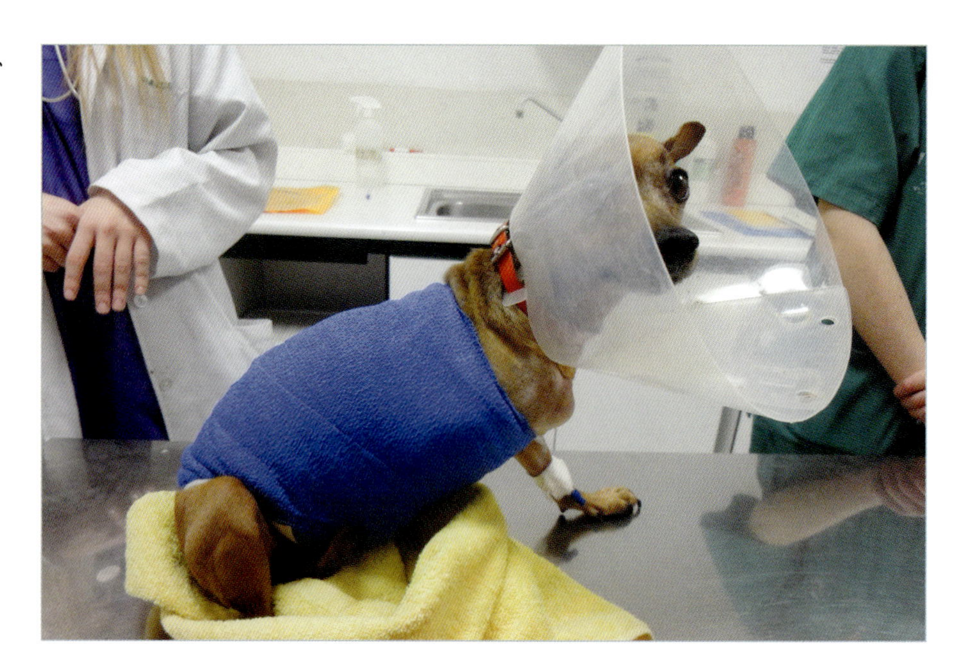

図7　患肢を不動化するための包帯

創傷は正確に癒合した。患肢の遠位部は僅かに縮小しているのみで、皮膚で覆った移植床は、良性肉芽ではなく瘢痕組織で覆われ、図8の矢印で示すように皮膚が生着していなかった。

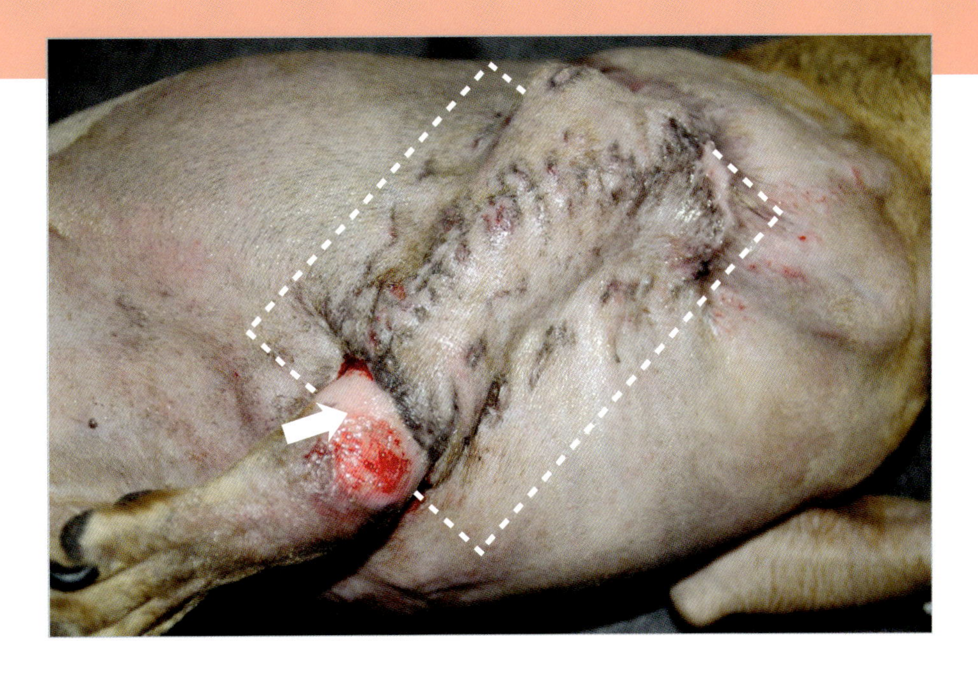

図8　第2段階の手術を行う前の皮弁の外観

第2段階の手術は、第1段階から29日後に行った。術野を準備した後、図8の点線で示すように皮膚を切開した。患肢の内側面を覆うための皮膚を十分に確保しながら、患肢の両側から少し離れた位置で皮膚を切開した。

患肢を遊離し（図9）、皮下は3-0グリコネート糸を用いた単純結節縫合、皮膚は3-0ナイロン糸を用いた垂直マットレス縫合で、皮弁の内側面を縫合した。

ドナー部位である三角形の創傷は、皮下を3-0グリコネート糸による単純結節縫合で並置し、皮膚の両端は創傷の先端側から中央部に向かって閉創し、縫合線がY字になるように縫合した（図10）。

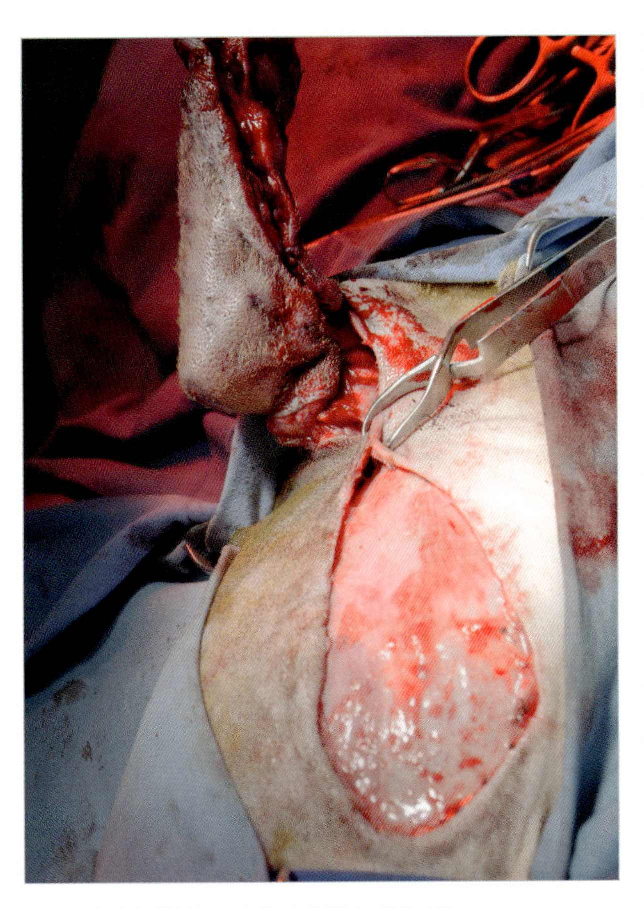

図9　患肢を遊離し、創傷の閉鎖を計画する。

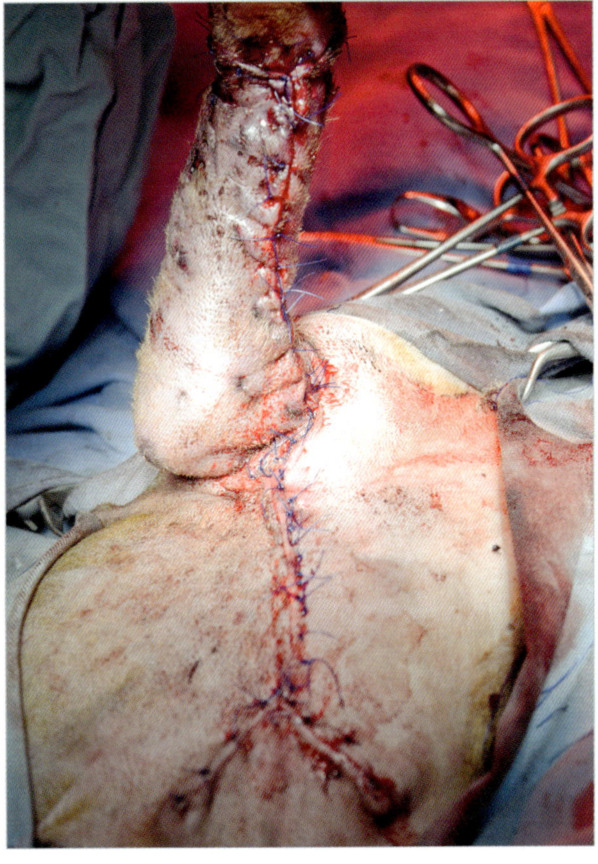

図10　縫合した創傷の最終的な外観

第1段階の手術と同様の術後管理を行った。14日間待って抜糸を行った。腋窩領域で離開が生じたが、0.5％のクロルヘキシジン希釈液と、ネオマイシンとツボクサエキスを含む軟膏を用いて局所療法を行った（図11）。

経過

患肢の2回の手術から46日が経過した最後の検診では、創傷は完全に治癒しており、動物は正常に歩行していた（図12、13）。

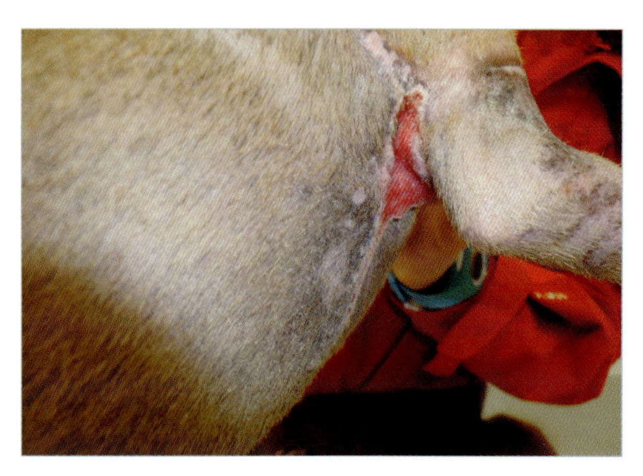

図11　患肢を遊離してから14日後の腋窩

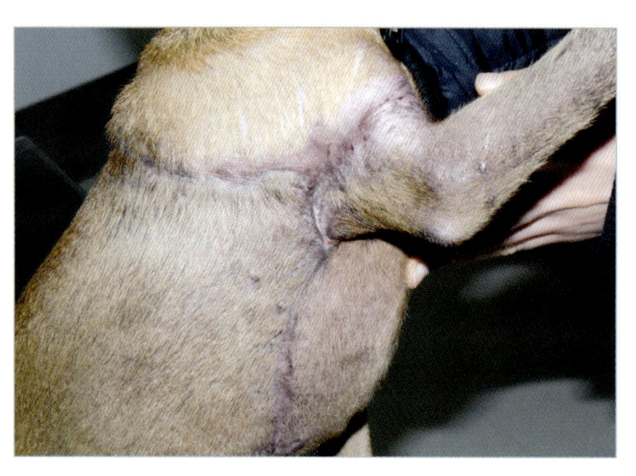

図12　2回目の手術から46日後の腋窩

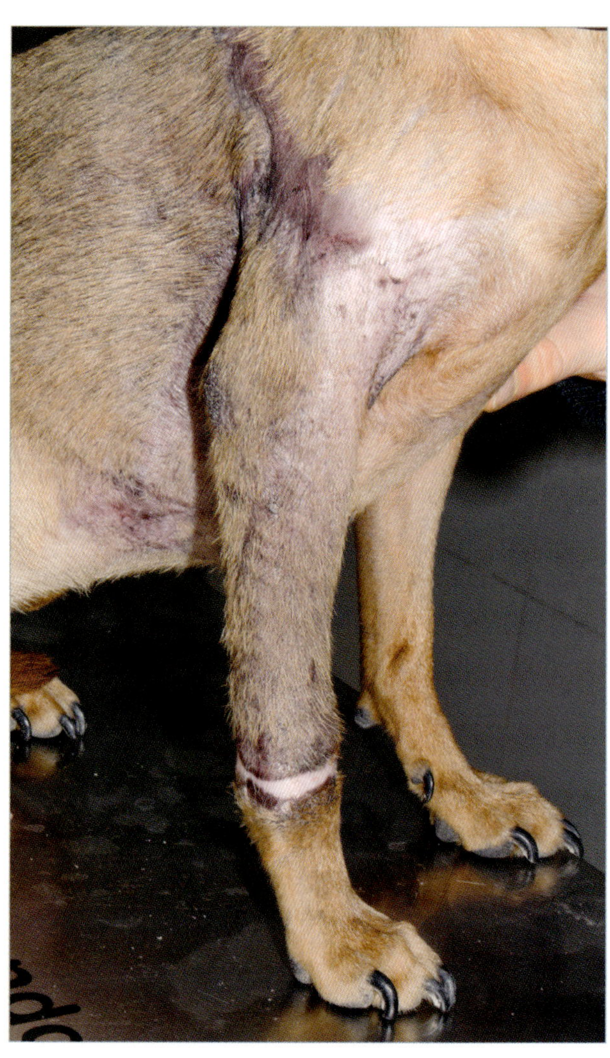

図13　2回目の手術から46日後の患肢

症例 3.2 / 腫瘍切除後の肘の皮膚形成術

Ana Whyte, Carolina Serrano, Ángel Ortillés, Mª Eugenia Lebrero

症例は、7歳齢、雄の雑種犬、Apolo で、左前肢肘にできた腫瘤のため紹介来院した（図1）。

身体検査

動物は穏やかな性格で、一般状態は良好、聴診で心音や肺音に異常はなく、体重26kg であった。

左前肢の肘にある腫瘍は、全体に硬く被包され、9×5 cm 大であった。

腫瘍の性質を知るために細針吸引生検（FNA）を行った。結果は、血管外膜細胞腫であった。

リンパ節は正常であった。

術式

定法どおりに術野の準備と消毒を行った。

初めに、腫瘍の全長に及ぶ長軸方向の切開を肘の外側面に加えた。腫瘤の性質上、出血が多かったため、バイポーラで凝固した（図2）。

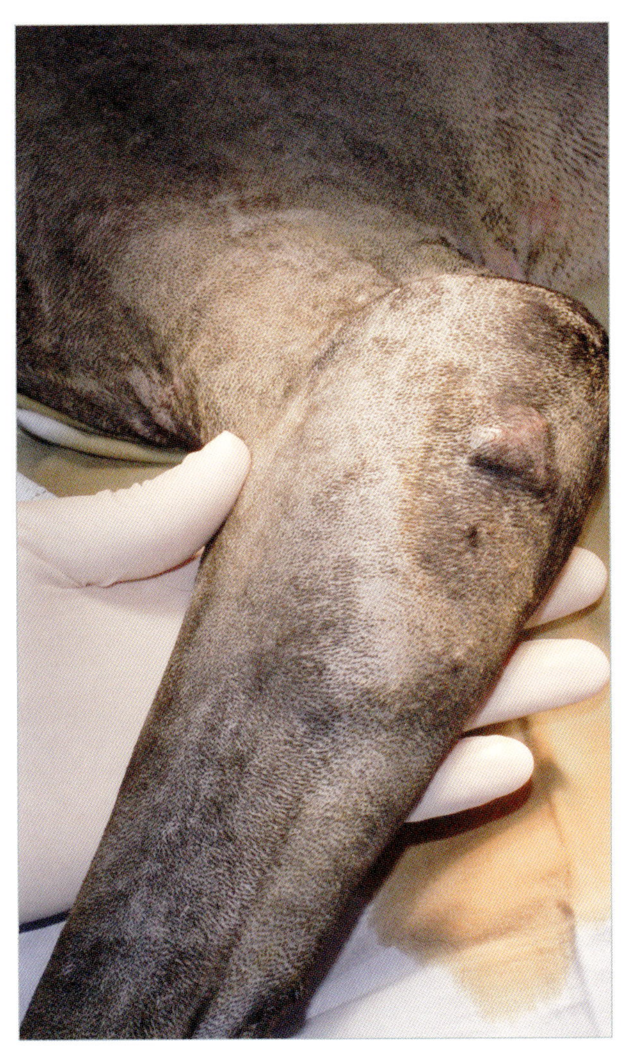

図1　左肘にできた腫瘤の外観

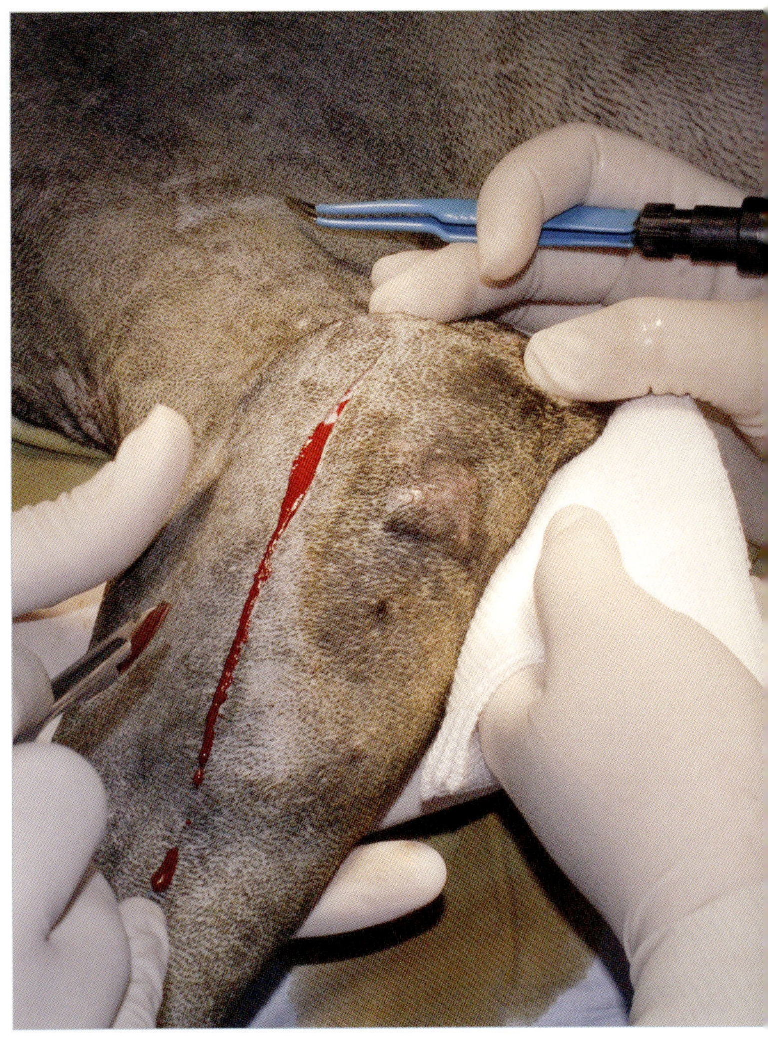

図2　初めに腫瘤の全長に及ぶように外側面を切開した。

外科剪刀を用いて頭側から尾側へ腫瘤を剥離した。血管径に応じて、電気メスあるいは3-0グリコネート糸で止血を行った（図3）。

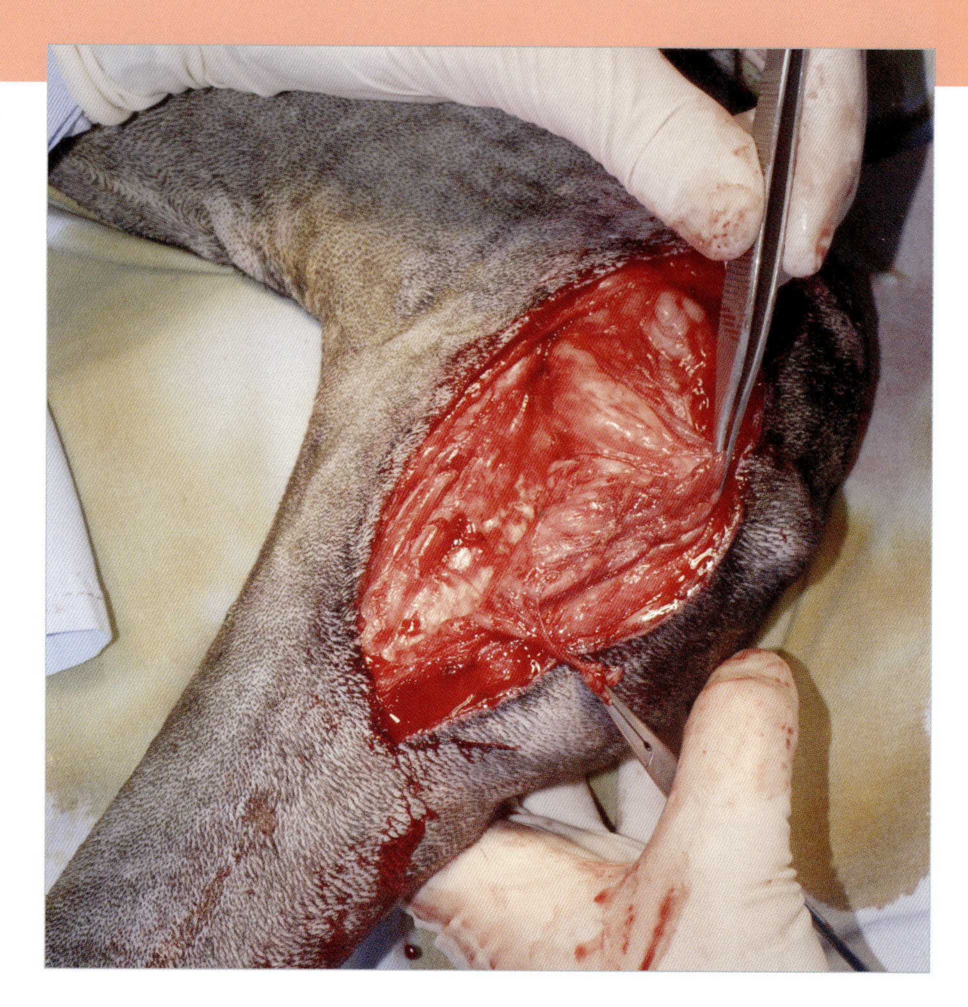

図3　腫瘤の剥離を始めているところ。遠位には、結紮前にモスキート鉗子で把持した血管が示してある。

腫瘤の外側から見て到達可能な最大限の深さまで腫瘤を剥離し、さらに内側面からアプローチするために肢の向きを変え、切開、剥離、止血を繰り返し行い、腫瘤全体を切除した（図4、5）。

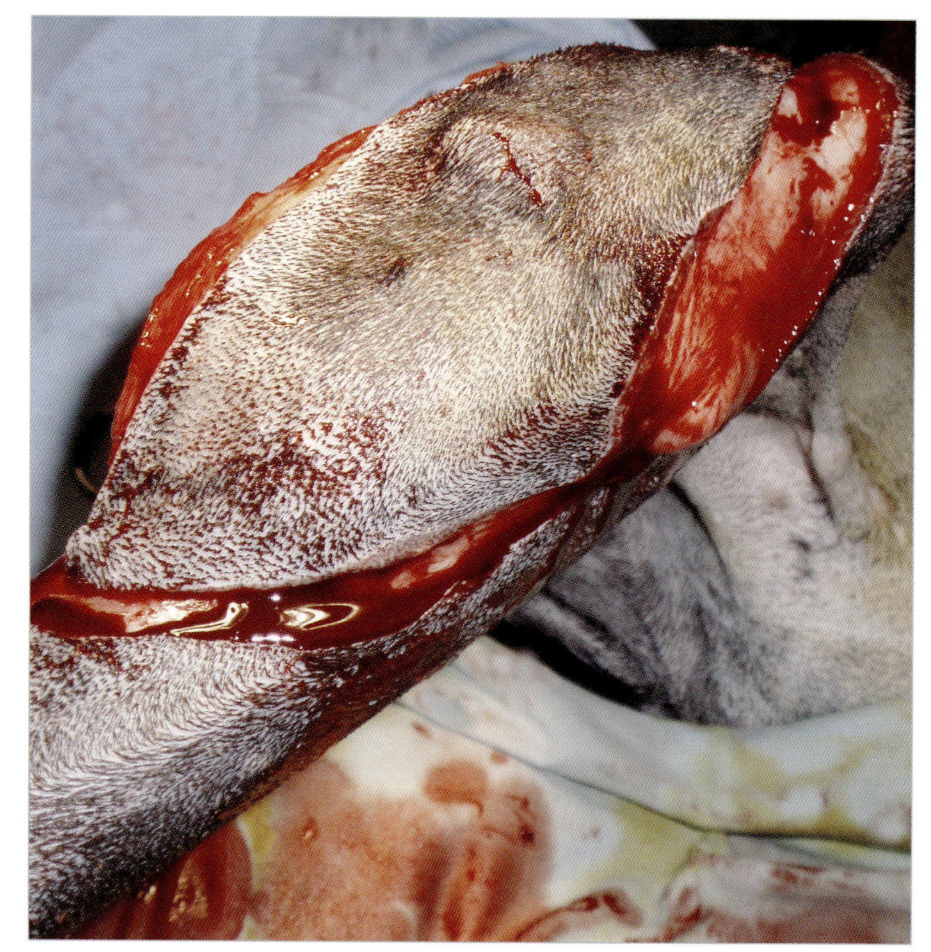

図4　腫瘤を外側面から剥離した後に内側面を切開している。

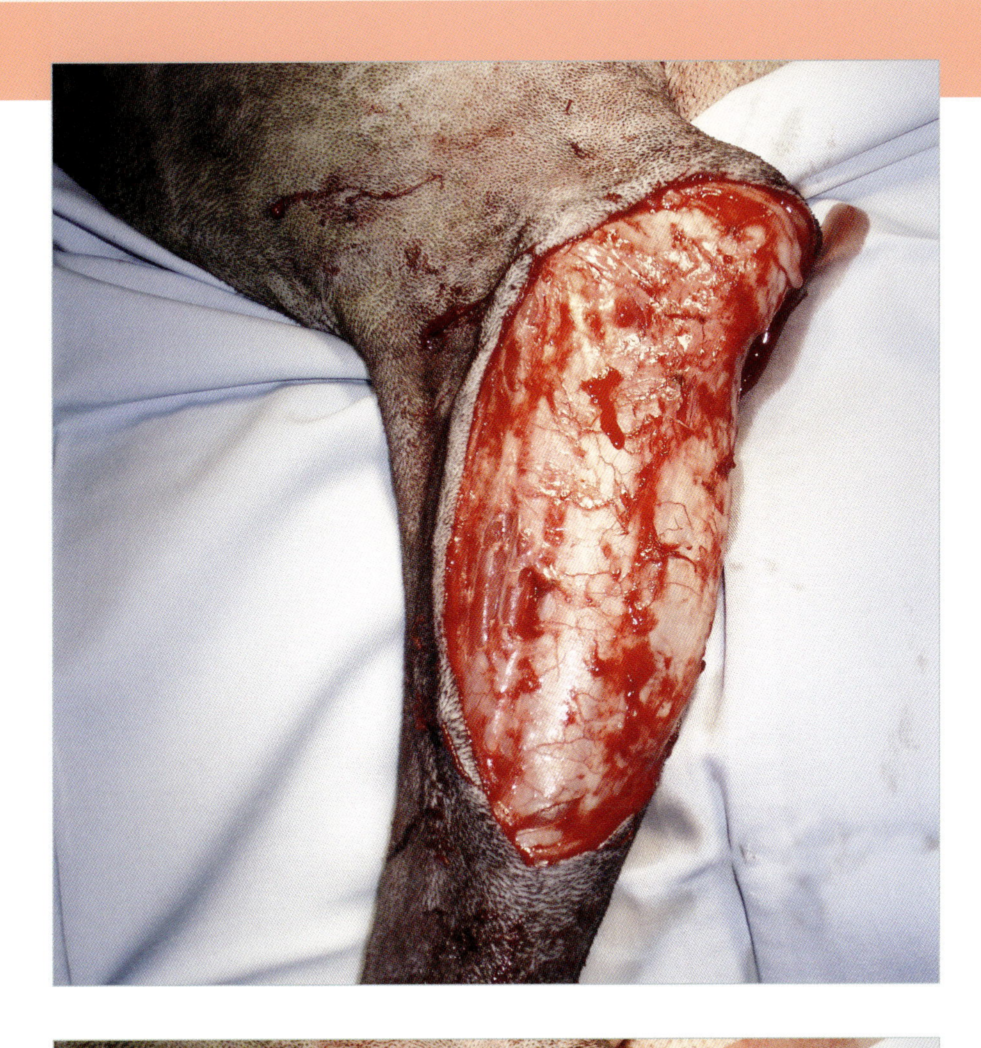

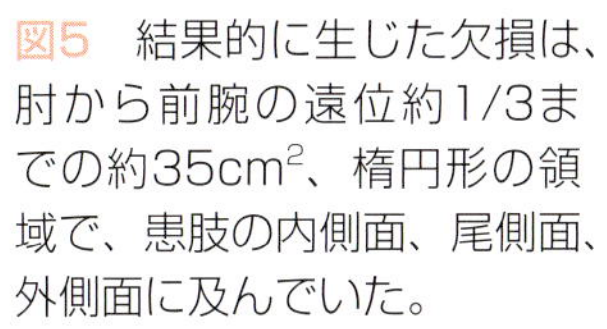

図5　結果的に生じた欠損は、肘から前腕の遠位約1/3までの約35cm²、楕円形の領域で、患肢の内側面、尾側面、外側面に及んでいた。

結果的に生じた楕円形の欠損の修復は、まず創傷の近位と遠位の両端から縫合を始めた（図6）。

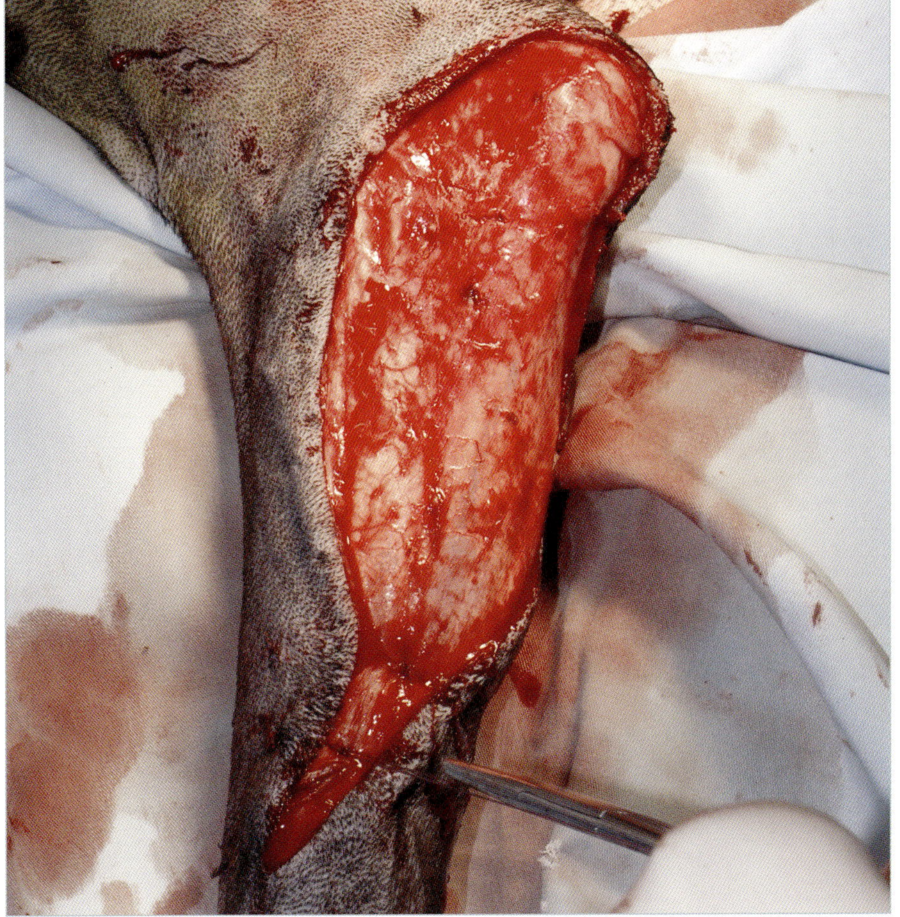

図6　創傷の遠位端から閉鎖を開始し、3-0グリコネート糸を用いた単純結節縫合で皮下組織を縫合した。

最もテンションのかかる中央部は皮膚が寄らなかったため、縫合線の主軸に対して垂直に交わる内側面への切開を中央部に加え、皮膚を移動させて創傷を覆った（図7）。

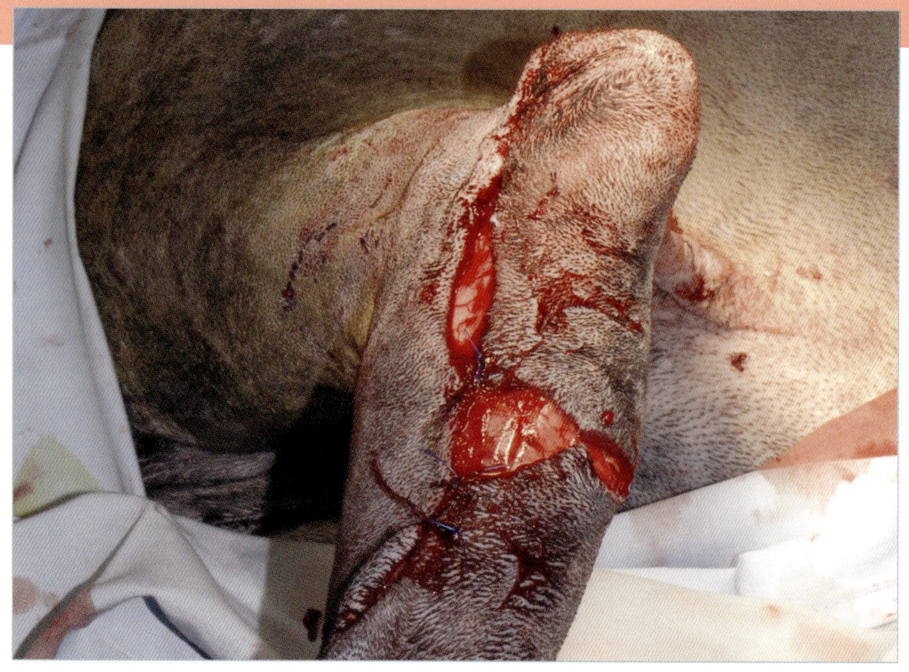

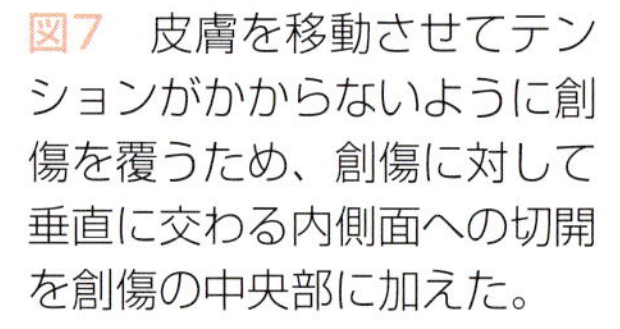

図7　皮膚を移動させてテンションがかからないように創傷を覆うため、創傷に対して垂直に交わる内側面への切開を創傷の中央部に加えた。

皮膚は2-0ナイロン糸を用いた単純結節縫合で閉創したが（図8）、皮膚を縫合する前に、死腔ができないように創傷全域の皮下組織を3-0グリコネート糸で単純縫合した。

術後は抗生物質（アモキシシリン・クラブラン酸）の経口投与を行い、縫合部を10％ポピドンヨード溶液で消毒し、エリザベスカラーを装着した。

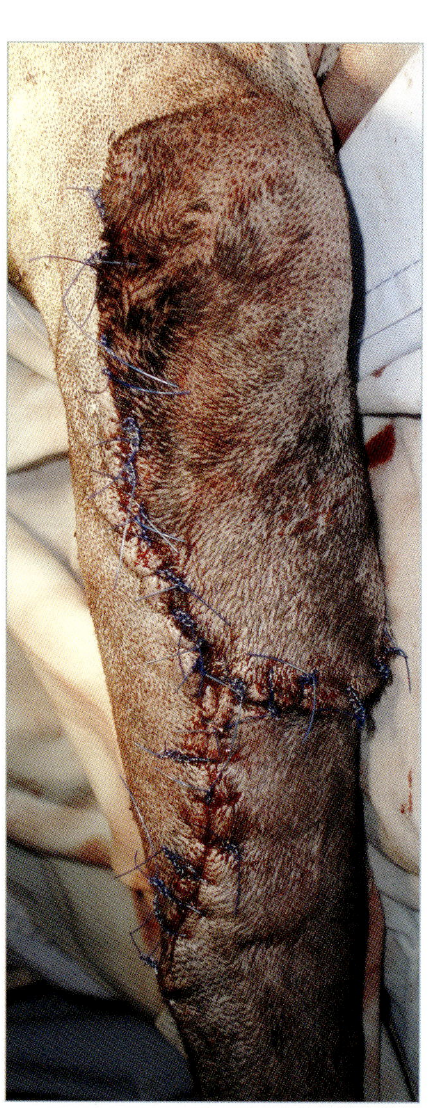

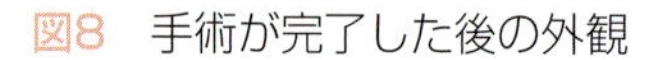

図8　手術が完了した後の外観

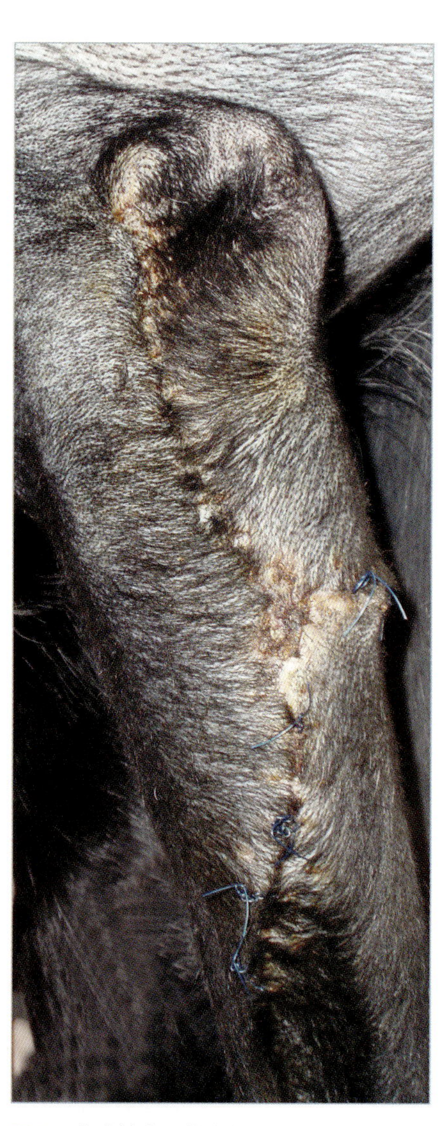

図9　皮膚縫合の抜糸を行った際の患肢の外観

経過

経過は良好で、通常の期間をおいて皮膚縫合の抜糸を行った（図9）。

症例 3.3 / 単茎前進皮弁による後肢の剥離創の治療

Ana Whyte, Carolina Serrano,
Ángel Ortillés, Marc Ardèvol

Dante は6歳齢の雄のスペイン猟犬で、交通事故による右後肢皮膚の剥離を主訴に来院した。

身体検査

症例は落ち着いており、血圧は正常であった。循環器および呼吸器系の聴診は正常で体重は17kg であった。

右後肢に当日自動車にぶつかったことによる剥離損傷を伴う大腿部外側から前方にかけて皮膚の裂傷があった。遠位部に血流障害を伴った皮膚片がぶら下がっていた。内側に向かって皮下組織の分離が認められた。膝には挫傷による筋組織の損傷が認められた（図1）。

創傷管理

症例の評価が終了した後、大量の生理食塩水で傷を洗浄し、その後非刺激性の消毒薬（クロルヘキシジン）を加えて洗浄した。さらに、手術まで組織を温存するためにハイドロゲルを創面に塗布し、非圧迫性の包帯で保護した。抗生物質療法としてセフォタキシムとエンロフロキサシンを処方した。

術式

術野の準備を行い、定法に従ってこの領域を消毒後、皮膚の再建を開始した。

この種の鋭角な損傷は血流障害が生じているため、ぶら下がった皮膚を最初にメスを用いて除去し、創傷の全体の辺縁を再生させた（図2）。

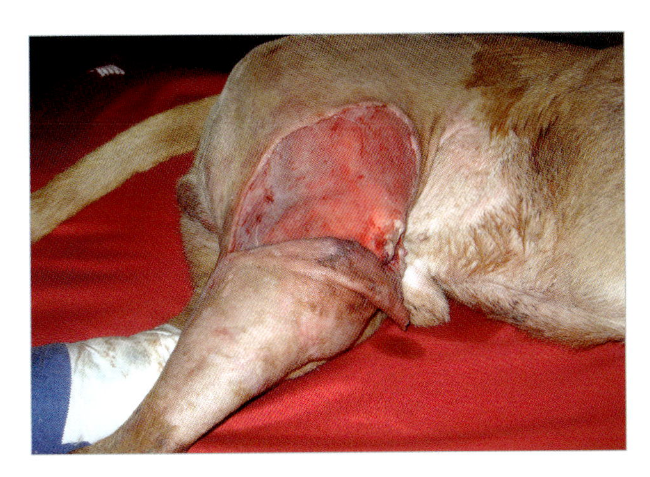

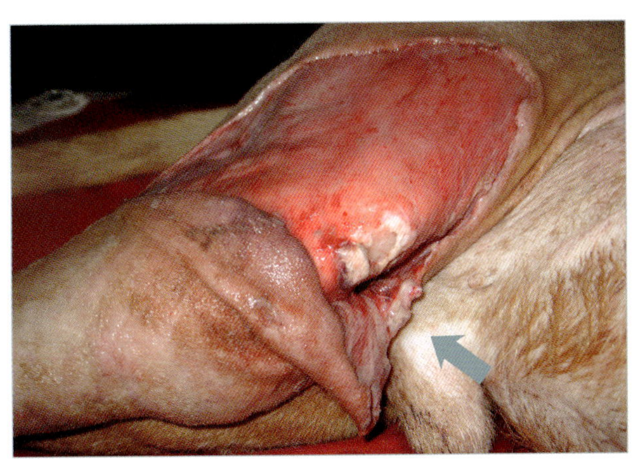

図1　創傷の最初の外観と内側面の裂開（矢印）

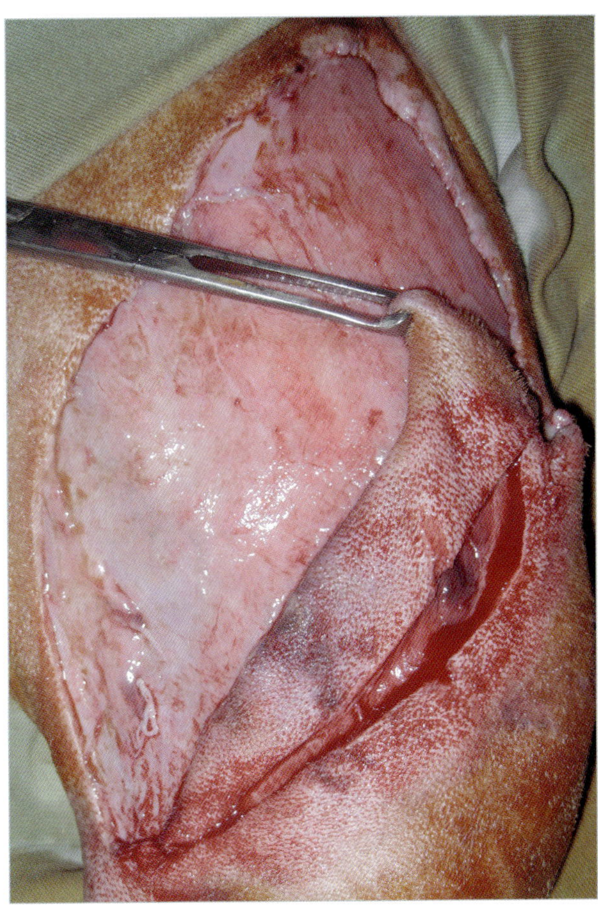

図2　鋭角な損傷部から垂れ下がった皮膚の除去

続いて膝の挫傷を2-0モノフィラメントグリコネート糸による単純結節縫合で修復した。

皮膚再建は内側面の皮下組織を2-0モノフィラメントグリコネート糸を用いて単純結節縫合で近接することにより始めた。次いで、近接縫合を創面の頭側と尾側端に施した。これらの領域を近接後、術創を完全に閉鎖するために縫合線に対して垂直な2つの切開線を作成し、背側面の皮膚を前進させた（図3）。

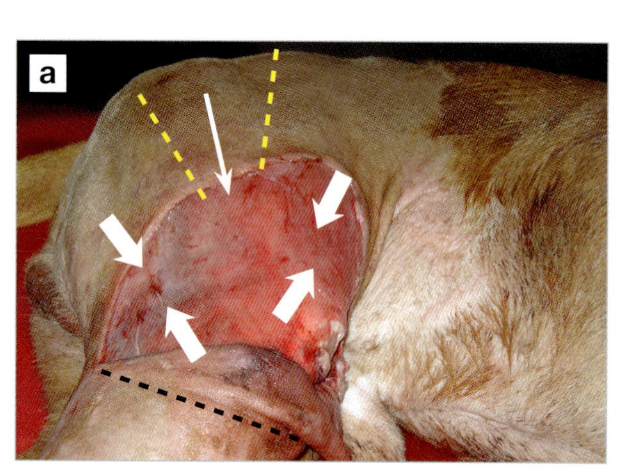

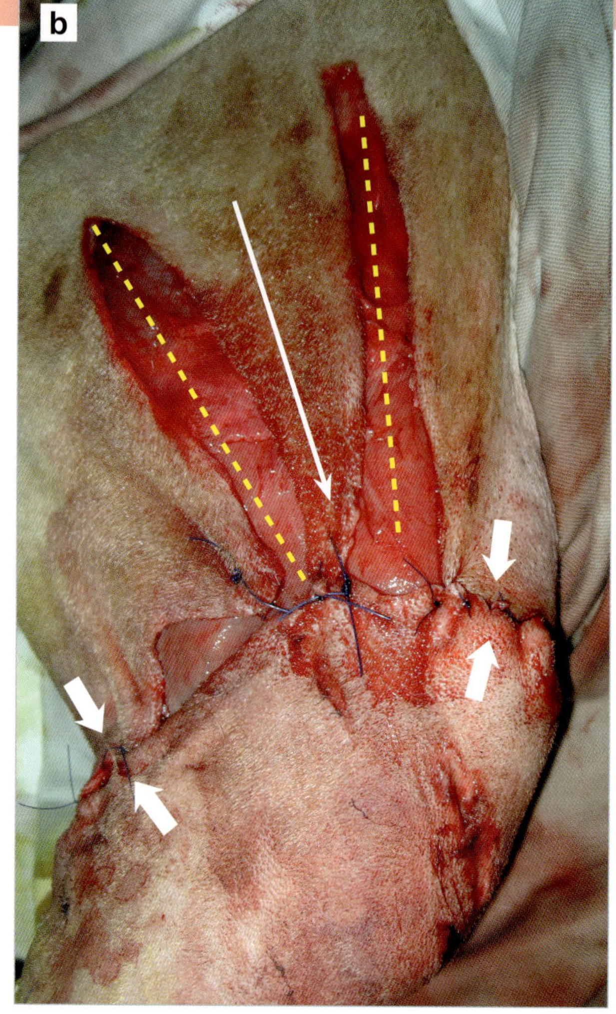

図3　皮膚の移動パターン。白矢印は皮膚の伸展方向を示し、黄色の点線は切開線を示す（aとb）。黒の点線は切除された皮膚を示している（a）。

皮下組織は2-0モノフィラメントグリコネート糸、皮膚は2-0ナイロン糸を用い単純結節縫合で閉鎖した。

皮下組織の完全縫合を行うことが不可能であることを考慮して、死腔を閉鎖するために貫通縫合を行った。これらの縫合は2-0ナイロン糸を用いて実施した（図4）。

術後は10%に希釈したポピドンヨードを縫合線に沿って塗布し、エリザベスカラーを用いるとともに、同様の経口抗生物質投与を継続した。

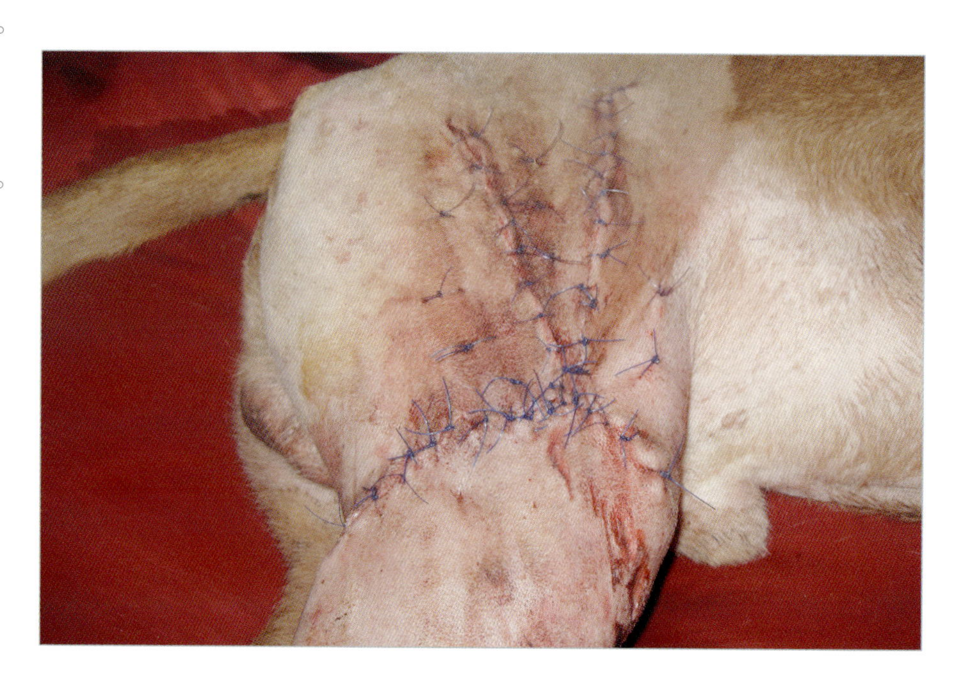

図4　縫合の完了、貫通縫合を示している。

経過

5日目までの結果は満足いくものであったが、前進させた皮膚の遠位部にあたる中央部分に裂開が確認された(図5)。ツボクサエキスとネオマイシンを用いた局所療法により治療した。

この治療により傷は清潔に保たれ感染もなかったが、血管が新生しないことによる壊死が生じた部位は認められなかったので、おそらく膝関節の動きによって裂開部は拡大したと考えられた。

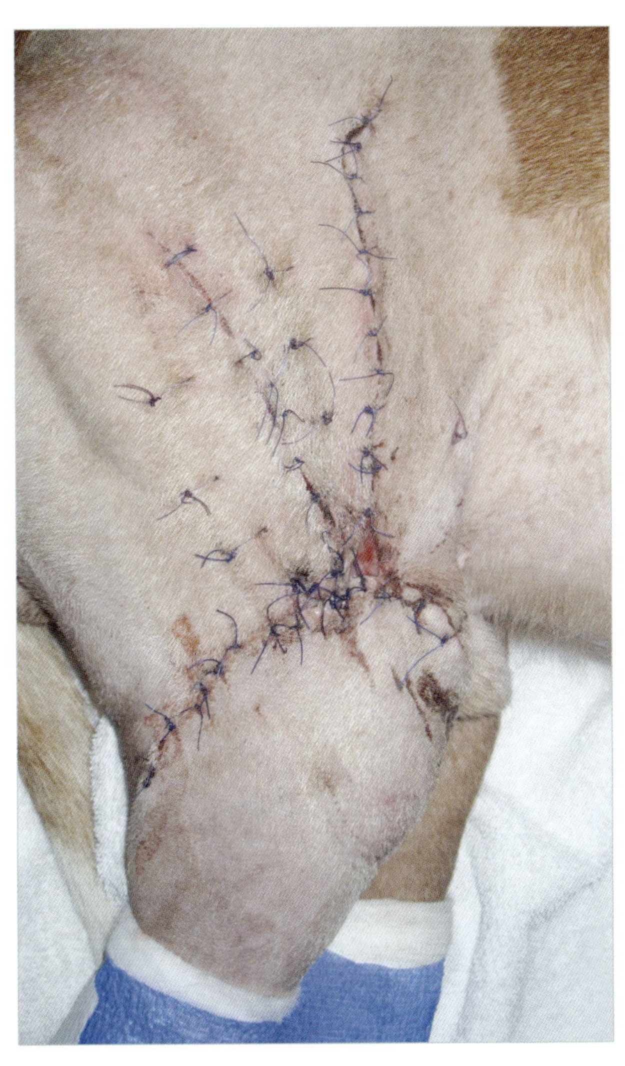

図5　5日後に縫合糸間の合流点に離開が認められた。

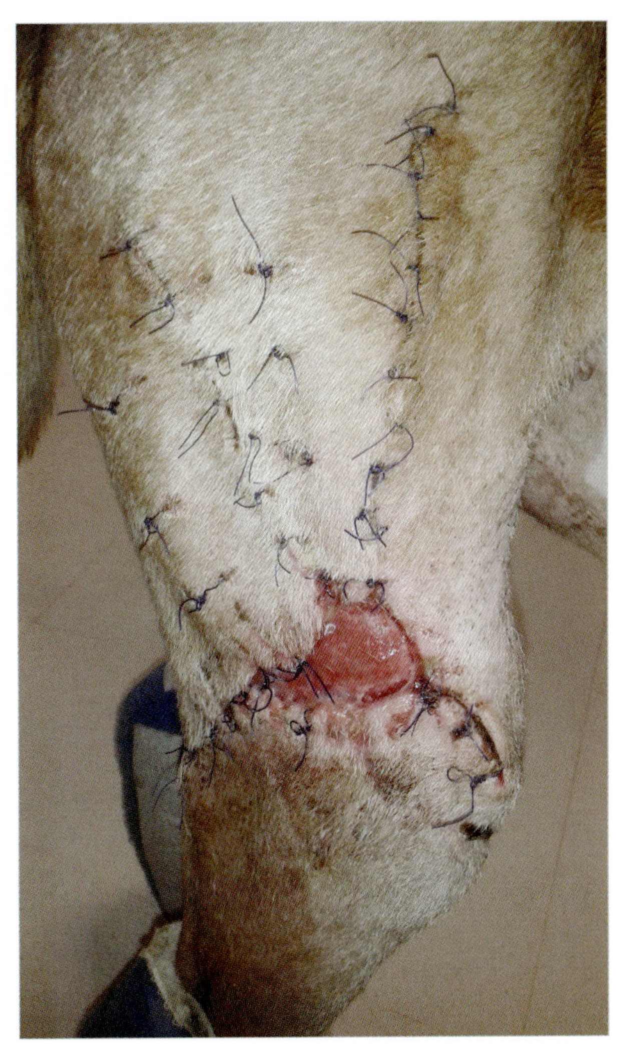

図6　手術12日後の外観

再建術の12日後に縫合糸を除去した。引き続き局所療法を行い、残りの創面を洗浄し、ハイドロコロイドドレッシング材を3日に1回交換した（図7）。

創傷は合併症もなく二期癒合で治癒し、36日後に完全に閉鎖した。図8は3カ月後の肢の様子である。

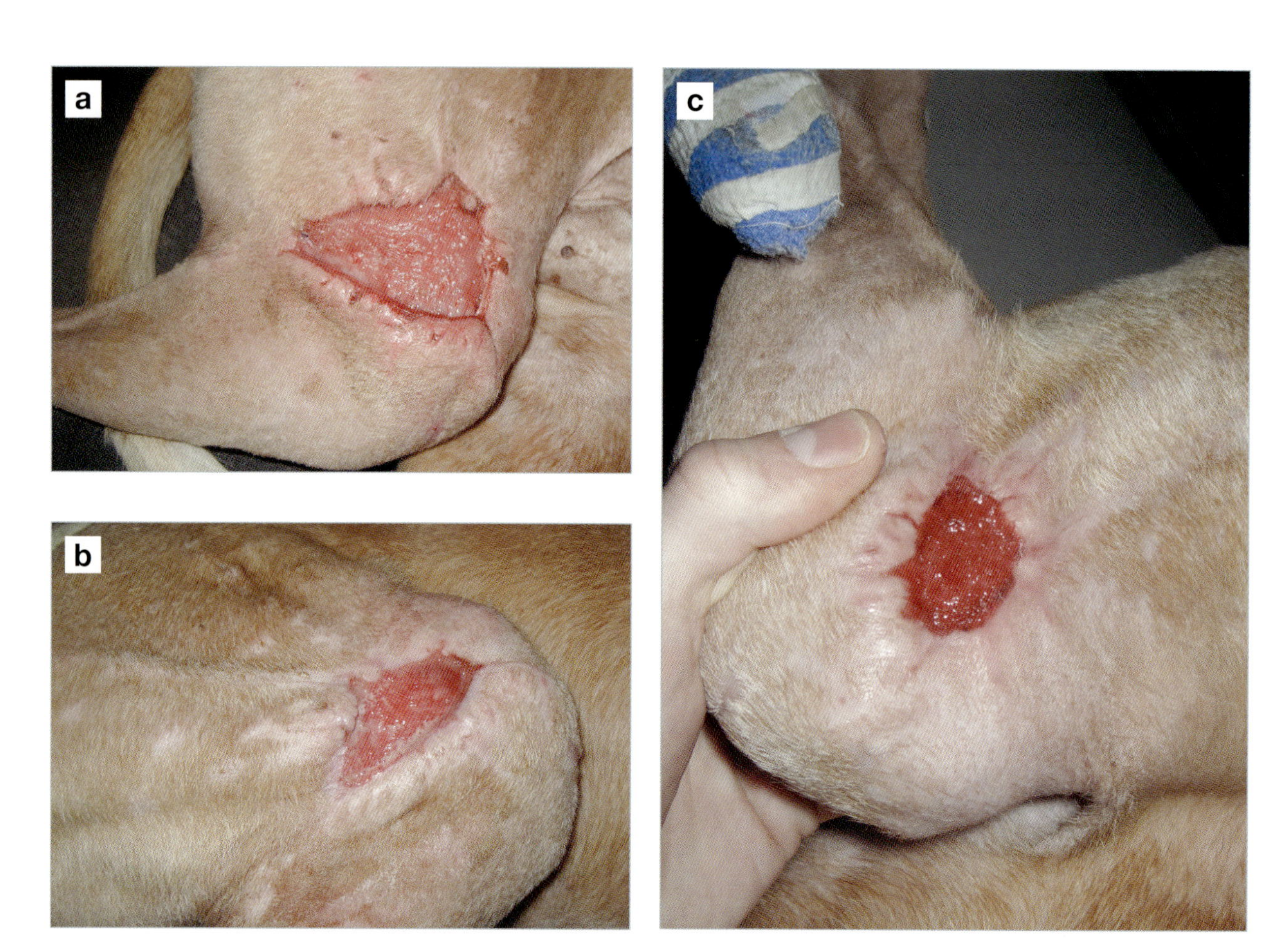

図7　手術から16日後（a）、23日後（b）および28日後（c）の二期癒合による治癒の進行

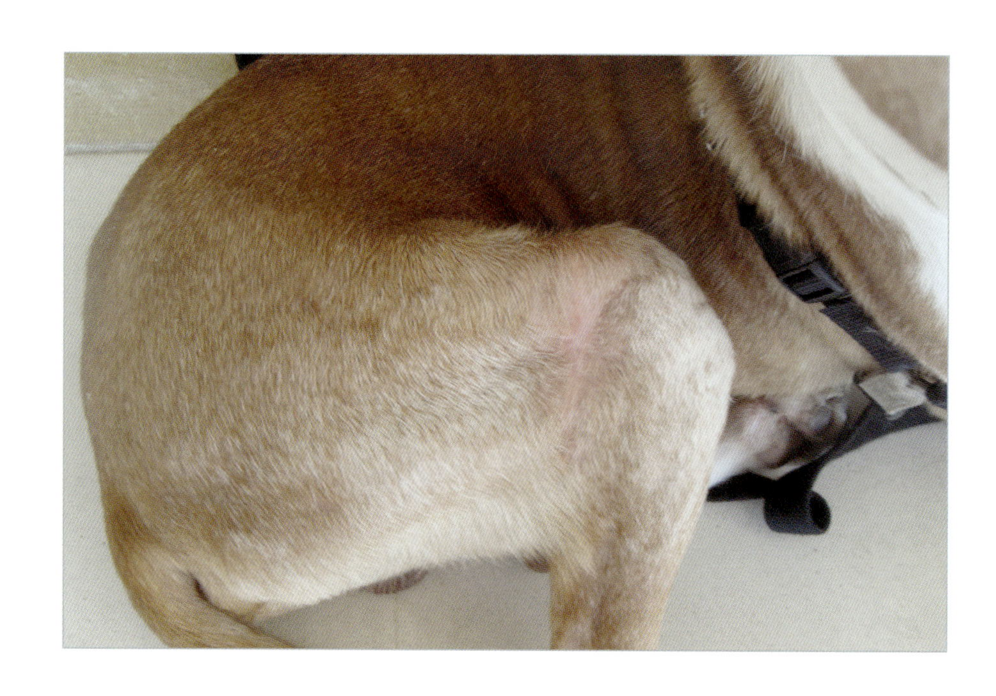

図8　手術3カ月後の外観

症例 3.4 / 前肢遠位の腫瘍の切除

Joaquín J. Sopena, Mónica Rubio,
José Mª Carrillo, Belén Cuervo

Buffy は15歳齢の雄の雑種犬で、前肢遠位に潰瘍化した腫瘍があった。

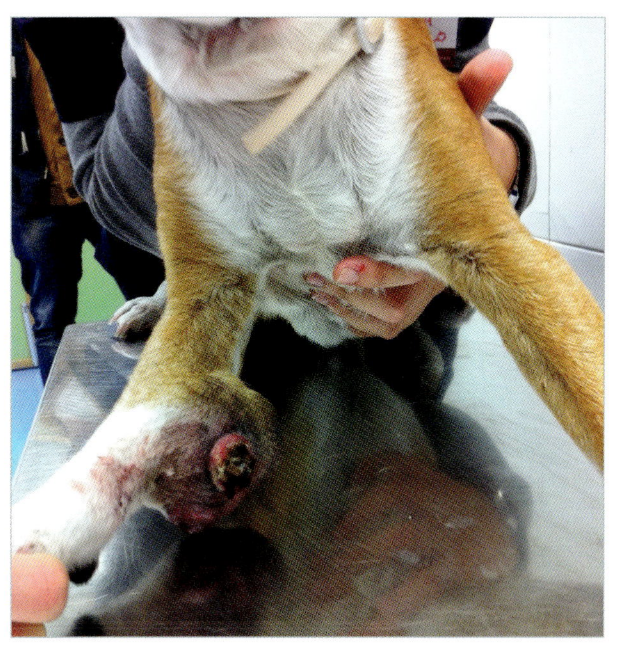

図1　前肢の腫瘍の外観と位置

身体検査

Buffy は老齢の雑種犬で、3年前に前肢の内側面に腫瘍があると診断されていた。FNA で "良性腫瘍" と診断された後は最初は手術せず、腫瘍の進行の経過観察をすることが提案された。この数週間で腫瘍サイズが著しく増大し、年齢と手術手技および麻酔の複雑さを考えて、我々の病院に紹介された。

初診日の検査では、内側に潰瘍を伴う不整形の腫瘍が認められ、大きさは長さ7cm、幅5cmであった（図1）。腫瘤の潰瘍とサイズの増大は前述の数週間以内に生じており、診断のために再度 FNA が必要となった（図2）。

この時点での検査で血管周皮腫が疑われ、飼い主には腫瘍の外科的切除を提案した。

術式

最初は皮膚移植が必要となるような、十分な切除マージンをとって腫瘍を摘出することになると考えた。しかし飼い主と相談し、症例の年齢、腫瘍の存在する解剖学的位置と術後に必要な管理を考えて、最終的にはこの領域の皮膚を最大限利用し、局所の皮弁法で閉鎖を試みるため、切除マージンを小さくして姑息的な方法を行うことと決定した（図3）。

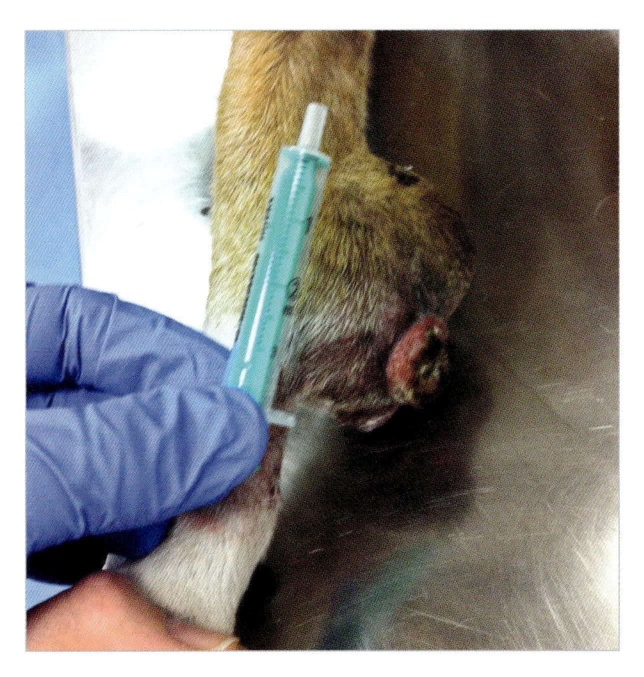

図2　以前の診断はあったがここ数週間で増大が認められていたため、検査として FNA を実施した。

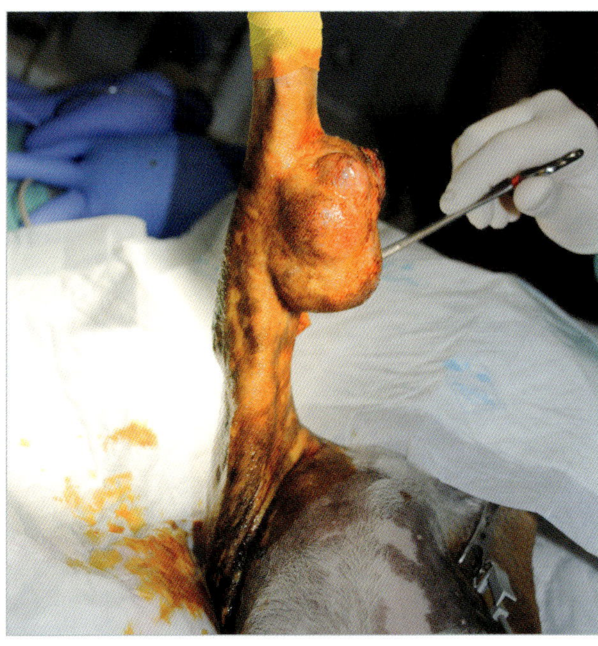

図3　手術の計画を立てるときに術創周囲の皮膚をどの程度前進させられるか評価することは非常に重要である。相当な皮膚の欠損が生じる可能性があると考えるべきである。

術野の準備を行い（図4）、モノポーラ電気メスで腫瘍の辺縁部周囲の切開を行った（図5）。

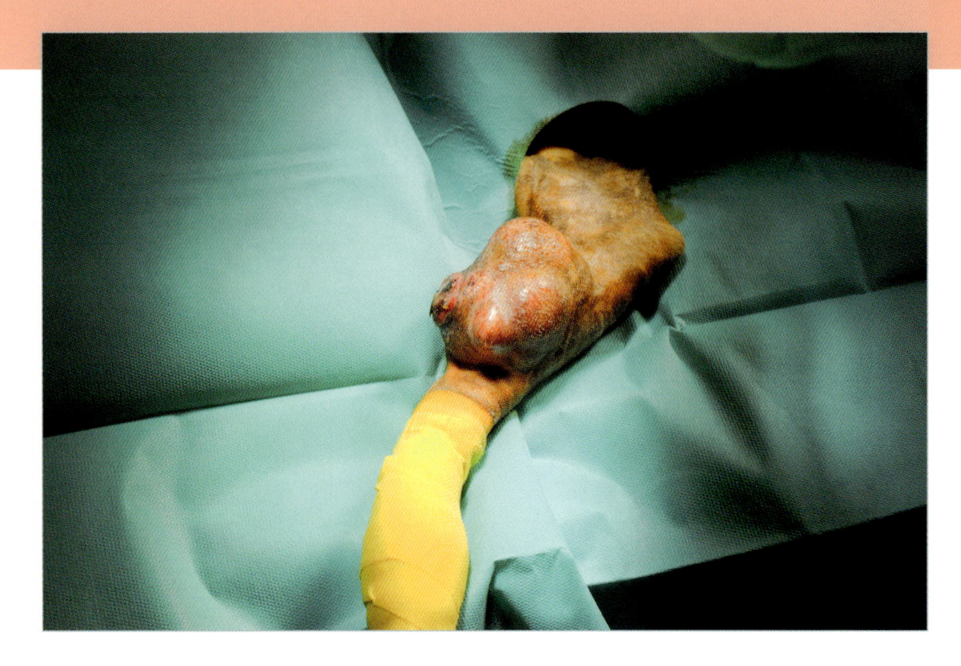

図4　患肢の内側面全体にアプローチできるように症例を右側臥位に保定した。

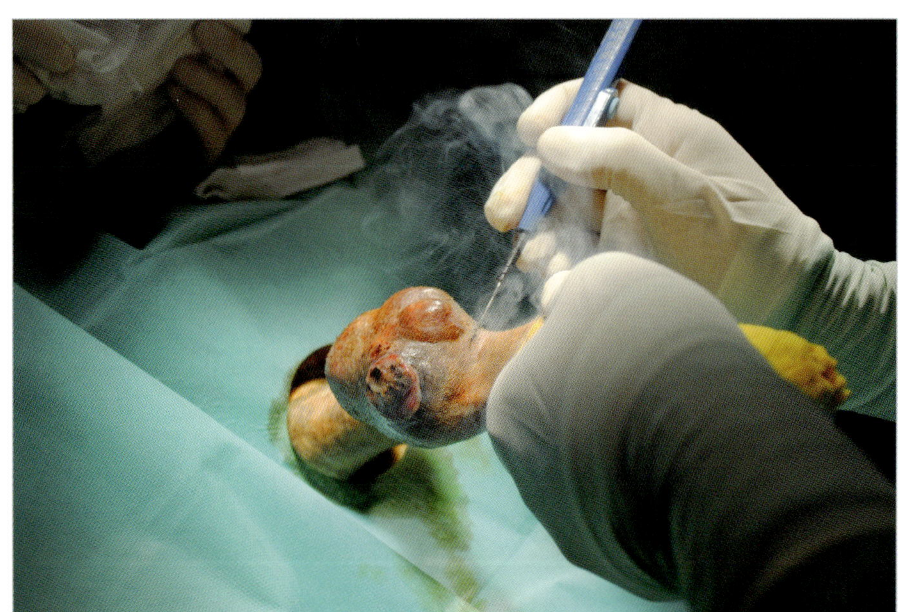

図5　皮膚切開は局所の出血を減らすために電気メスで行った。熱傷の原因となることがあるため、過剰な電流を流さないようにすることが重要である。この症例では“切開”モードを20Wで使用した。

腫瘍を皮下組織から分離して観察したところ、ある程度癒着が認められたものの、深部組織から容易に分離できた（図6）。

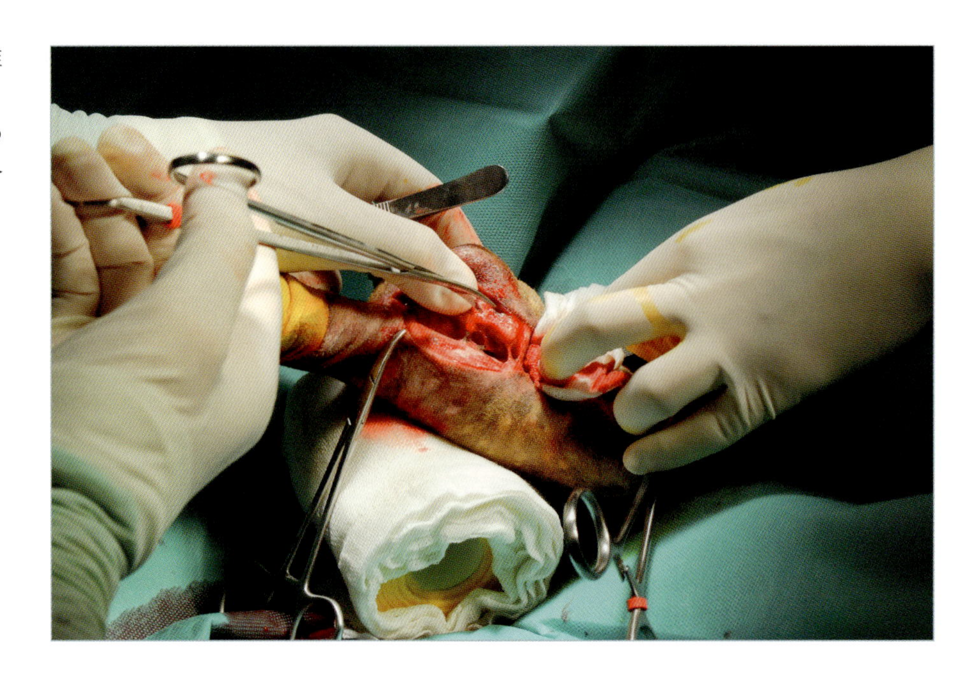

図6　腫瘍の鈍性剥離と切離

鈍性剥離を徐々に進めることで、線維性外被膜の明らかな損傷を生じることなく（図8）、腫瘍全体を切除できるまで剥離した（図7）。

腫瘍を分離した後に生じた術創を評価した。術創は長く（近位から遠位までで約10cm）、横幅は約5cmであった（図9）。この部位での術創の閉鎖は強いテンションと創面側の皮膚のほぼ完全な欠損により困難であった。閉鎖には近位と遠位の皮膚を合わせる2つの単茎皮弁（H形成術）を用いることにした。

近位にはより強い牽引力がかかるため、より大きな皮弁を用いた。これを行うために、近位の術創の辺縁に少し広がるような切開を両側に行い、皮膚を前進させるために皮下組織を分離した（図10）。

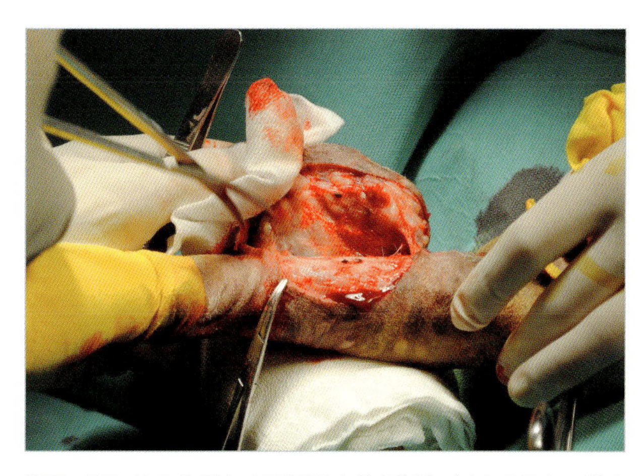

図7　常に鋏の先端を皮下組織と筋組織に向けておき、腫瘍側には向けない。

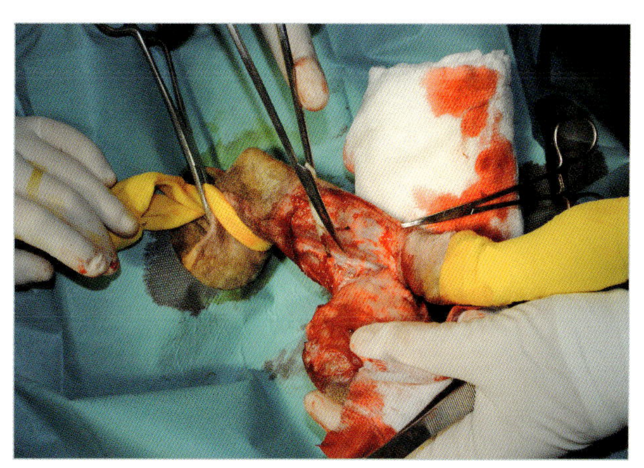

図8　腫瘤を分離後、線維性の外被膜に明らかな損傷がないことを確認した。しかし、広範囲な切除マージンを確保できなかったので、手術マージンはおそらく“ダーティ”である。

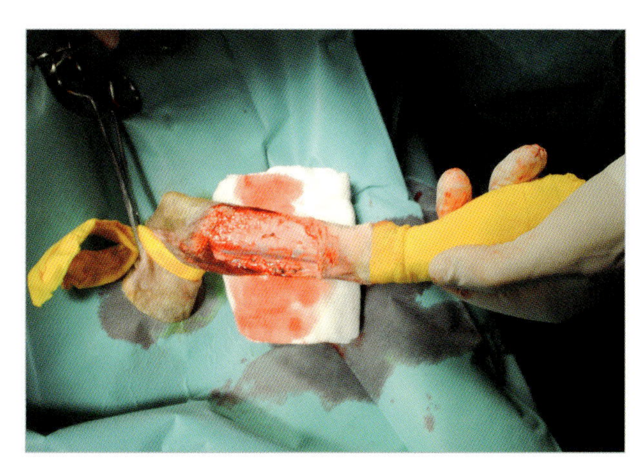

図9　腫瘍切除の結果生じた皮膚欠損。2つの単茎皮弁を計画し、2つのうち大きい方は近位、もう片方は遠位に配置した。

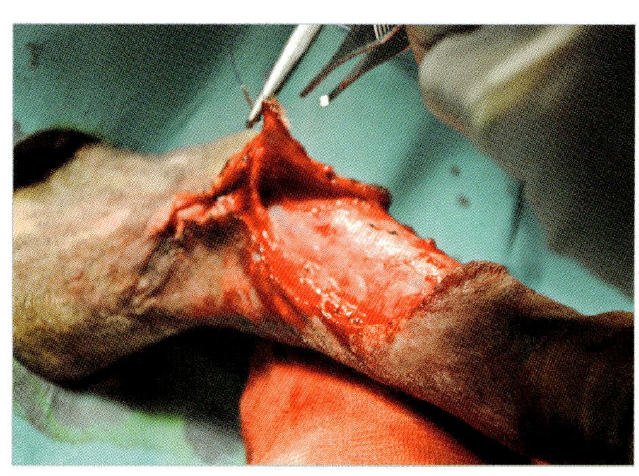

図10　近位皮弁の計画。より多くの皮膚が使えればより広範囲の創面を被覆できる。可能な限り近位まで剥離した。

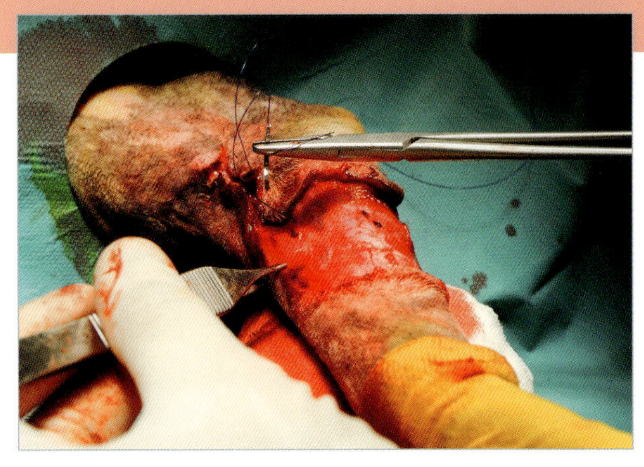
図11　深部組織に皮弁を固定するために正しく前進縫合を行うことが重要で、これにより合併症を減らすことができる。

貯留する滲出液を減らし、治癒を促進するため、皮弁が皮下組織にとどまるように前進縫合を行うことが重要である（図11）。近位の皮弁を縫合することによって創面積を半分に減らすことができた（図12）。

続いて近位より小さい遠位の皮弁を作成することで、創傷はさらに縮小した。欠損部の尾側は完全に被覆されたが、頭側は2 cm弱の間隙が残存した（図13）。両方の皮弁を作成後、形成術の結果生じた尾側の長軸方向の切開線を閉鎖し、最終的な結果を確認した（図14）。創面の大きさは約90%縮小し（図14b）、残りの欠損部は治癒軟膏、3種類の抗生物質軟膏（ポリミキシン、バシトラシン、ネオマイシン）、ポリウレタンフォームと粘着包帯（図15）を用いて保存的に治療することを計画した。術創のケアは24時間毎に繰り返し行った。

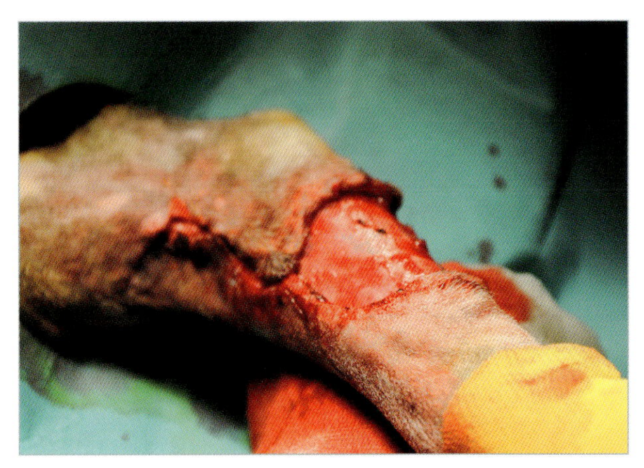
図12　近位の皮弁により欠損の面積が半分に減った。

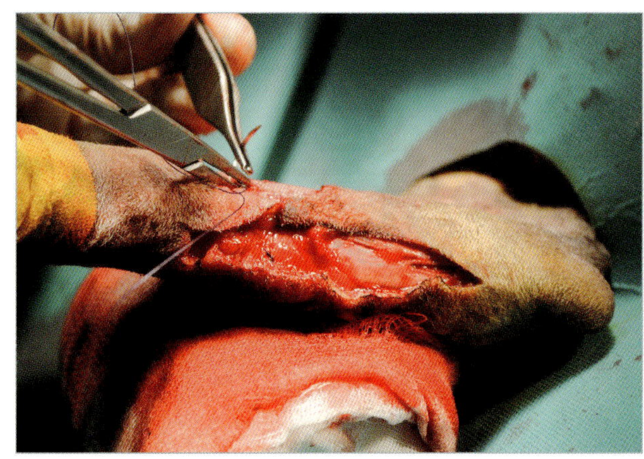
図13　遠位の皮弁により、創傷の尾側領域では2つの皮弁をつなげることができた。

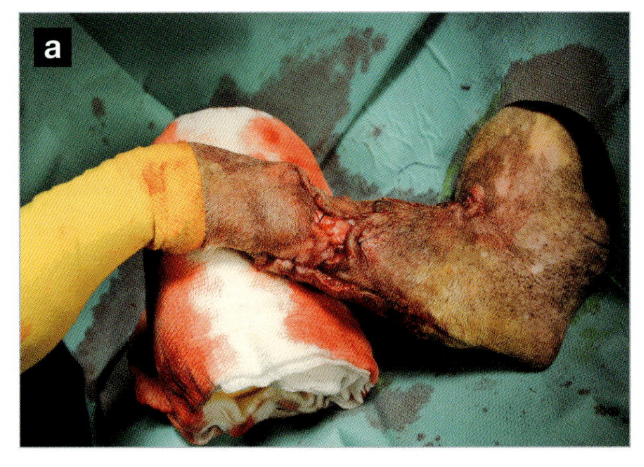

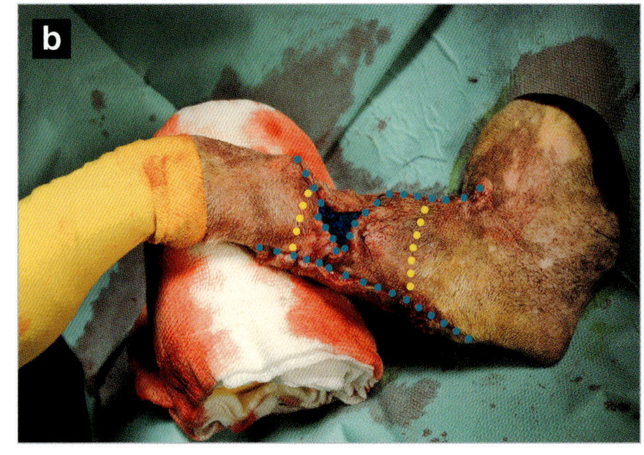

図14　a：すべての皮弁の切開部を閉鎖すると、欠損部の大きさは約90%減少した様子がわかる。b：皮弁の形状は青色の点線、元の創面は黄色の点線、残りの欠損部を黒色で示した。

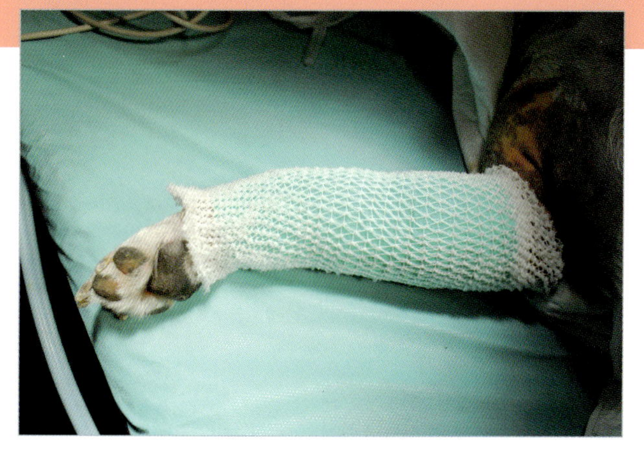

図15　24時間毎に術創のケアを予定し、傷を包んで保護した。

経過

術後7日目の再確認で手術創には正常な反応が認められた。縫合部は正常に閉鎖し、残りの欠損部は（高齢により通常より緩徐であるが）肉芽が形成された。高齢の症例であることを考慮して、皮膚のステイプラーはさらに数日残した（図16）。症例の全体的な外観や患肢の血管あるいは機能的な問題は認められなかった（図17）。

半分のステイプラーを10日後に除去し、残りは14日後に除去した。術創は内側面（図18）と尾側面（図19）で正常に閉鎖し、退院後、残りの欠損部の管理を継続した。

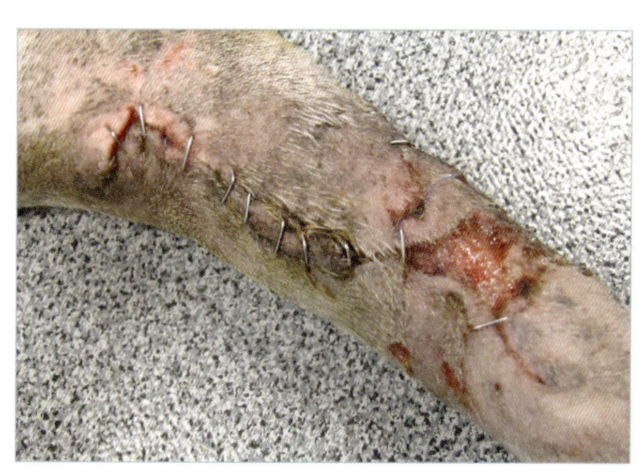

図16　7日後の傷の外観

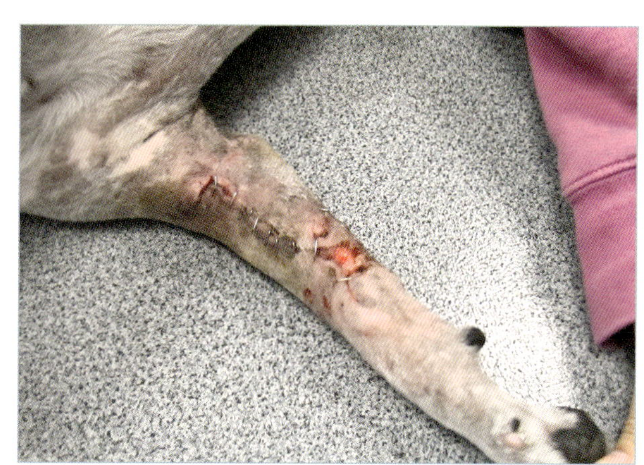

図17　術後1週間の患肢の機能と外観は良好であった。

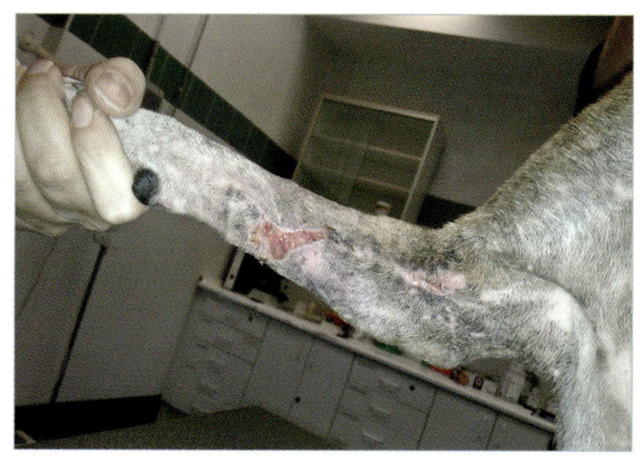

図18　2週間後に皮膚のステイプラーを除去し、創傷は良好な状態であることが確認された。患肢の内側観

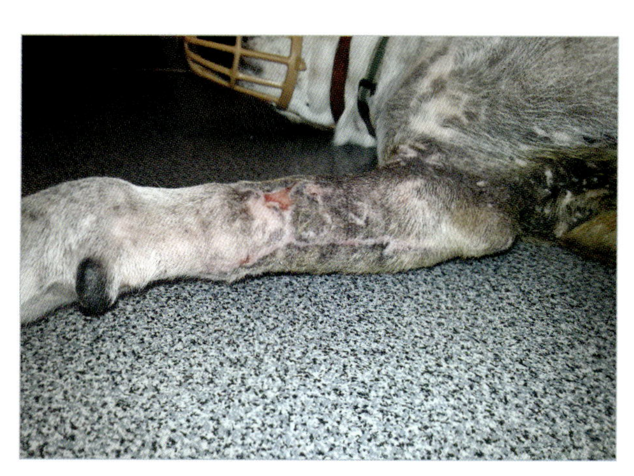

図19　2週間後の尾側観

症例 3.5 / 右腸骨領域の創傷に対するH形成術

Mariluz Ortiz, Joaquín J. Sopena, José Mª Carrillo, Mireia García

Alaskaは、雌のアラスカン・マラミュート系の成犬で、右腸骨領域の原因不明の外傷で受診した。

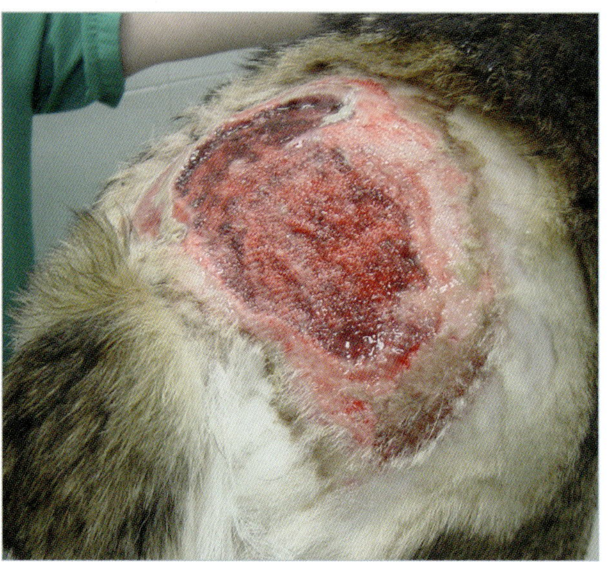

図1　来院時の症例の創傷部の外観。感染、軟化、慢性の肉芽組織が見られる。

身体検査

Alaskaは、原因不明の重度外傷による大きな創傷のために動物保護団体から病院に紹介された。創傷は既に治療されており、慢性の肉芽組織に覆われ軟化し創傷の辺縁部は反応し、病巣周囲には皮膚炎と感染が見られた（図1）。受傷の原因は不明であったが、明らかに数日経過している様子が見られた。

創傷管理

まずは創傷部の局所的な状態を改善するための保存療法を行い、次いで形成外科手術を行うこととした。感染が除去されるまで、機械的デブリードマン（20mlシリンジと黄色いハブの針（20G注射針）を用いた低圧での生理食塩水による洗浄）、3種類の抗生物質（ポリミキシン、バシトラシン、ネオマイシン）入りの軟膏の塗布およびポリウレタンフォームによる滲出液の管理によって感染のコントロールを24時間おきに行った。

2週間の治療の後、感染はなくなったと思われたが、とくに創傷の遠位部を中心に瘢痕組織が多く、これ以上の縮小は期待できないと思われた。肉芽組織は健康的で均質であり、病変周囲の皮膚も形成外科を計画するのに十分良好な状態であった（図2）。

術式

術野を確保した後に、実施手技を計画した。創傷部は長方形として対処でき、2辺の長辺に沿って十分な皮膚が確保できることから、創傷部の頭側および尾側それぞれの単茎皮弁を計画した（図3）。

まず活性のない創傷辺縁の除去を行った。これにより組織を再活性化させることができ、新しい皮膚の辺縁がより素早く回復することができる。創傷周囲の線維性の領域をメスによって切除した（図4）。切開を終えた後（図5）に、創傷周囲の皮膚を取り除いた（図6）。

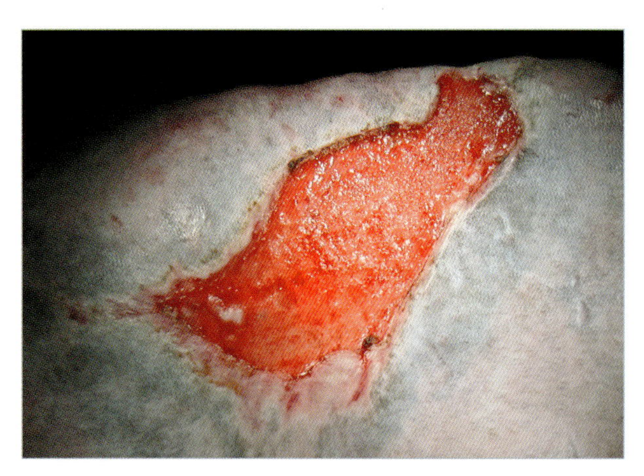

図2　2週間の保存療法の後、周囲の皮膚と肉芽組織は健康的となった。

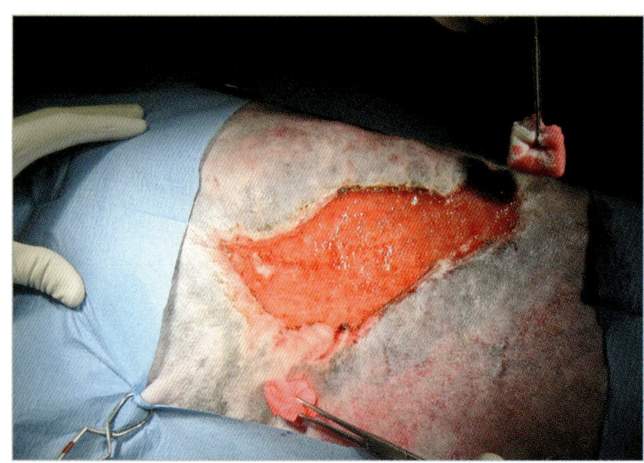

図3　術野の準備と実施手技の計画

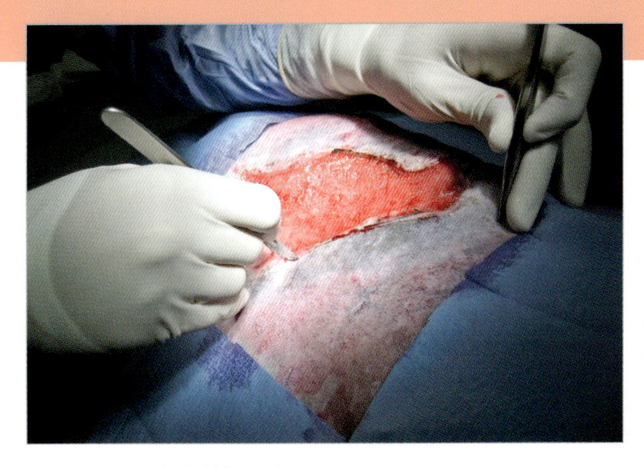

図4　メスによる創縁の除去

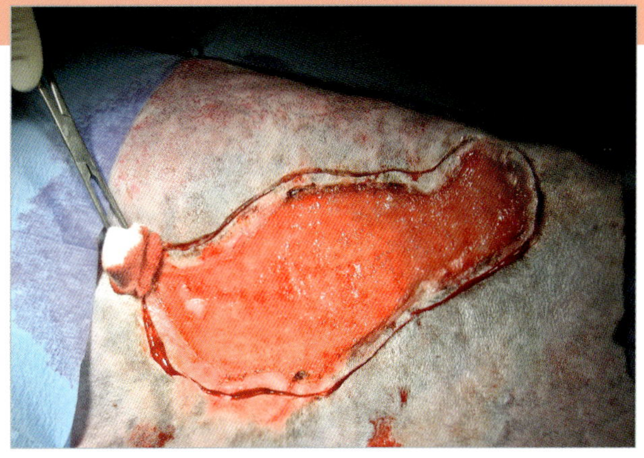

図5　線維性の領域に注意して活性のない辺縁をすべて含むように除去する必要がある。

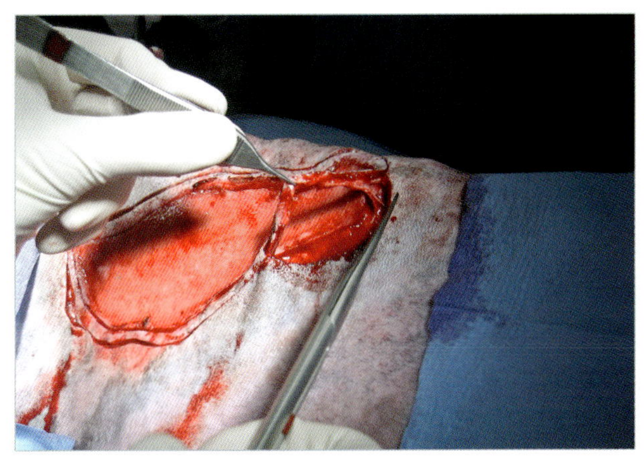

図6　切除は創縁を再活性化させるためであり、これにより形成外科手術後の治癒を促進することができる。

切除した皮膚に加え、線維性組織から切り離した皮膚にテンションがかかり皮膚縁が牽引されることによって、創傷部は非常に大きくなる。

肉芽組織の表層を取り除き組織を再活性化させるために、肉芽組織の表面に対して掻爬も行った（図7）。その後、最終的に行う術式を選択した。本症例で用いた外科手技は頭側および尾側からの2つの単茎皮弁であり、これらを創傷部中央へ前進させることで閉創が可能となる。皮弁はやや大きなサイズとし、血行障害を避けるために注意深い操作が必要となる（図8）。

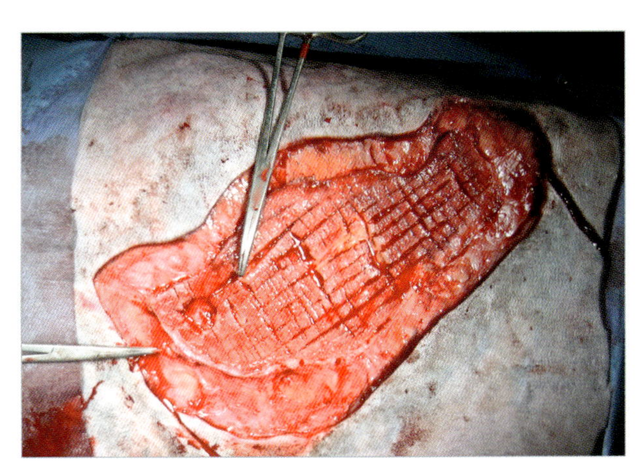

図7　肉芽組織の表層を掻爬したりメスを用いて格子状に切開することで肉芽組織の再活性化も行う。

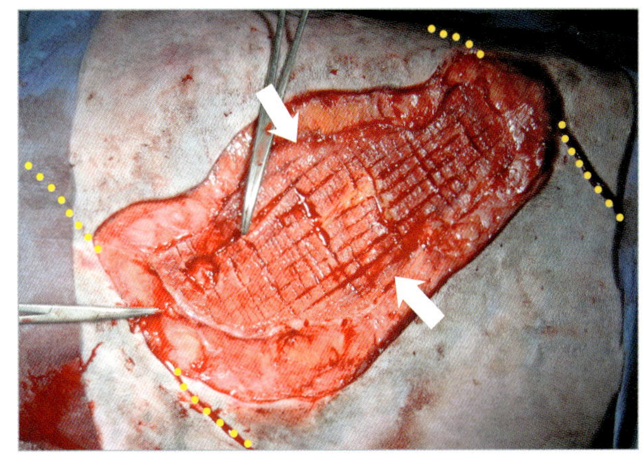

図8　創縁の除去を行うことで創傷は非常に大きくなる。ここで手技について再度検討し、詳細に計画を立てる。点線は皮弁を形成するために必要な切開線を示し、それらを矢印の方向に牽引する

側方に切開を加え、皮弁を挙上させた。その際、体幹の皮筋を含むすべての皮下組織を皮弁に含み、血流を確認するように細心の注意を払う。皮膚を損傷しないように注意深く操作することが基本である（図9）。皮膚をどれだけ移動させればよいか決定するために、皮弁が創傷部を閉鎖するために十分な大きさか両者を合わせてみる。

皮弁が十分な大きさであると思われたら縫合を開始する。モノフィラメント合成吸収糸を用いた前進縫合を行う。皮弁をその表層全体を覆うように引き延ばす際のテンションを分散させるために前進縫合は重要である。これにより最終的に縫合線にかかるテンションはほとんど無くせる（図10）。

閉創する過程で、皮弁にかかるテンションが創傷部を閉鎖するのに問題ないか、たとえばかかるテンションが適正かどうか、繰り返し確認していく（図11）。これは前進縫合によって皮膚縫合を行う縫合線には、テンションがかからない状態で皮弁同士の皮下組織の断端が縫合できることを意味する（図12）。

皮膚のヒダは皮弁の断端によく見られる（図13）。これらは皮弁と隣接する皮膚の間のテンションの差異で生じる。これを避けるにはBurowの三角として知られる方法があり、皮弁を完成させる前に取り除く。あらかじめ避けることができなかった場合は皮膚と同じ高さで簡単に切除できる。これによりBurowの三角によるものと同じ結果が得られる（図14）。

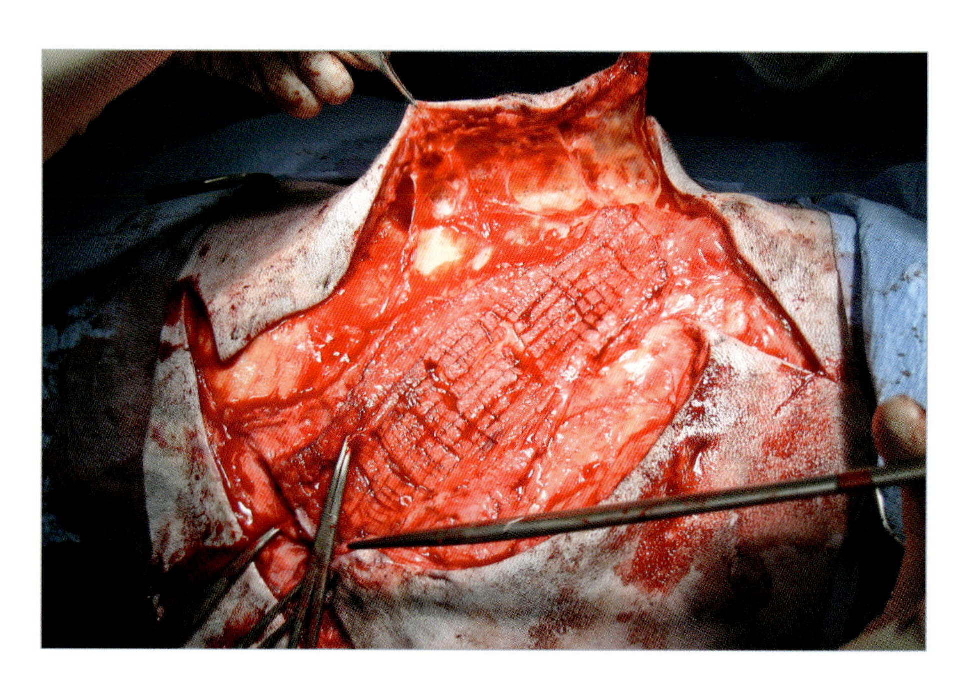

図9　皮弁は注意深く取り扱う。皮弁には皮下組織を必ず含むようにする。

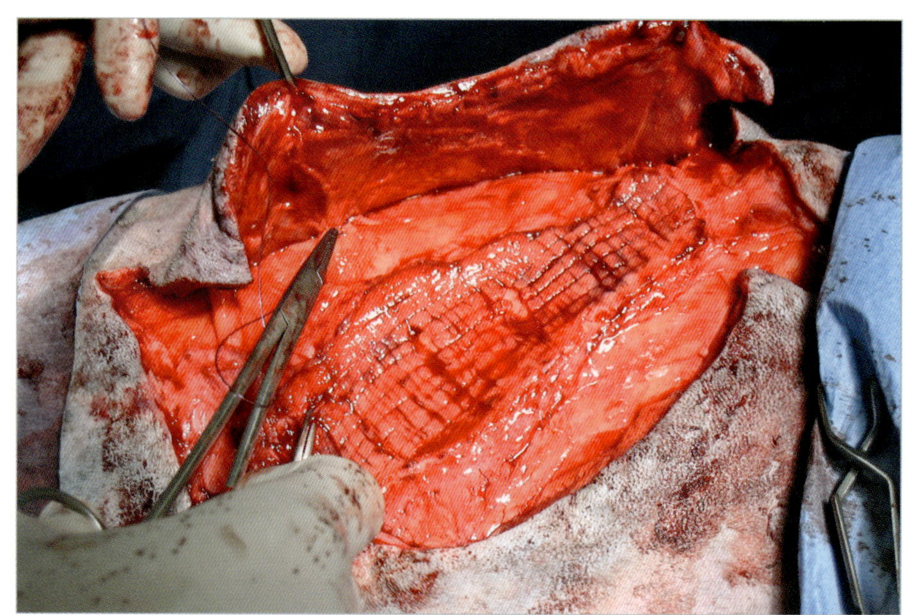

図10　皮弁を表面全体に引き延ばすことで起こるテンションを分散させるために前進縫合を用いることが重要である。

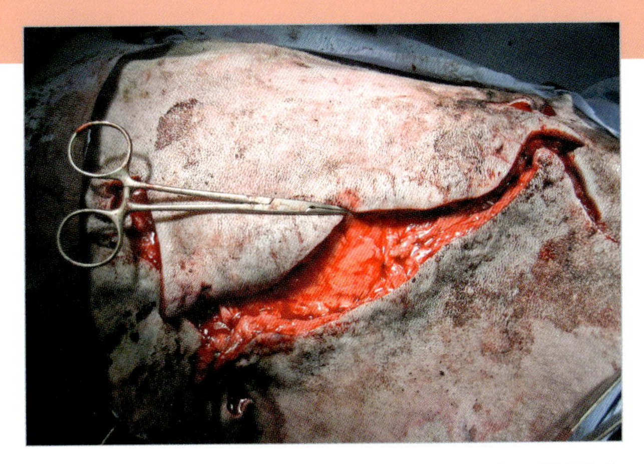

図11　縫合線にかかるテンションを避けるために前進縫合を行う際に、何度も皮弁を確認することが勧められる。必要があれば効果的でない縫合は位置を変える。

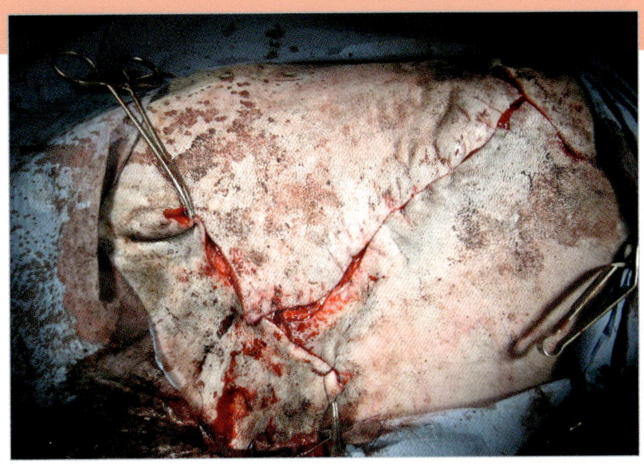

図12　前進縫合が完了し皮下組織の縫合が終わると皮膚の創縁にテンションがかかっていないことがわかる。

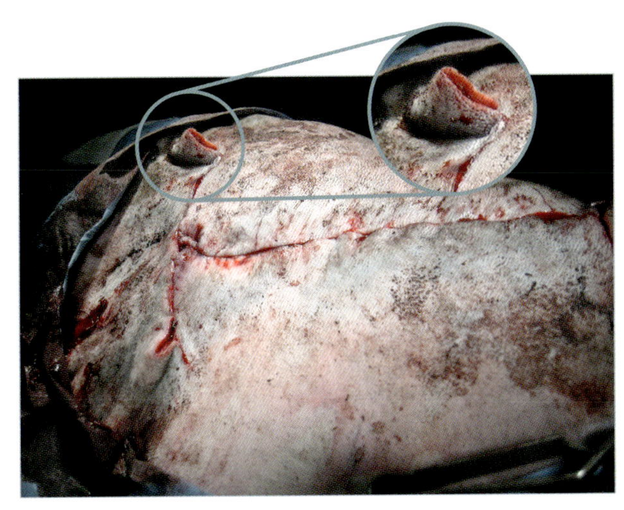

図13　皮弁の端にできるヒダや皺が最も多い合併症である。

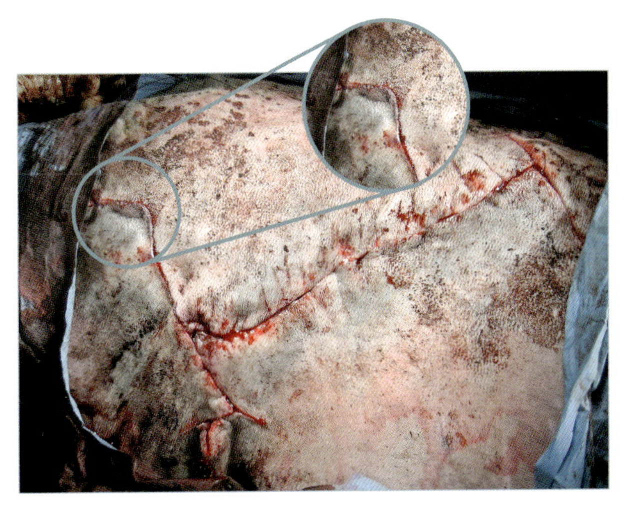

図14　これらはBurowの三角を切除することで、あるいはヒダの組織を鋏やメスで切除することで解消できる。

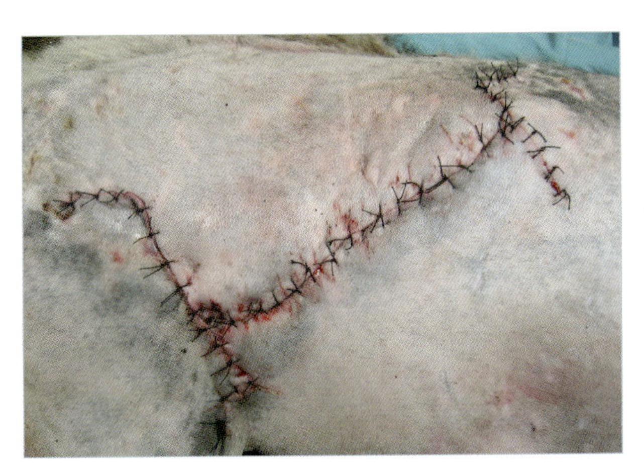

図15　皮膚縫合を終えた後の形成術の完成形。これらの縫合はゆるめに行うべきである。さもないと術後の皮膚の炎症による過剰なテンションが合併症につながる。

最後に皮膚縫合を完了させる。本症例では0号の縫合糸を用いた単純結節縫合を行った。
モノフィラメント合成縫合糸による結節縫合や、十字縫合あるいは皮膚用ステイプラーも使用できる（図15）。

経過

術後の処置は定法に従い、とくに創傷部に動物が触れないように注意を払う。抜糸は10日後に一括で行うか、あるいは2段階で半分を8～10日後に残りを2週間後に抜糸する。

症例 3.6 / 背部の慢性化した咬傷

Joaquín J. Sopena, Mariluz Ortiz, Mónica Rubio, Déborah Chicharro

Lolaは5歳齢のウエスト・ハイランド・ホワイト・テリアの雌で、3カ月経過した背部の咬傷で来院した。

身体検査

Lolaは背部の慢性化した咬傷で来院した。数カ月前に他の犬に咬まれ創傷が生じたが、速やかに洗浄と感染除去の処置が施され、背部の裂傷は縫合された。数日後、縫合創が裂開したため保存療法を行った。2カ月間の治療後も創傷は治癒せず、そのため十分な期間を経ても治癒しない場合は外科手術を考慮する方針となった。

初診時には胸部背側正中に長円形の創傷が見られ、正中線方向に長く6×4cmであった（図1）。さらなる検査により創傷部の両側、とくに右側に死腔が存在していることが明らかとなり、これが治癒を阻害しているであろうと考えられた。創傷部の状況や治療経過から、形成外科手術による閉鎖が計画された。

創傷管理

手術に先立ち、肉芽組織の状態を改善するために保存療法を7日間行うこととした。治療として、低圧での（20mlシリンジと黄色いハブの針を用いた）生理食塩水によるデブリードマンと抗生物質軟膏（ネオマイシンとツボクサエキス）の塗布を行い、3種類の抗生物質（ポリミキシン、バシトラシン、ネオマイシン）付きのメッシュガーゼ、ポリウレタンフォームとキャストパディング材で創傷部を覆った。この処置は外科手術まで毎日行った。この治療によってより均質で健康的な肉芽組織となった。また創縁にはひきつれがあり、頭側に1箇所、尾側に2箇所の瘢痕が見られ、これらは皮膚の可塑性に影響すると考えられた（図2）。

術式

創傷部に対する術前の管理や周囲の皮膚の様子から、創傷部の側方の皮膚を閉鎖に用いることがよいと考えられた。そのため大きな術野を準備した（図3）。

創縁の活性が低いことから、創傷の周囲を約7～8mm幅で切除した（図4）。剥離した皮膚を除去した後に、閉鎖が必要な創の実際の大きさが評価できるようになる（図5）。この時点で閉創に用いる皮膚の可動性を再評価することが重要である。これにより皮膚の可動性もまた改善される（図6）。同様に創部の右側に見られていた死腔も再評価したところ、より深いものであることがわかった。確実に治癒させるために、皮下組織の状態を評価することが必要であった（図7）。

その後、閉鎖法を計画した。体幹の両側の皮膚が使用できることから創傷部を四角形として扱うこととした。そのため閉創に用いる皮弁は創傷部の両側からの単茎皮弁とした（図8）。テンションなく閉創するためには、可能な限り皮膚を移動させることが必要と考えられた。

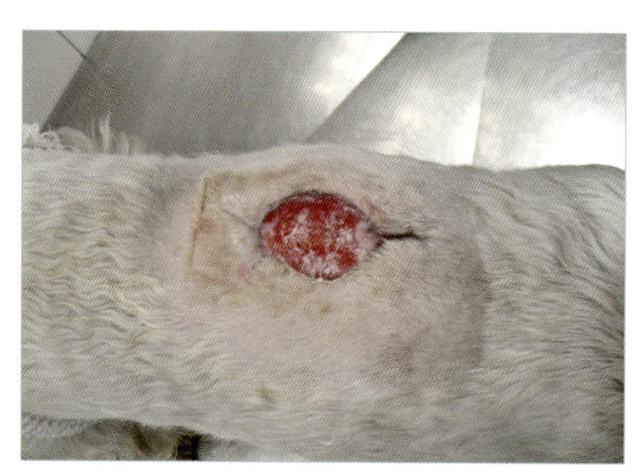

図1　受傷から3カ月が経過した来院時の咬傷部の様子

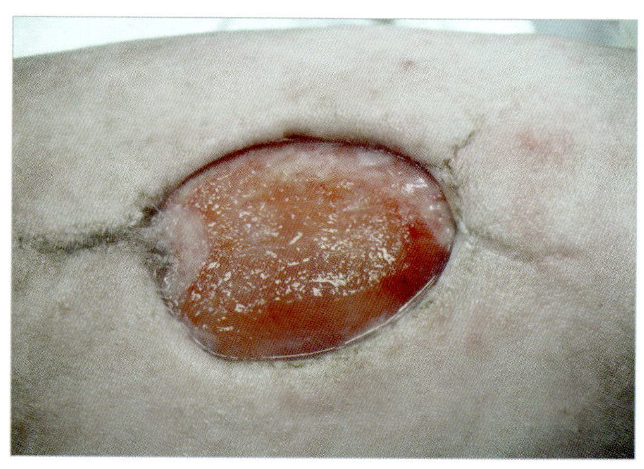

図2　手術に向けた7日間の保存療法後の創傷部の外観。瘢痕があることがわかる。

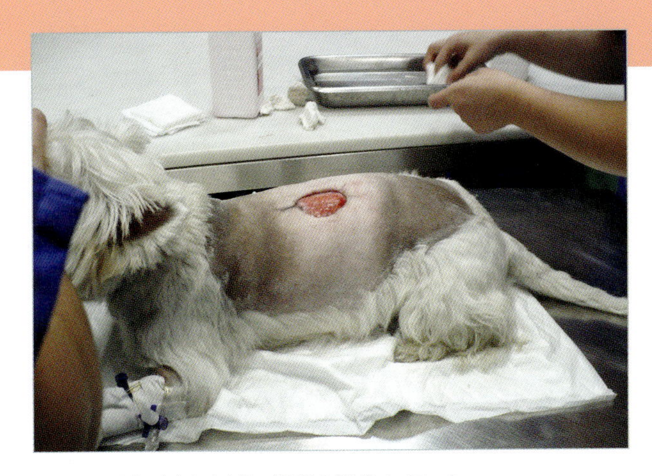

図3　両側の側方全域に術野の準備を行った。

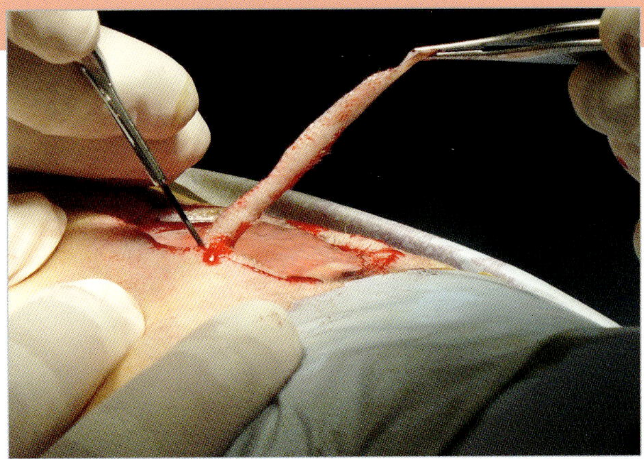

図4　メスによる創縁の除去

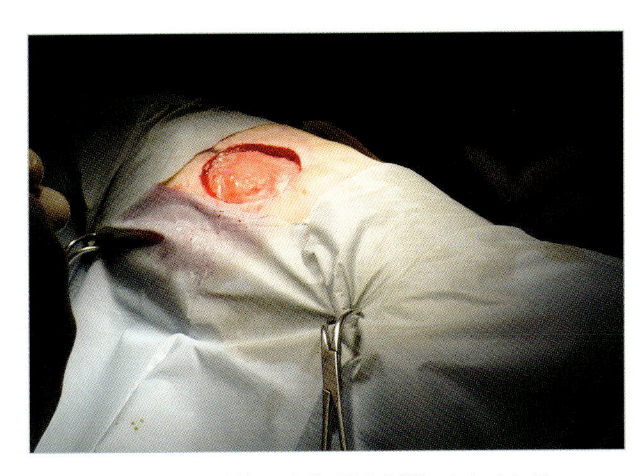

図5　創縁除去後の外観。創傷部は非常に大きくなる。

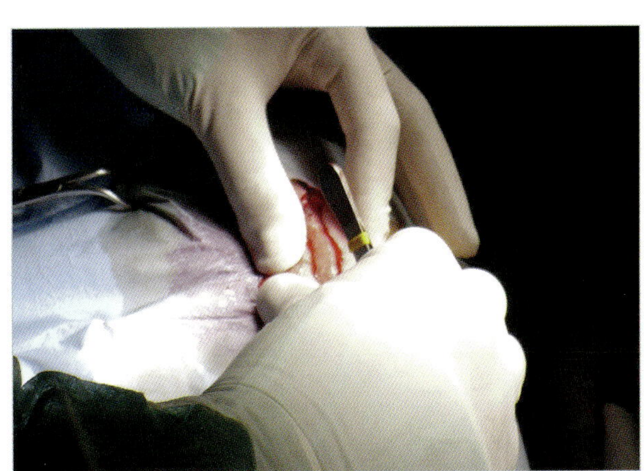

図6　閉創をより容易にするために、この時点で皮膚の可動性を再評価することが推奨される。

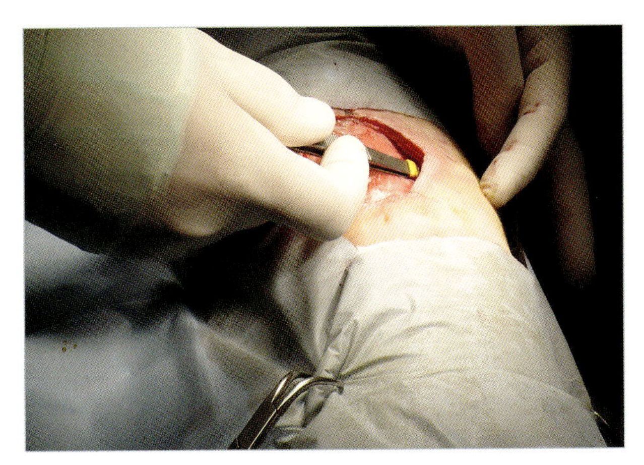

図7　創部の右側にある死腔の評価

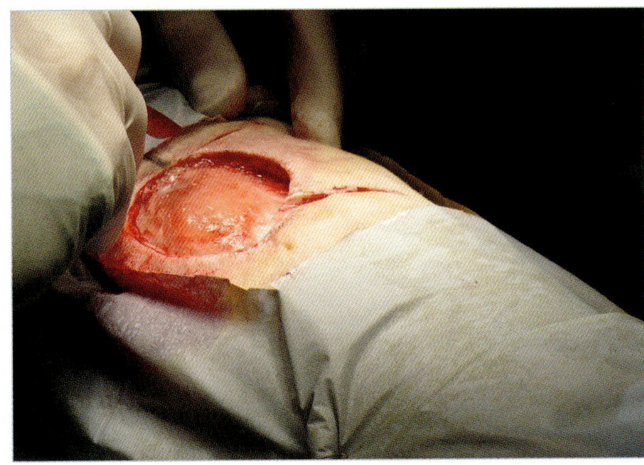

図8　前進皮弁法を始めたところ。皮弁への血流を確保するために若干末広がりに切開されているのがわかる。

適正な血流を確保するためには皮弁に皮下組織を（あれば皮筋も）含む必要があり、そのため切開も注意深く行うべきである（図9）。

皮弁が適切な長さであるか何度も繰り返し確認を行う。皮弁で創傷部を覆い、過剰なテンションなしに創傷部が被覆できるまで軽く牽引する（図10）。強いテンションがかかる場合は皮弁の長さを延長するためにさらに切開する必要がある（図11）。顕著な出血は、術後の血腫を避けるために（低電圧の）モノポーラ、あるいは可能であればバイポーラで止血する（図12）。最終的にテンションがかからないように創部を閉鎖できる長さの皮弁とする（図13）。

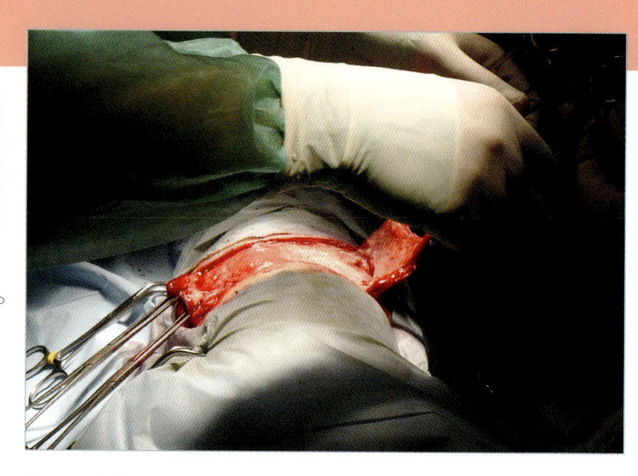

図9　皮膚は注意深く操作する。非常に広範な組織が露出しているのがわかる。

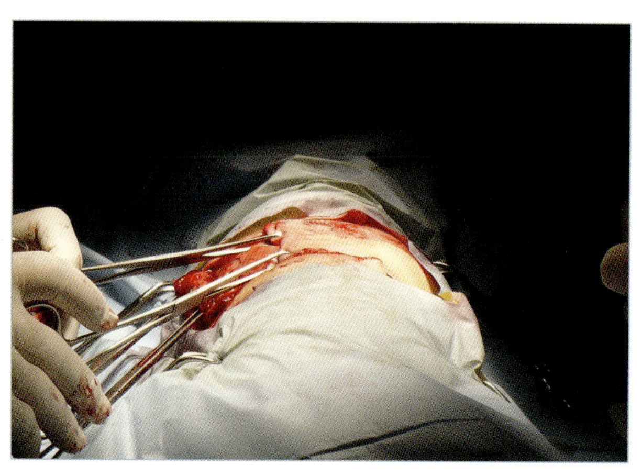

図10　計画した皮弁が創傷部を閉鎖するのに十分であるか確認する必要がある。皮弁を牽引しかかるテンションや閉創できるかどうかを評価することで確認する。この時点では皮弁の長さは不十分である。

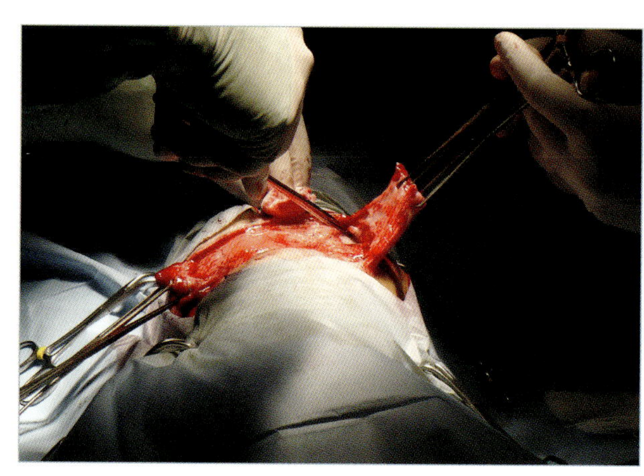

図11　皮弁はより長くする必要があった。側方の切開と皮下組織の切離によって延長する。

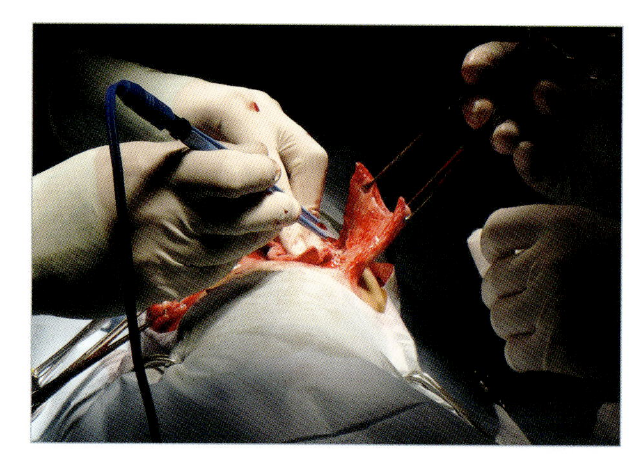

図12　顕著な出血にはすべて対処する。多くは出血部位への軽い圧迫で十分であるが、バイポーラは非常に有用である。

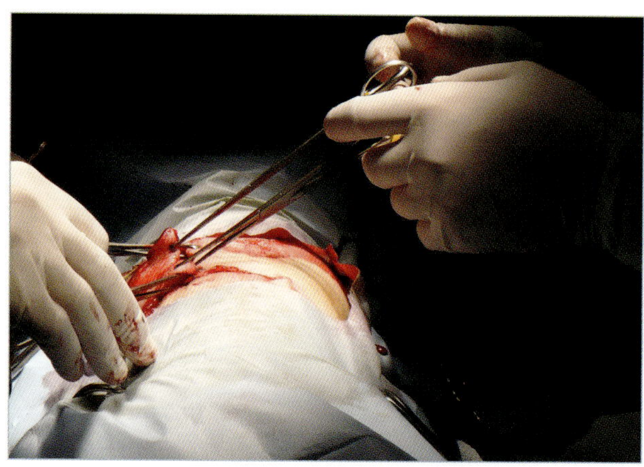

図13　十分な長さの皮弁が確保できたら、皮下組織に固定する。

ここまできたら創傷の縫合を始めることができる。この創傷では右側に死腔が認められていた。この部位の皮弁を容易に閉鎖するために、メス刃を使って掻爬し皮下組織を再活性化させた（図14）。この時点でそれぞれの皮弁を創方向に牽引するために数列の前進縫合を施し、皮下組織へテンションを分散させた（図15）。この前進縫合は非常に重要であり、皮弁を前進させるために数箇所に行う。皮弁を創方向へ牽引することによるテンションの大部分はこれらの縫合にかかることになる（図16）。

皮弁を皮下組織へと固定した後に、創縁の皮下組織同士を縫合する。これにより両側の傷が接合し、皮膚にかかるテンションもさらに軽減される（図17）。

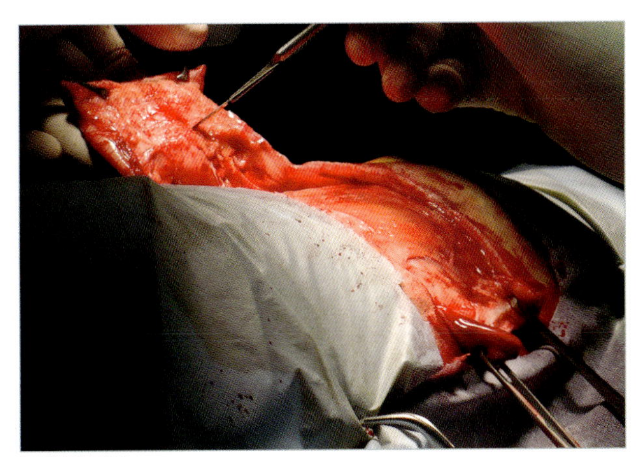

図14　メスで掻爬し死腔を再活性化させる。

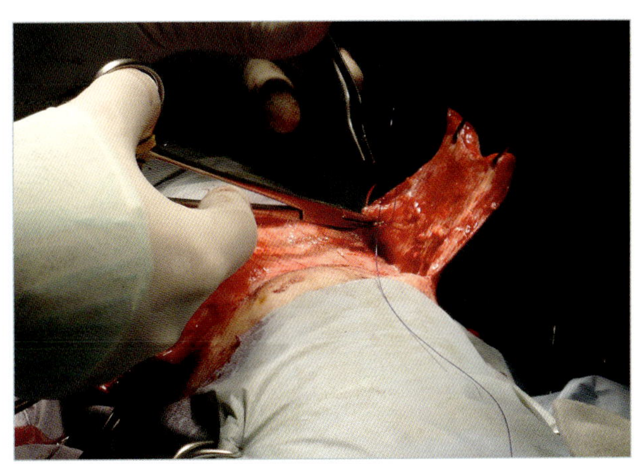

図15　前進縫合を行い、皮弁を皮下組織床へ固定する。

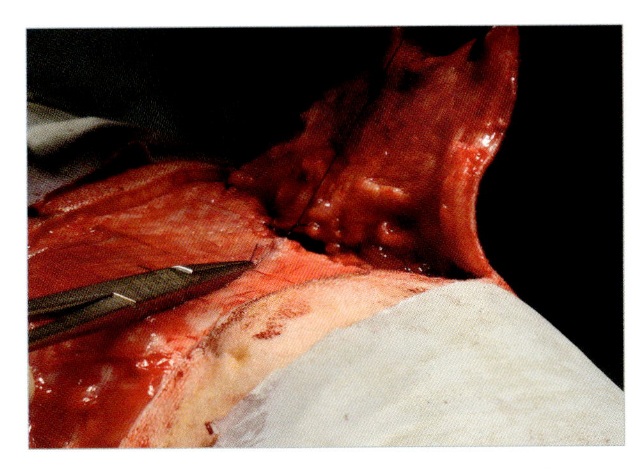

図16　皮弁にかかるテンションの大部分が前進縫合にかかるため、これらは正確に適正な数を設置する必要がある。

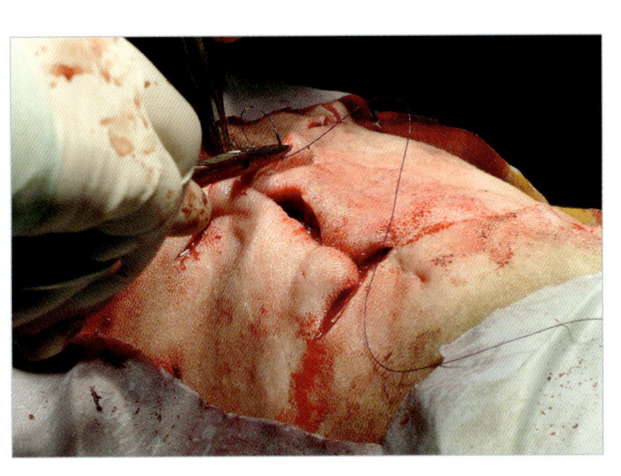

図17　前進縫合が完了したら創の両側の皮下組織の縫合を行う。これによりさらに皮膚のテンションを軽減することができる。

皮膚縫合を行う前に創部にテンションがかかっていなければ、手術の成功はほぼ保証される（図18）。皮膚の縫合にはスキン・ステイプラーを用いた。

創部のテンションが適正にコントロールされていれば、ステイプラーを用いることで皮膚縫合を素早く安全に行うことができる。

経過

術後の処置は定法に従い、術創は非接着性のポリウレタンフォームとキャストパディング材で被覆し、術後2日間は24時間おきに、10日後までは48時間おきに交換した。この時点で皮膚ステイプラーの半数を、残りは手術から2週間後に抜去した。

Lolaは術後6カ月後（図20）および1年後（図21）の様子に見られるように完全に回復した。

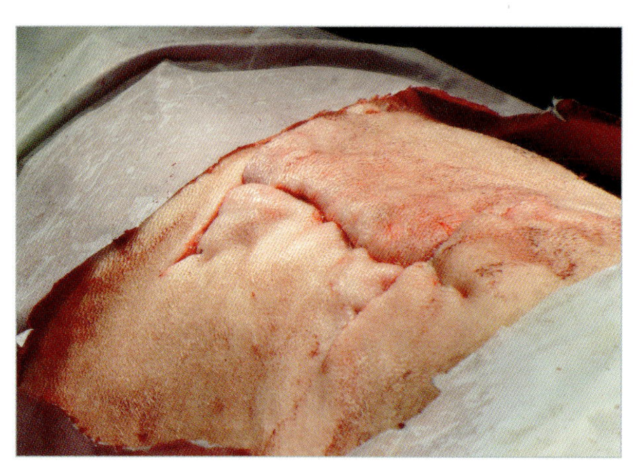

図18　皮下組織の縫合を終えた創部の外観。皮膚にテンションがかかっていないことがわかる。

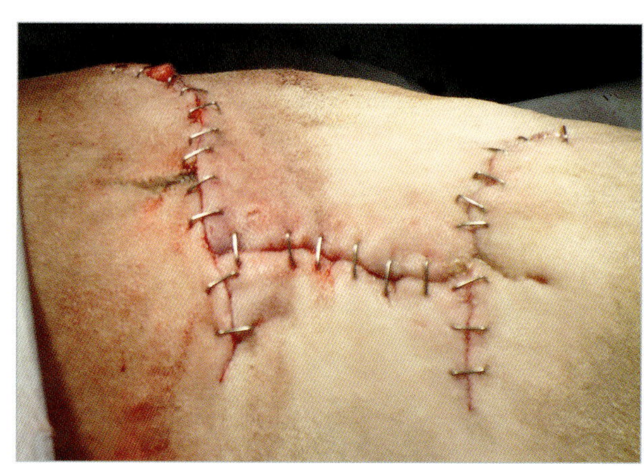

図19　皮膚ステイプラーによる閉創

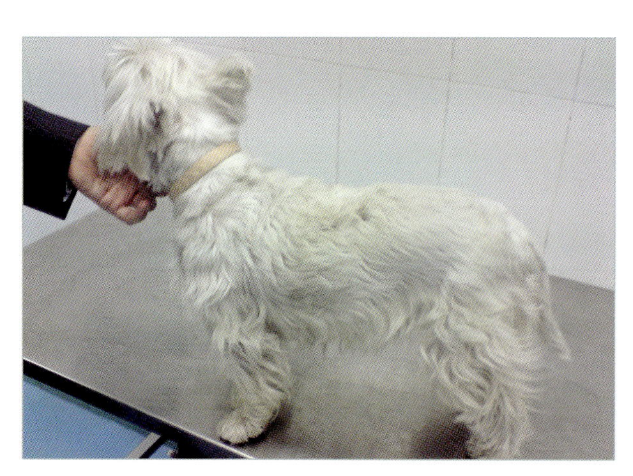

図20　術後6カ月の経過

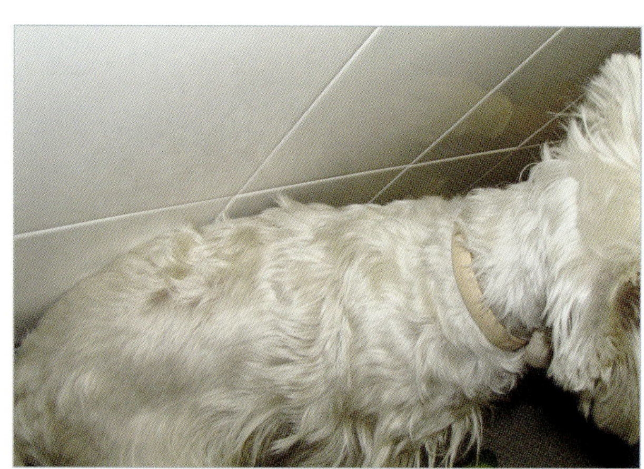

図21　術後1年の症例の様子

症例 3.7 / 医原性熱傷

Joaquín J. Sopena, José Mª Carrillo,
Mariluz Ortiz, Déborah Chicharro

Lázaro はドメスティック・ショート・ヘアの成猫で、外傷性呼吸不全で来院した。

身体検査

Lázaro は外傷性呼吸不全で本院に来院した。横隔膜ヘルニアと診断され、状態を安定化させた後に手術は成功した。手術直後に腹膜炎と思われる症状を示したため、ドレナージと腹腔内洗浄の処置を行った。またカタル性上部気道炎が継発し、状況は複雑化したが治療に対して十分に反応が見られた。

このような経過のために入院が続き、空調、温熱ブランケット、湯たんぽを使って体温を安定させた。この入院の結果、一部は腹膜炎による術創からの滲出液により、一部は局所の保温により、胸腹部の腹側に熱傷を負ってしまった（図1）。このタイプの熱傷は深くまた広範な皮膚を障害する傾向があり重度となる。

痂皮の存在は、大きな創傷の経過においてはリスクとなりうる。たしかに痂皮が創を保護しその下で治癒過程が進行することもあるが、痂皮形成を伴う乾燥した創傷では環境がコントロールされず治癒過程が遅延し、疼痛や収縮、テンションが生じる。

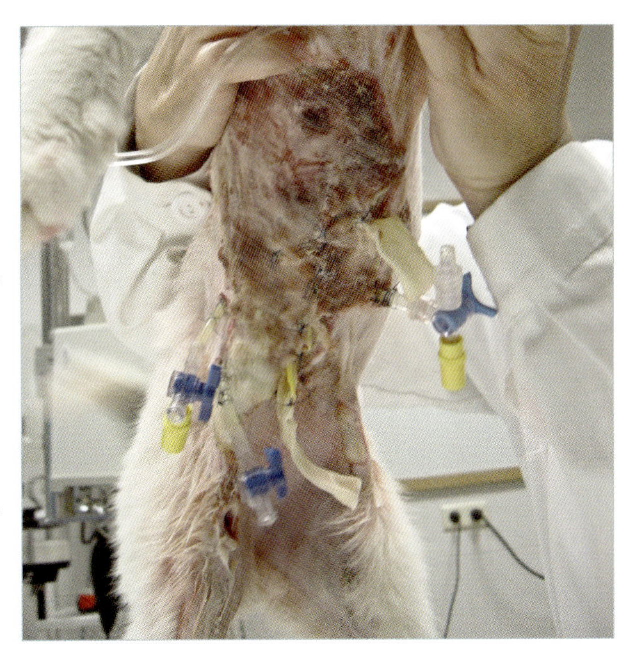

図1　入院中に生じた腹膜炎による熱傷の外観

創傷管理

上述のような理由から状態を安定させた後に、創傷部に対して外科的デブリードマンを行った。熱傷を負った皮膚はすべて除去し、創部での適切な洗浄や準備が行えるようにした。この症例では壊死組織と健康な組織の間に明瞭な境界が見られたため、より積極的なデブリードマンが可能であった（図2）。

外科的デブリードマンの後、この時点ではまだ創傷部の外科的な修復が困難であった（組織損傷が重度であり利用可能な組織も不足していた）ため保存療法を行うこととした。まずは感染と滲出液のコントロールを目的とした。そのため局所に対する抗生物質（ネオマイシン）を、前述の状況に対する治療として既に使用されていた全身的な抗生物質の投与とともに使用した（図3）。

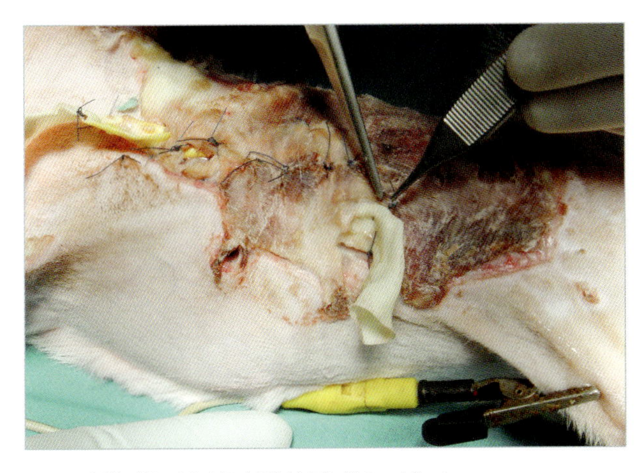

図2　創傷部に対する外科的デブリードマン

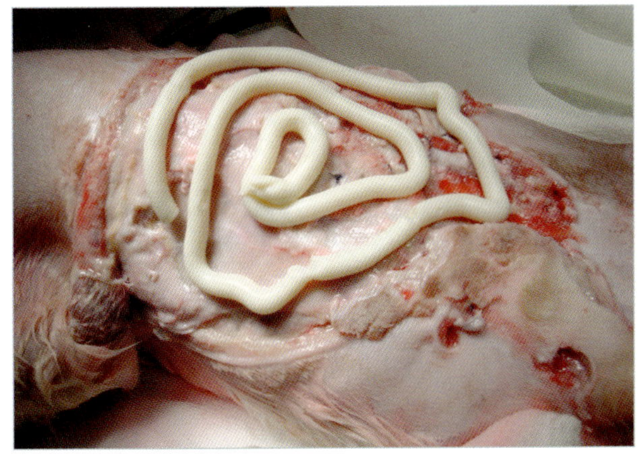

図3　損傷が重度であり利用できる組織も少なかったため保存療法を進めることとした。

*この症例は、Manejo de heridas y principios de cirugia plastia en peuenos animal es（Sopena et al., Servet editional, 2009）にも掲載されている。本項目で取扱う内容と臨床上非常に関連が強いため、本書でも本文や写真を追加して掲載している。

このようなタイプ種類の創傷では湿潤環境が重要であるため、ハイドロゲルフィルムドレッシング材を用いた（図4）。その後、圧迫包帯と粘着包帯によって創傷部を保護し、毎日交換した。治療開始15日後には創傷部の外観は良好であり豊富な肉芽組織が確認された（図5）。

創傷部の尾側の外科的デブリードマンのために2回目の手術が必要となったが、反応は非常に良好であった。創傷を頭側の大きな領域と尾側の小さな領域に分ける部分に皮膚が架橋していたが、可動性の高い後肢の皮膚ヒダも含まれていた。

治療開始から45日後には尾側の領域は閉鎖され、頭側の領域もかなり縮小していた（図6）。全身状態も前述のような状態から完全に回復しており、引き続き行った2回の被覆処置（48時間おき）にも反応がなかったため形成外科手術を行うこととした。

術式

元の創傷の様子やこれまでの経過から、創傷部は四角形であり創傷の側方縁からのH形皮弁が作成できると考えられた。創傷部の尾側の領域は治癒し新しい組織が形成されており、その部位は前進皮弁には適さなかった。頭側の領域は腋窩にまで広がっており、ここも牽引は困難と考えられた。この猫では体幹部の皮膚が非常に有用であったためこの領域の皮弁を計画した（図6）。

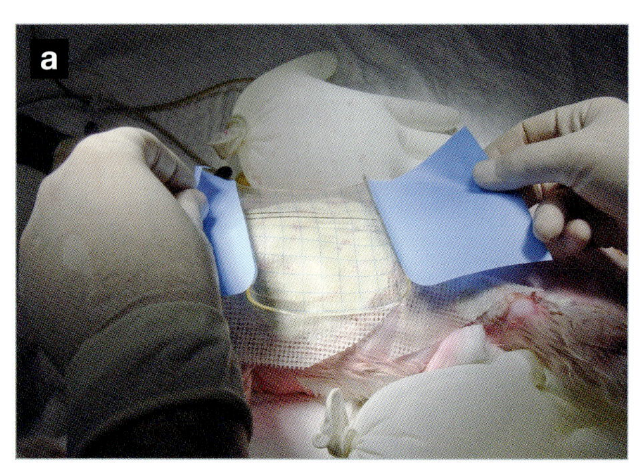

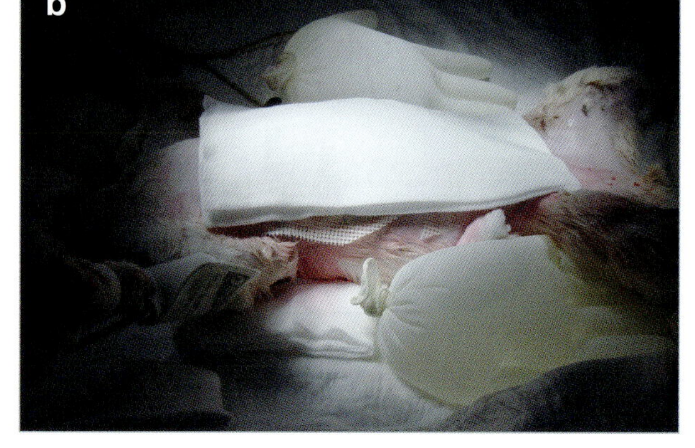

図4　ハイドロゲルフィルムによって創傷部は湿潤環境となる。

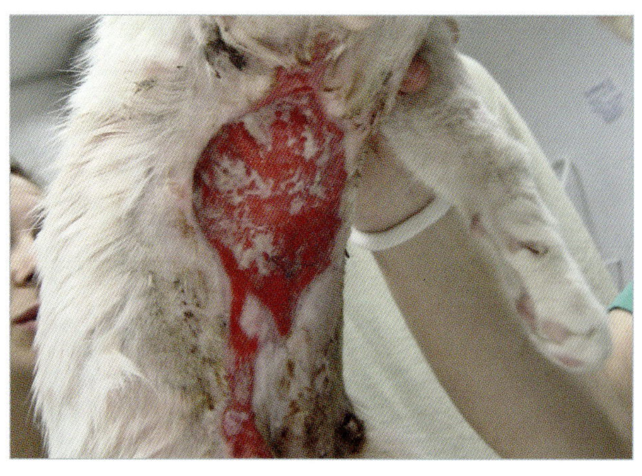

図5　治療開始から15日後の外観

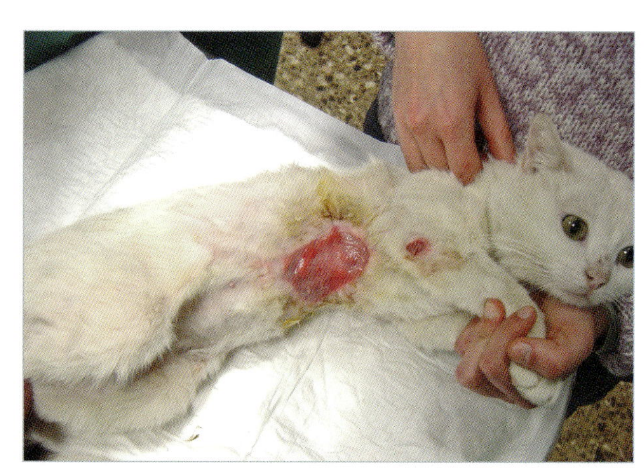

図6　治療開始から45日後の経過

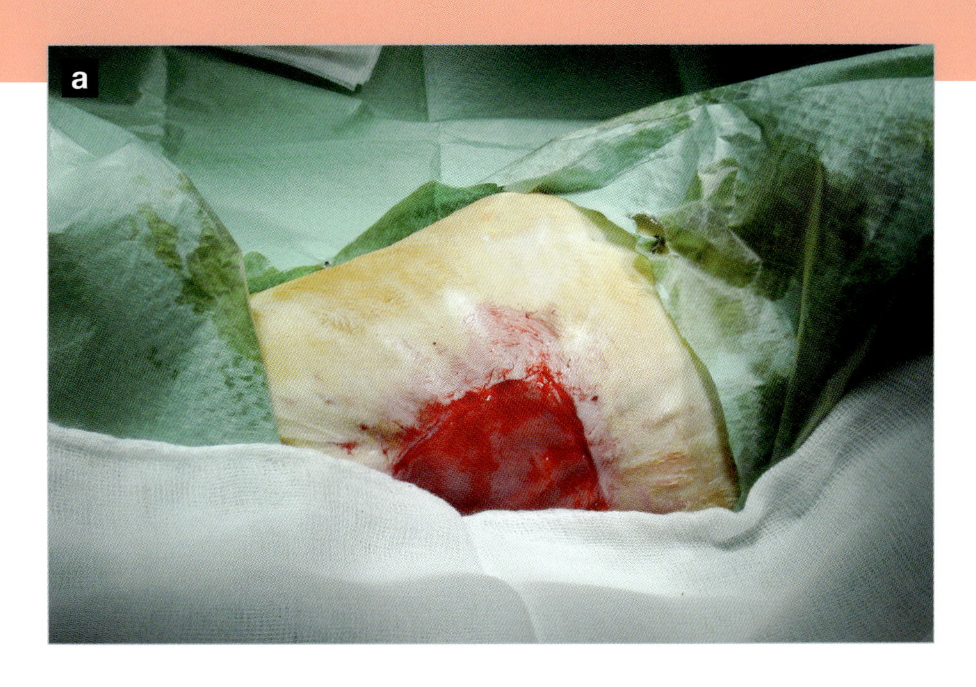

まず患部の周囲の組織を切除して創傷部を再活性化させた。表層の肉芽組織も外科手術の反応を促進させるために掻爬した（図7a）。

皮下組織と筋肉を含めて切開し（これは皮弁の血流を確保するために重要である）、2つの単茎皮弁を作成した（図7b）。

2つの皮弁を挙上させると結果として、創部は非常に大きくなる。とくに病変部と皮弁の方向のために皮膚に大きな牽引がかかった。これは事前の計画が非常に重要であることを意味する（図7c）。

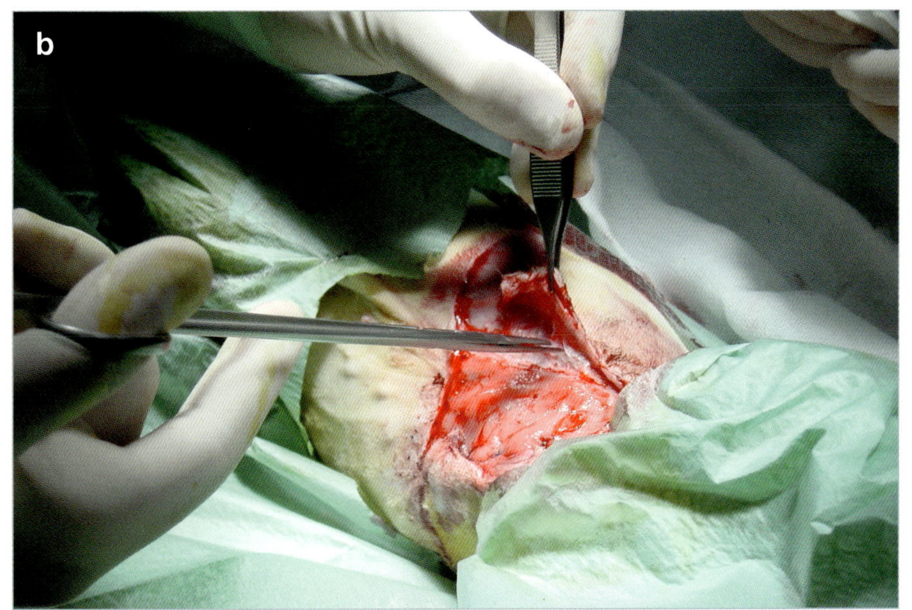

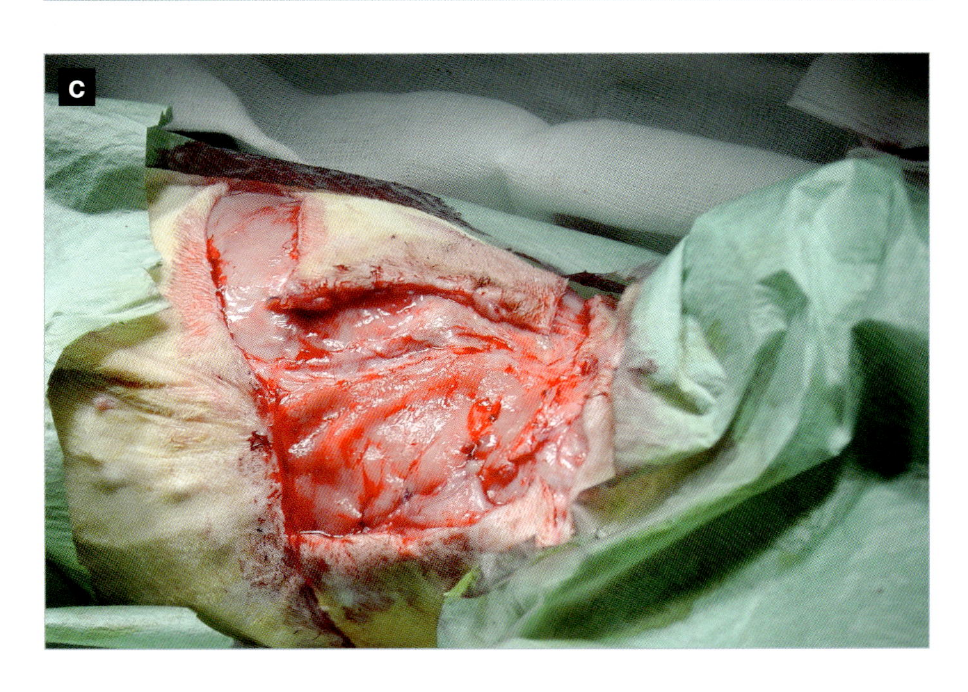

図7　創傷部を閉鎖するためにＨ形成術を用いた再建手術を行った。創縁や肉芽組織を再活性化させた（a）後、とくに皮筋を含むように注意しながら2つの皮弁を作成した（b）。創傷部にかかるテンションは皮弁を計画する際に考慮しておく必要がある（c）。

皮弁を新しい位置に固定し表層全体にかかるテンションを分散させるために、適切な前進縫合と表皮縫合を行う。変位させた皮膚は均一になるように引き延ばし、合併症を避ける（図8a）。

縫合した部位で創縁が完全に並置されるように、露出部分を減らしながら皮弁を徐々に縫合していく（図8b）。

これらの縫合部にはテンションがかかってはいけない。さもないと裂開するリスクが高い（図9）。

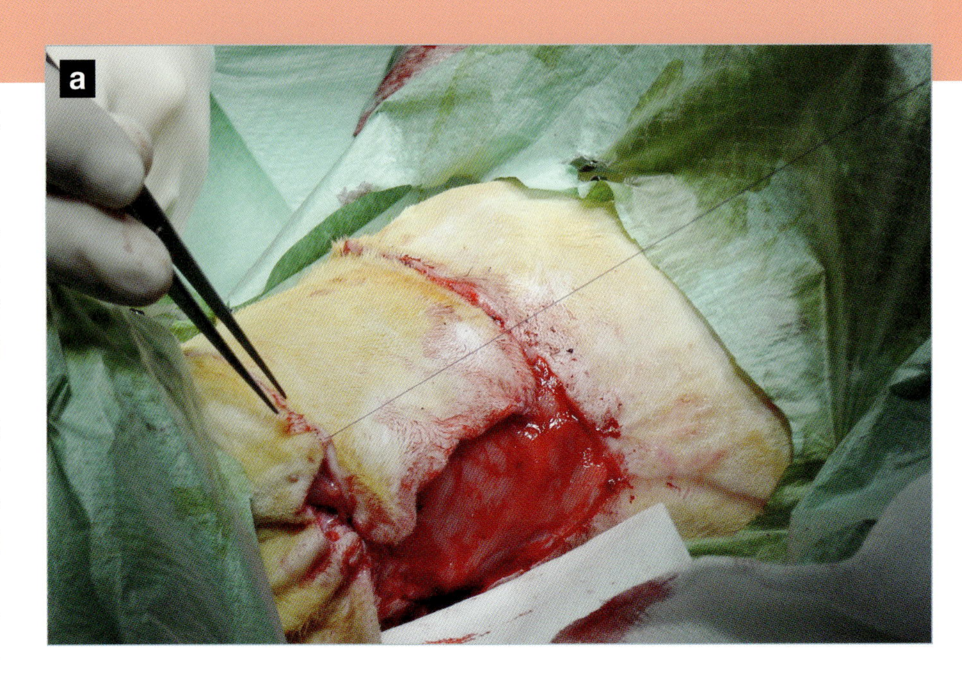

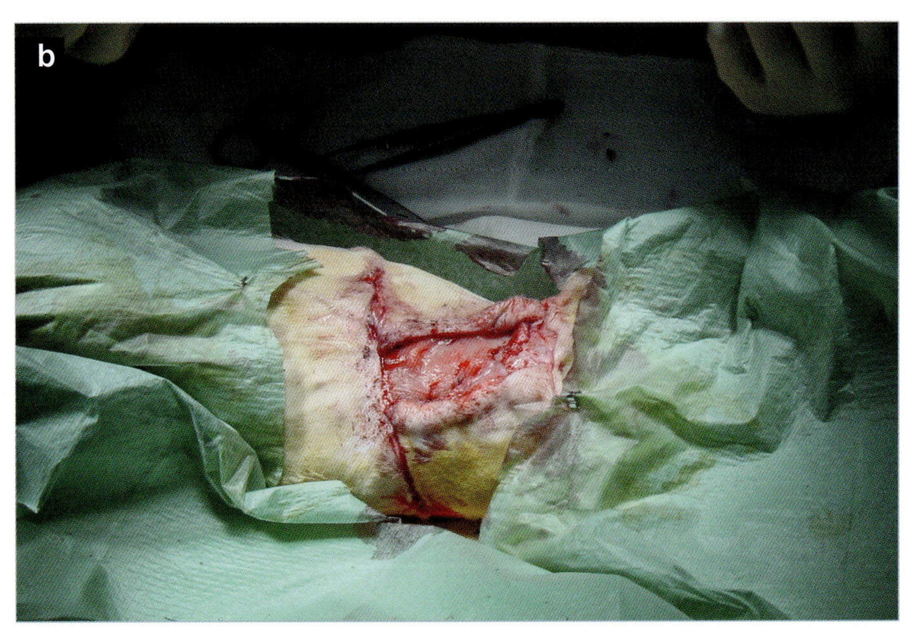

図8　a：適切な皮下縫合により皮弁の表層全体にかかるテンションが均一になる。
b：このような手術では適切な準備と十分な無菌的操作が非常に重要になる。

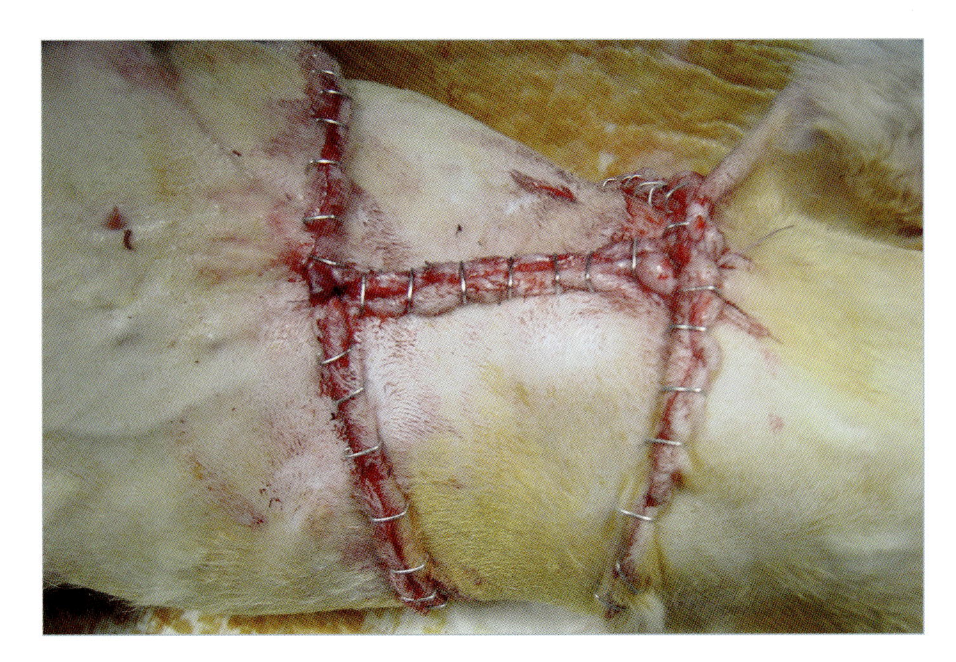

図9　手術直後の外観

経過

縫合部位が適切であると皮膚のテンションは少ない、あるいはそれを感じることはなく自傷するリスクが軽減されるため、術後がより快適となる。10日後に皮膚縫合の抜糸を行ったが、術創の経過は満足いくものであった(図10)。

この症例で興味深いのは皮膚損傷の原因である。この症例のように不適切な管理は重大な合併症を招きうる。熱傷が生じたことは横隔膜ヘルニアに対する術創からの滲出液によるものと説明はできるが、無意識ないし意識が半ばない状態で（すなわち手術直後に）直接保温材をあてがったことによる合併症であることは疑いない。45℃の高温は短い時間（数分）の曝露であっても重度の皮膚熱傷を引き起こしうる。そのため入院動物の管理において、この点は考慮しなければならない重要な事項である。

創傷部は保存療法に非常によく反応したが、その経過（続いて行った2回の創傷被覆で反応や退縮が見られなかったこと）から皮膚形成術を行う時期を決定した。

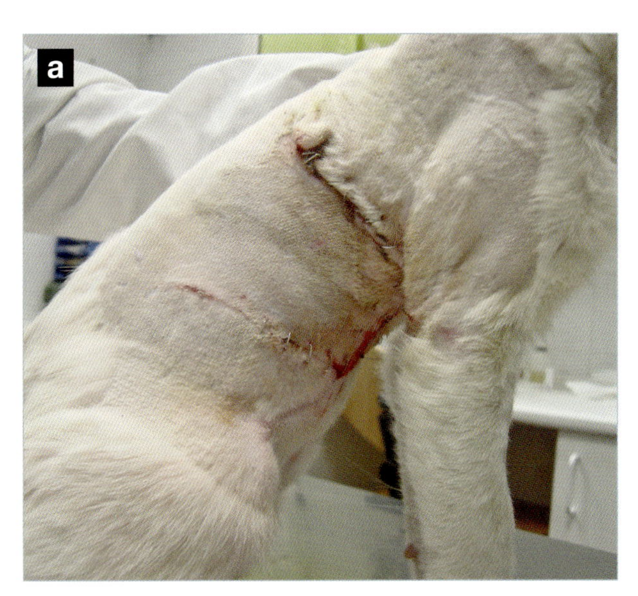

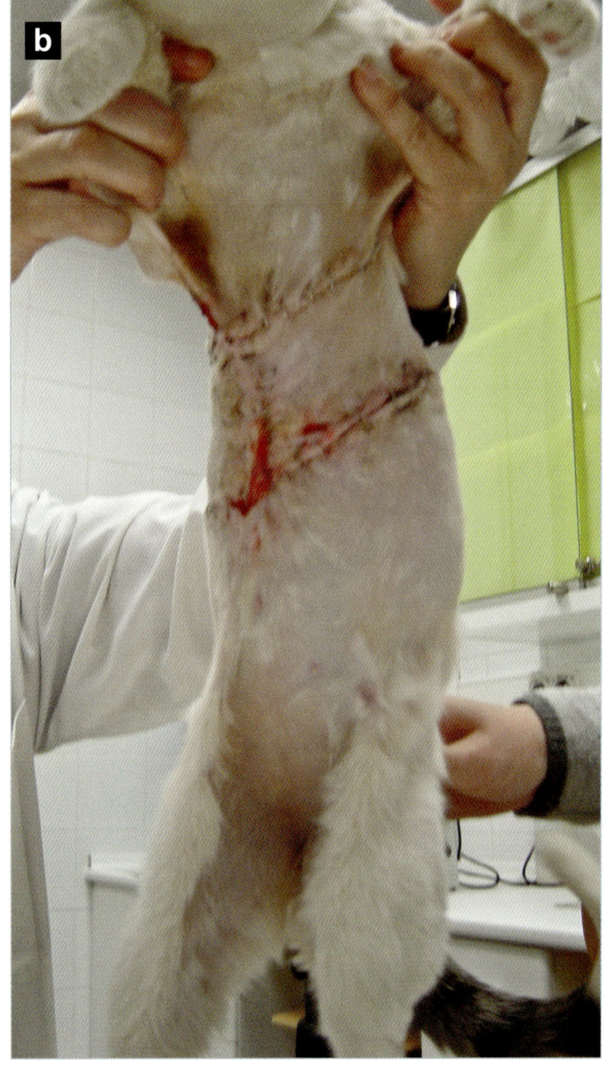

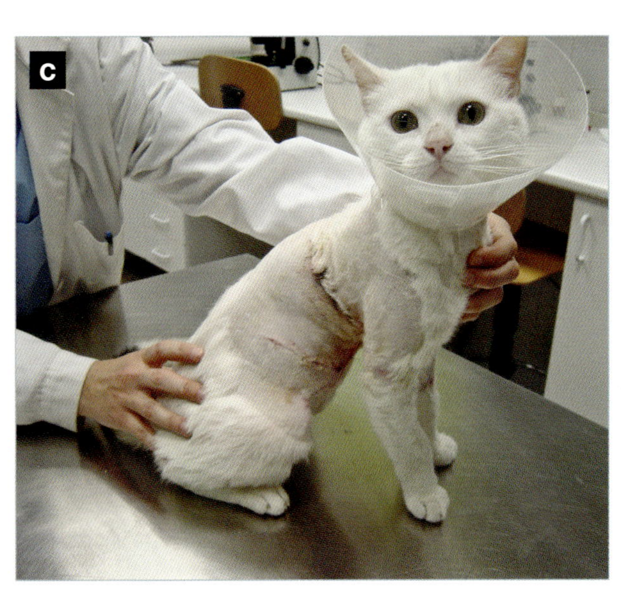

図10　手術10日後に皮膚縫合を抜糸した後の様子

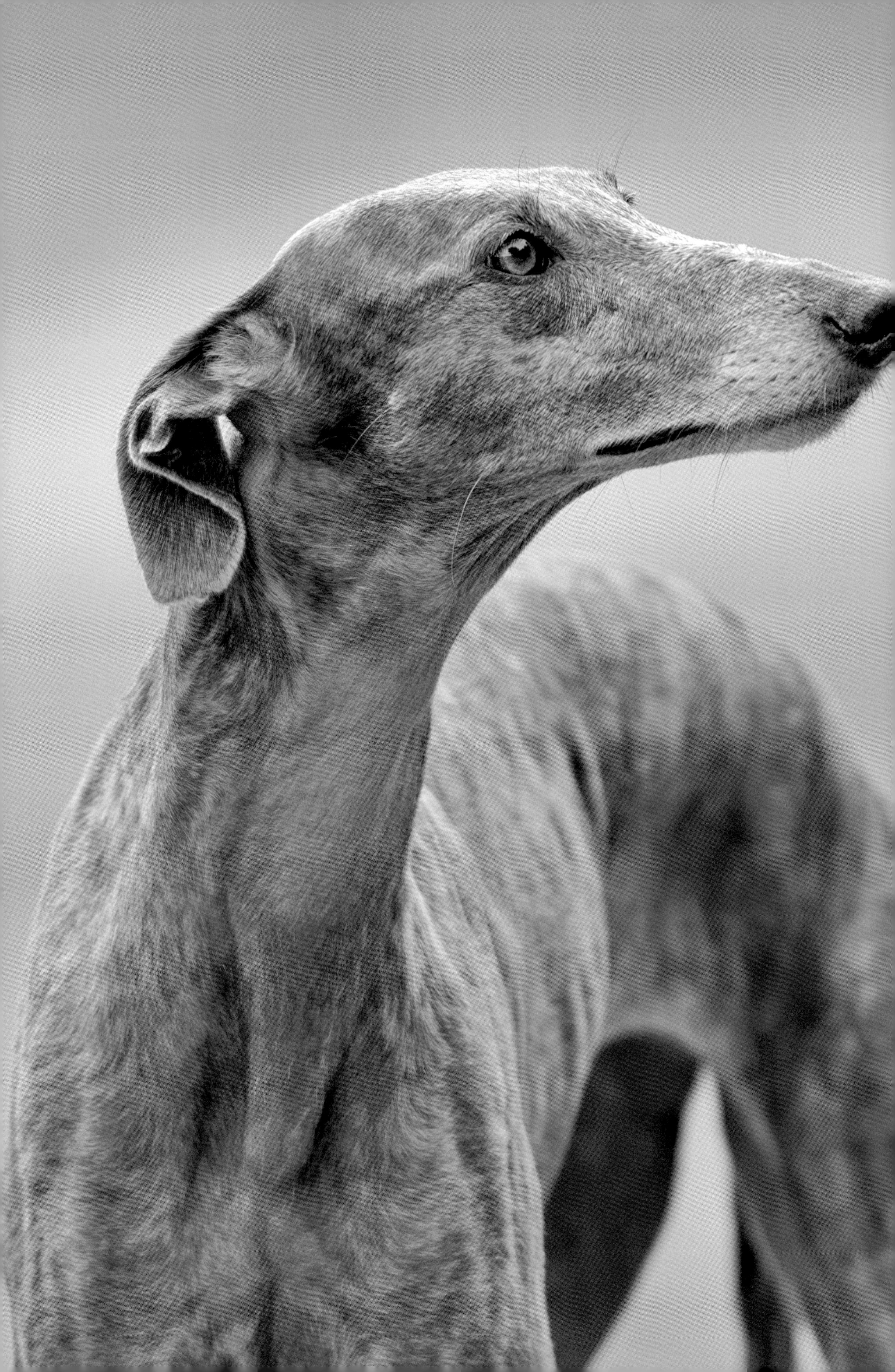

皮膚移植

概要および手技

臨床例

症例4.1 / 前腕の皮膚移植

症例4.2 / 脛骨の遠位成長板と脛骨果の骨折を伴う複雑な交通事故外傷

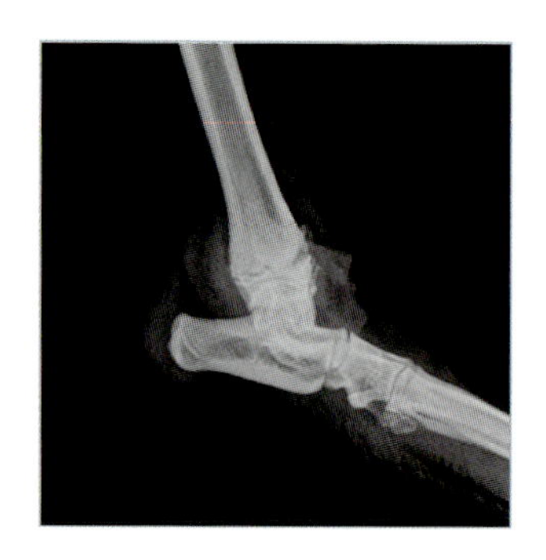

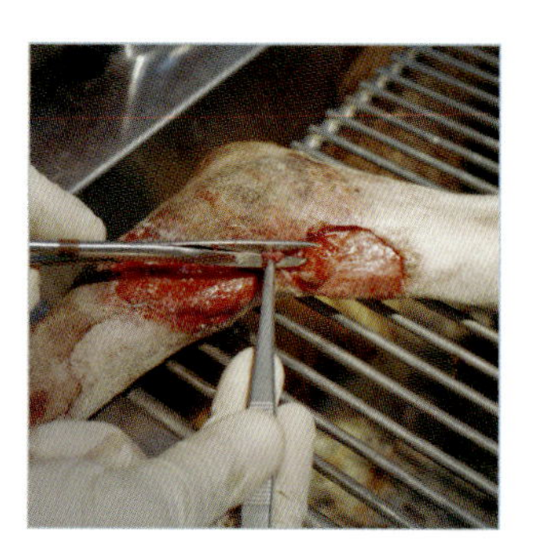

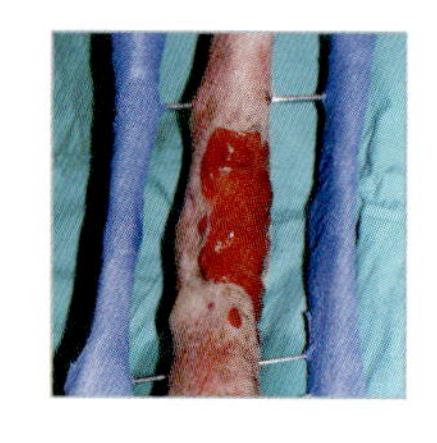

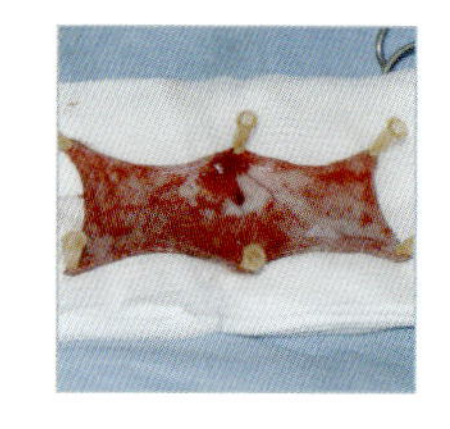

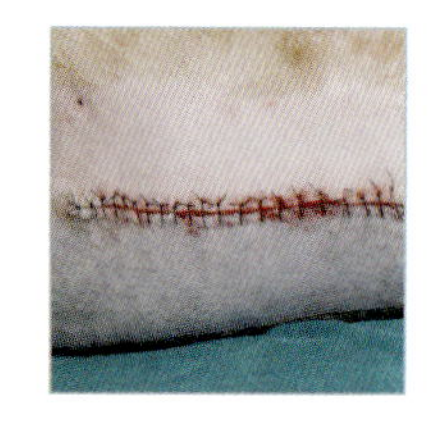

症例4.3 / 点滴の漏れによる皮膚損傷

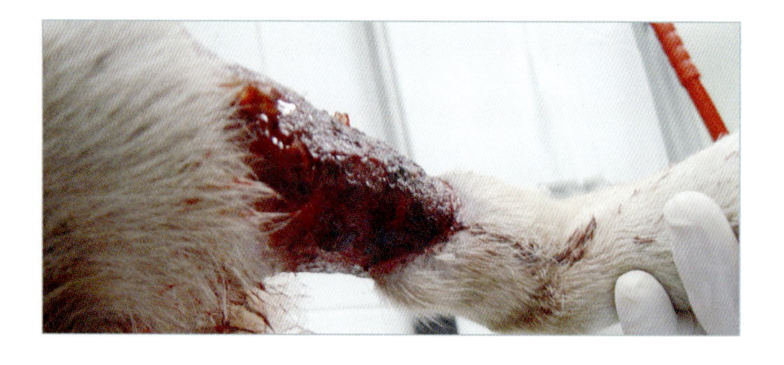

症例4.4 / 下腿遠位の感染創

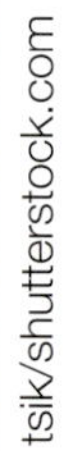

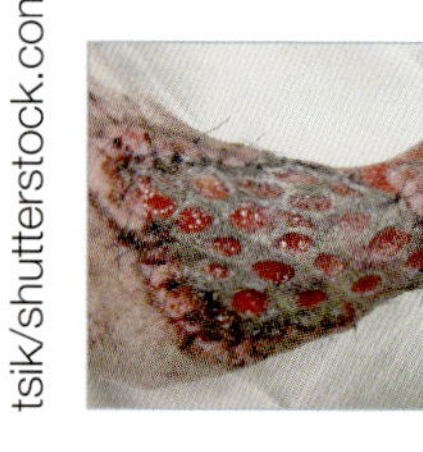

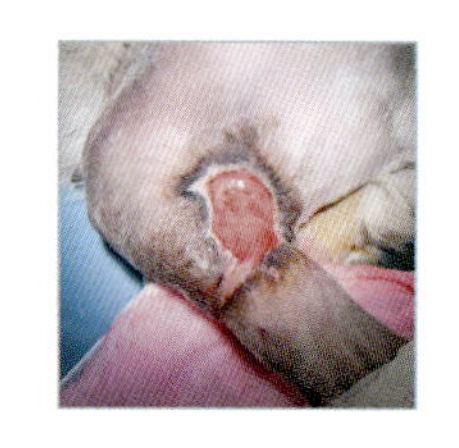

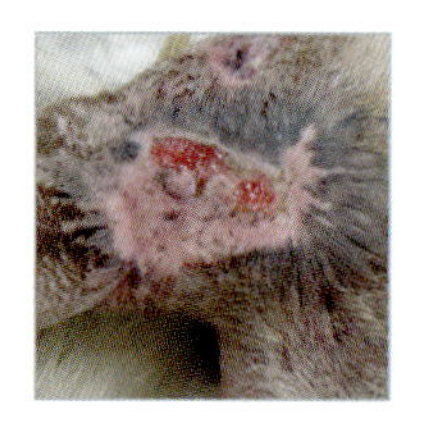

概要および手技

Joaquín J. Sopena Juncosa

概要

獣医学領域において、皮膚移植は他の再建外科と比較して実施される頻度は少ない。皮膚移植は技術的に行うことは単純だが、術後管理が必要であり合併症も高率に発生するためしばしば他の方法を選択することになってしまう。皮膚移植の計画の基本は、移植片を移植床に再植することである。

> 移植片は採皮部とはつながっておらず、元あった場所から完全に切り離した皮膚片であるため、数時間以内に血行が再開しないと壊死してしまう。

この重要な時間帯が皮膚移植の鍵となる。医学領域では皮膚移植は非常に多く用いられるが、これは有効な技術や術後管理製品がより多くそろっているためである。

皮膚移植はさまざまな基準で分類することができる。移植片の由来によって、自家移植（症例自身の体から採取）、同種移植（同種の別の個体から採取）、異種移植（異種個体から採取）がある。移植片の構成によって、皮膚移植（表皮と真皮）、複合移植（皮下組織と筋層を含む）がある。皮膚移植の厚さによって全層移植（すべての皮膚を含む）と分層移植（皮膚のごく一部分だけを用い、薄いもの、中間のもの、厚いものがあり、通常はデルマトーム［採皮器］で採取する）。

獣医学領域では、ほぼすべての移植片が全層自家移植である（分層移植にはデルマトームという特別な装置が必要であり、その経費は適応症例数に見合うものではない場合が多い）。

移植片の生着の鍵となるのは、移植床への移植である。移植片の生着率は移植床の状態による。血管が豊富で良好な状態であることと、汚染のない完全な状態であることなどが必須である。そのための第一段階は、移植片を受け入れる移植床を準備することである（図1）。

初めにフィブリンを介して接着が起こるが、移植片がゆるく保持されることで移植片と移植床の間に毛細血管が増殖できるようになる。この段階ではいかなる機械的な動き、液体貯留（出血、滲出液）、感染も移植片を死滅させてしまう。

この期間は約48時間続き、移植片の外観は“不健康”である。液体の拡散により移植片に血漿が湿潤することで見ためは浮腫状になるが血行再建まで生存することができる。毛細血管の新生は迅速に生じ、これは最初に起こる基本的なものである。重要なのは移植片が生存するための血管の連絡が構築されることである。この最初の血行再建は2～3日目に生じる。同時に移植片と移植床を機能的につなぐ血管が形成され始める。５～7日目には薄紫色に、10日目にはピンク色になり始める。血行再建は１～2週間で完了する。

いかに合併症が起こりやすいかは容易に理解できる。移植片が動くと、移植片と移植床の間に出血もしくは滲出液と感染が認められるようになり、重度の合併症、とくに最初のステージでの再移植の原因となってしまう。術後の管理は基本的なものであり、引っ掻いたり、移植部位の不動化がうまくいかなかったり（多くは四肢遠位の場合）、誤った創傷管理（初期にはドレッシング材を持ち上げる際に移植片が容易に外れてしまう）をした場合に問題が生じる。この初期段階では動物を鎮静状態にしておく必要が生じることもある。感染については、徹底した無菌状態を維持すること、感染が生じているかどうか判断するために創傷部に存在する滲出液の種類に注意して管理することが重要である。多くの場合はどのような手技を用いたかにかかわらず、これらの合併症のうちの1つのために移植片の全体的または部分的な喪失に至ってしまう。

> 皮膚移植の計画において、移植床を先に治療しておくのは不可欠なことである。移植片は完全に血行再生して生着するまで生存している必要がある。

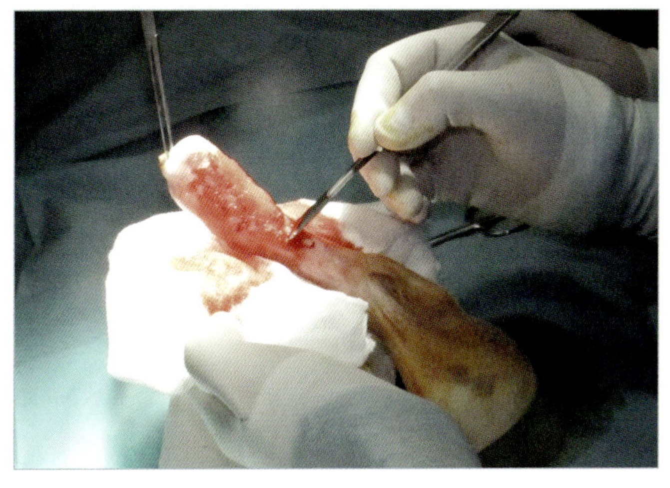

図１　移植片は完全な状態でなくてはならない。健康的で、血行が良く、感染がなく、良好な肉芽組織で覆われた状態である。

皮膚手術の一般原則

移植床の準備ができた後（図2）、移植片の採取を行う。形態学的に移植床にできるだけ似た部位を選ぶようにする。採取した後の創傷は、必要があれば従来の形成外科的手法で閉鎖する。移植片の採取に用いられることの多い部位は体幹部である。移植片の大きさは覆いたい創傷部よりもわずかに大きくなるように計画する。移植片を切り出したら、皮下組織を上にして引き伸ばす。次に移植片表面に粒状のもの（毛包球）がみえるまで皮下組織をすべて除去する。皮下組織を削るときには外科用メス刃を用いる。

このように処理して採取した皮膚を移植片とする。このような移植片は均一で創傷全体を覆うことができるが、分泌物、出血、滲出液などがあると移植片が分離し壊死してしまうという欠点がある。これを最小限にするために、移植片の表面に広げたときに網目状になるように多数の切開を加える。この手法は網状植皮として知られており、網目の孔から滲出液や少量の出血を逃がし移植片の分離や全脱落を回避する（図3）。創傷部に残った孔はやがて収縮、二期癒合、上皮化によって閉鎖する。さらに、この網目を作製すると移植片が覆うことができる表面が大きくなり、採取組織は小さくてすみ、大きな創傷を覆うことが可能になる。

> 皮下組織は障壁として働き、移植片への血行再建を遅らせたり阻んでしまうため、皮下組織を除去しなくてはならない。

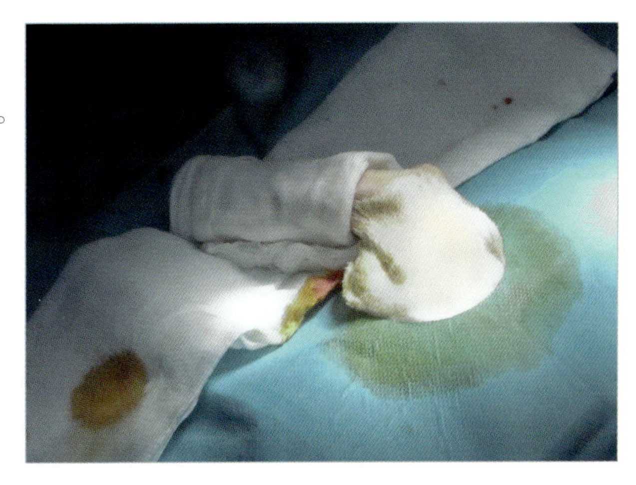

図2　移植床の表面を削った後は、生理食塩水に浸した圧迫帯で覆っておくことで、移植組織を準備している間の表面の出血をコントロールし、乾燥を防ぐ。

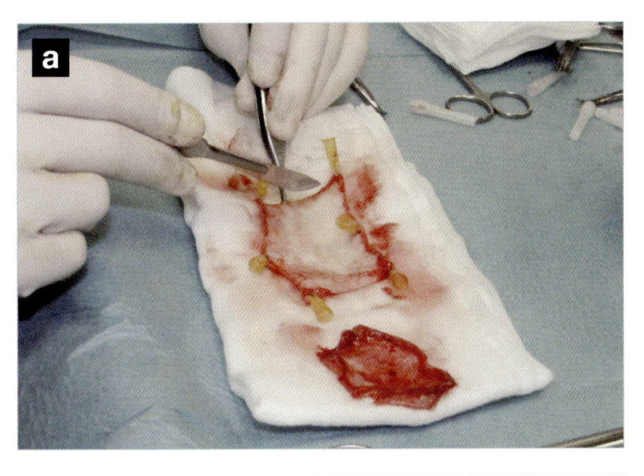

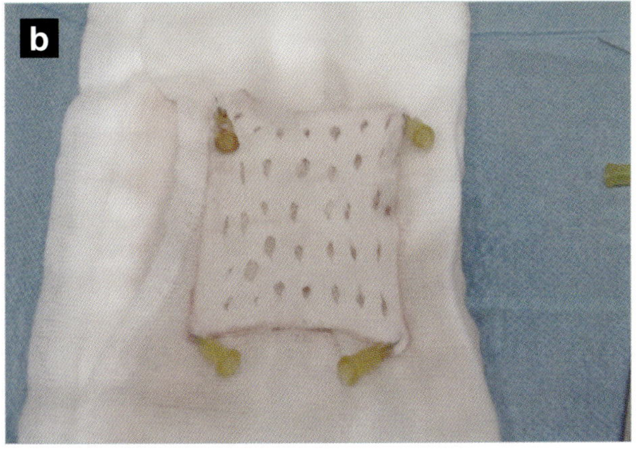

図3　a：移植片から皮下組織の痕跡をすべて除去しなくてはならない。b：移植する組織にメッシュもしくは網目を作るために孔を作製すると、移植片の生存率が向上する。

以前に別の方法でうまくいかなかった複雑な創傷を治すために、ときにストリップ植皮法（幅5mm、長さは創傷部を被覆できる程度の皮膚片）やパンチ植皮法（皮膚生検パンチで採取した移植組織）が用いられる。これらの方法は多重移植と考えることができ、この方法では1つの移植片が失敗しても生き残るものもあり、術後管理がより単純である。

移植片を準備した後は、移植床の肉芽組織を優しく掻爬し、その際の出血は軽い圧迫と生理食塩水でコントロールする。次に、移植する皮膚を移植する部位に置き、動きが小さくなるようにいくつか単純縫合を行って移植床に固定する。移植片の角は過度なテンションがかからないように創傷部の角に単純縫合で固定する。

ストリップ植皮法の場合は、移植床の肉芽組織の周囲に深さ2〜3mmの溝を作製し、出血のコントロール後に移植片を設置する。移植片の各端を結節縫合で固定し、必要に応じてその長さに沿って縫合を追加する。移植片は3〜5mm離して設置する。パンチ植皮法の場合は、移植片を採取したときと同様の孔（もしくはわずかに小さい孔、大きくてはいけない）を生検パンチで肉芽組織に作製し、移植皮膚片で栓をするように再度、出血をコントロールしてから孔に詰める。創傷部全体に4〜8mm間隔でこのような孔を作る。

症例 4.1 / 前腕の皮膚移植

Mª Eugenia Lebrero, Carolina Serrano,
Ángel Ortillés, Ana Whyte

Cohete は8歳齢、雄の雑種犬で右前肢に腫瘤がある（図1）。

身体検査

症例は穏やかで、視診と心肺の聴診は正常、体重5.2kgであった。

腫瘤は右前肢の肘から手根まで広がり、7cm大、固着性があり、境界は明瞭であった。

腫瘍の種類を知るために、細針吸引生検で標本を採取した。その結果、間葉系紡錘系細胞腫瘍と診断された。リンパ節の検査は正常であった。

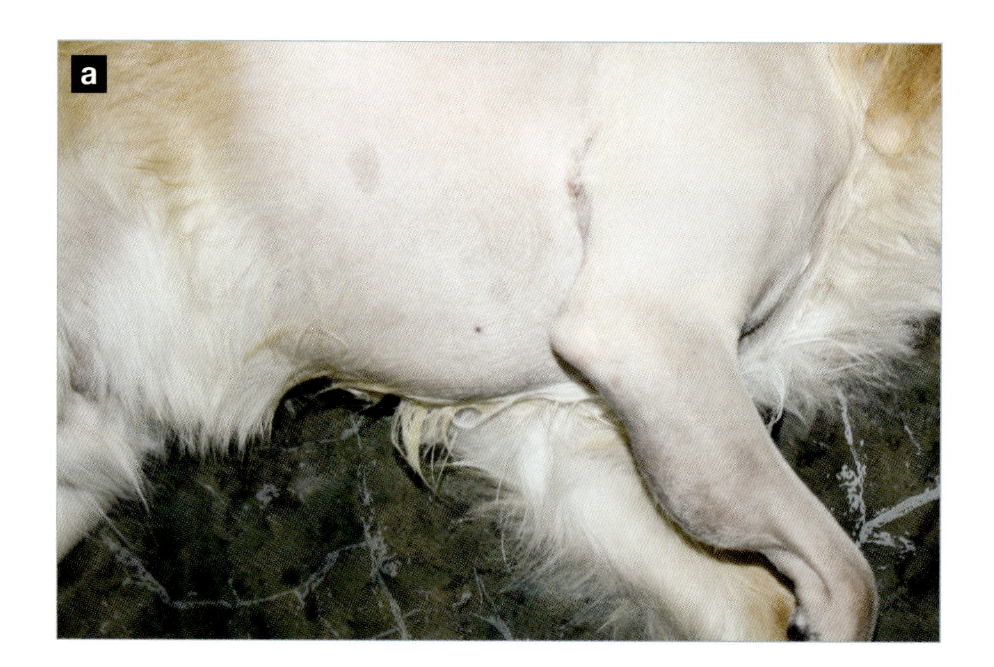

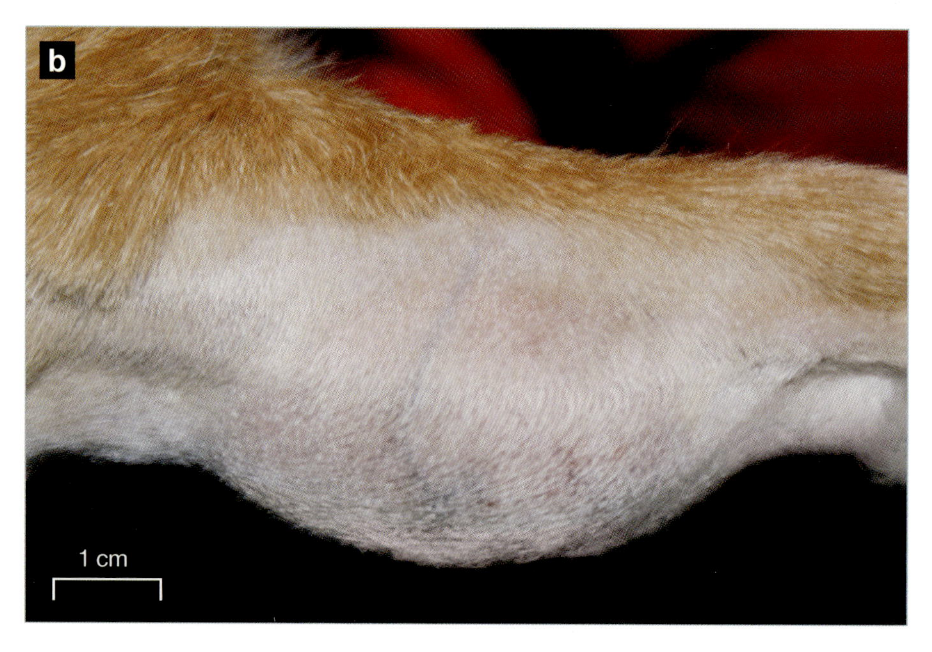

図1　a：右前腕部の腫瘤、b：詳細

術式

術野を準備し、定法どおりに消毒した。

完全切除するために外側端から内側へと切開を進めるため、手術は腫瘍の全長に沿った縦切開から始めた(図2)。

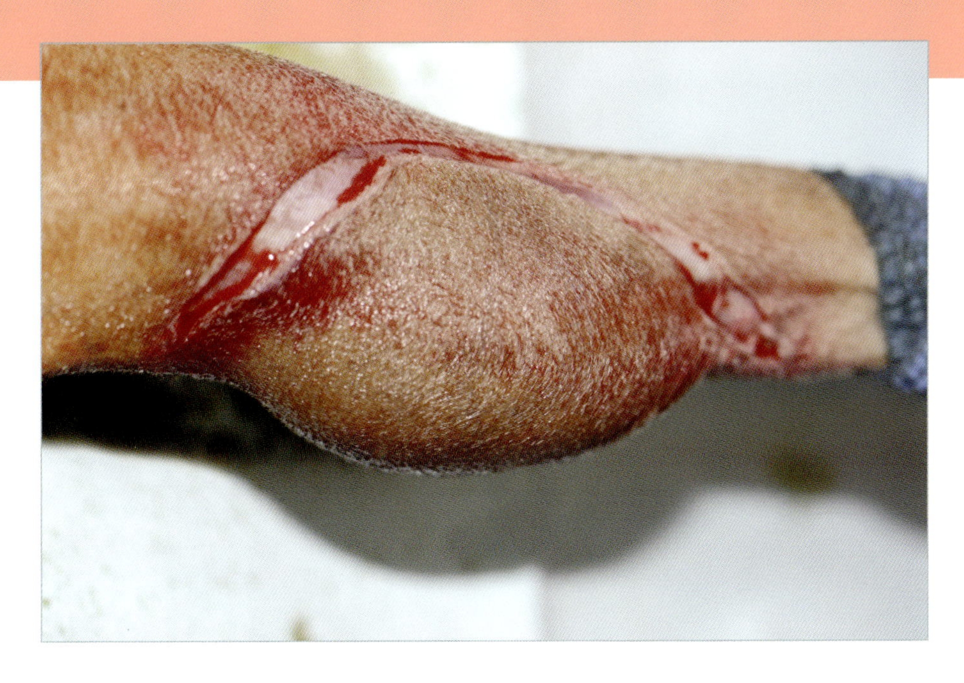

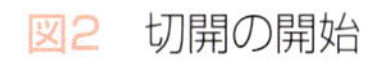

図2　切開の開始

その後、適切な移植床を準備するために血行再建(新生血管と移植片の血管の吻合)を阻害する筋膜を切開して取り除いた(図3、4、5)。移植片を切除するまでの間、移植床は生理食塩水を浸したガーゼで保護しておいた。

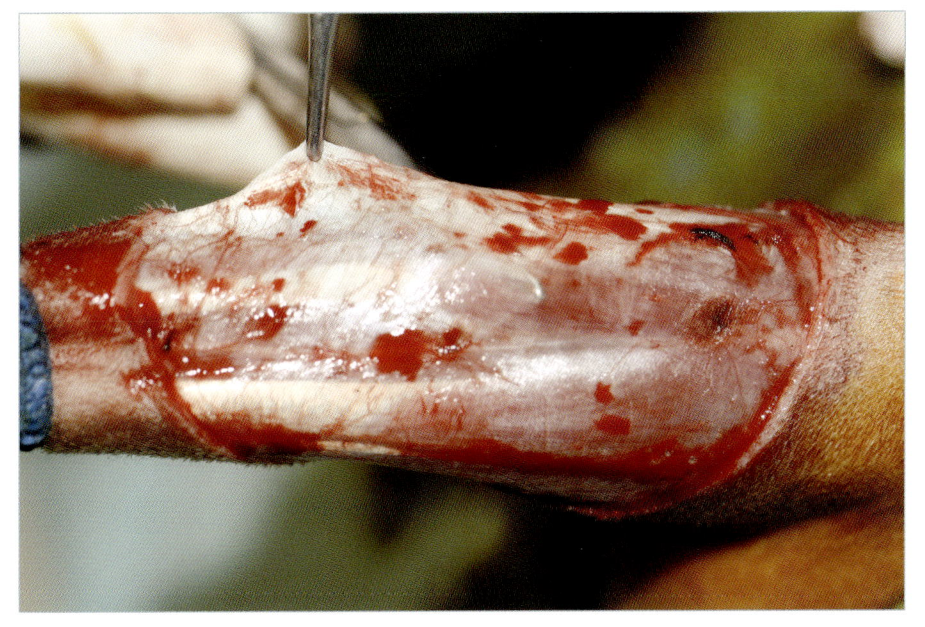

図3　腫瘤切除後の創傷部。筋膜を示す。

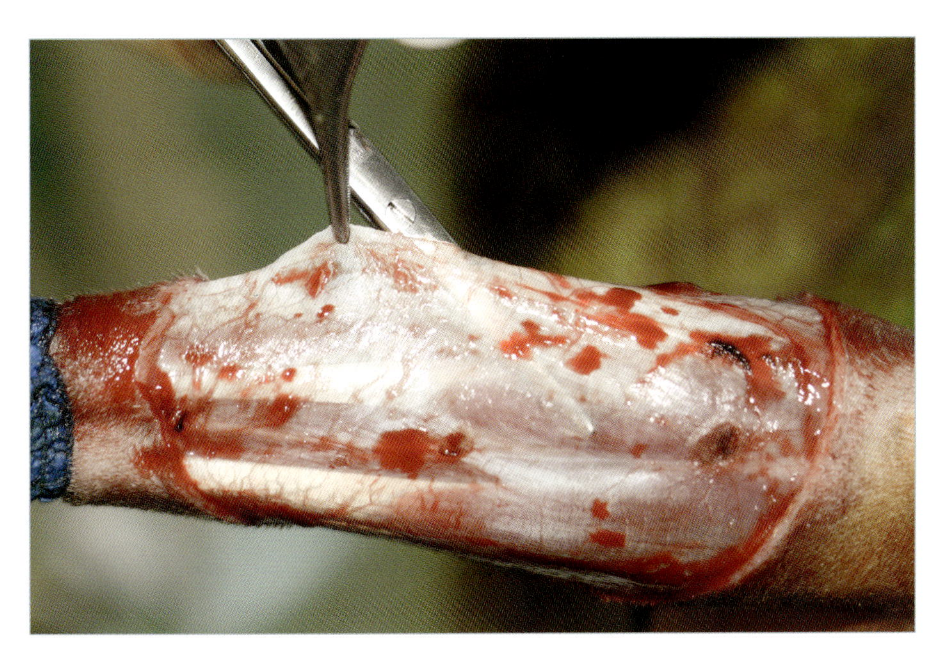

図4　筋膜切除の開始

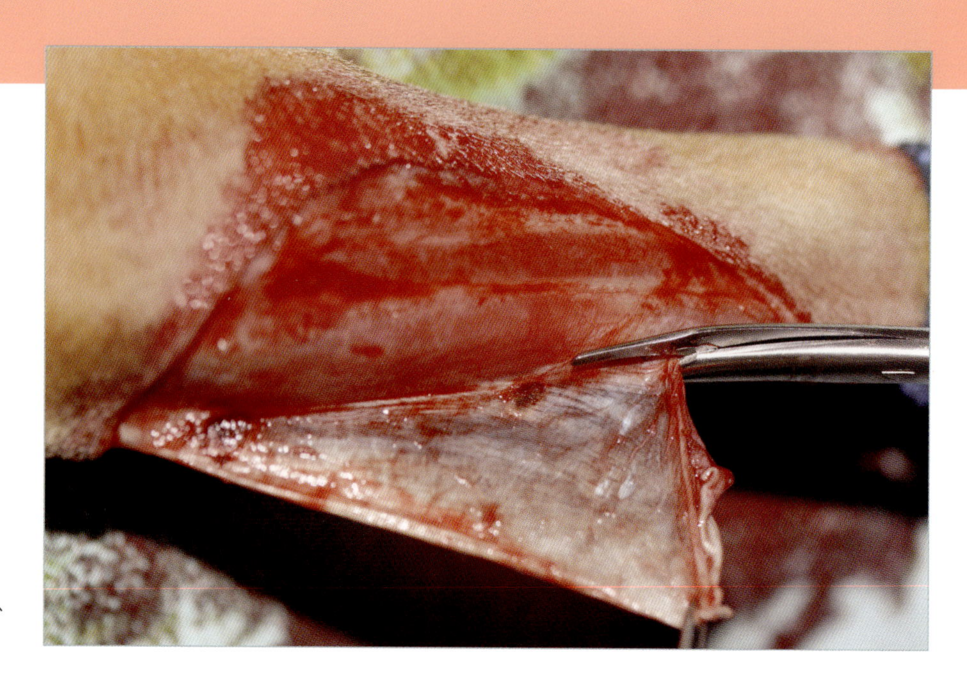

図5　移植床の準備のために、筋膜を除去

採皮部は右肋骨部とした。初めに、創傷部を覆うのに必要な移植片の大きさを決定した。皮膚は採取後に収縮することをふまえて、常に移植床の表面積よりも数mm大きくする（図6）。

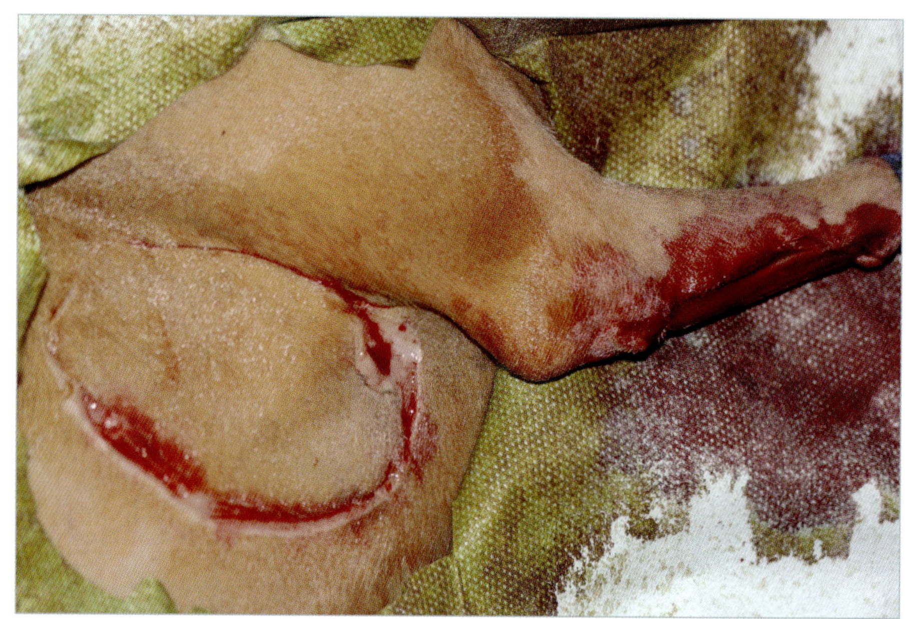

図6　切皮後の採皮部

移植組織を採取したら、定法に従って処理する（図7）。

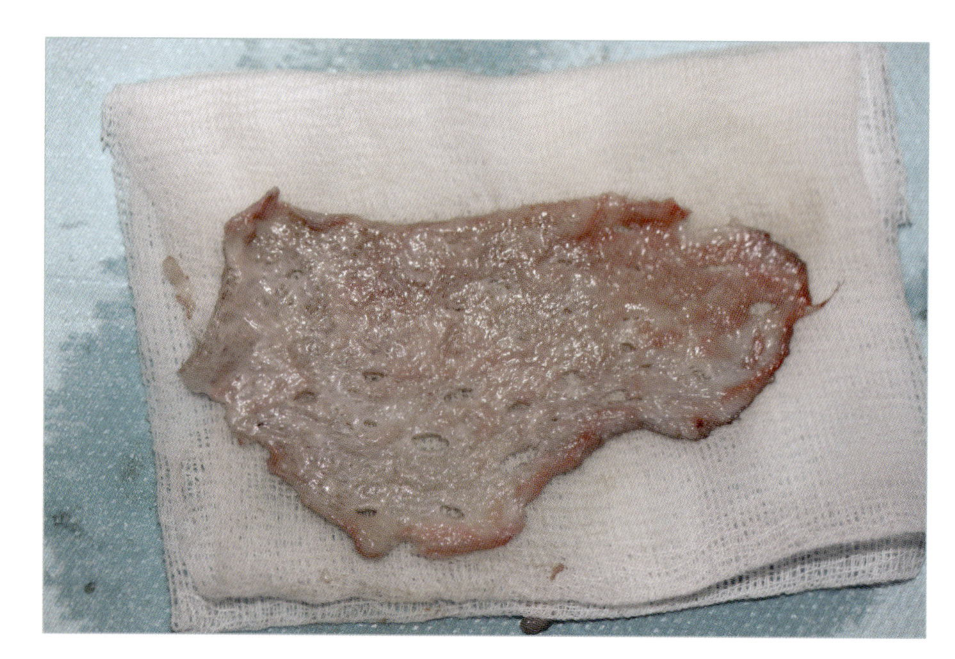

図7　準備された移植皮膚

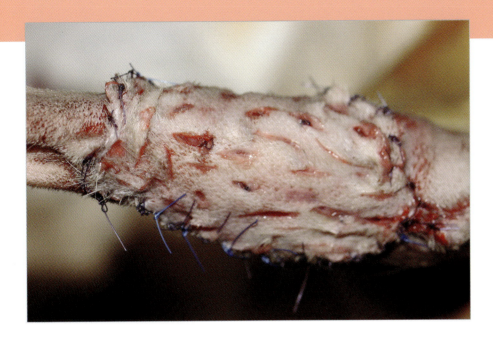

移植片を移植床に置いた。最初の縫合は3-0グリコネート針付き糸を用いて皮弁を筋肉に固定するように単結節縫合で行った。次に移植組織と皮膚縁を3-0ナイロン糸で単結節縫合した(図8)。

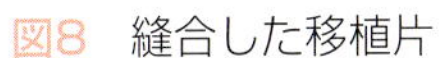

図8　縫合した移植片

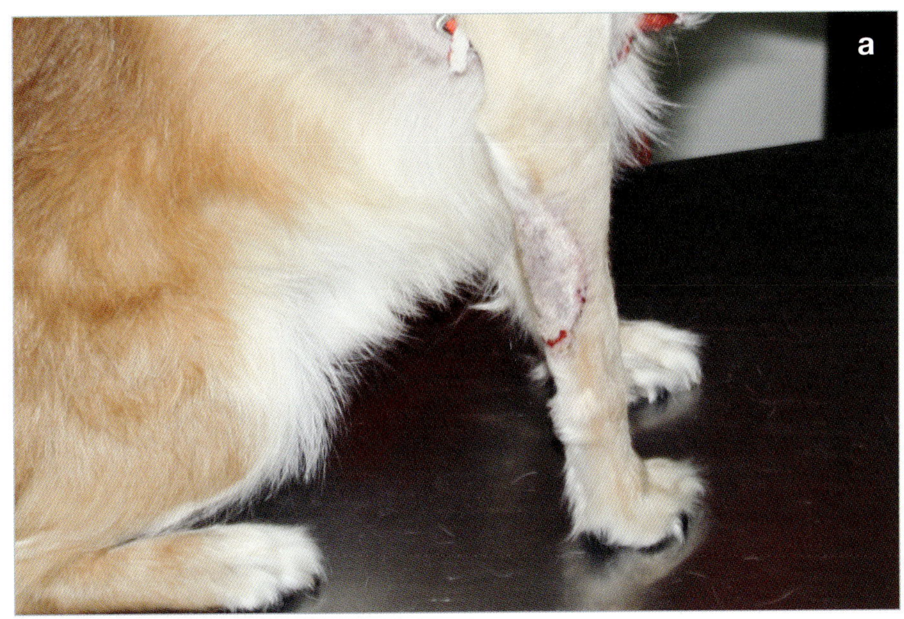

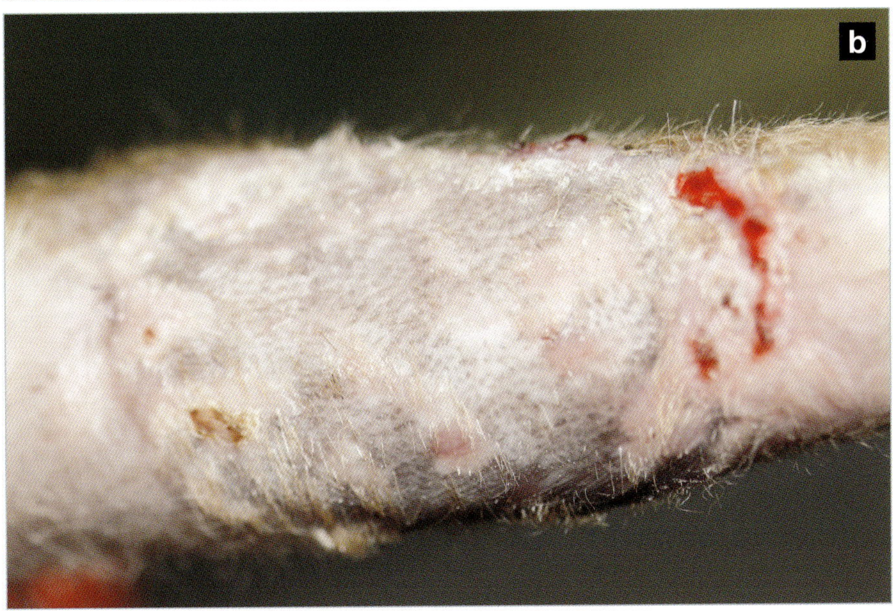

外科的処置が終了した後は、移植部位に抗生物質軟膏を塗布し、バンデージを巻いた。最初の6日間は48時間毎にバンデージ交換を行い、その後は毎日縫合部位を10%ポピドンヨードで洗浄した。抗生物質の全身投与としてアモキシシリン・クラブラン酸を10日間使用した。

本症例では、移植片の接着がしっかりしていたため、これ以上の創傷のバンデージや治療は不要と考えられた。一般的に、術後の経過は移植片の経過によって変わる。

経過

経過は順調であり、16日後に抜糸を行った。

図9は術後25日目の移植皮膚の外観である。

図9　手術25日後の外観

症例 4.2 / 脛骨の遠位成長板と脛骨果の骨折を伴う複雑な交通事故外傷

Josep de la Fuente Laborda

Tango は11カ月齢のジャーマン・シェパードで、交通事故により皮膚剥離を伴う脛骨の開放骨折が生じている。

身体検査

症例は車に衝突し、救急治療のために運び込まれた。必要な臨床検査とX線検査を行い、足根部と中足骨内側領域が露出した広範な皮膚の剥離損傷（図1）と、右脛骨の遠位成長板と内側果の複合骨折と診断した（図2、3）。

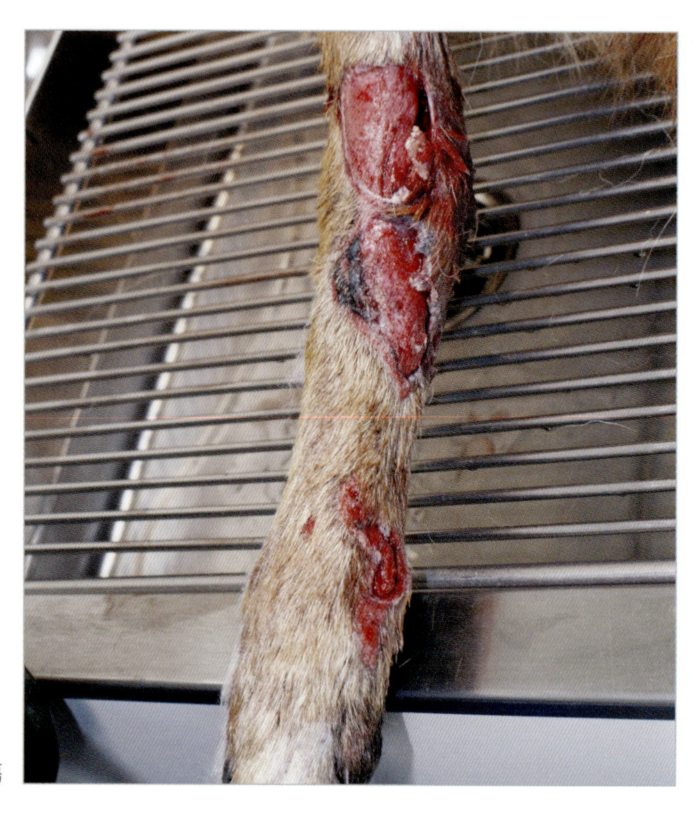

図1　足根部と中足骨の頭内側の皮膚の剥離損傷

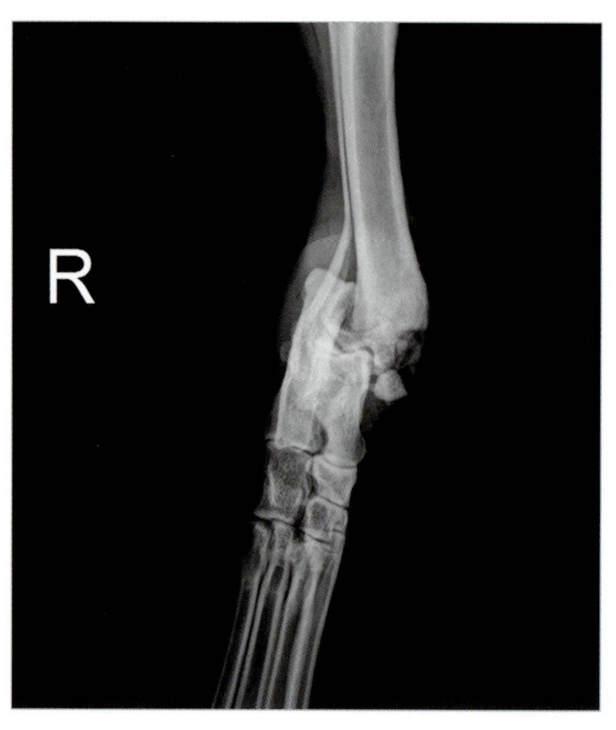

図2　右脛骨の遠位成長板と内側果の複合骨折の頭尾側像

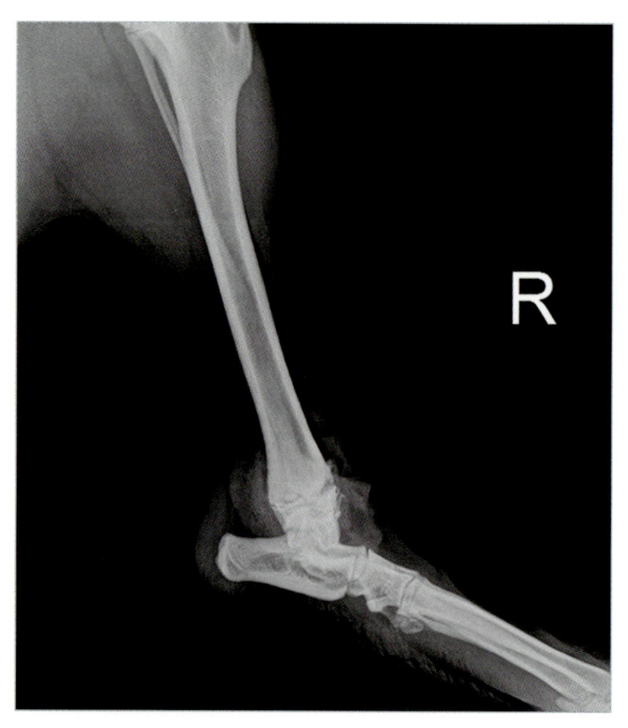

図3　右脛骨の遠位成長板と内側果の複合骨折の側方像

創傷と骨折の管理

初めに損傷部の周囲の毛を刈り、外科的に創傷部の壊死組織や裂けた組織をすべて除去し清浄化した（図4）。毎日、十分量の生理食塩水で洗浄し、上皮化ドレッシング材（図5）とロバートジョーンズ包帯による治療を開始した。骨折部の安定性を高めるために、包帯に副子を取り付けた（図6、7）。投薬として非ステロイド性抗炎症薬（NSAIDs）（カルプロフェン：2mg/kg、24時間毎）と抗生物質（セファドロキシル：25mg/kg、12時間毎）を処方したが、症例が非常に緊張しており全く休めていなかったので、鎮静剤としてマレイン酸アセプロマジン（1.7mg/kg、8時間毎）、ブプレノルフィン（0.01mg/kg、8時間毎）、アルプラゾム（0.03mg/kg、8時間毎）も投与した。

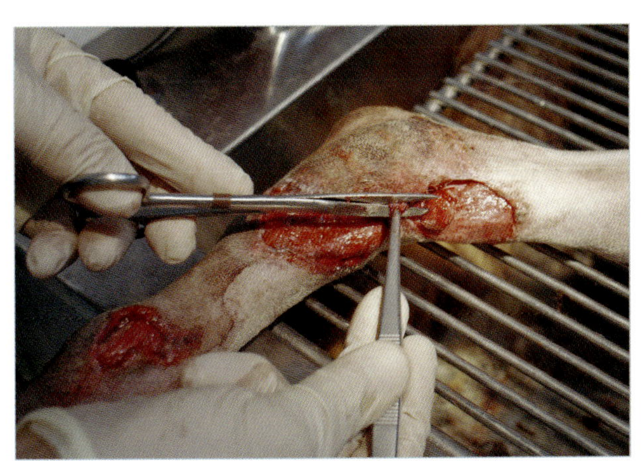

図4　皮膚損傷部の外科的清浄化

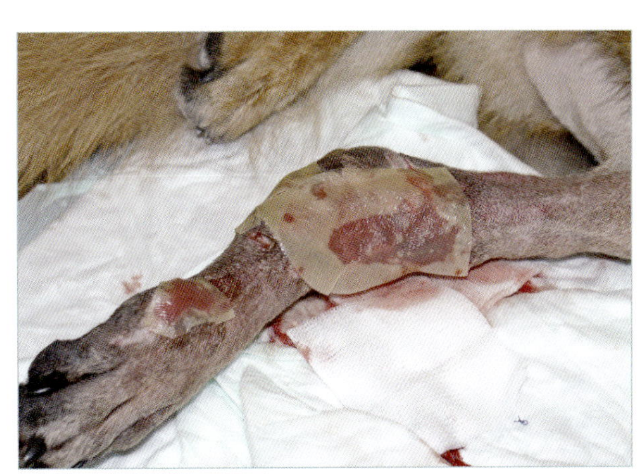

図5　上皮化ドレッシング材の設置

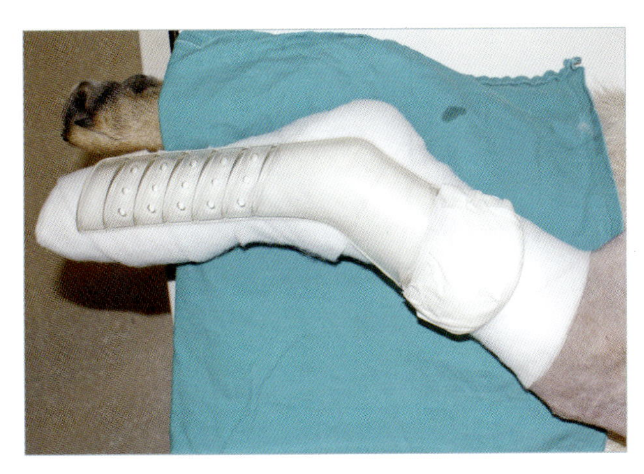

図6　副子をつけたロバートジョーンズ包帯

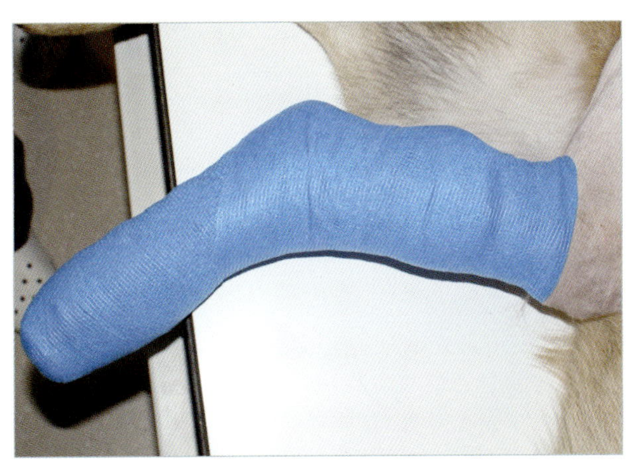

図7　完成したロバートジョーンズ包帯

4日後、創傷の外観は改善し、骨折はテンションバンドワイヤーにより整復し治療した。皮膚損傷の範囲を考慮すると創傷部を完全に閉鎖することはできなかったため、点滴用チューブの一部で補強した縫合法で皮膚の辺縁を可能な限り近づけた（図8）。症例の性格が非常に活発であることをふまえて、Ⅱ型創外固定を設置して踵の動きを最大限制限することで骨片の変位を防止した（図9、10）。上皮化ドレッシング材を適切な部位に固定するために小さな包帯も用いた（図11）。内科療法（毎日の術創管理、NSAIDs、抗生物質、鎮静薬、21日毎の創傷部の培養検査）を継続した。

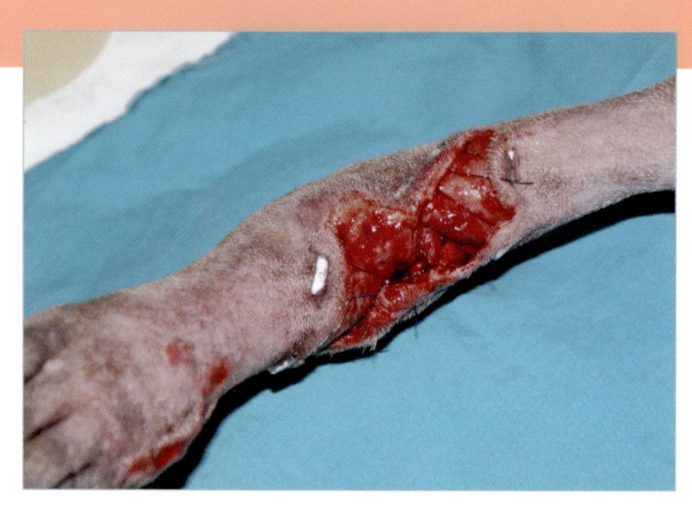

図8　補強された近接縫合。点滴用チューブの一部を補強材として用いた。

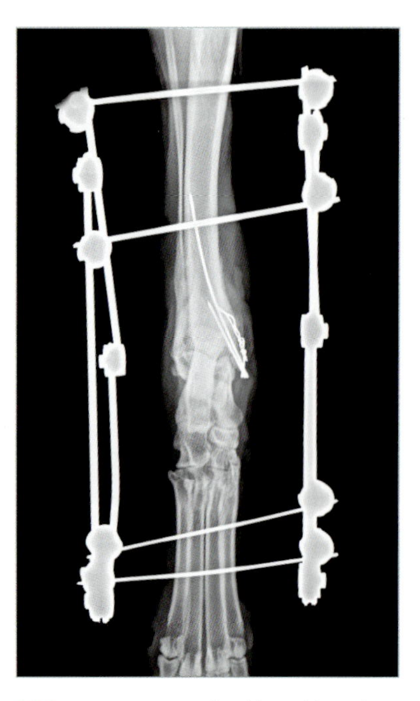

図9　テンションバンドワイヤーを用いた脛骨成長板と内側果骨折の整復。Ⅱ型創外固定を装着して適切に不動化した。頭尾側像

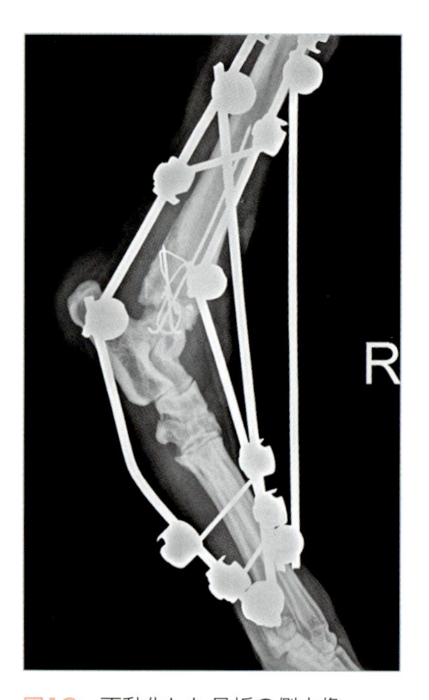

図10　不動化した骨折の側方像

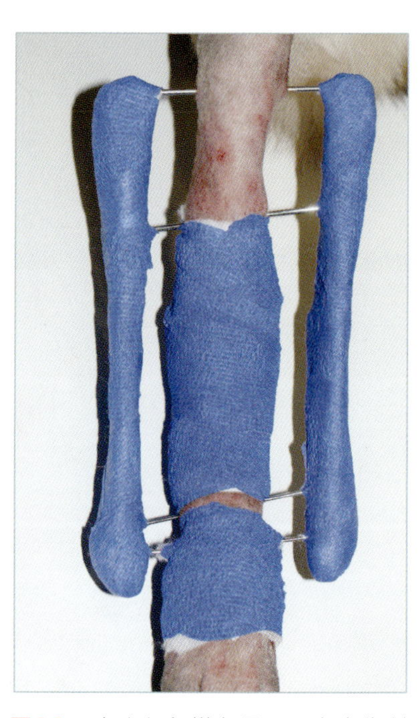

図11　小さな包帯を用いて上皮化ドレッシング材を適所に固定した。

30日後、脛骨足根関節が拘縮するのを防ぐために創外固定を除去したところ、創傷部には高度な血管新生を伴った過剰な肉芽組織を認め、明らかに治癒が進んでいることが示唆された（図12）。同様の内科的治療（NSAIDsを除く）と鎮静療法を継続した。

60日後、創傷は肉芽相であり上皮化が進んでいなかったため、メッシュ皮膚移植を実施することにした（図13）。

皮膚移植片にとって最適な移植床にするために、外科用メスで余分な肉芽組織を除去して、毛細血管を増やし結合組織を減らした（図14）。

皮膚形成手術予定日の3日前に余分な肉芽組織を除去した。

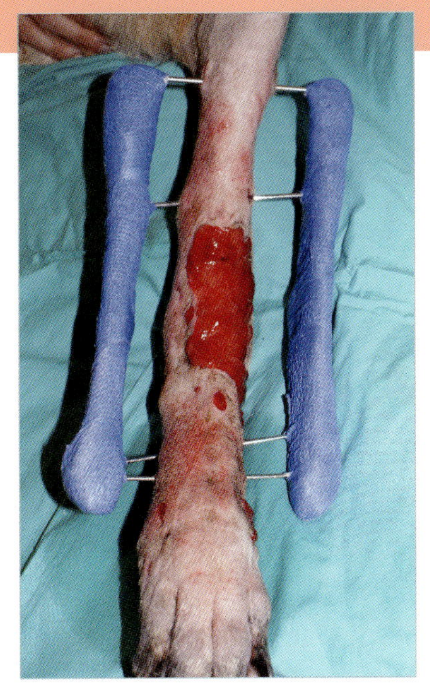

図12　手術30日後では、良好な肉芽組織形成が認められる。脛骨足根関節の拘縮を予防するために創外固定を除去することにした。

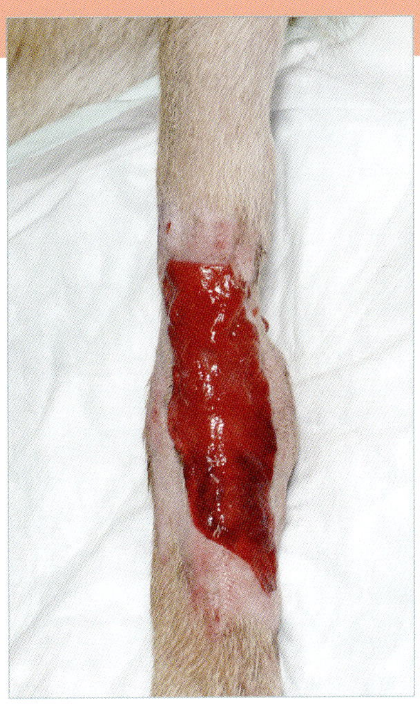

図13　手術60日後。創傷部は肉芽相のままであり、上皮化が始まっていないことがわかる。

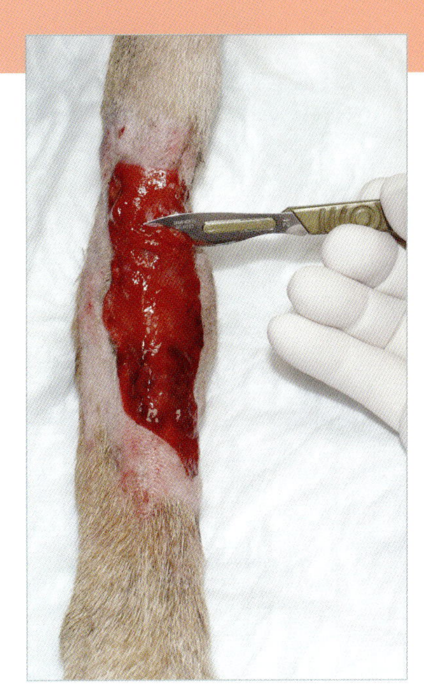

図14　メッシュ移植を行う3日前に余分な肉芽組織を除去した。

術式

症例を側臥位にし右後肢を外転させて（図15）、レシピエント部位（足根部前面）とドナー部位（同側の胸部側方）を準備した（図16）。

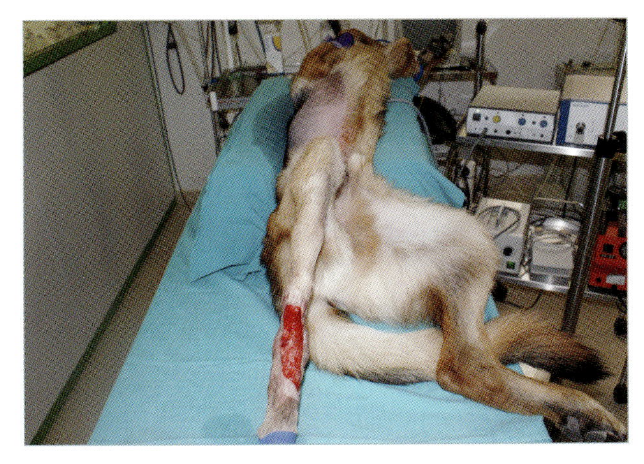

図15　側臥位で右後肢を外転させた症例の術中の体位

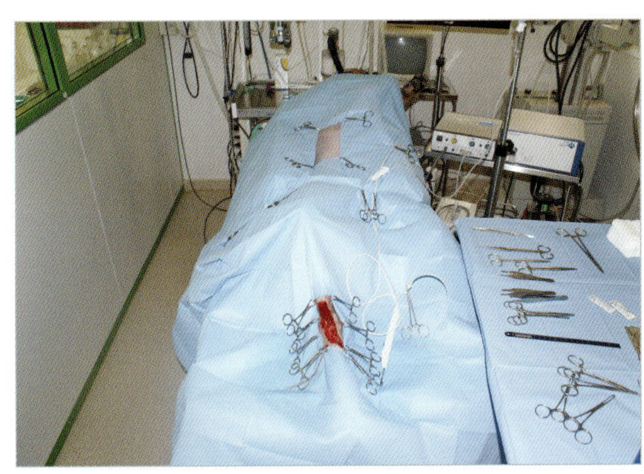

図16　レシピエント部位（足根部前面）とドナー部位（同側の胸部側方）の術中の準備

初めに、移植する部分の皮膚を切開し（図17）、皮下組織を切断し（図18）、皮膚片を取り除いた（図19）。この創傷の閉鎖は移植皮膚片の縫合が完了するまで行わず、この間は滅菌生理食塩水で湿らせたガーゼで保護しておいた。移植組織を足根部の創傷に移植する前に、移植片から皮下組織を除去する必要がある。これを行うために、滅菌生理食塩水で湿らせたガーゼの上に移植組織を置き、インスリン注射針で固定し（図20）、外科用メスで皮下組織を除去した（図21）。除去すると移植片は白くなり、毛包球の裏面にあたる小さい顆粒が認められた（図22）。本症例ではメッシュ移植片を選択したため、採皮器を用いて小孔を作製した（図23）。

移植片を移植床に置き（図24）、単純結節縫合で固定した（図25）。次に胸部のドナー部の創傷を、縫合の最後に注意してBurowの三角を切除して閉鎖した（図26）。

移植片に作製した孔は、移植片が移植床に生着しない主な原因となる術後に生じる液体の排出路となる。

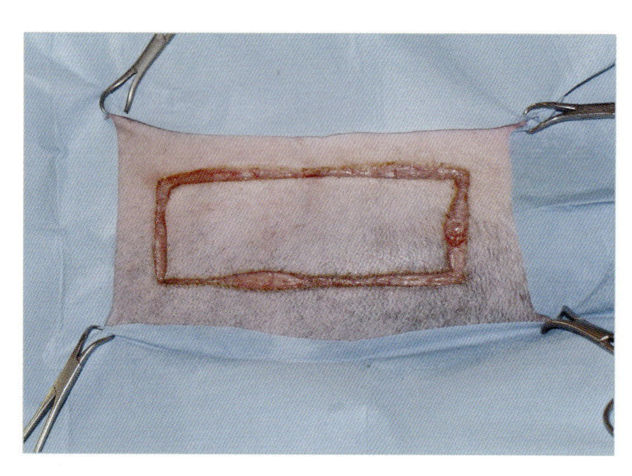

図17　胸部側方（ドナー部位）の皮膚切開

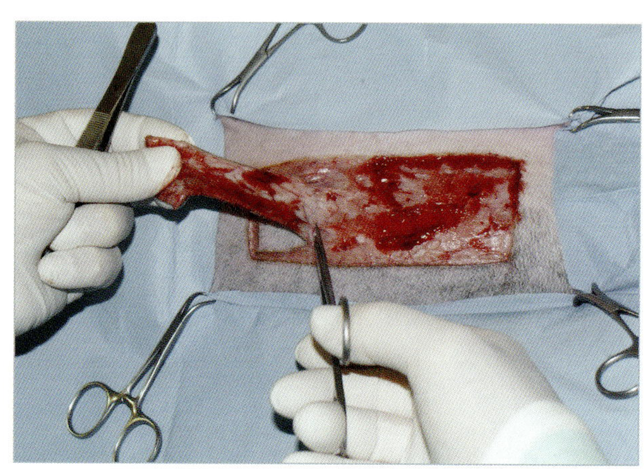

図18　皮膚移植片の採取

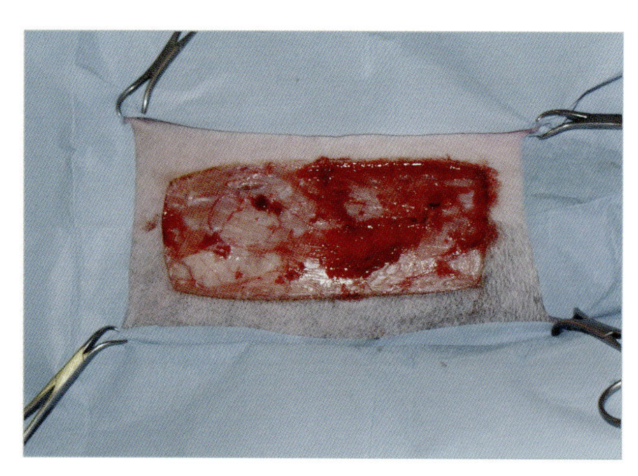

図19　移植片採取後のドナー部位

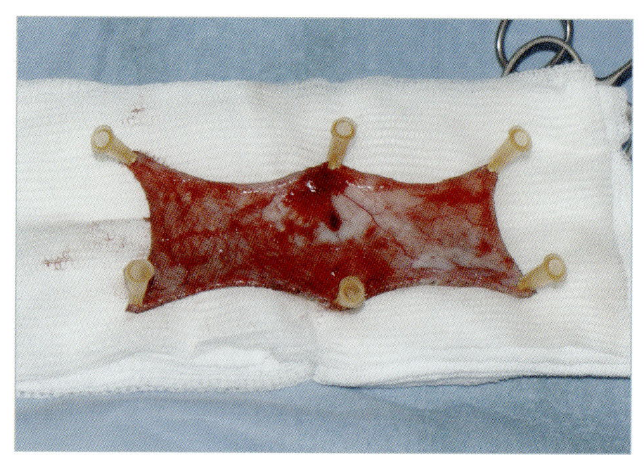

図20　移植組織を濡らしたガーゼに固定する。

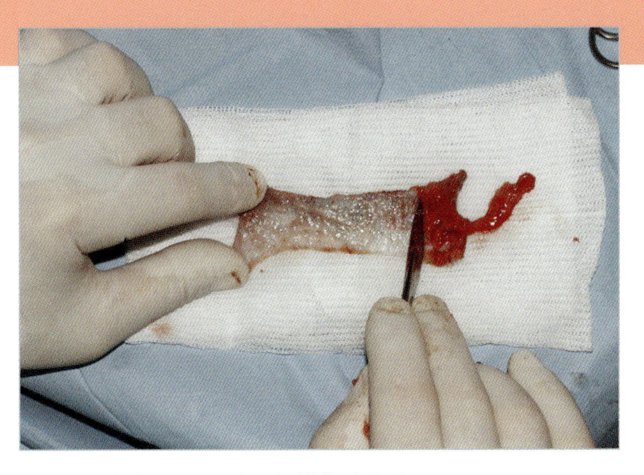

図21　外科用メスで皮下組織を除去する。

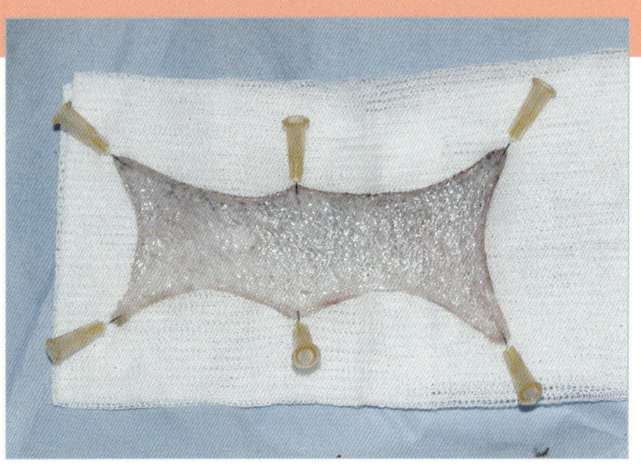

図22　移植片は白くなり、毛包球に相当する皮膚の突起物が認められる。

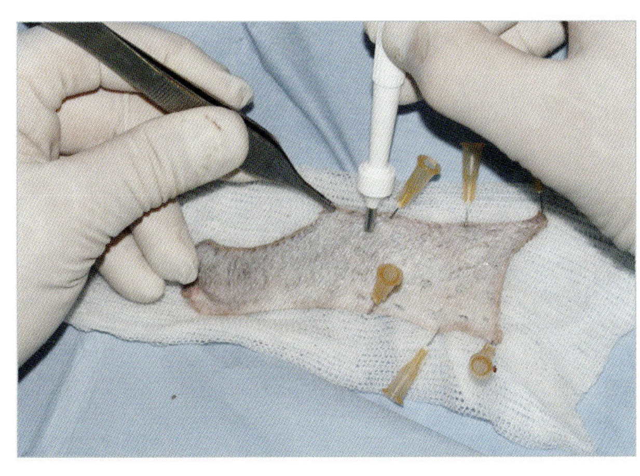

図23　滲出液を排出させ、移植片が移植床に生着する際に生じる問題を予防するために採皮器で作製した移植片の孔

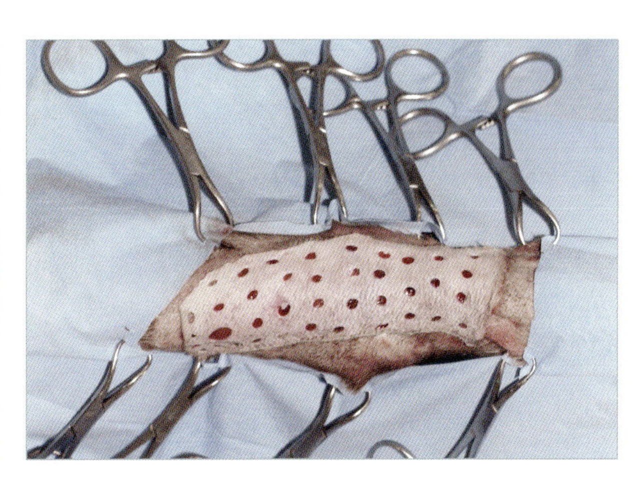

図24　メッシュ状の移植片を移植床に置く。

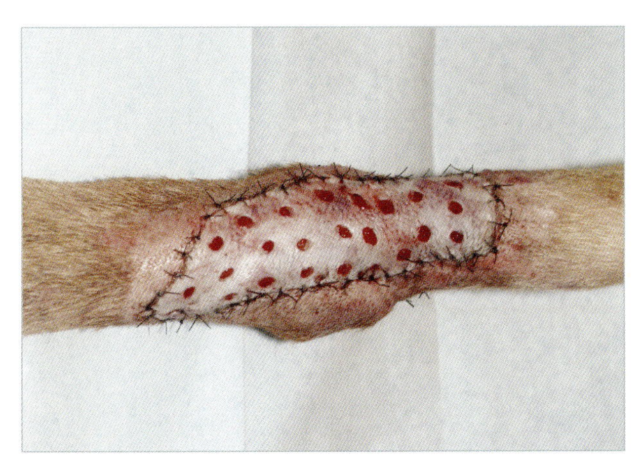

図25　メッシュ状移植片を単純結節縫合で縫合する。

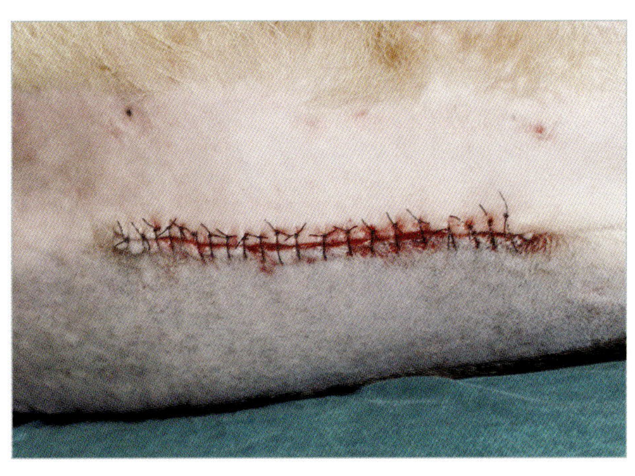

図26　ドナー部位の縫合。適切にBurowの三角が切除されていることに注目せよ

術後は移植片に十分量の上皮化軟膏と非粘着性滅菌ドレッシング材を置いた（図27）。滲出液の貯留以外で移植片が移植床に生着しない主な理由の1つが、過剰な動きである。これを防ぐために、創傷治療中やドレッシング材交換の際に移植片が引っ張られないよう十分に注意し、ロバートジョーンズ型キャストパディング材を使用して足根部の過度な動きを防いだ（図28）。

経過

創傷部の包帯交換は、術後1週間は2日毎に、術後2～3週目は5日毎、4～5週目は7日毎に行った。6週目以降は創傷部の処置は行わなかった。

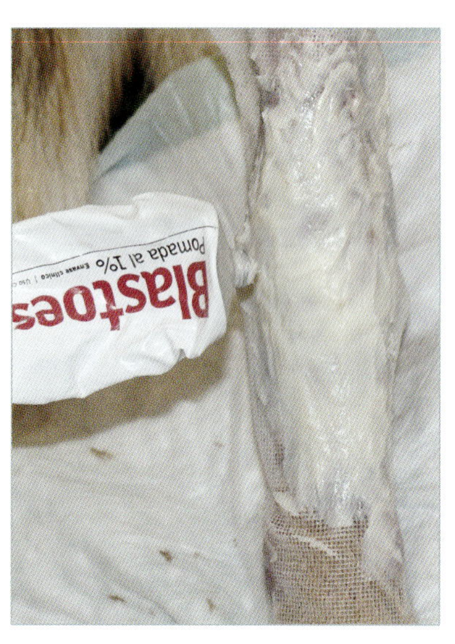

図27　十分量の上皮化軟膏を塗布する。

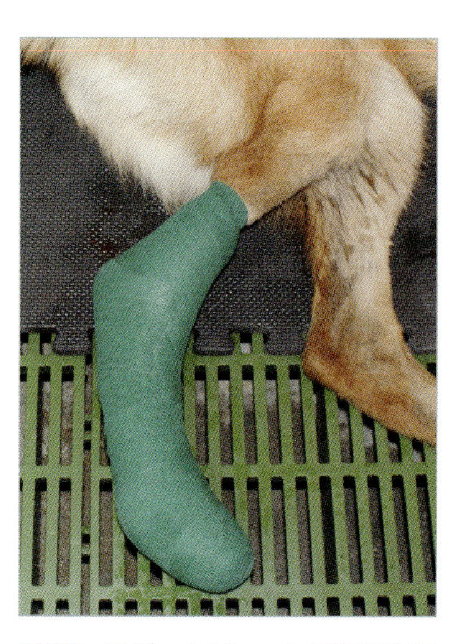

図28　ロバートジョーンズ包帯を用いて踵の動きを制限する。

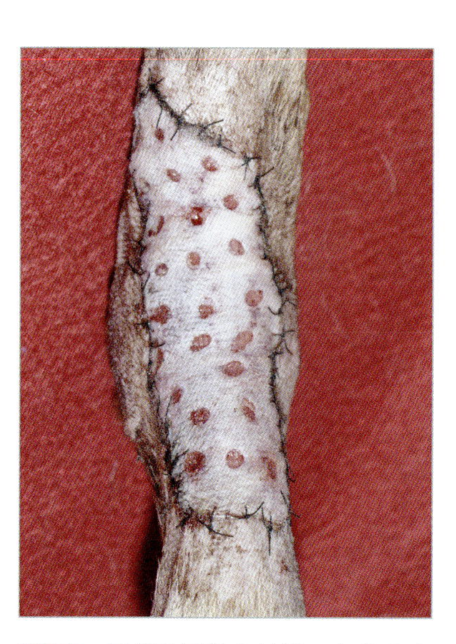

図29　手術2日後の外観。白色の皮膚は血管新生が乏しいことを示唆する。

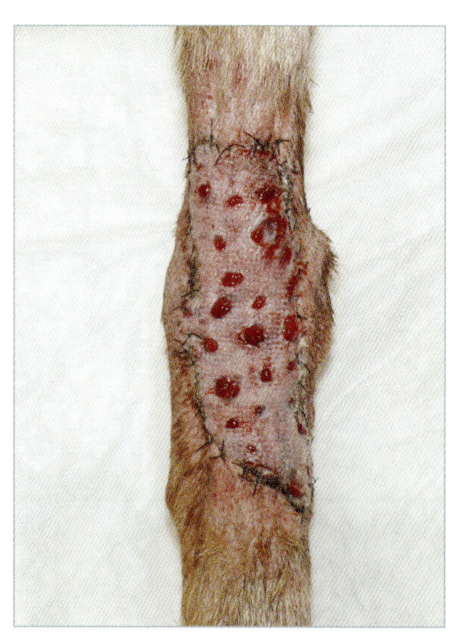

図30　手術1週間後の移植片の外観。やや赤みを帯び、良好な血行再建が示唆される。

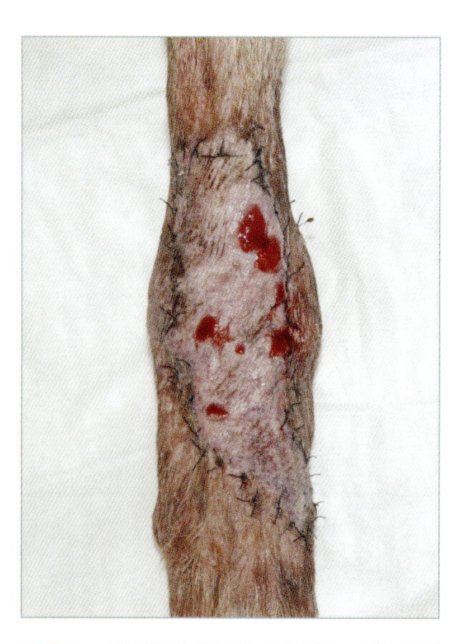

図31　手術3週間後の外観。孔は消えていき、被毛の再生が認められる。

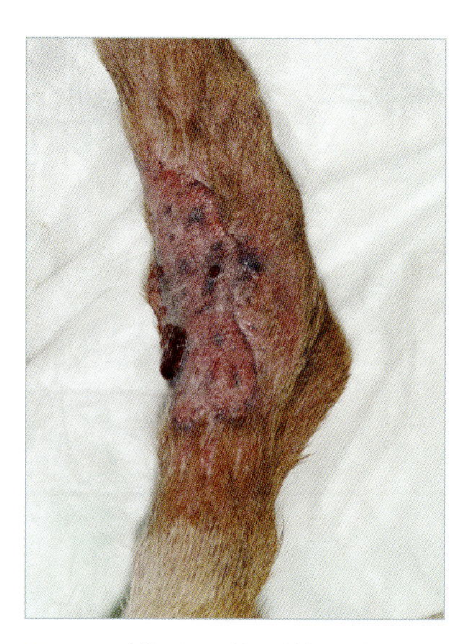

図32　手術4週間後の外観。孔の1つから過剰な肉芽組織が形成されている。

手術2日後、移植片が白色化し、血管新生の不良が示唆された（図29）。手術7日後には赤みが出てきて血行再建の徴候が認められた（図30）。手術3週間後にはわずかな発毛も認められるようになり、このときには移植片に作製した孔が閉鎖し始めていた（図31）。手術4週間後には肉芽組織が閉鎖を阻害している部位を除いて完全に閉鎖し（図32）、この肉芽組織は外科用メスで掻爬した（図33）。6週間後、移植片は移植床と完全に一体化した（図34）。8週間後には移植片の発毛がさらに進み、色素沈着も認められた（図35）。9週間後には、発毛は持続していたが色素沈着は明らかに減少していた（図36）。8カ月後には移植片は完全に一体化していた。移植片と移植床の毛に違いが認められた（図37）。

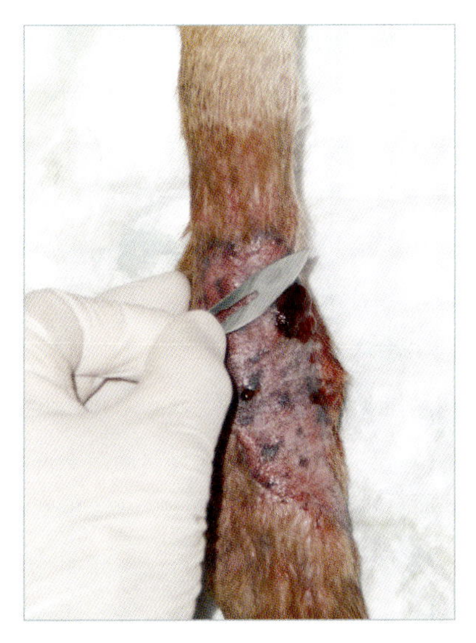

図33　外科用メスを用いた過剰な肉芽組織の掻爬

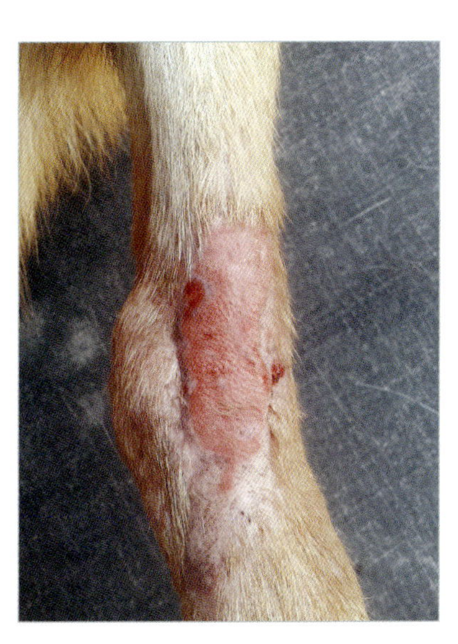

図34　手術6週間後の外観。移植片がうまく生着しているのがわかる。

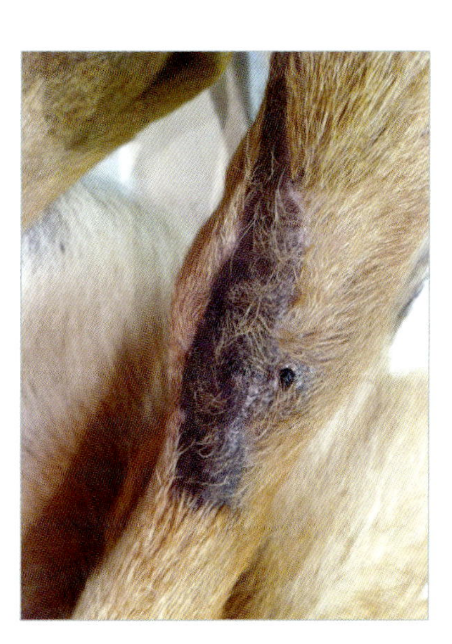

図35　手術8週間後の外観。移植片に少し色素沈着が認められる。

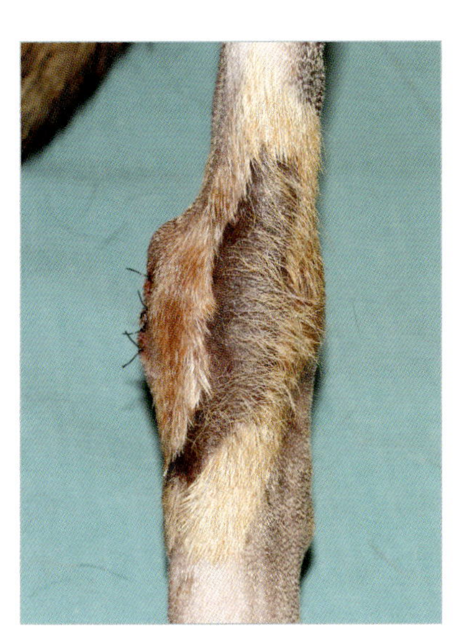

図36　手術9週間後の外観。色素沈着は減少し、順調に発毛している。

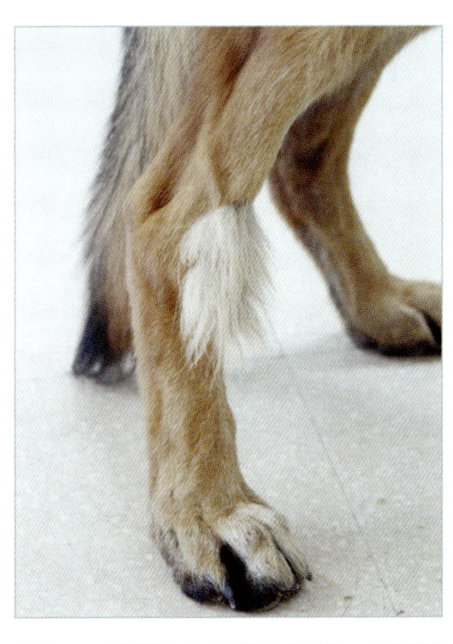

図37　手術8カ月後の外観。胸部側方からの移植片の被毛と、足根部の被毛に違いが認められる。

症例 4.3 / 点滴の漏れによる皮膚損傷

José Mª Carrillo, Paula Cava, Eliseo Zuriaga, Mónica Rubio

Jositoは、3歳齢、雄のラトネロ・ヴァレンシアーノ（スペイン東部の在来種）で、点滴漏れによる右前肢の皮膚損傷を主訴に来院した。

身体検査

入院治療時に、右前肢に点滴漏れによる重篤な合併症が生じた。大量の輸液が漏れ、時間も経過していたため、肘から手根部にかけて皮膚と皮下組織が広範に壊死していた。まだ壊死した皮膚が付着しているのが確認できた（図1）。

創傷管理

積極的な外科的デブリードマンを行って損傷の程度を確認したところ、骨や手根伸筋腱が露出していた（図2）。欠損組織の回復と感染のコントロールを目的に保存療法を実施した。処置は毎日行い、創傷に3種類の抗生物質軟膏（ポリミキシン、バシトラシン、ネオマイシン配合）を塗布し、ポリウレタンフォームドレッシング材とキャストパディング材で被覆しさらに粘着性包帯で保護した。感染が広がるリスクが高かったため、抗生物質の全身投与（アモキシシリン・クラブラン酸とメトロニダゾール）を併用した。創傷の経過は良好で、数日で初期の肉芽形成が認められた（図3）。

治癒を促進するため、保存療法の期間中は定期的（2週間毎）に多血漿成長因子（PRGF）を肉芽組織に浸潤させた（図4）。PRGFは、25G注射針を用いて肉芽組織の表面直下に少量ずつ投与した（図5）。この処置により肉芽組織の形成が速まり、治療開始から3週間後には創傷部全体を覆うまでになった（図6）。

創傷の経過が良好であったことから、少しでも欠損部を減らすために保存療法を継続した。その後、創傷の収縮が始まり、5週間後には肘直下の創傷の近位部分で瘢痕組織の出現と増生が認められた（図7）。

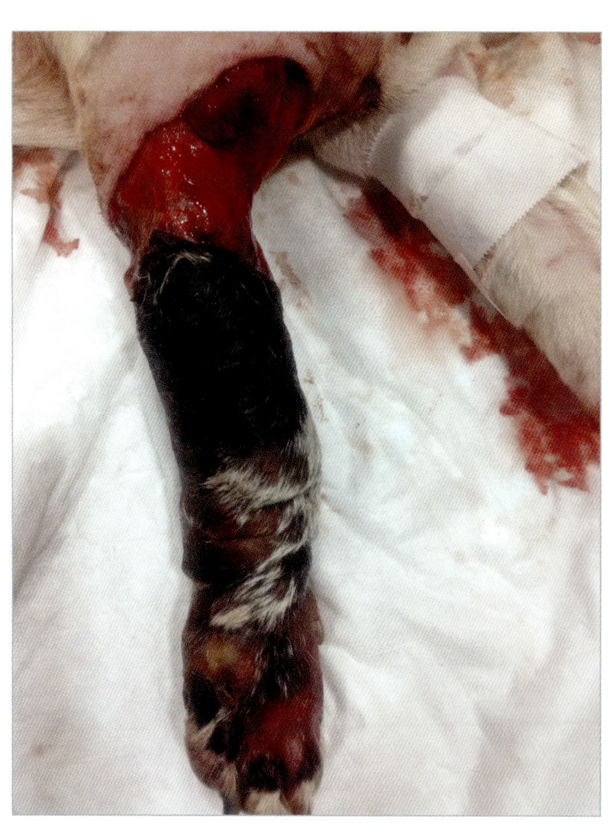

図1　点滴漏れによって壊死した皮膚の外観

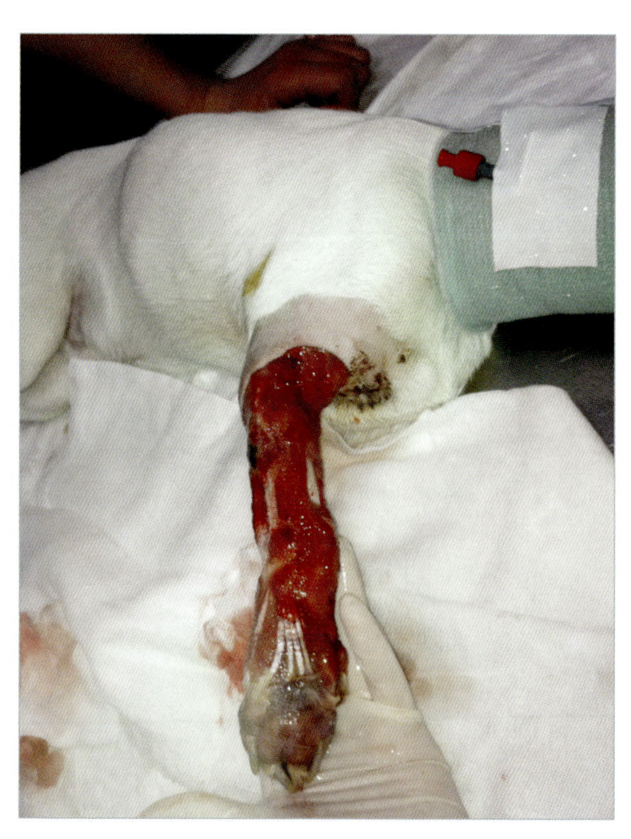

図2　壊死組織をデブリードマンして損傷の程度を観察したところ骨と腱が露出していた。

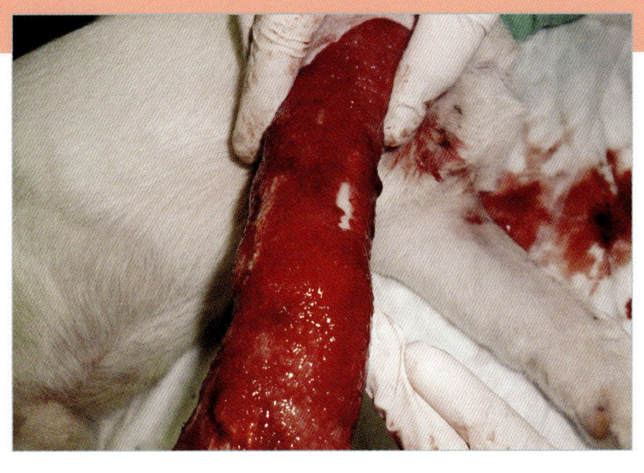

図3　保存療法を開始してから4日後には肉芽組織の形成が認められた。

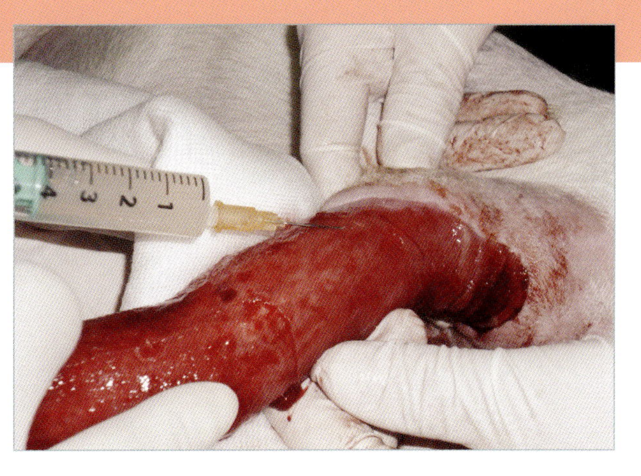

図4　PRGF を創傷に注入しているところ

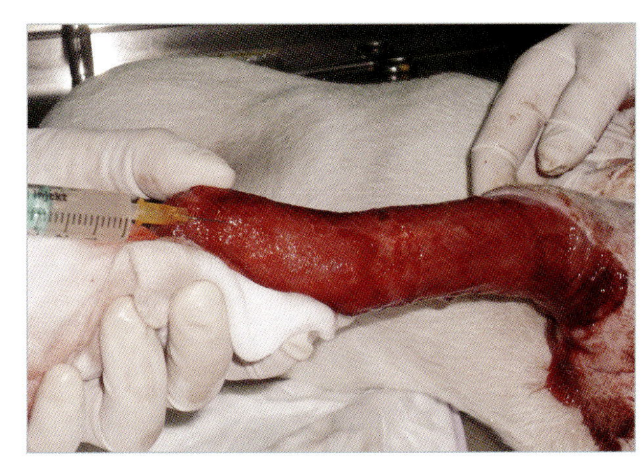

図5　PRGF は25G注射針を用いて肉芽組織の表面直下に少量ずつ投与し、創傷の全体に浸潤するようにした。

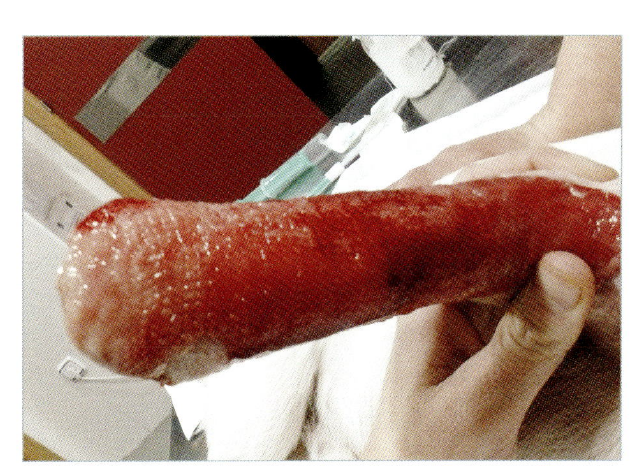

図6　治療開始から3週間後の経過

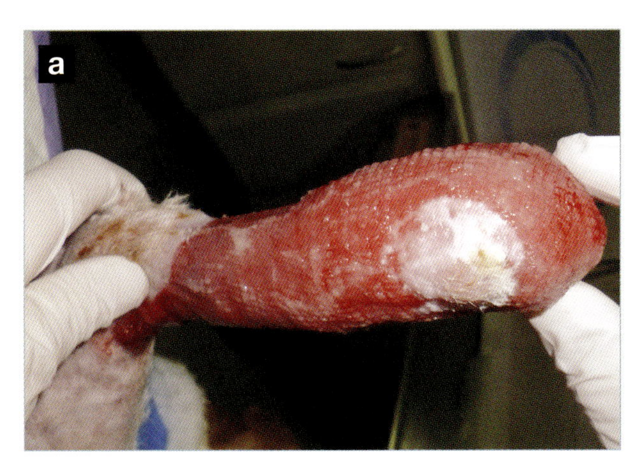

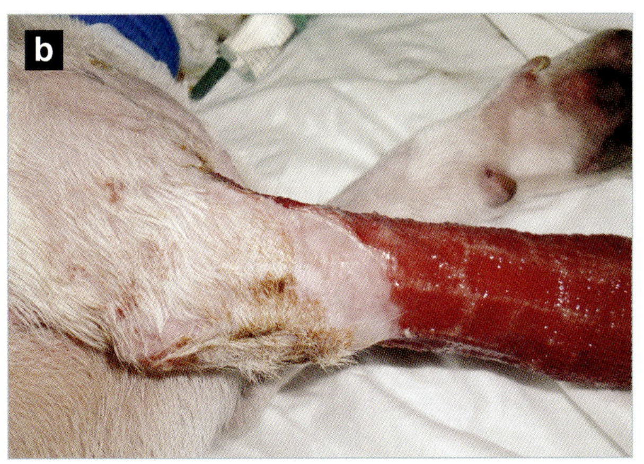

図7　治療開始から5週間後の経過。掌側には上皮化している領域が認められ（a）、肘の遠位部分では瘢痕組織の増生が認められた（b）。

8週間後には前腕の背側にも瘢痕組織が認められるようになり、掌側の瘢痕組織はさらに増生していた（図8）。創傷の経過は引き続き良好で、10週間後には瘢痕が前肢の遠位まで広く増生していた（図9）。しかし、この時点で瘢痕の増生が遅くなり、新しく形成された瘢痕組織は脆弱で潰瘍を伴っていた（図10）。

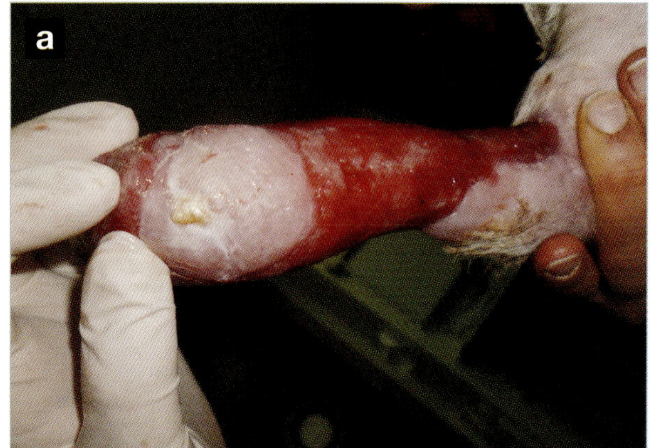

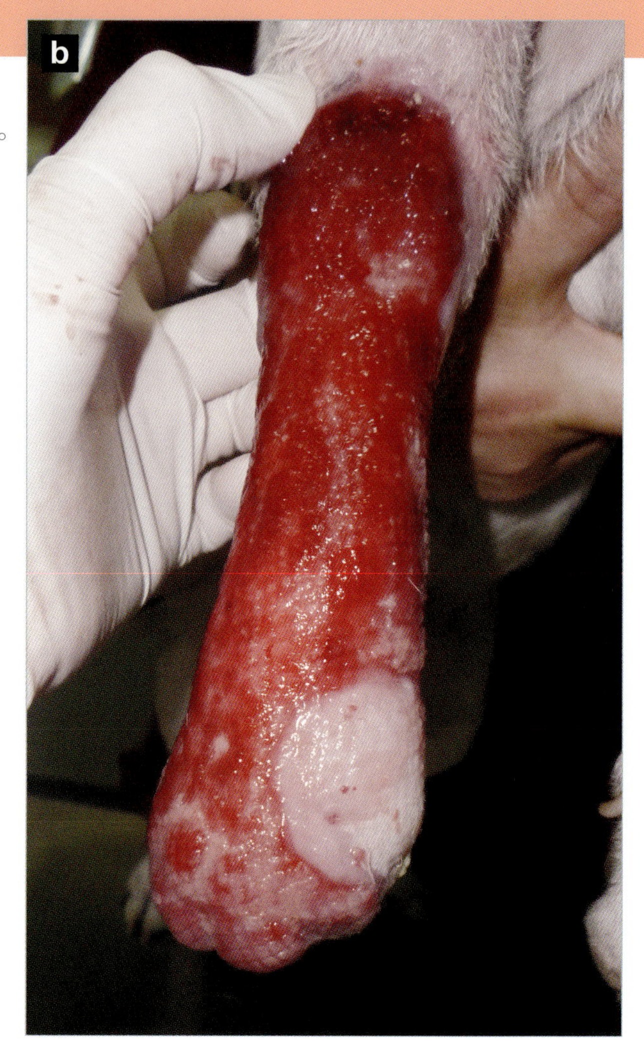

図8　8週間後における瘢痕の増生。掌側（a）および肢端部（b）に上皮化の徴候が認められた。

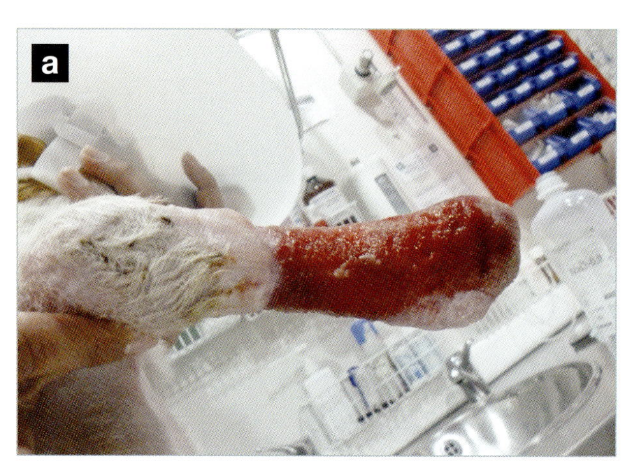

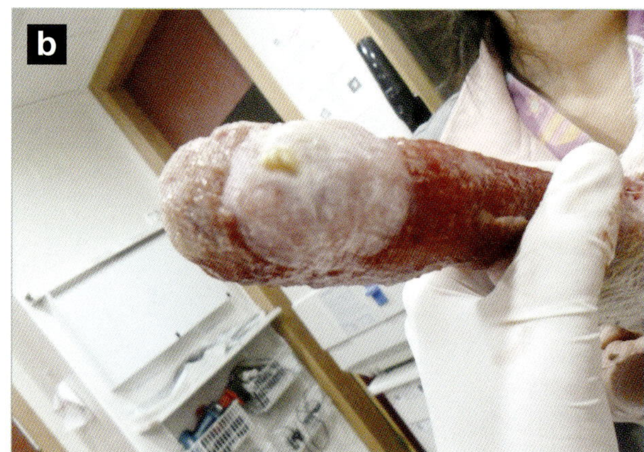

図9　10週間後には前腕のほぼ半分（a）および掌側のほぼ全域（b）を瘢痕組織が覆っていた。

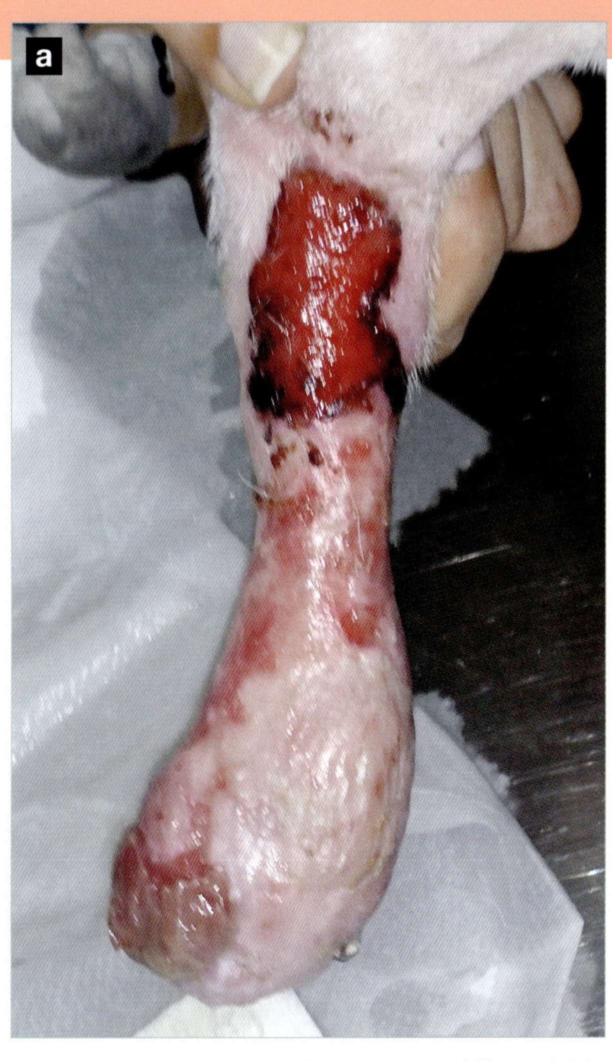

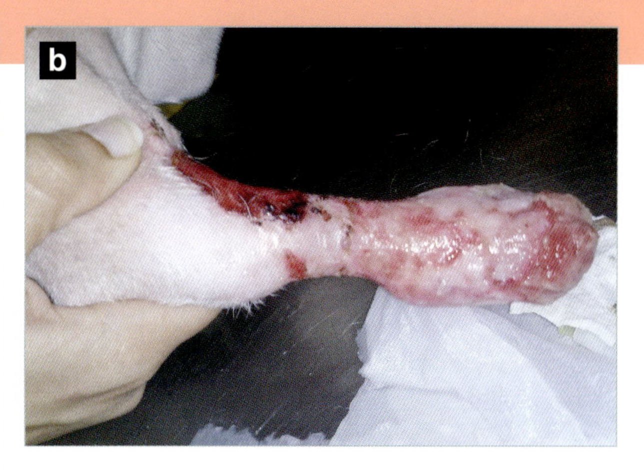

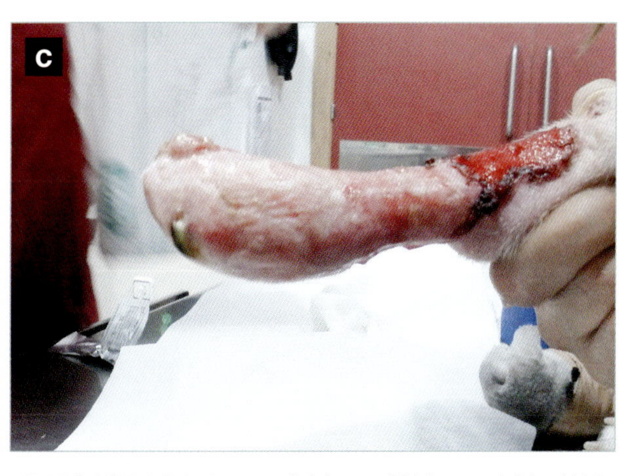

図10　11週間後には治癒の進行が明らかに停滞し、瘢痕組織の脆弱化が認められた。a：背側、b：外側、c：内側の外観

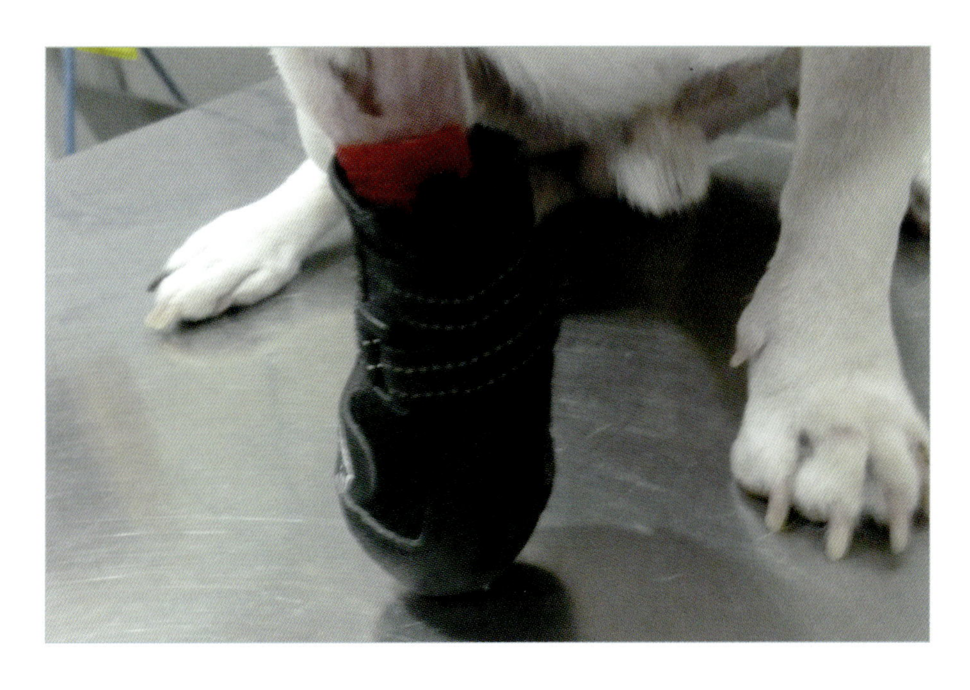

前腕の遠位部にフィットさせたネオプレンのブーツで保護することにより、前肢の機能を十分に得ることができた。しかしながら、このブーツが新しい組織の脆弱性や潰瘍の一因になっていると考えられた（図11）。

図11　ネオプレンのブーツで保護することにより前肢の機能を十分に得ることができたものの、治癒の進行を停滞させる一因となった可能性がある。

治癒の進行が停滞したため、6カ月経過した時点で、肘より遠位の状態を改善するための皮膚移植術を飼い主に提案した。症例の前肢は機能的には問題なかったが、潰瘍や出血などの合併症が少しずつ増えてきた（図12）。

術式

右前肢の遠位を全層メッシュ植皮術でカバーすることとした。術前準備を終えた後に（図13）、新しくできた組織のうち慢性化している部分をメスですべて切除した（図14）。これにより、移植片への血管再生を促し、反応性の組織を得ることができる。移植片の活性が保たれる移植後48時間の治癒過程が適切に進まなくなる可能性があるため、慢性化した非反応性の組織をすべて除去することは極めて重要である（図15）。

このとき、出血をコントロールし、移植床の乾燥を防ぐために、レシピエント側の移植予定部位を湿らせたガーゼで保護した。ドナー側（左側肋部）は移植片を採取するための準備をした（図16）。移植片の採取に必要な大きさはあらかじめ計測しておいた。レシピエント側でのテンションを避けるため、皮膚を予定よりわずかに大きく切開した（図17）。必要があれば、移植片を採取した部位は形成外科の手技を用いて閉鎖する。この症例ではH形成術を実施した。手術時間を減らすために、移植片の前処理とドナー部位の縫合を同時に行った（図18）。

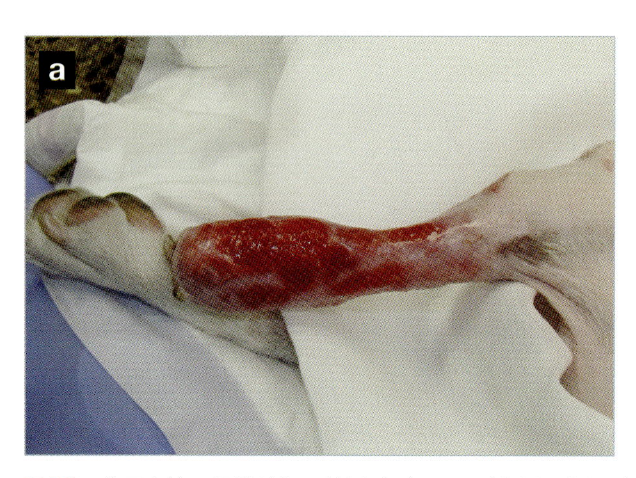

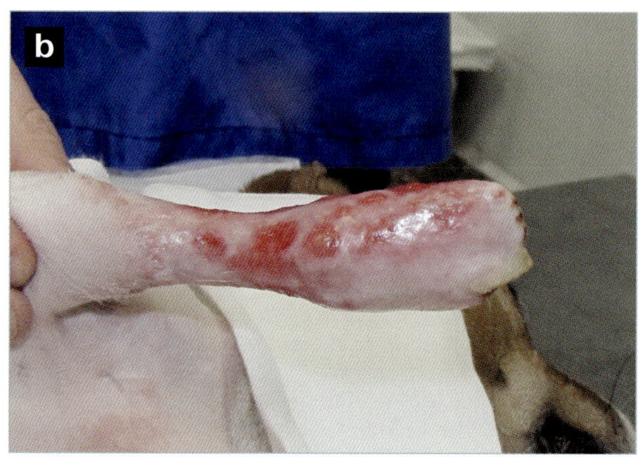

図12　非反応性の組織が主に外側（a）および背側と内側（b）で認められたため、治療開始6カ月後に皮膚移植術を提案した。

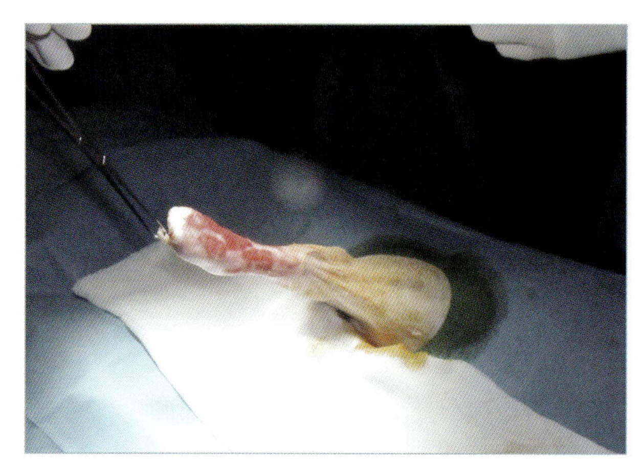

図13　全層植皮術時のレシピエント側の術前準備

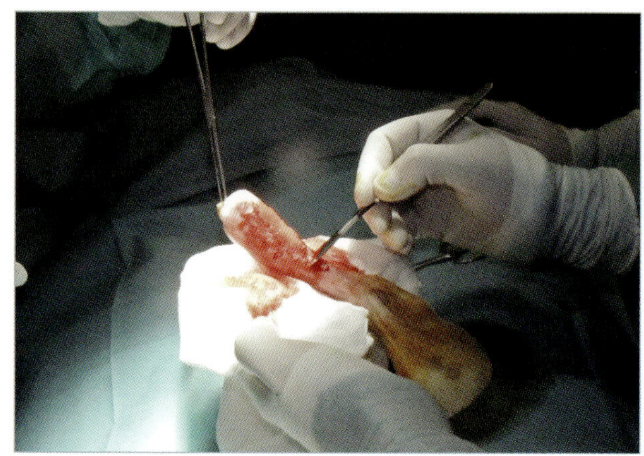

図14　レシピエント側の最外層をメスで切除している。

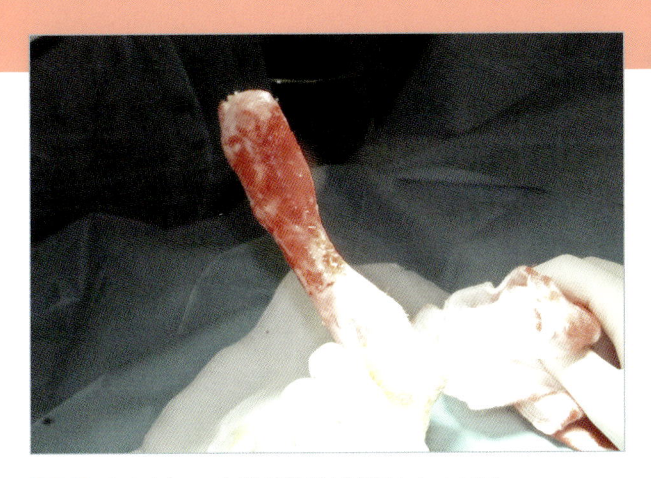

図15　レシピエント側の準備が完了したところ

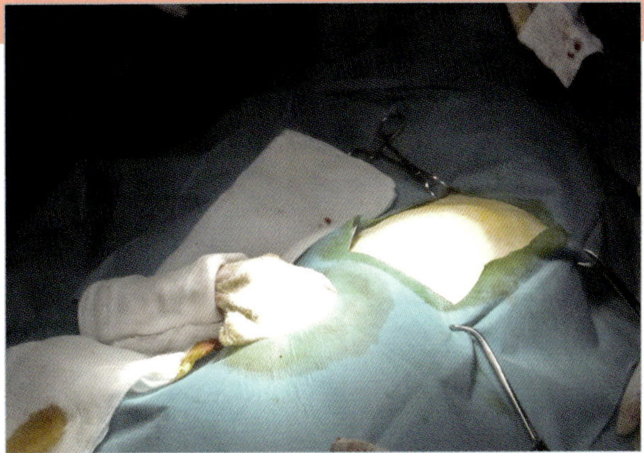

図16　レシピエント側を湿らせたガーゼで保護した後、移植片を左側胸壁から採取した。

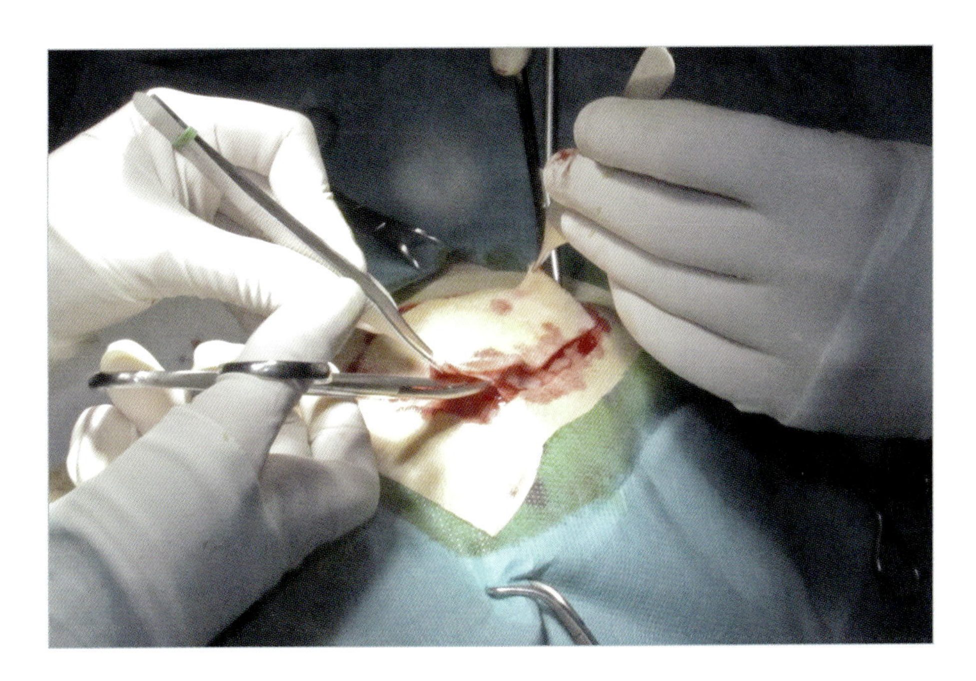

図17　移植片のサイズは術前に計測しておく。移植片は、被覆する創傷の大きさよりやや大きく切除するとよい。

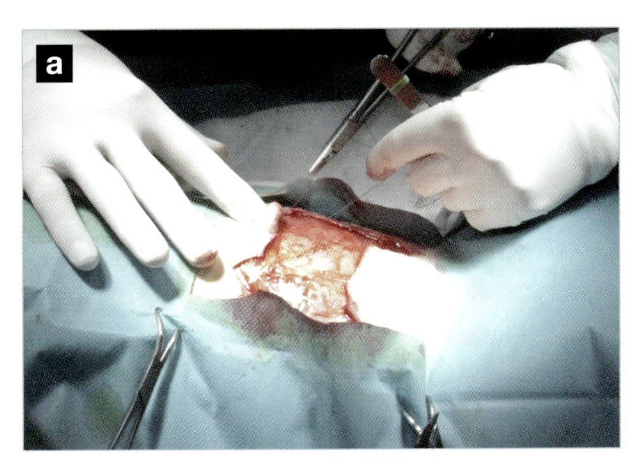

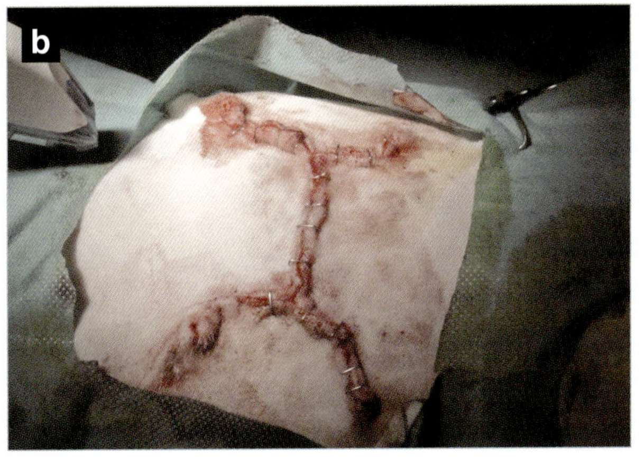

図18　a：必要があれば、移植片を採取した部位は形成外科の手技を用いて閉鎖する。b：この症例ではH形成術を実施した。

移植片の取り扱いと前処理

移植片を前処理するときには、その取り扱いに注意する。この症例では、前処理を行うために、移植片を滅菌生理食塩水で湿らせたガーゼの上に押し付け25G注射針で広げて固定した（図19）。移植片の毛包が見えてきめが粗くなるまで、皮下組織をメスで取り除く（図20）。皮下組織をすべて取り除いたら（少しでも皮下組織が残っていると移植片への血管再生が阻害される）（図21）、No.11のメスで6～8mmの切開を長軸方向に加えていく（図22）。これによりメッシュが形成されて移植片の面積が広がるだけでなく、滲出液や出血が排出され移植片の活性が高まる（図23）。

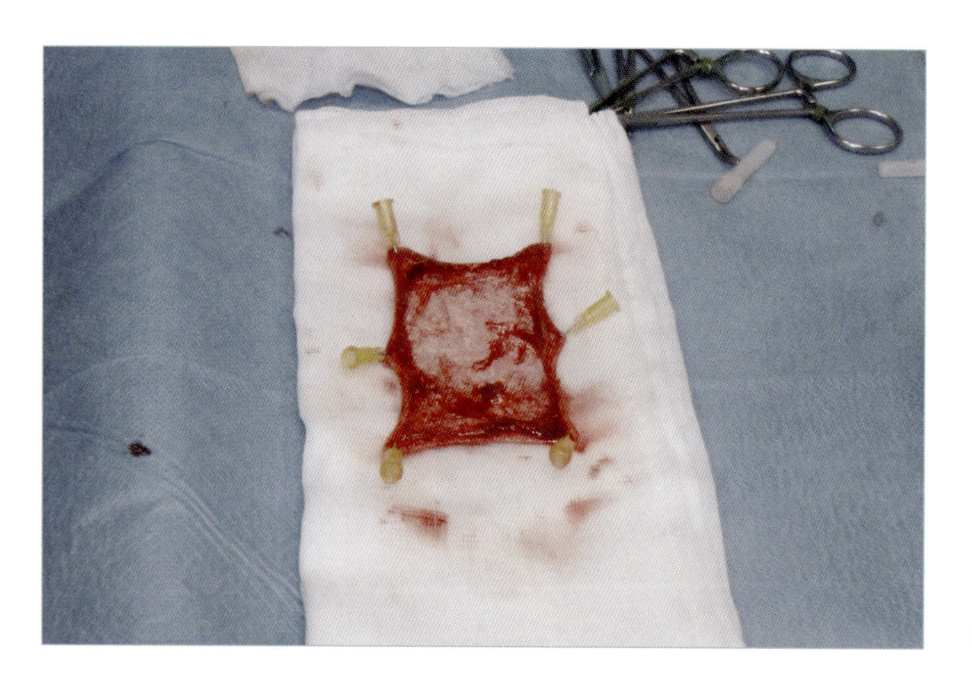

図19　採取した移植片の外観

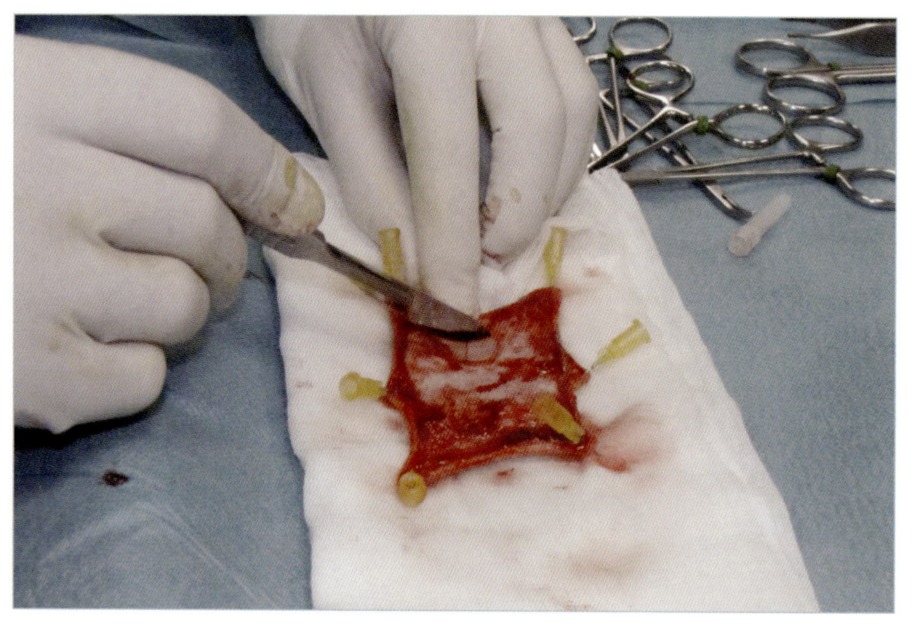

図20　メスを用いて皮下組織をすべて取り除く。

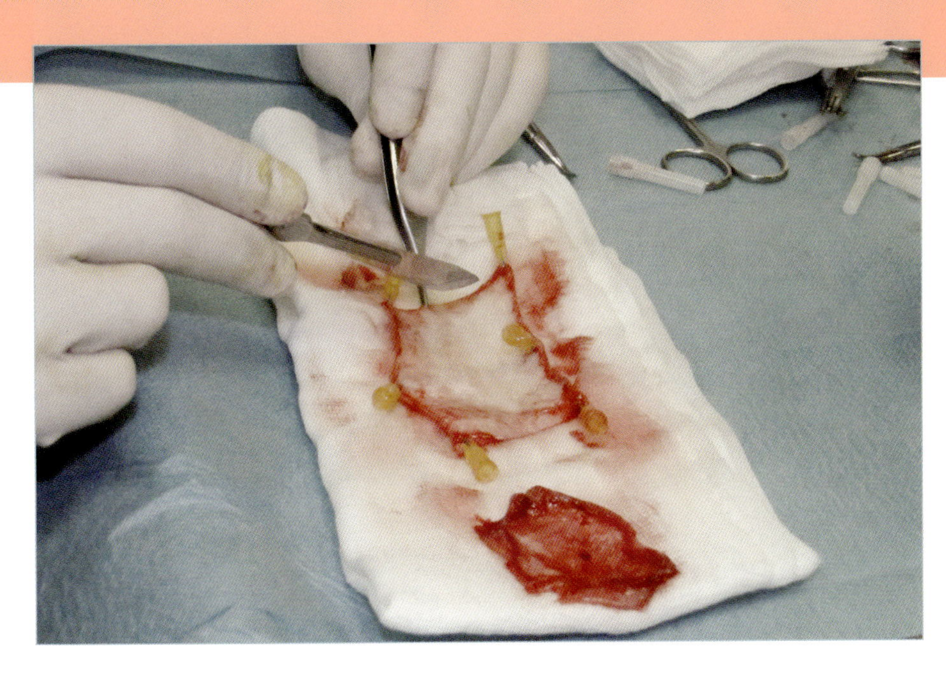

図21　皮下組織は移植片への血管再生を阻害するのですべて取り除く。

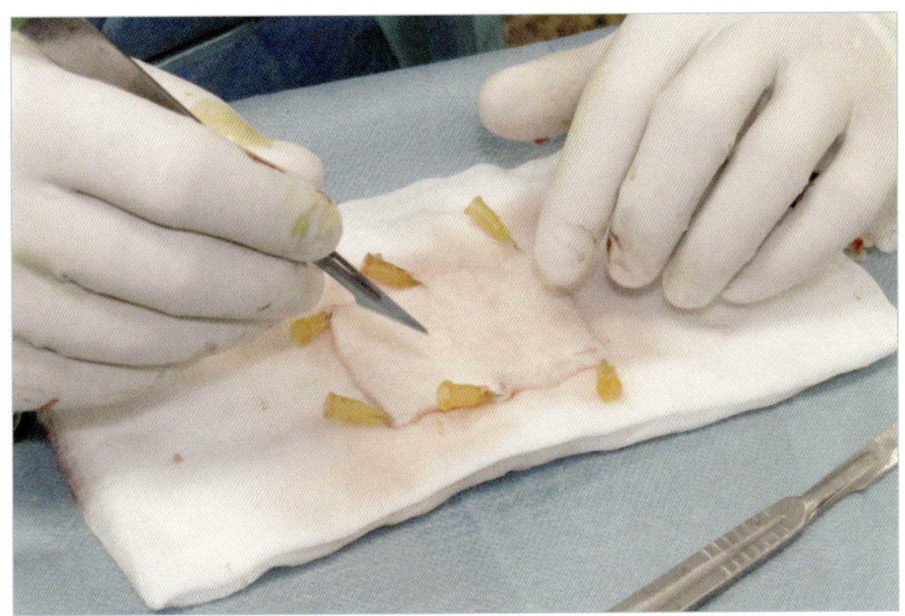

図22　No.11のメスで切開を加えることで移植片下の液体貯留による合併症を減らす。

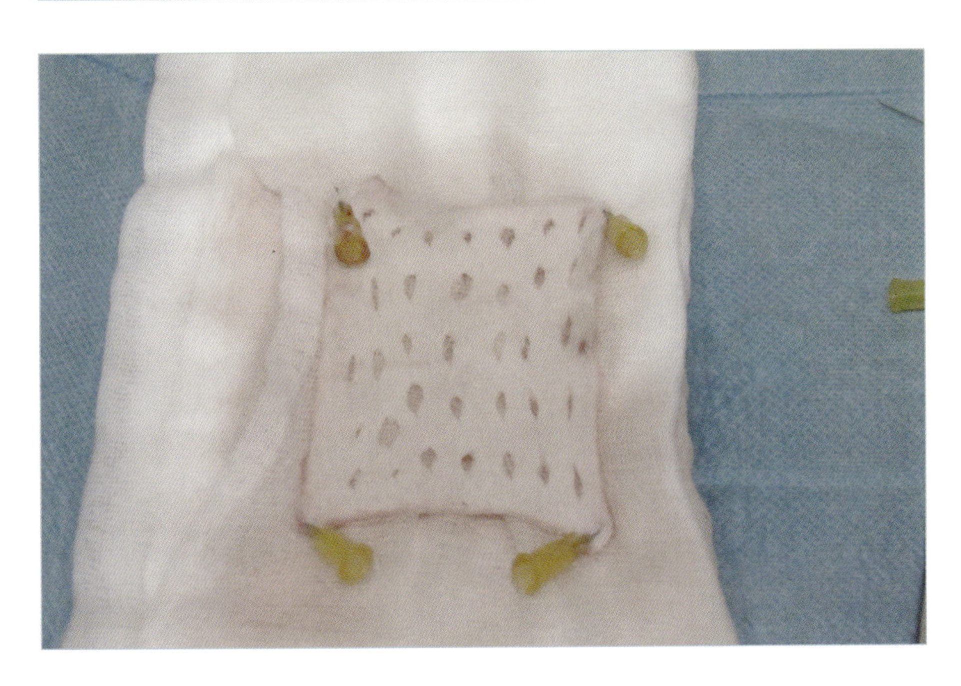

図23　メッシュが完成した移植片の外観

移植片を移植床に置き、辺縁を非吸収性モノフィラメント糸の単純結節縫合で固定して組織片と組織床が密着するようにした。背側面（図24）と掌側面（図25）のメッシュがそれぞれ確認できる。

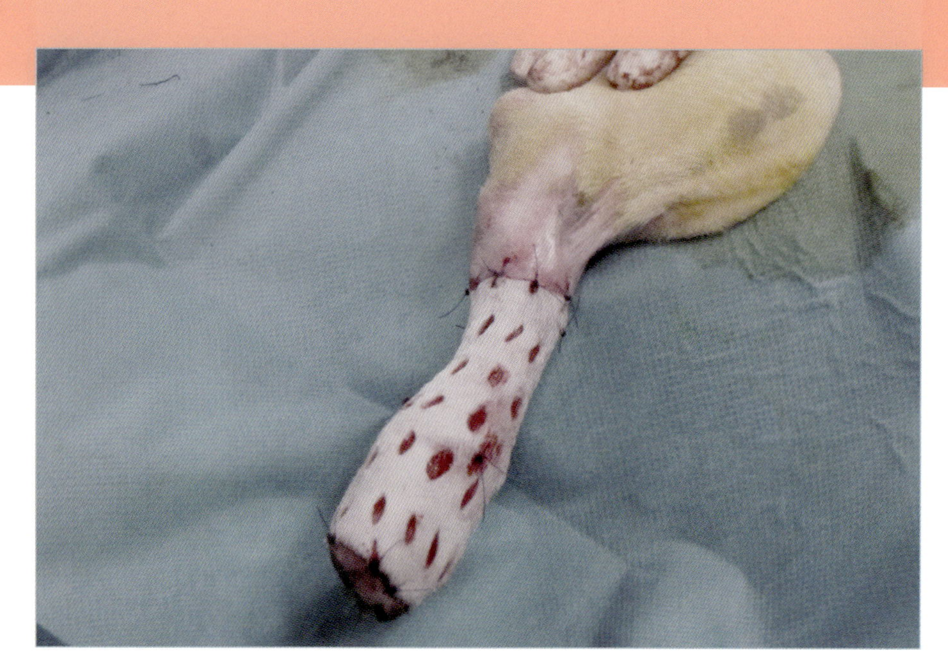

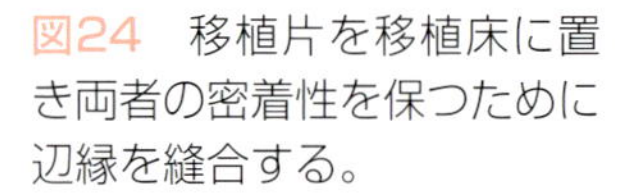

図24　移植片を移植床に置き両者の密着性を保つために辺縁を縫合する。

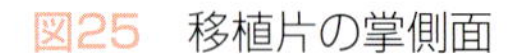

図25　移植片の掌側面

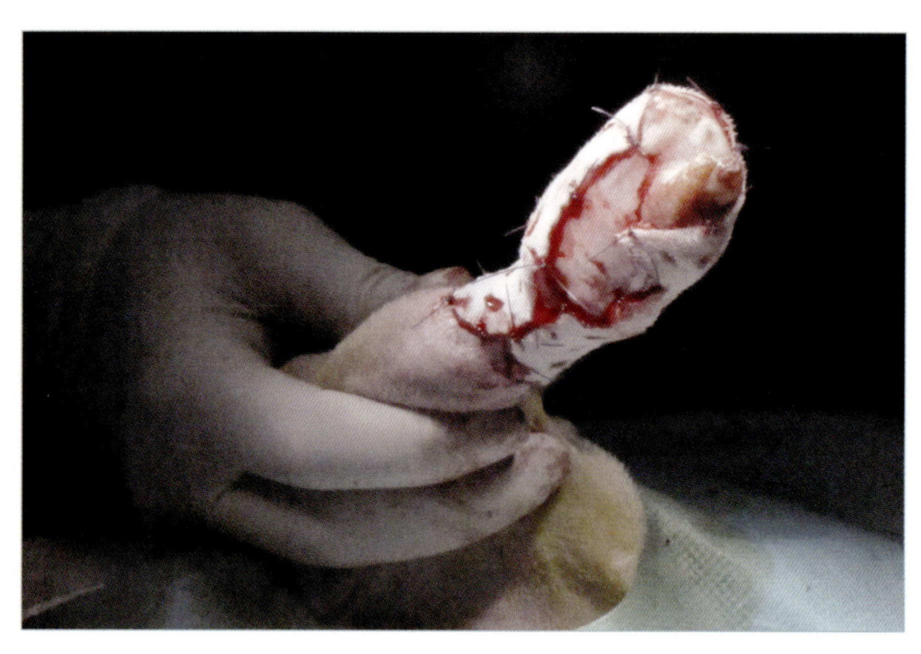

手術終了後が極めて重要であり、移植片が動かないようにすることが大切である。この症例では、3種類の抗生物質軟膏（ポリミキシン、バシトラシン、ネオマイシン配合）を塗布してからポリウレタンフォームドレッシング材で覆い、キャストパディング材と包帯を巻いた後、肘を屈曲させて胸部つり包帯で固定した（図26～29）。

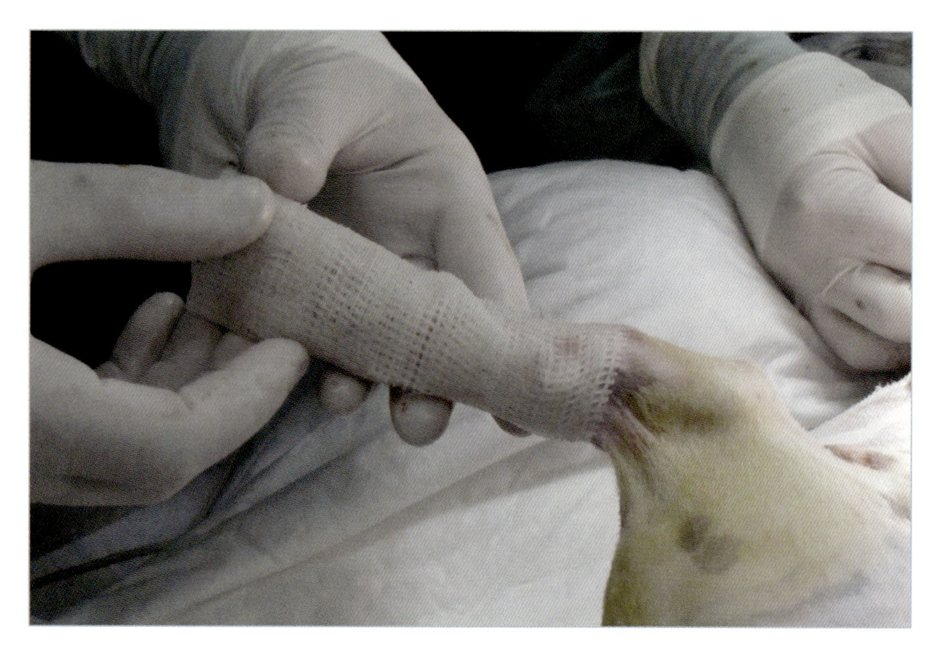

図26　術直後の移植部位の処置。抗生物質を塗布したガーゼを貼付している。

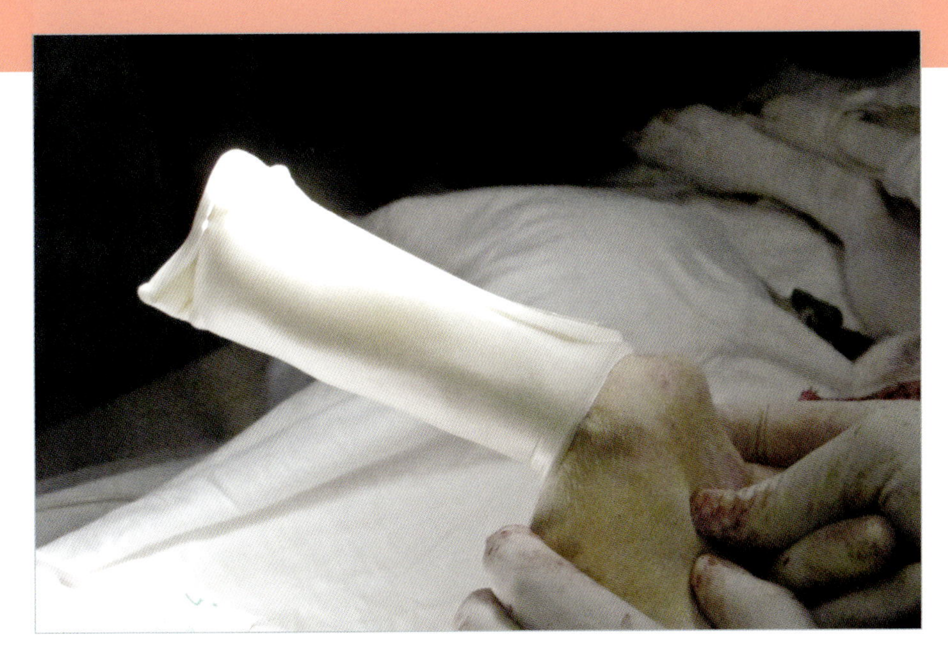

図27　ポリウレタンフォームドレッシング材を用いて滲出液に対応する。

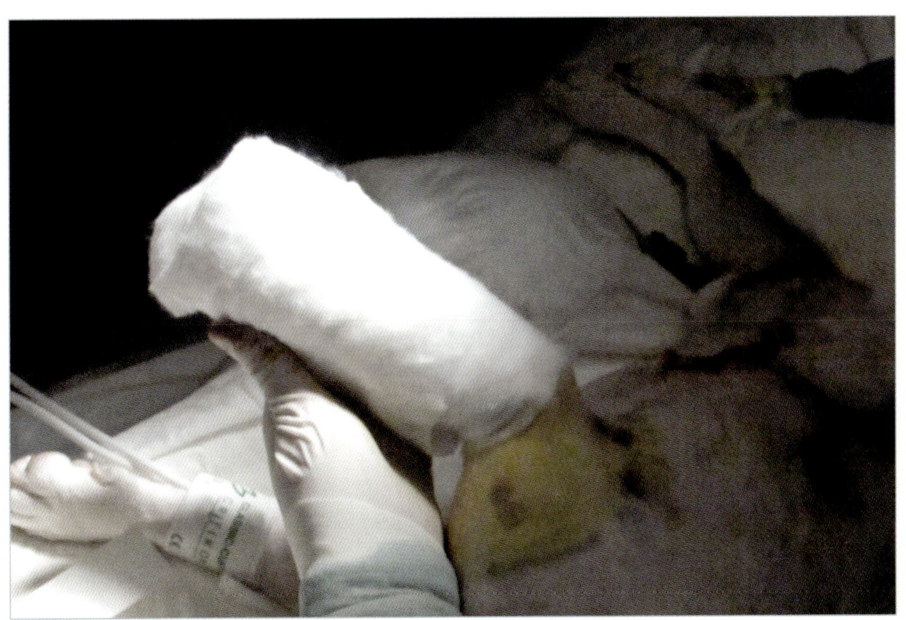

図28　キャストパディング材を大きく巻いて移植片が傷つかないよう保護する。

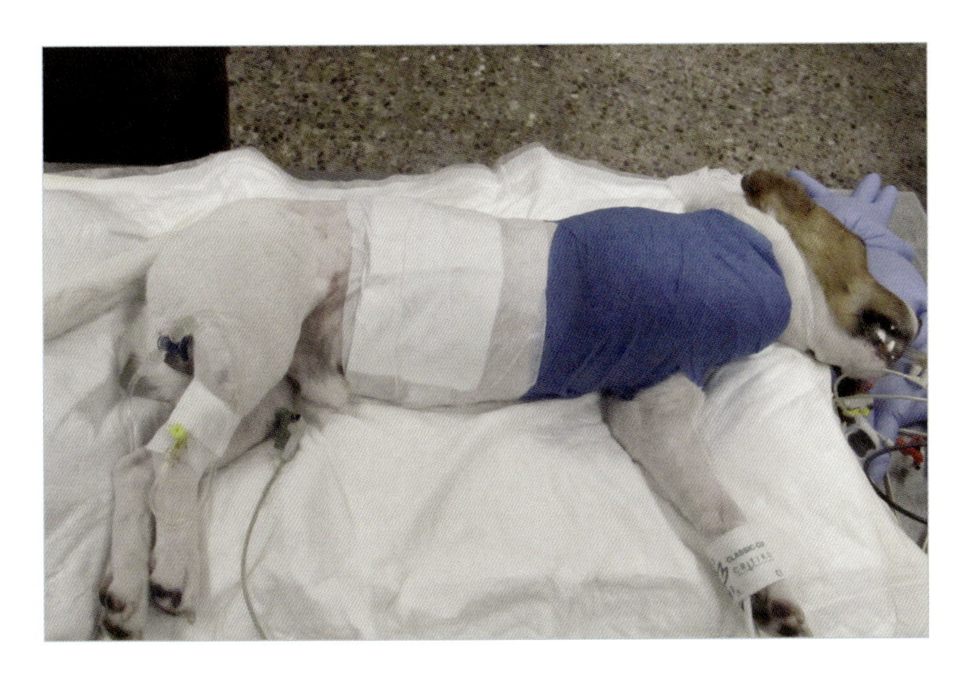

図29　胸部つり包帯で前肢を胸に固定した後のバンデージの最終的な外観

経過

手術3および6日後に移植部位を観察した。2回目の観察時に汚染と考えられる徴候が認められた（図30）。

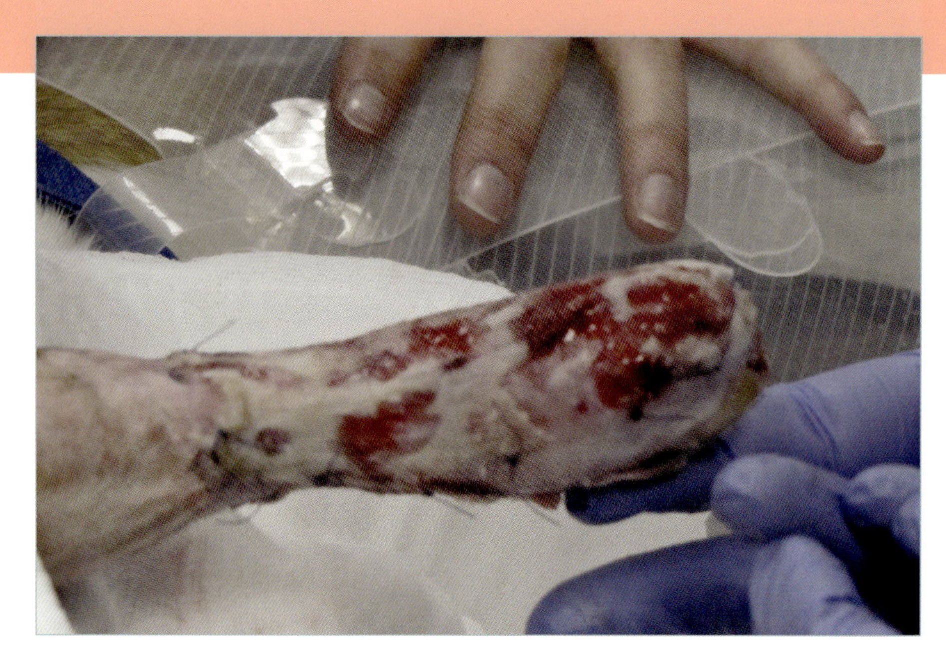

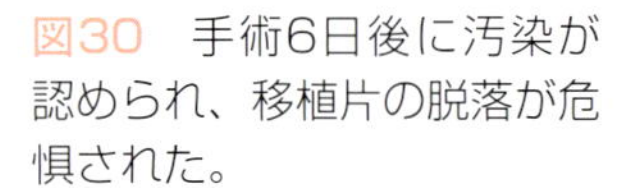

図30　手術6日後に汚染が認められ、移植片の脱落が危惧された。

皮膚移植において感染は最も深刻な合併症の1つであり、この症例の予後は悪いと考えられた。感染をコントロールするための処置を毎日行った。この間、移植片が脱落した部分もあったが、2週間後には上皮化が認められ移植床に生着している部分もあると考えられた（図31）。

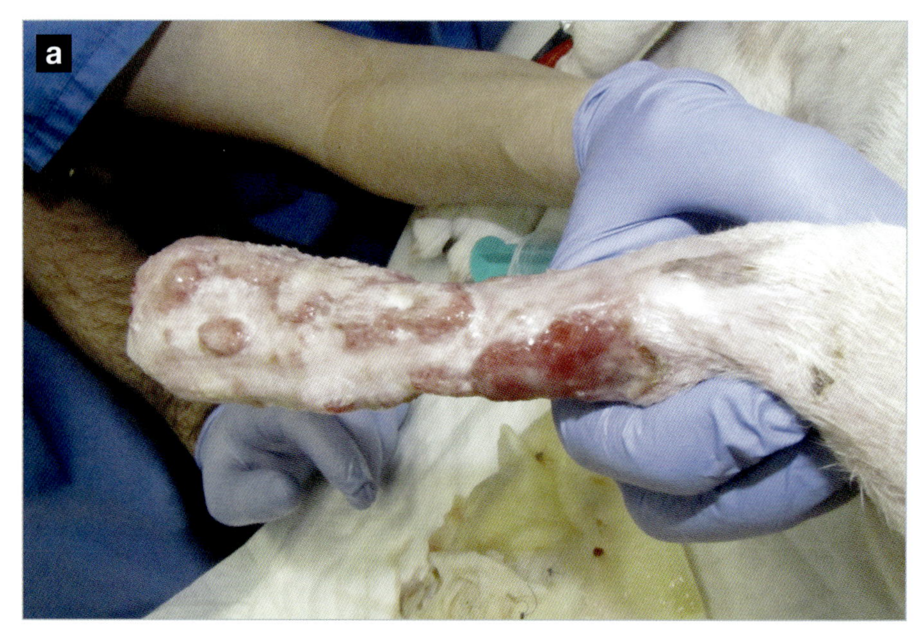

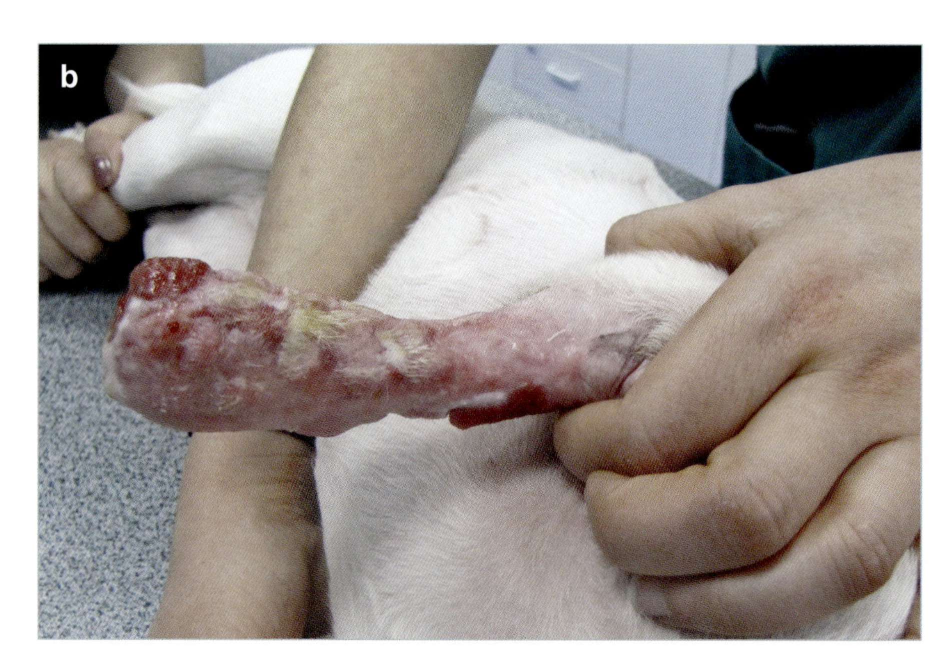

図31　2週間後には感染がコントロールされ、移植片が脱落した部分もあったが（b）、上皮化している部分も認められた（a）。

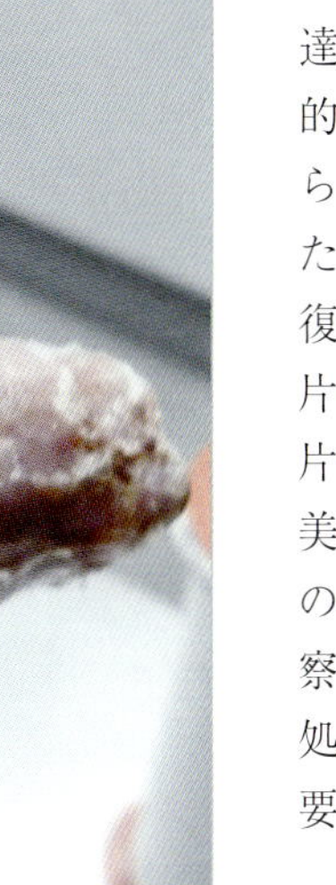

目標とした創傷の治癒は達成されていないが、最終的には活性のある組織が得られ、前肢の機能も改善した（図32）。著しい機能回復が得られたものの、移植片の汚染により多くの移植片が脱落したため、手技や美容的結果は満足のいくものではなかった。初期の観察と、厳密で速やかな無菌処置を保つことが極めて重要である。

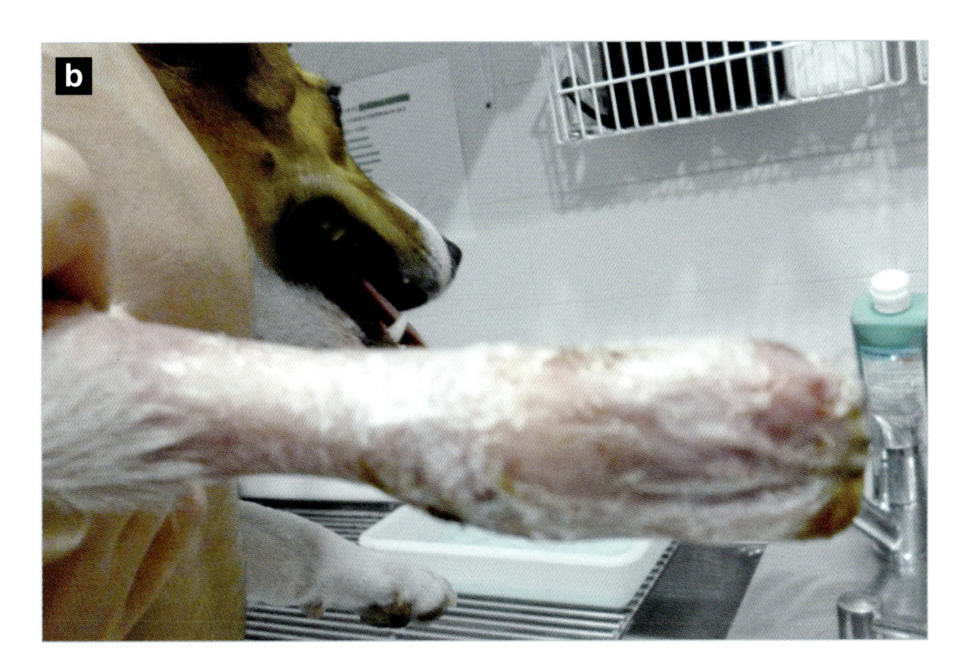

図32　創傷部の最終的な外観。a：内側面、b：外側面

症例 4.4 / 下腿遠位の感染創 *

Mónica Rubio, Joaquín J. Sopena,
Belén Cuervo, Elena Damiá

Tuna は雌の成犬のジャーマン・シェパードで、下腿に生じた慢性創傷を主訴に来院した。

身体検査

Tuna は、後肢の内側および遠位のほぼ全周に及ぶ創傷を主訴に動物保護団体から来院した。この創傷は慢性化しており（少なくとも７日は経過している）、創傷部には粘着性包帯が巻かれていた。創傷は乾燥しており、初期の痂皮形成と、粘稠性のある膿性の滲出液などの感染徴候が認められた（図1）。

創傷管理

初期治療は感染コントロールに基づいたものとし、積極的なデブリードマンから開始した。初めに、創傷を生理食塩水と0.5％に希釈したクロルヘキシジンで洗浄した（初期洗浄）。次に、低圧の生理食塩水で（20 ml のシリンジと黄色いハブの針を使用）デブリードマンを入念に行い、壊死組織を可能な限り除去した。感染の拡大を防ぐため、より積極的な外科的デブリードマンは避けた（自己融解を促進した方が好ましいと考えられた）。最後に、創傷の湿潤環境を維持するためのハイドロゲル、局所感染をコントロールするための3種類の抗生物質軟膏（ポリミキシン、バシトラシン、ネオマイシン配合）、および予想される滲出液に対応するためのポリウレタンフォームドレッシング材による処置を毎日行うこととした。

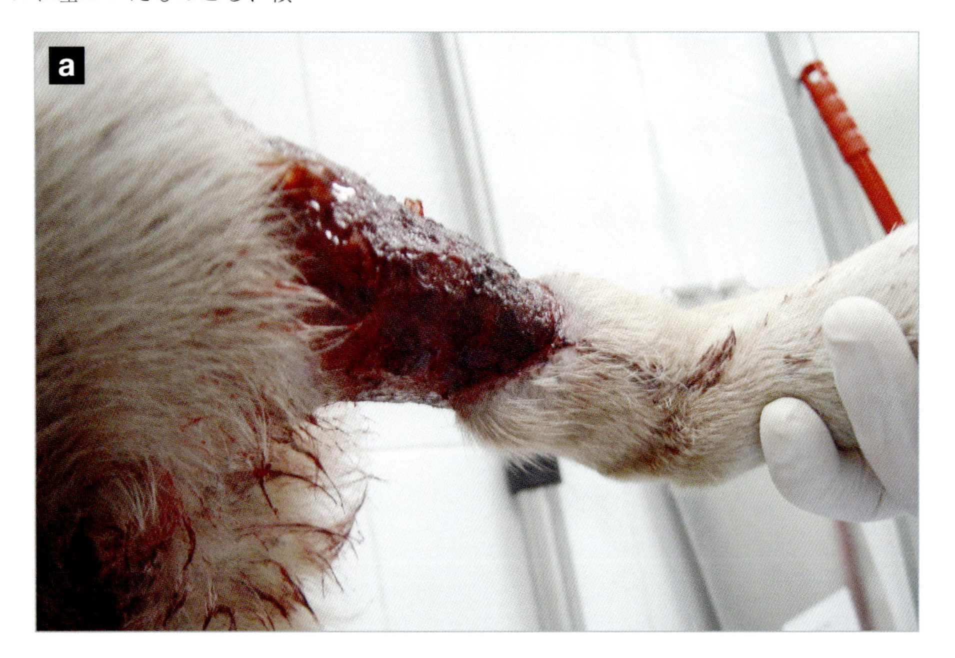

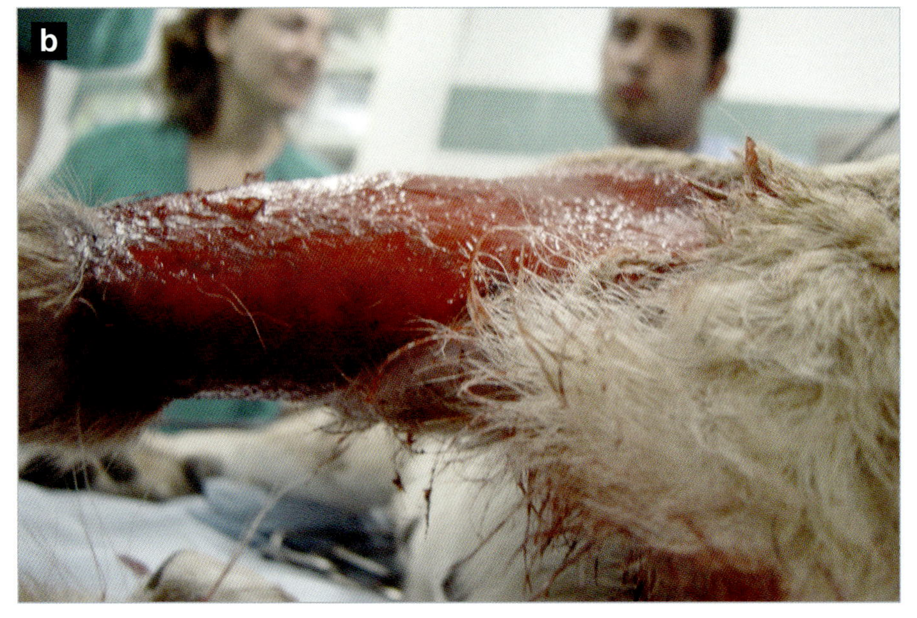

図1　明らかな感染徴候が認められる後肢遠位の創傷。創傷は後肢のほぼ全周におよんでいた。a：頭側面、b：尾側面の外観

*この症例は、Manejo de heridas y principios de cirugia plastia en peuenos animal es（Sopena et al., Servet editional, 2009）にも掲載されている。本項目で取扱う内容と臨床上非常に関連が強いため、本書でも本文や写真を追加して掲載している。

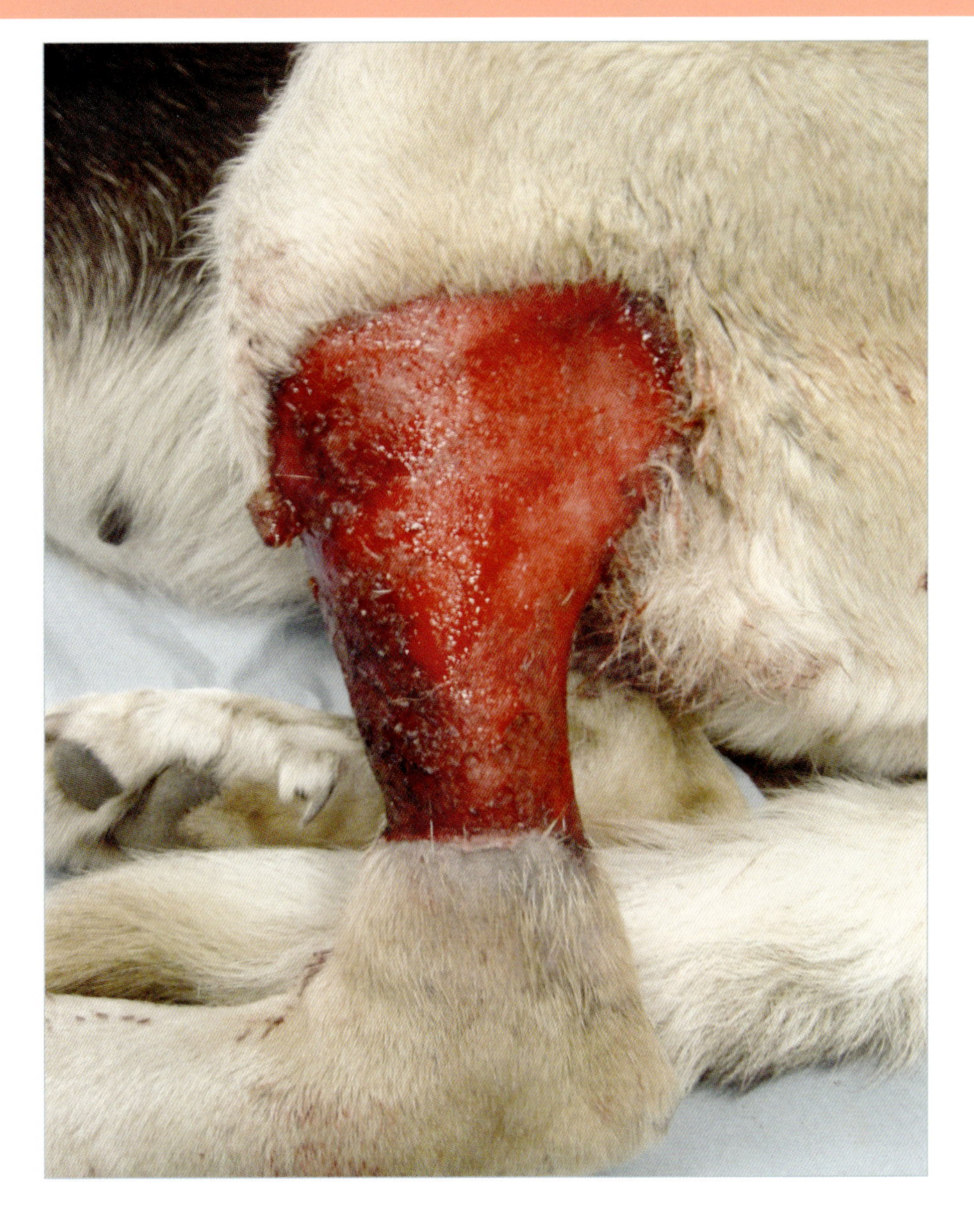

抗生物質としてアモキシシリン・クラブラン酸を全身投与した。湿潤ドレッシングを行ったことで、創傷の外観がわずか24時間で著しく改善した（図2）。

この治療は1週間継続した。治療開始48時間後には湿潤環境が十分に得られたため、ハイドロゲルをツボクサエキスとネオマイシン軟膏に変更した。この間も抗生物質の合剤軟膏は継続し、創傷の処置は24時間毎に行った。感染がコントロールされた後、抗生物質の合剤軟膏を創傷治癒促進剤に変更した。このときから、創面が外界に触れる時間を減らすために創傷の処置を48時間毎にした。

図2　治療開始1日後の創傷の外観

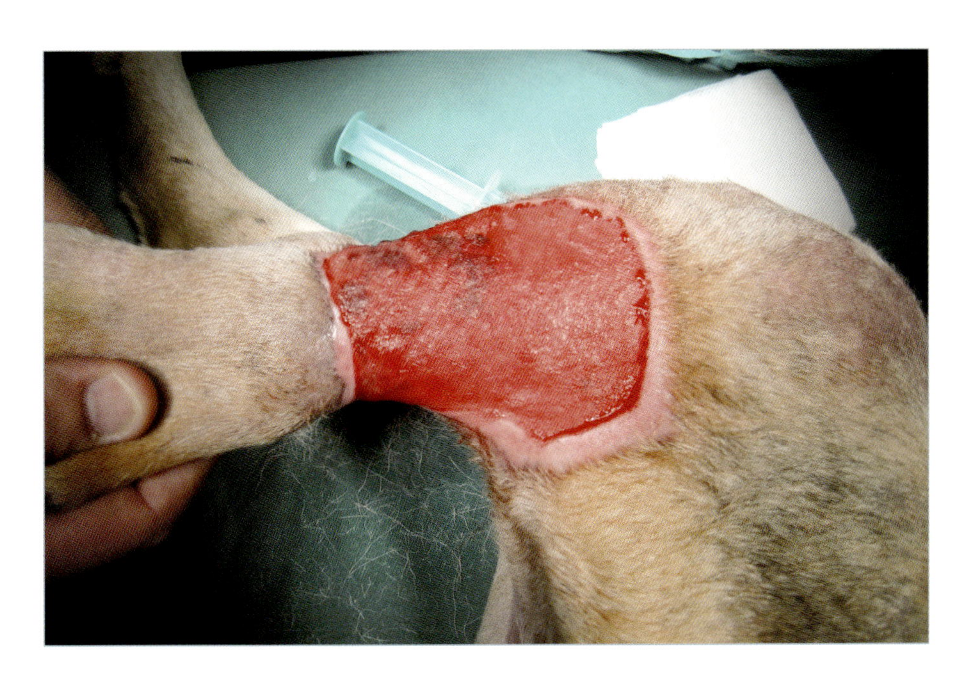

治療開始2週間後には創傷サイズの縮小が認められた（図3）。創傷のとくに近位部で創縁の線維化が認められたが、経過が良好であったためこのまま保存療法を続けた。

図3　治療開始14日後の創傷の外観

さらに1週間半経過したところで治癒が停滞し明らかな輪状の線維組織が認められるようになったため、治療の変更が必要になった（図4）。十分な肉芽組織が認められたため、全層メッシュ植皮術を実施することとした。

術式

ドナー移植片は腹部外側から採取することとした。採取した皮膚はメスを用いて皮下組織を完全に除去した。採取した皮膚全体に切り込みを入れてメッシュ状にした。この処置により、移植片が覆える範囲が増え、移植床の滲出液を排出しやすくなる（図5）。非接着性のドレッシング材で被覆した後（図6）、移植した皮膚の生着を良くするために、48時間は絶対安静にし、その後も15日間は運動制限をするように指示した（とくに最初の7日間）。後肢全体にキャストパディング材を巻いて後肢の不動化を補助した（図7）。

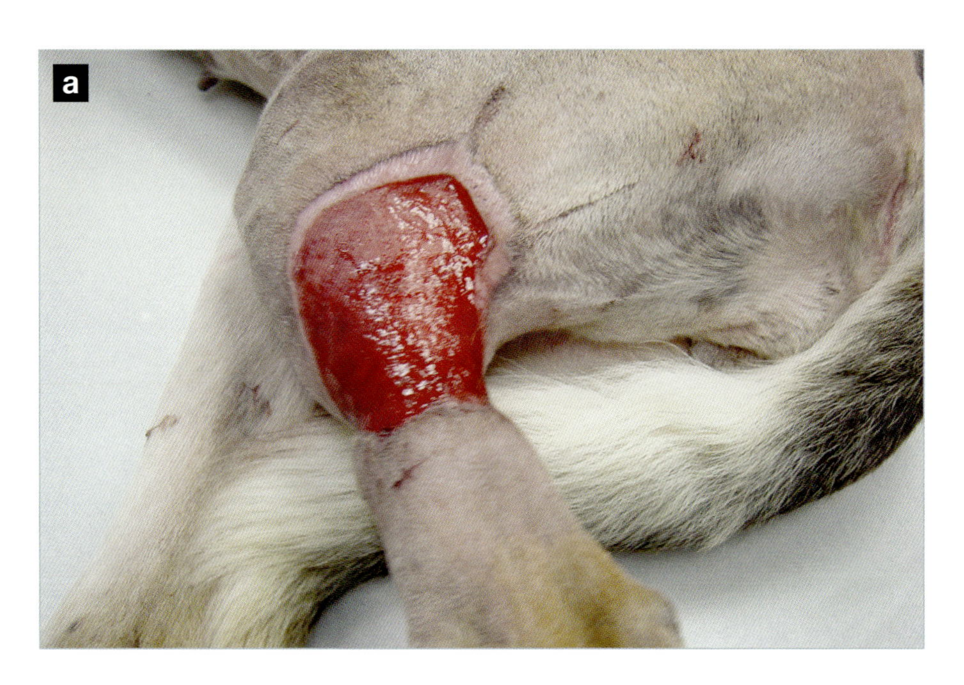

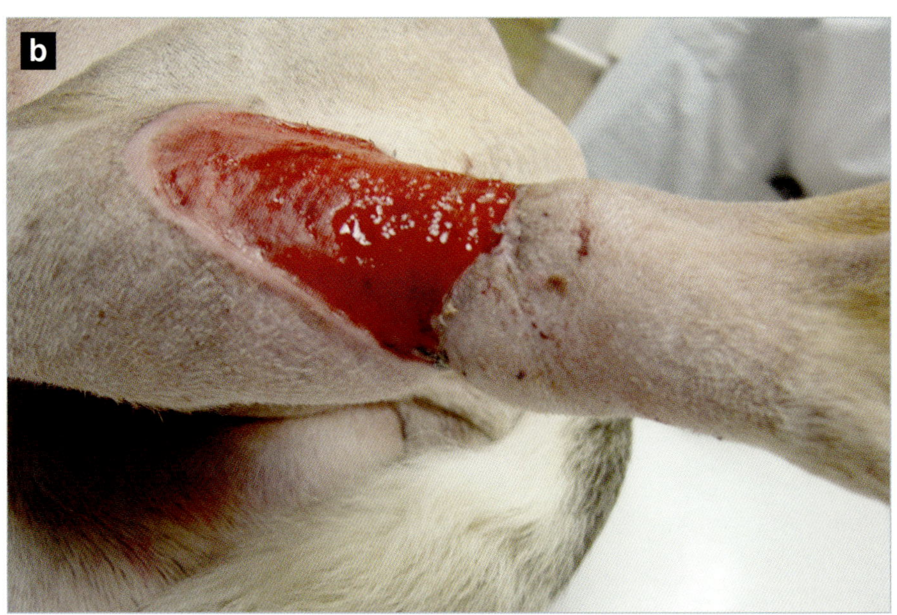

図4　治療開始24日後の創傷の外観

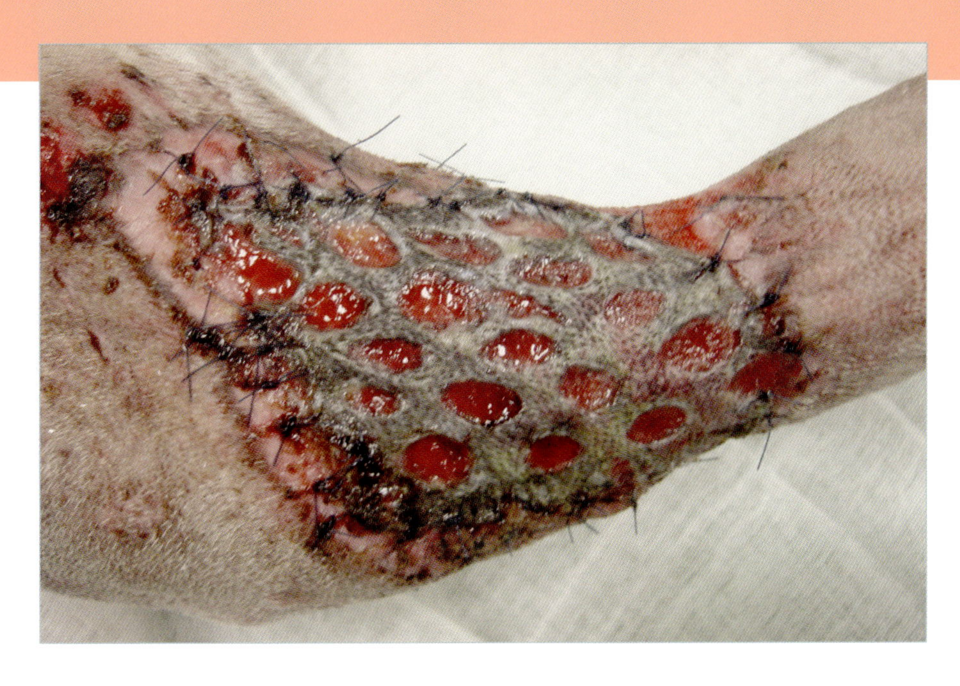

図5　腹部外側から採取した移植片

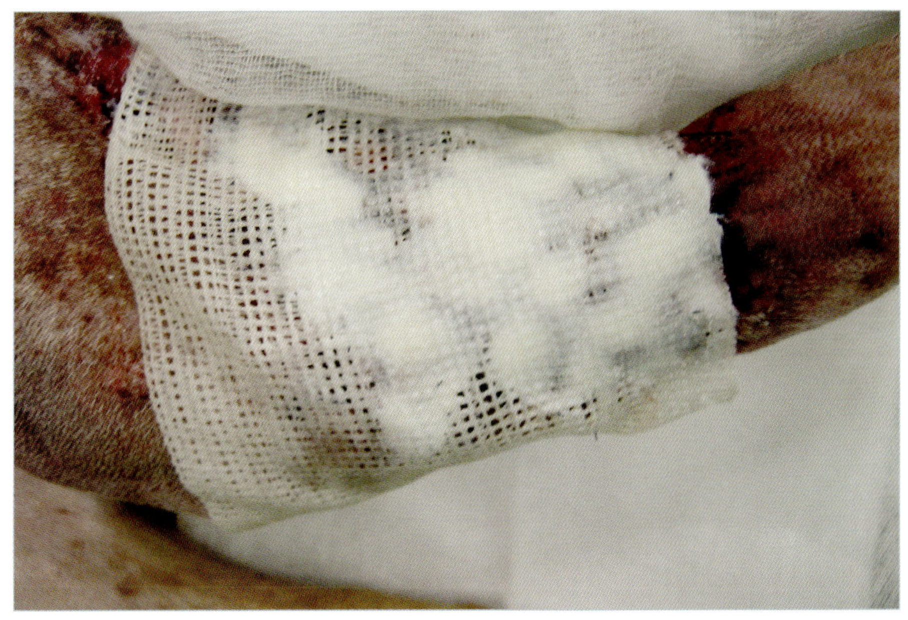

図6　移植した皮膚を抗生物質軟膏を塗布したドレッシング材、メッシュガーゼ、およびポリウレタンフォームドレッシング材で保護した。

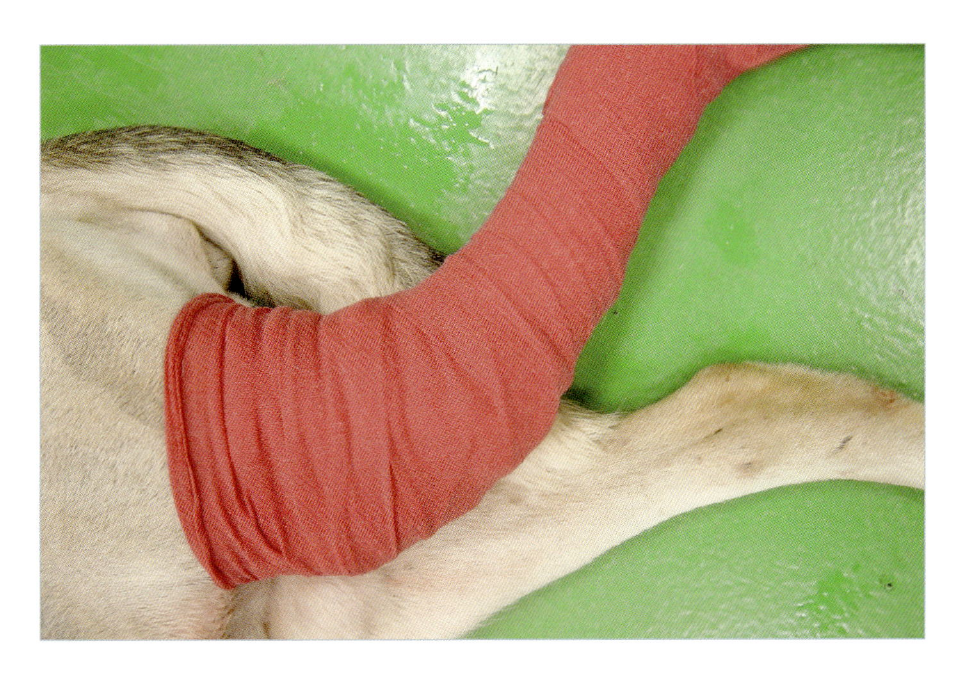

図7　最後に、キャストパディング材を巻き、その上から粘着性包帯を後肢全体に巻き付けた。

手術5日後には後肢の不動化を保てなくなり、移植部位が大きく動いてしまった。手術7日後には、ドレッシング材が動いてしまって一部が移植部位と接着していた（図8）。

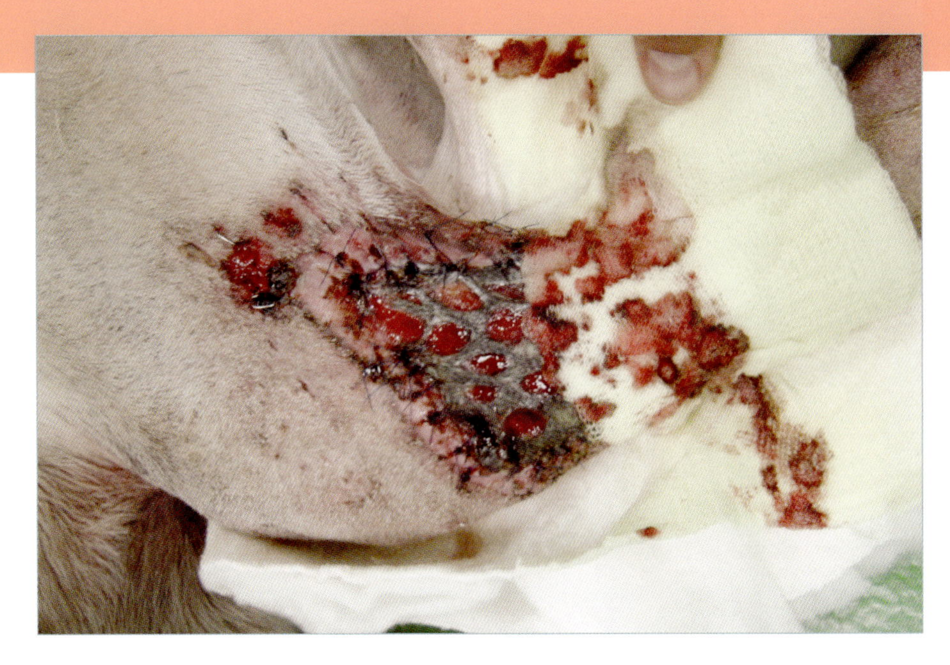

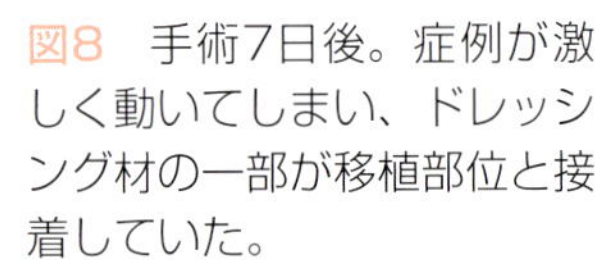
図8　手術7日後。症例が激しく動いてしまい、ドレッシング材の一部が移植部位と接着していた。

ドレッシング材を慎重に除去して不動化を再度試みた。結果的には、ドレッシング材が移植部位に接着して移植部位が動いてしまい、移植片が完全に脱落してしまった。もう1度皮膚移植を可能な状態にするため、ツボクサエキスとネオマイシン軟膏、メッシュガーゼとポリウレタンフォームドレッシング材による保存療法を再開した（図9）。

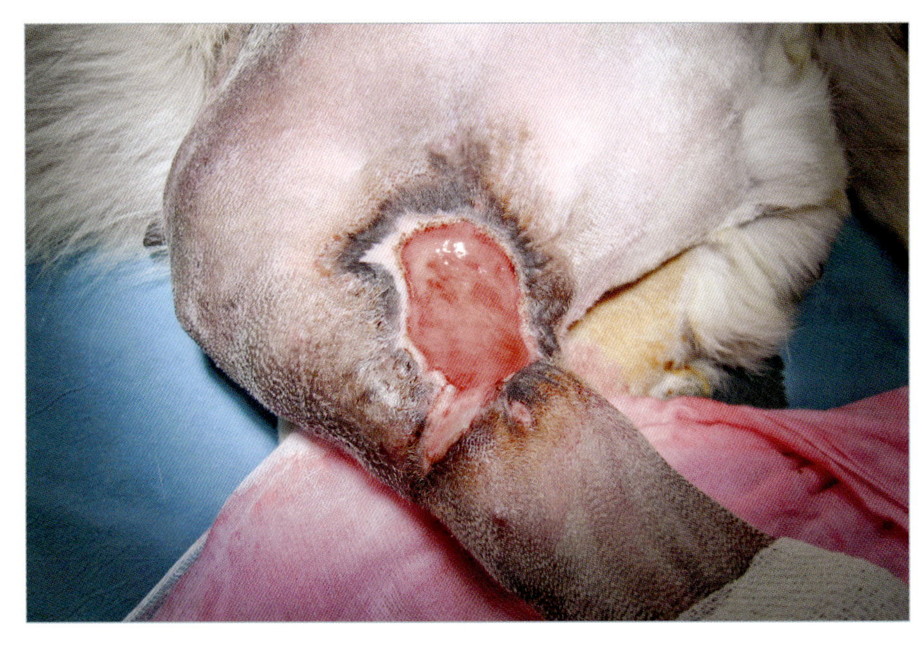

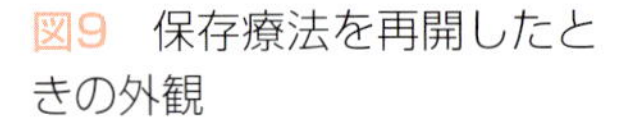
図9　保存療法を再開したときの外観

美容的には好ましくないものの良好な活性をもつことから、２回目はパンチ植皮を実施した（図10）。この手技は、まず、皮膚を8mm径の生検トレパンで採取する。それぞれの採取片から皮下組織を完全に取り除いた後、6mm径のトレパンで前もって開けておいた肉芽組織の穴に“植え込んだ”。移植片の前処置を行っている間は、トレパンで開けた肉芽組織の穴からの出血を綿棒でコントロールするとよい（ちょうど綿棒を“植え込む”ようにする）。綿棒は止血効果があり血液の貯留を防ぐ。

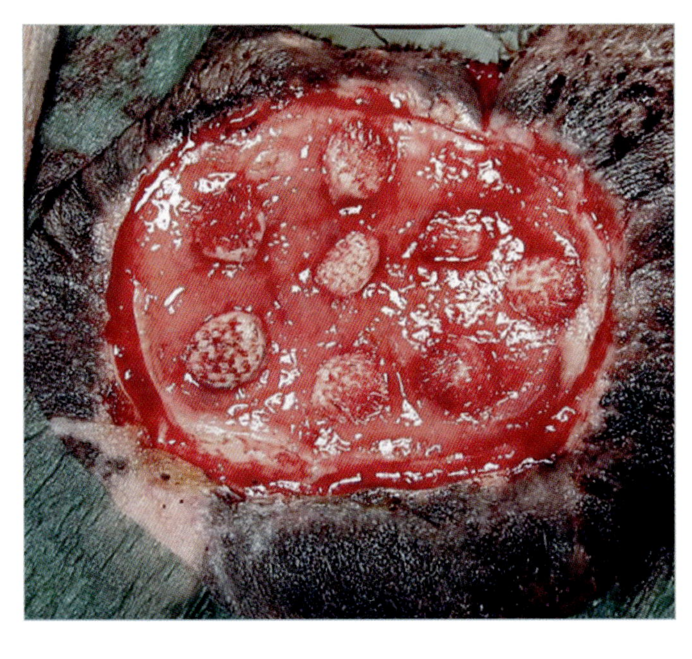

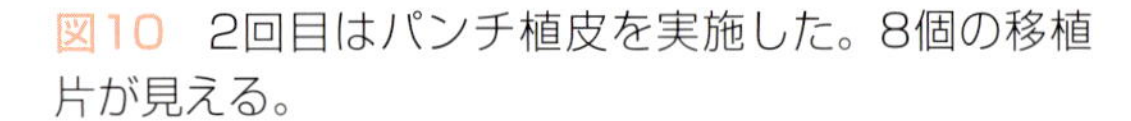
図10　2回目はパンチ植皮を実施した。8個の移植片が見える。

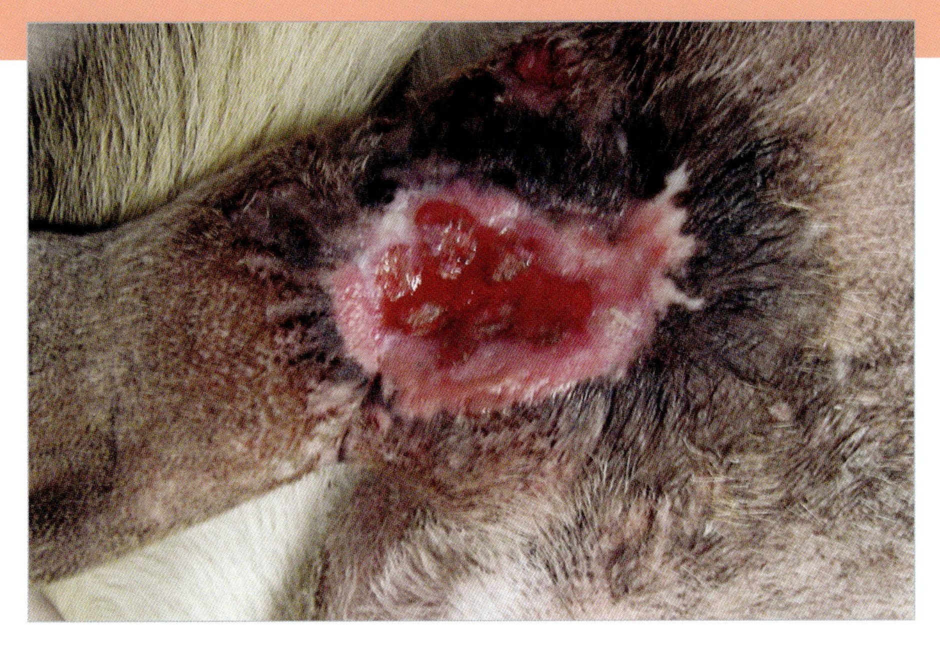

経過

2週間後、ほとんどの移植片は良好に生着していた（図11）。正常な上皮化が進み、後肢の機能も良好だった。

図11　手術2週間後の創傷の外観

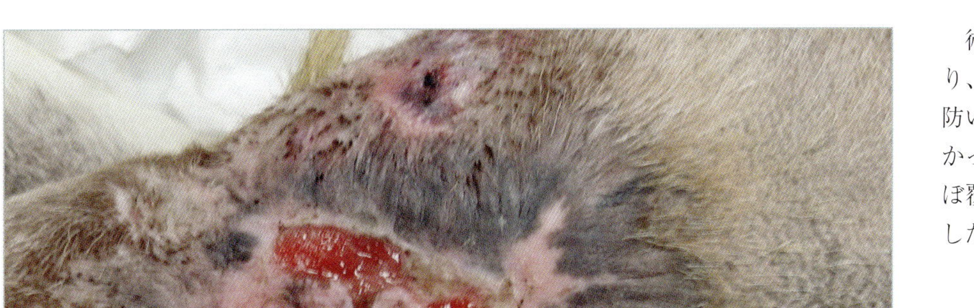

術後に不動化を維持したり、一部の移植片の脱落を防いだりすることはできなかったが、初期の創傷がほぼ覆われたため症例は退院した（図12）。

図12　1カ月後の最終的な外観

考察

この症例のように、肢に生じた全周性の慢性創傷は一般的に植皮術が必要である。移植床を準備するために、保存療法を必ず事前に行う。もし保存療法の経過が良好であれば移植のサイズを大幅に縮小でき、予後も非常に良い。本症例の場合、1回目の植皮術は術後数日間の管理が不適切であったため失敗した。本症例は術後の管理が難しい場合でも移植が成功しやすいパンチ植皮が奏功したが、症例4.3と同様に美容的な結果が良好とはいえなかった。しかし、最終的に初期の創傷はほとんど治癒し、機能的な問題も生じなかった。

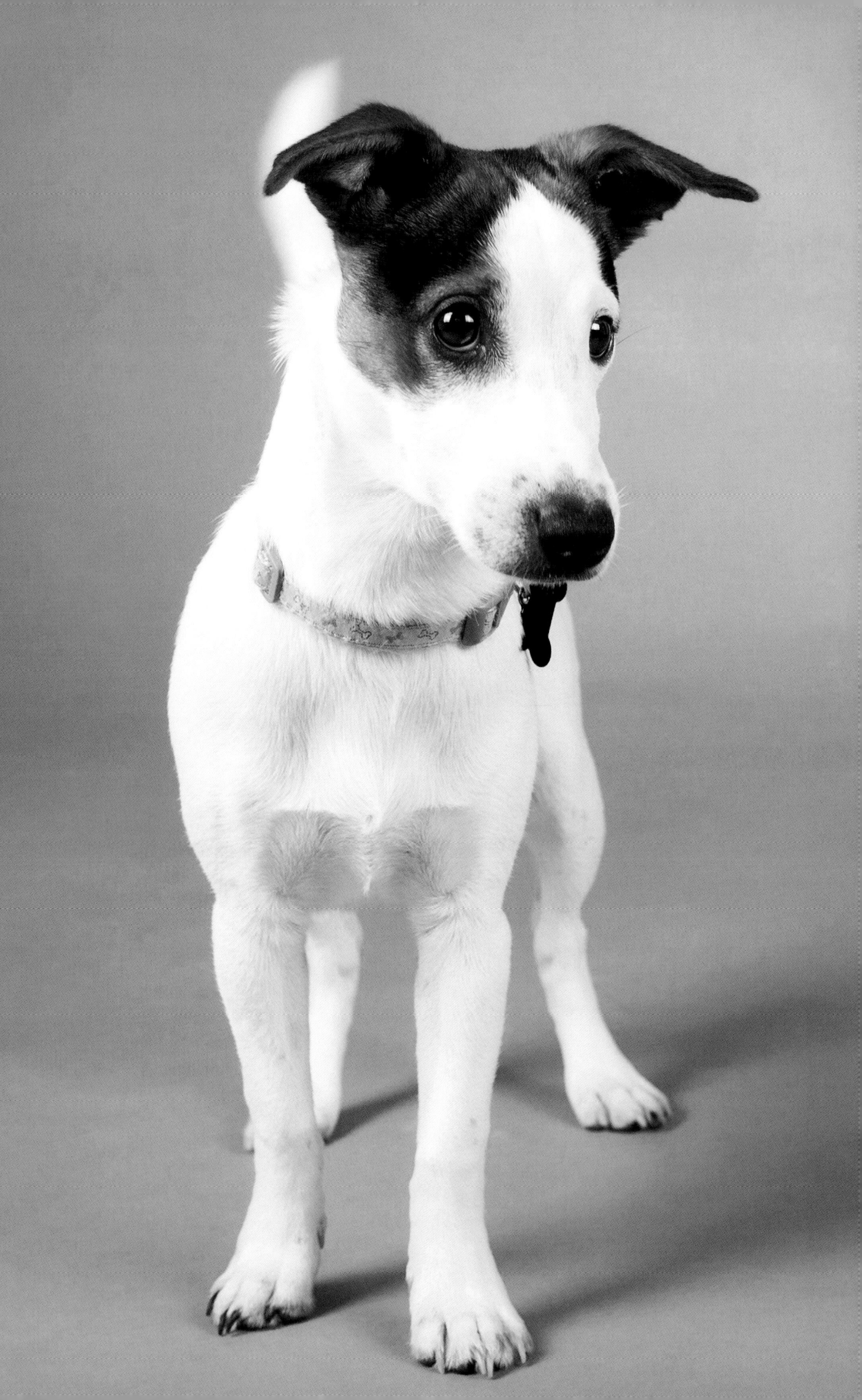

複合的手技と生物再生学的治療

概要および手技

臨床例

症例5.1 / 成長因子放出性足場を用いた創傷治療
症例5.2 / 肛門周囲腫瘍を切除後の管状有茎皮弁
症例5.3 / 胸壁創傷に対する軸状皮弁と皮膚エキスパンダーの併用
症例5.4 / 肘近位の慢性創傷

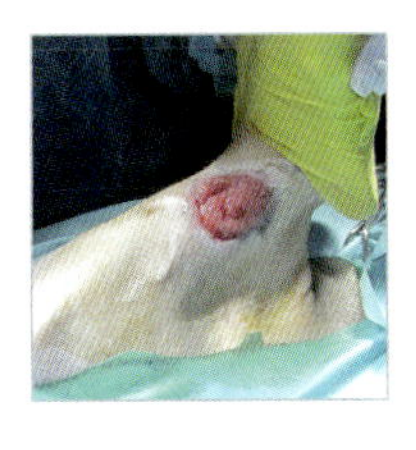
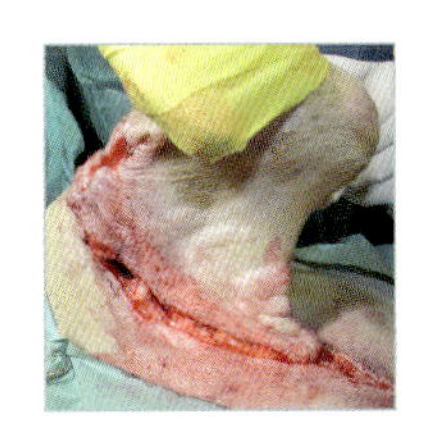
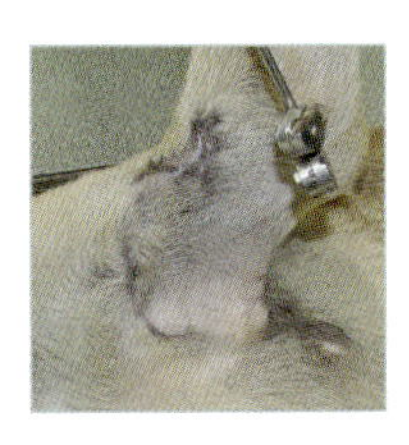

症例5.5 / 筋断裂を伴う頸背部領域の創傷
症例5.6 / 上唇の奇形に対する審美的形成外科手術

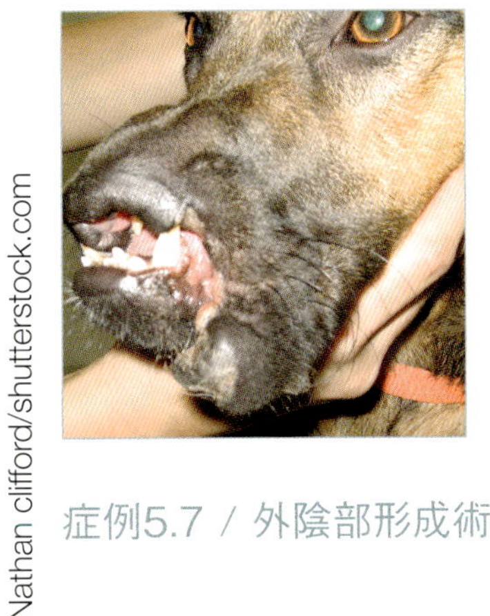
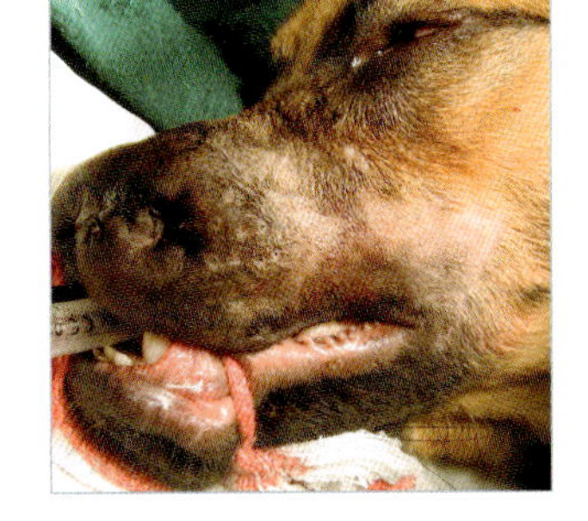

症例5.7 / 外陰部形成術

概要および手技

Joaquín J. Sopena Juncosa

概要

今まで、本書では創傷治療において最もよく用いられる手技として、保存的あるいは外科的管理法について解説してきた。これらの治療によって問題が十分に解決する症例の割合は高い。しかし、創傷が複雑である、症例の管理あるいは治療の合併症が生じたなどの問題により、治癒させるために通常と異なる方法あるいは一般的でない手技が必要となる場合がある。有軸皮弁、組織拡張器、吸引法、オゾン治療および鍼治療が用いられることがある。たとえば、ハチミツや多血小板血漿のような、あまり一般的でない製品を用いた局所療法が有用な症例もある。本章の目的はこれらの治療によって治癒する可能性がある少数の症例について解説することである。

もう1つ興味深いポイントは、美容目的の皮膚形成手術である。断耳術あるいは断尾術のような伝統的な美容形成外科はあまり実施されなくなっており、さらには禁止されている地域もある。これらの手技は流行や人工的な犬種標準に影響を受けた飼い主の基準に基づいて美観を変えようとするだけのものであり、大部分のケネルクラブに拒絶されているものだということを認識することが重要である。しかし、これらの形成手術によって、改善あるいは解消される臨床上の問題を抱える症例に対しては、美容外科が推奨されることもある。口蓋裂、陰唇あるいは外陰部の皺襞性皮膚炎のような疾患は美容目的の手技を適用すると解決することがあり、これらの症例では治療として推奨される。

高度な形成外科手技を実施するためには高いレベルの技術と外科的スキルが要求され、複雑で時間もかかる治療である。大きな皮膚を移動させたり、デリケートな組織を含むこともあり、望んだ結果を得るためには計画が必須である。有軸皮弁は、皮弁茎部に血管を含んでおり、広い範囲の皮膚を移動させることが可能で、この皮弁を利用することで皮下組織がほとんど存在しない部位を縫合することができる。皮膚の適応力と弾性を活用した組織拡張法を用いると、創傷のすぐ近くの皮膚を利用することができるようになる。この手技は選択した皮膚が少しずつ伸展するための適応期間が必要なため時間がかかる。腋窩や膝関節の皺のように同様にデリケートな皮膚領域も隣接する創傷の縫合に利用できる。

成長促進治療（通常は多血小板血漿、すなわちPRPとして利用される）も注目されている。近年、獣医療における多くの疾患、なかでも骨関節疾患において、この治療法が適応されている。これらの製剤を用いた臨床および実験的研究によって応用分野は増え続けており、効果や作用メカニズムについての知見も蓄積されつつある。これら治療法の適応の1つに創傷治療もある。1990年代初頭以来、潰瘍、糖尿病患者の病変および創傷全体の治療での使用について研究されていた。PRPの効果としては血管新生やリンパ管新生の刺激、筋線維芽細胞の活性促進、ED-Yフィブロネクチンやタイプ1コラーゲンの発現などがある（図1）。

代用皮膚

より複雑な代用皮膚もある。これらは複雑で高価であり、新規治療として人医療に応用するための実験以外で新たに使用されることはまれである。

これらには以下のものがある。

- 代用皮膚：創傷を覆い皮膚機能の代わりとして使用される材質のグループ、生物学的素材と合成素材の2つに分けられる。
- 培養皮膚：皮膚細胞を生検組織から採取し、実験室で培養することで皮膚組織が得られるが、非常に脆弱で取り扱いが難しい。
- 人工皮膚：幹細胞から皮膚の細胞に変化させて作られた皮膚
- プリント皮膚：この技術はまだ研究中であるが、バイオテクノロジーにおける発展が続けば将来のオプションになりうる。

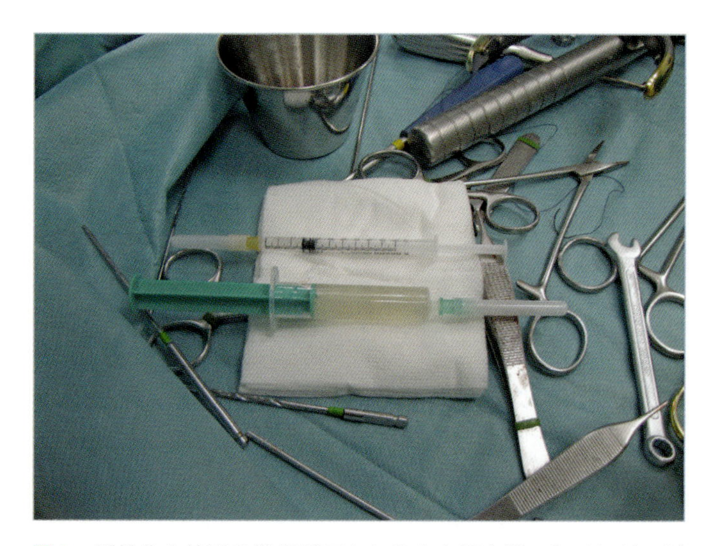

図1　活性化と使用の準備ができた多血小板血漿。1mlシリンジにはPRPの量の5%に相当する量の10% $CaCl_2$が入っている。$CaCl_2$をPRPに加えると、血小板の脱顆粒と血漿の活性化が生じる。

皮膚外科学の一般原則

皮弁の茎に血管が含まれる有軸皮弁は、真皮下血管網を利用した皮弁と比べて良好な血管新生が保証される。これには茎に血管が確実に含まれていることが大切であり、茎の厚さはそれほど重要ではない。血管茎が傷つかないように温存されていれば、皮膚を完全に切り離すことが可能で（島状有軸皮弁として知られる）、皮弁をより大きく可動させることができる。移動させる皮弁は動脈によって血液供給されている組織の大きさまで可能で、これは非常に大きな皮弁が可能であることを意味する。このような皮弁は、血管新生が乏しい創傷あるいは非常に大きな創傷を被覆するのに利用可能である。

成長因子の豊富な血漿は専門的な技術がなくても使用することができる。適切なプロトコルどおりに厳密な無菌操作が維持できていれば、どのような動物病院でも安全に臨床応用できる。これはあらゆる適応において共通のことである。2012年 Anitua によって発表された方法が、成長因子を豊富に含む血漿の作製・準備に最も一般的に用いられている。それぞれの症例の頸静脈から無菌的に血液を採取する。血液サンプルは4.5ml のクエン酸ナトリウム入りのガラスチューブに採取する。血液サンプルを460g で8分間1回遠心分離すると、2層の分画が得られる。

- 成長因子に乏しい血漿（赤い分画から最も遠い部分）
- 成長因子が豊富な血漿（赤い分画に近く、白血球の層やバフィーコート以外の部分）

血漿分画の抽出操作は完全に無菌的な状態（可能な施設では層流キャビネット）で行う。血小板に乏しい血漿の上層分画および多血小板血漿（PRP）に相当する下層の分画をそれぞれ無菌チューブに採取する。PRP（血小板が最も豊富な分画）が採取できたら、接種直前に血小板を脱顆粒させるため PRP の量の5％に相当する10％ $CaCl_2$をチューブに加えて活性化させる。これにより血漿に成長因子が放出される。PRP が一時的に活性化された状態になればゼリー状になるため、創傷表面に塗布しやすくなり、残った液体は創傷に注入することができる。

PRP は細い針で創傷の肉芽内や辺縁部に直接注入できる。PRP ゲルは創傷表面に直接塗布可能で、PPP（血小板が少ない血漿）も創傷に直接縫合した足場に利用できる（図2）。塗布の頻度はさまざまだが、少なくとも1あるいは2週間に2回行うことが推奨される。しかし、この治療は臨床的には二次的効果が生じないことを考慮すると、創傷の改善具合によって何度も治療を行うことが可能である（図3）。

実験的研究の結果からは、とくに、複雑な慢性経過を経た症例の創傷治療に有効な手技として成長因子の使用が支持されるようである。

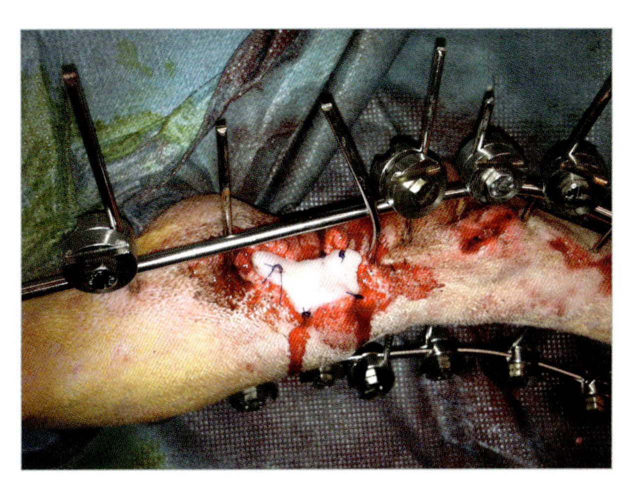

図2　38℃でインキュベーションした後の乏血小板血漿を染み込ませた足場の適応。創傷の辺縁に直接縫合することができる。

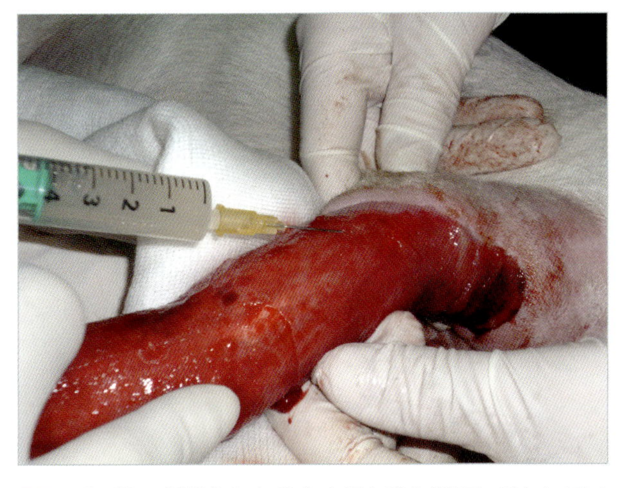

図3　$CaCl_2$で活性化した多血小板血漿を創傷に投与しているところ。この症例では肉芽組織へ使用している。

症例 5.1 / 成長因子放出性足場を用いた創傷治療

Juan Manuel Domínguez,
Juan Mogaz,
José Andrés Fernández

Goku は6カ月齢、雄のラブラドールの子犬で、交通事故で動物病院に来院した。

身体検査

症例には身体検査で両後肢の大腿部、足根部および中足部に複数の創傷がみつかった。これらのうち、最も重度な創傷は左後肢足根部の内側にあった。この創傷部では軟部組織が存在せず、辺縁は壊死し、骨（脛骨果の中央）および足根部の内側側副靭帯の付着部が露出していた（図1）。

創傷管理

全身麻酔下で、創傷の洗浄と壊死組織の外科的デブリードマンによる治療を開始した。創傷を測定したところ大きさは4×2.5cm であった（図2、3）。

続いて PRGF（成長因子を豊富に含む血漿）を用いた成長因子放出性足場による治療を行った。この足場には抗炎症効果、肉芽組織の形成のための血管新生刺激および組織修復のための細胞増殖や分化を促進するサイトカインや成長因子が含まれている。足場は $CaCl_2$ で活性化することで作製するが、これは成長因子が充填されたフィブリンの三次元構造のゼリー状となる。

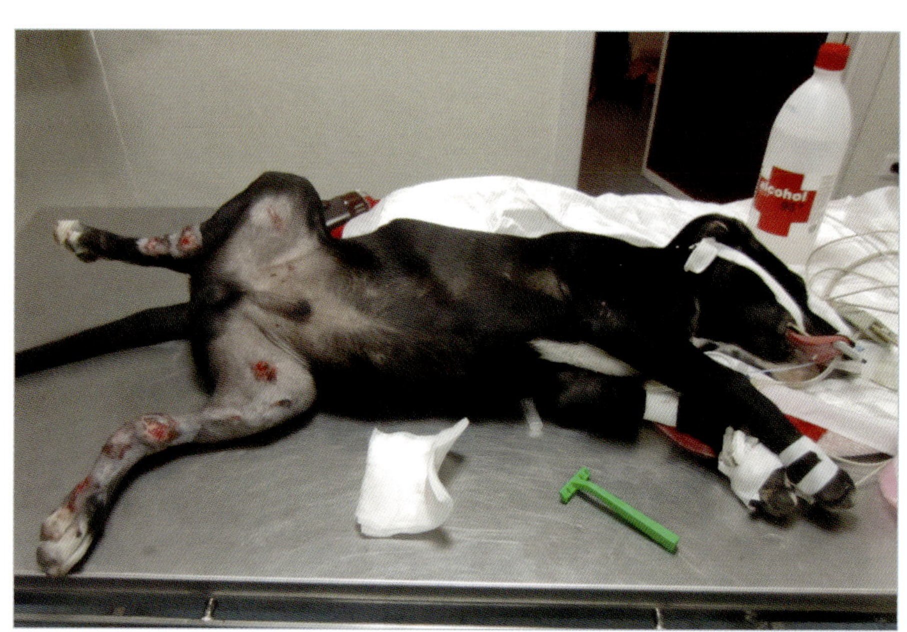

図1　動物病院に来院した直後の症例の外観

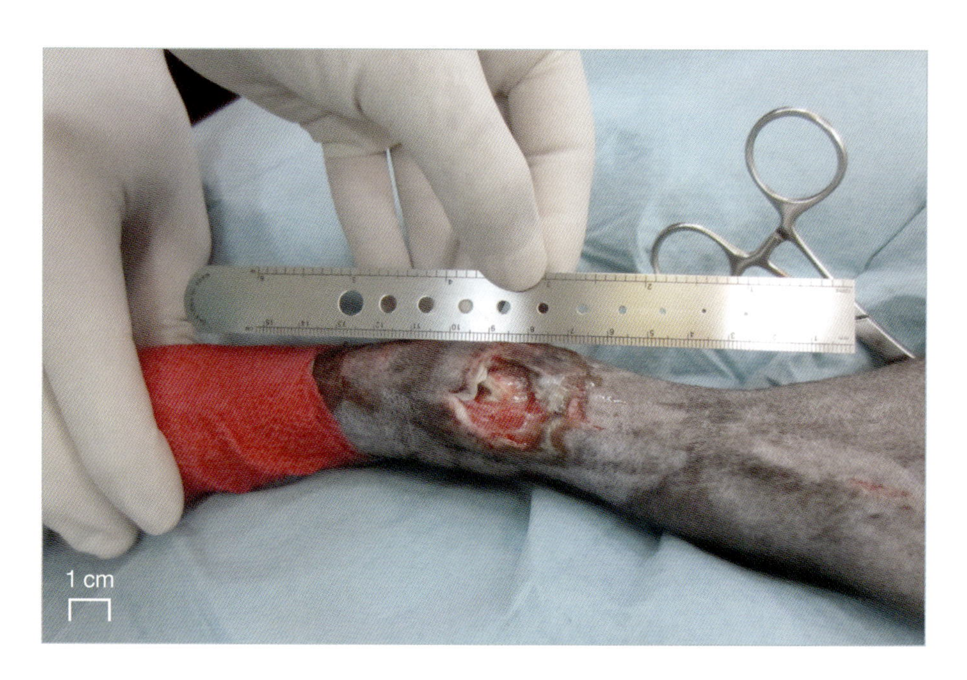

図2　創傷の大きさと外観

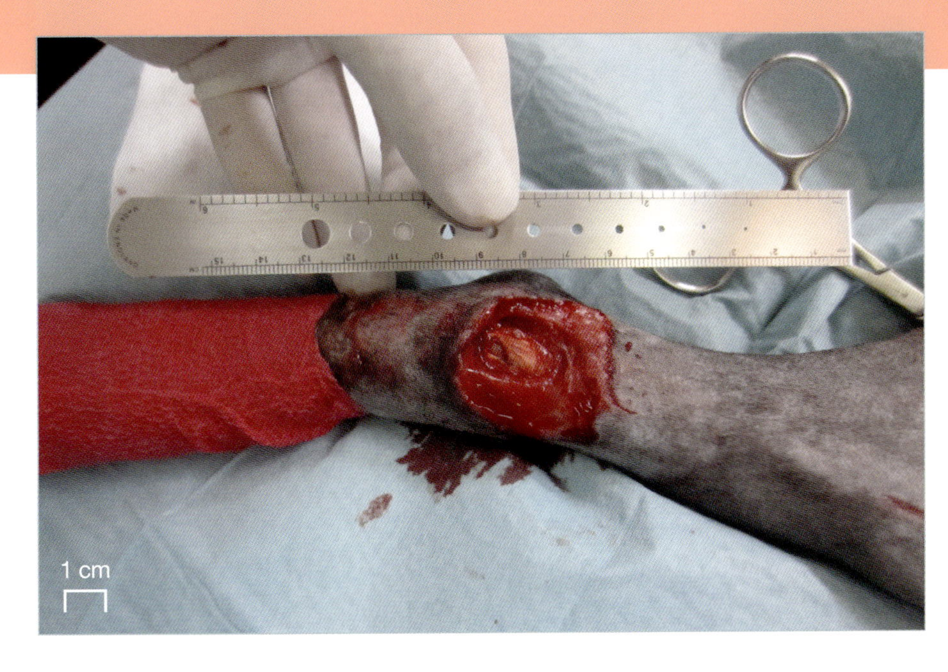

このゲルを37℃で45分間インキュベートすると、フィブリンのメッシュが収縮することで、より密になり弾力性が増して完成する。湿潤環境に置かれた足場は含有する成長因子を徐々に創傷面に放出しながら分解する。

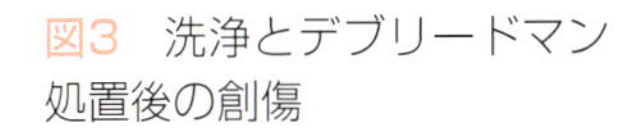

図3　洗浄とデブリードマン処置後の創傷

足場が収縮したことによりできた成長因子を含んだ血漿の上清を病変部周囲に浸潤させた（図4、5）。

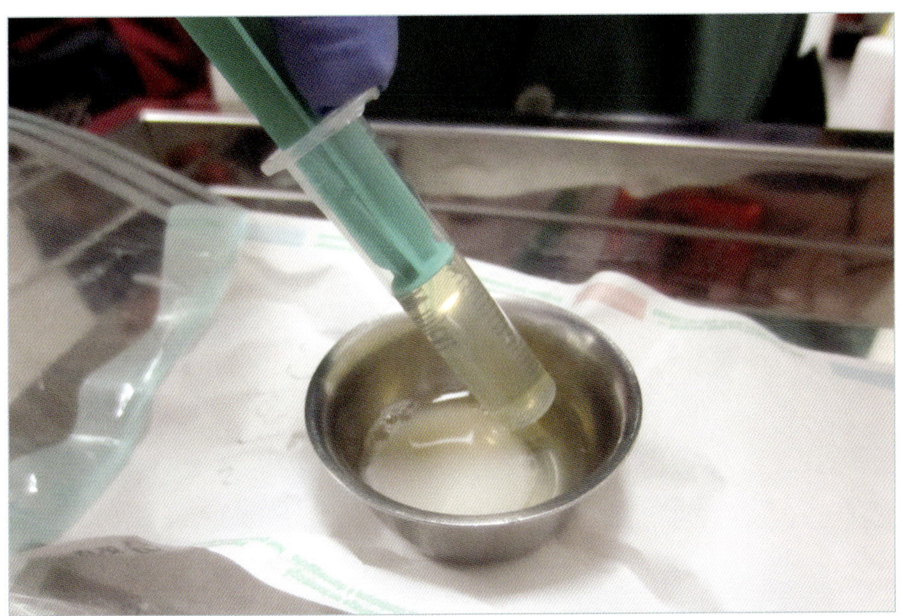

図4　成長因子を含んだ血漿の上清

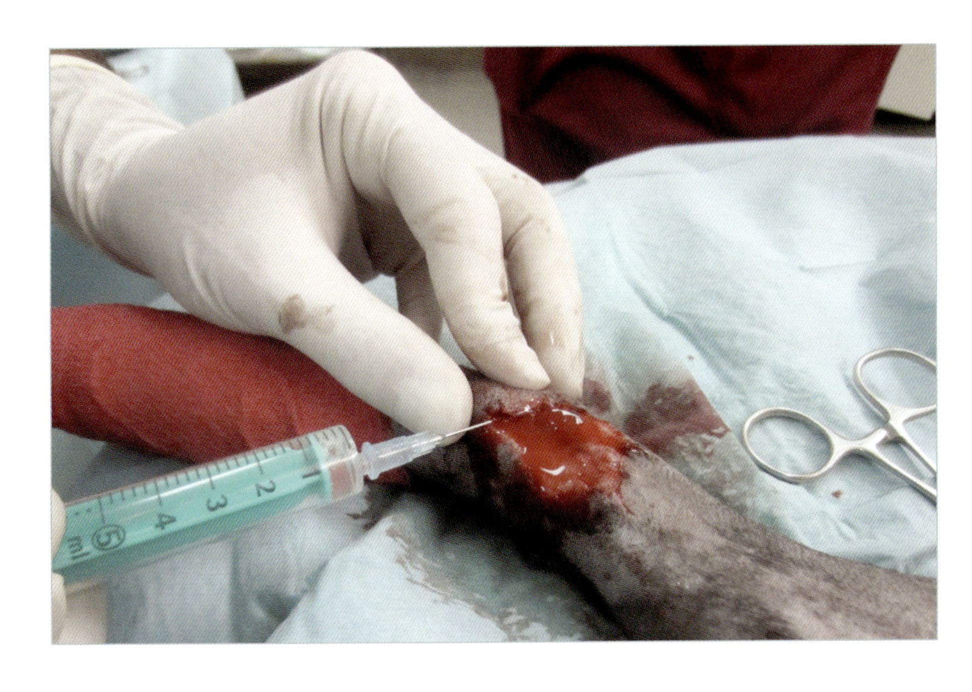

図5　上清を創傷周辺に浸潤させる。

成長因子放出性足場を創傷の上に置き、辺縁を縫合した（図6、7）

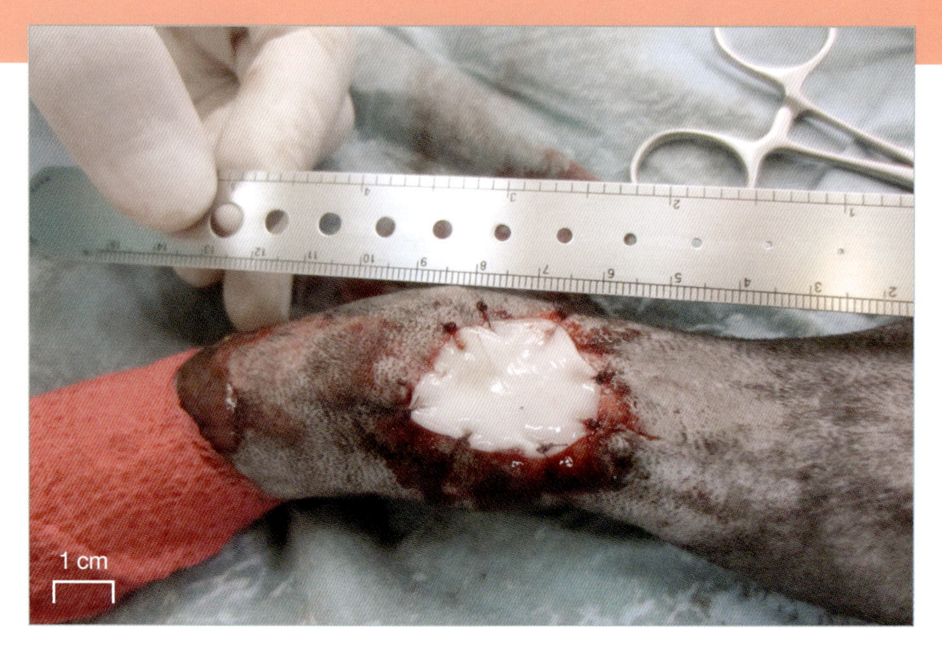

図6　創傷に縫合した足場の外観

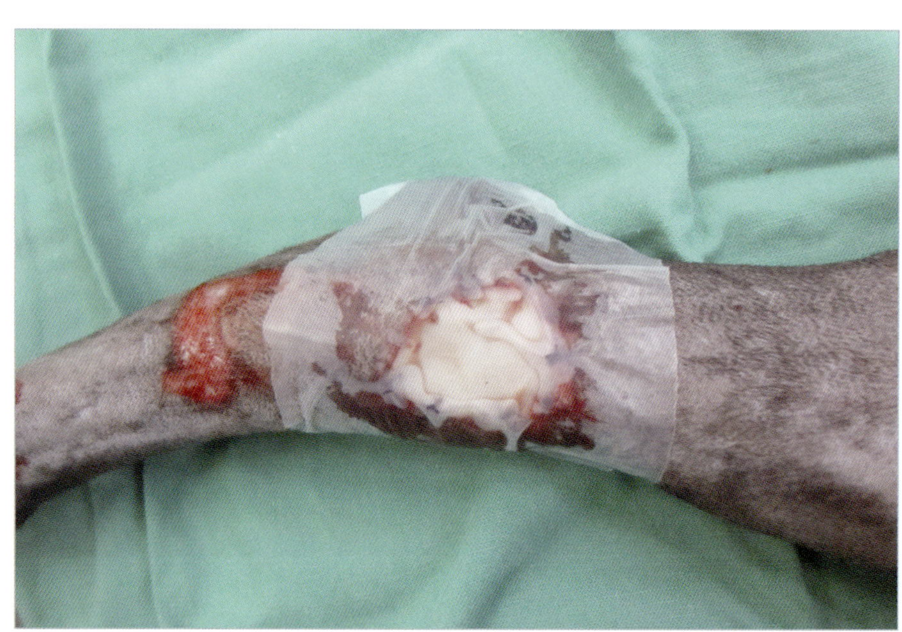

図7　創傷は滅菌済で透明の粘着性ドレッシング材で覆った。

最後に、疎水性のコットンバンデージと粘着性包帯を肢に巻いて創傷を保護した（図8)。密封した保護バンデージで湿潤性と温度が維持され、また、低酸素環境となるためマクロファージの活性化、線維芽細胞の浸潤および毛細血管の成長が促進される。湿潤療法において欠点となりうる細菌増殖は、PRGF の抗菌活性によって抑制される。

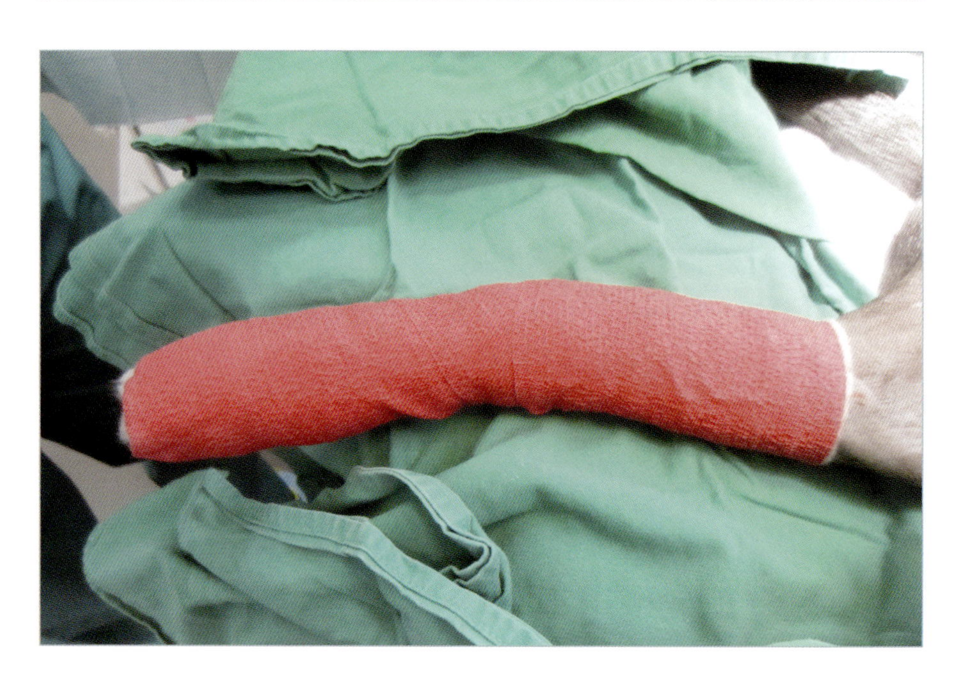

図8　バンデージ後の後肢の外観

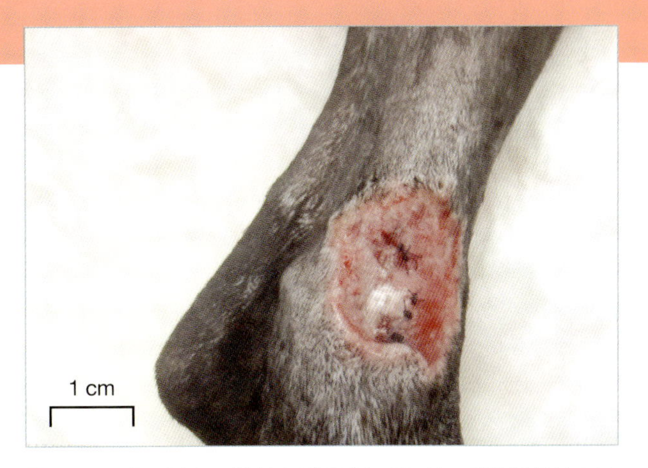

図9　4日後、骨の一部がまだ露出している。感染徴候はない。

経過

4日後（図9）には肉芽組織が形成され、2.5cm ×2cmまで創傷は縮小した。PRGF 含有足場による治療を継続した。

8日後（図10）、肉芽組織の形成は持続しており、露出していた骨は覆われた。創傷は2×1.5cm と、さらに縮小していた。PRGF 含有足場による治療を再度、継続することとした。

12日後（図11）、著しい肉芽組織の増殖により、創傷全体が浅くなっていた。創傷の大きさは8日後と同様であった。PRGF 治療はこの時点で終了した。

18日後、大部分の創傷が上皮化することで、サイズは0.5×0.3cm になった。20日後、創傷は治癒した（図12、13）。

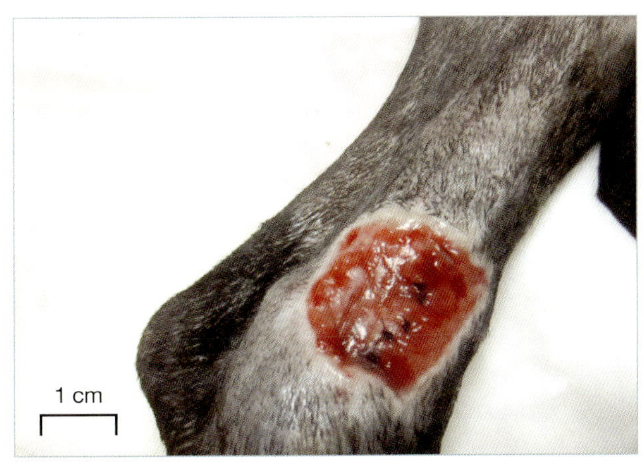

図10　8日後、創傷にはっきりと上皮化が認められる。感染徴候はない。

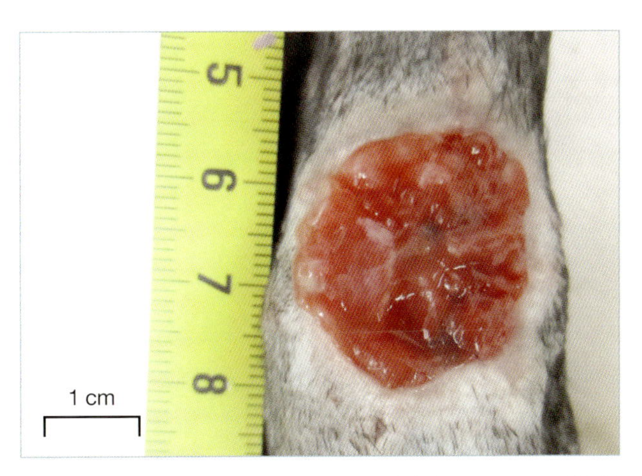

図11　12日後、創傷辺縁の上皮化が継続している。感染徴候はない。

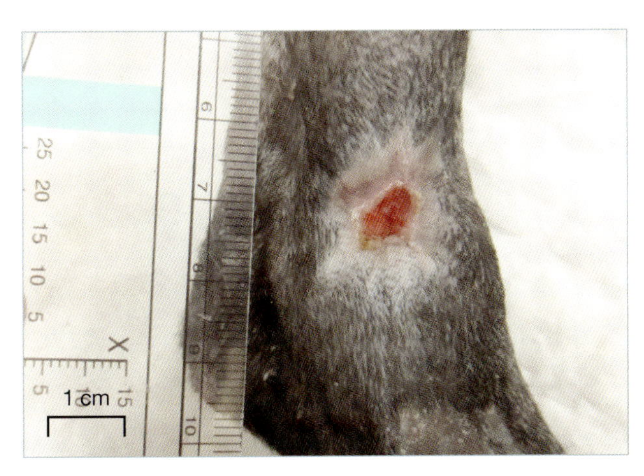

図12　18日後

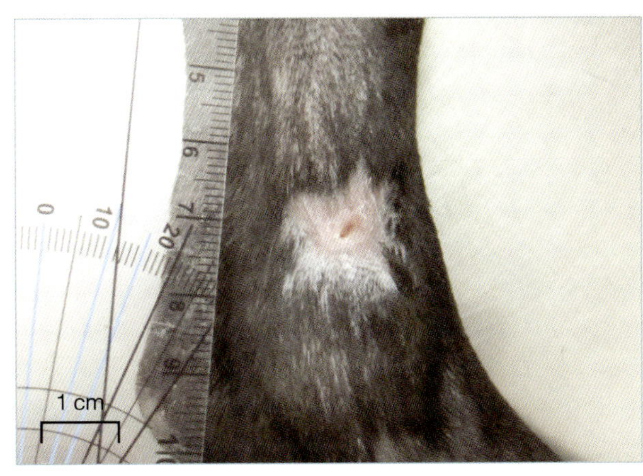

図13　20日後

症例 5.2 / 肛門周囲腫瘍を切除後の管状有茎皮弁

Mª Eugenia Lebrero, Carolina Serrano, Ángel Ortillés, Ana Whyte

Lunaは、9歳齢、避妊済みの雌犬である。肛門近くの後肢の付け根に自壊した皮膚腫瘤があった。

身体検査

Lunaは落ち着いており、体温、心拍数、呼吸数、心音および肺音は正常であり、体重は47kgであった。

自壊した腫瘤は右側肛門周囲に存在し、硬結充実性かつ固着性でサイズは10×12cmであった（図1）。

症例は2年前、同じ部位で血管周皮腫の切除手術を受けていた。今回も腫瘤に対する針生検（FNA）の結果、前回と同様の診断であった。リンパ節の検査では異常はなかった。

術式

手術部位を毛刈りし、定法に従って消毒した後、左側臥位にて保定し、右後肢をわずかに外転させながら頭側に牽引した（図2）。

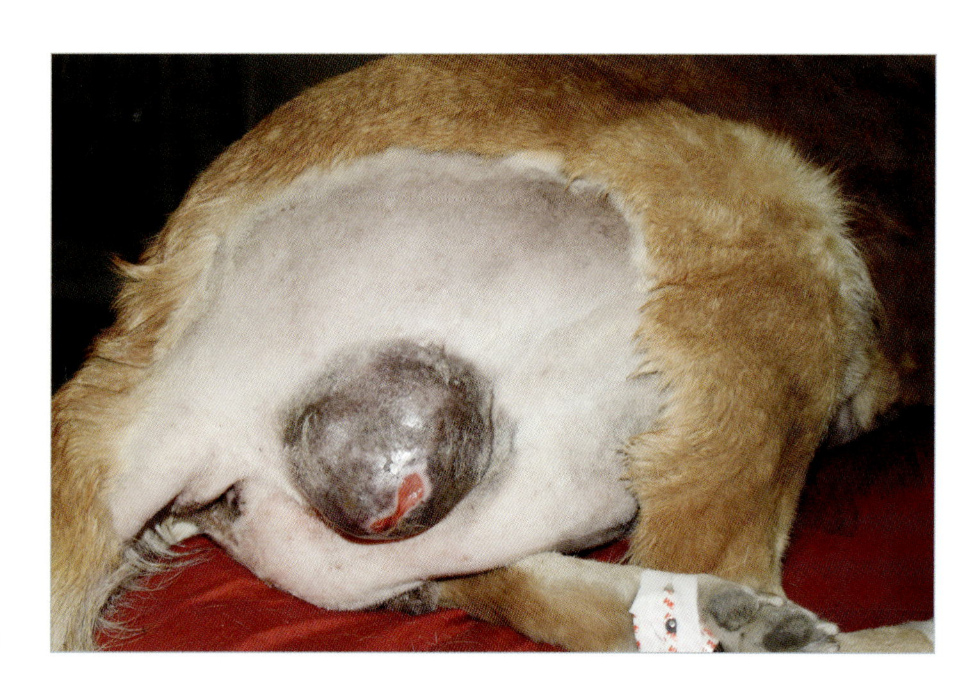

図1　肛門周囲の腫瘤の外観

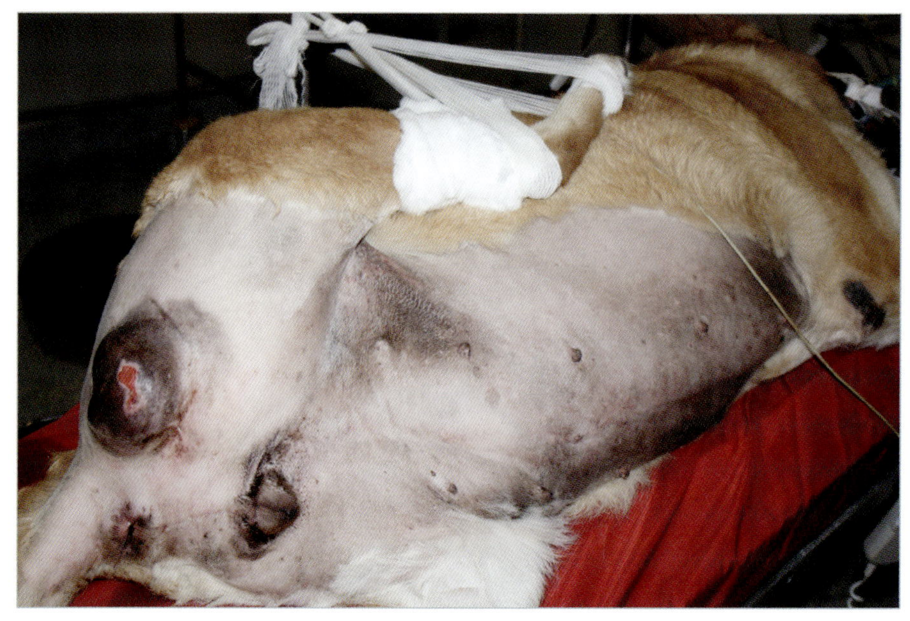

図2　手術台上の症例の保定

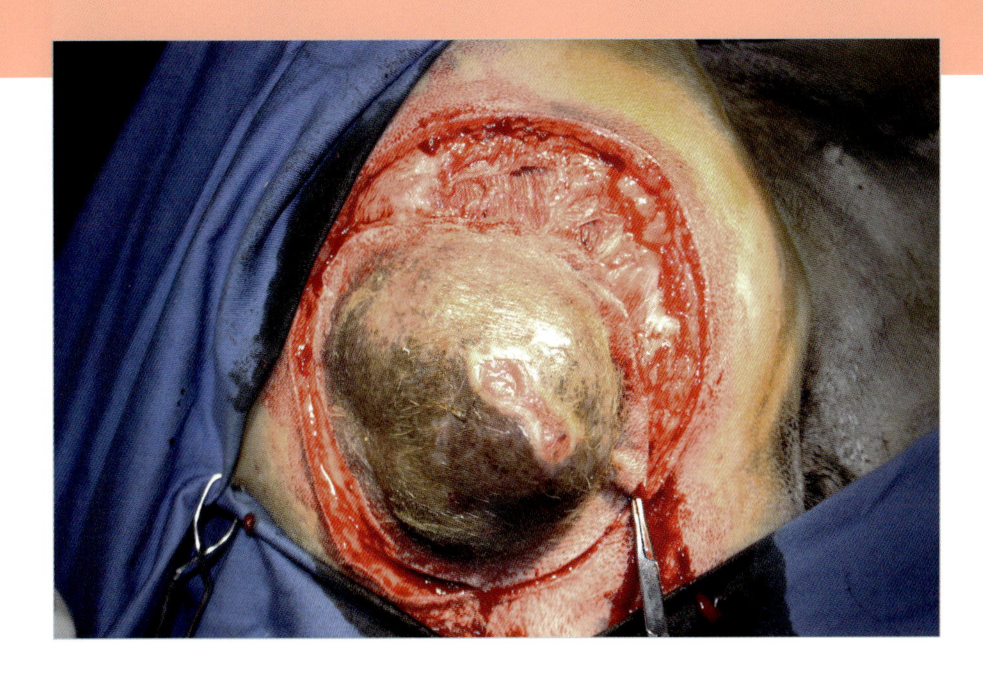

手術は腫瘤周囲に3cmのマージンを確保するように腫瘤周囲の皮膚を円形に切開し、完全切除できるまで深部を分離した。腫瘍に分布する多数の血管は止血鉗子、モノポーラ電気メス、および3-0グリコネート縫合糸を用いて処理した（図3、4）。

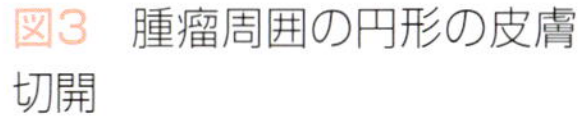

図3　腫瘤周囲の円形の皮膚切開

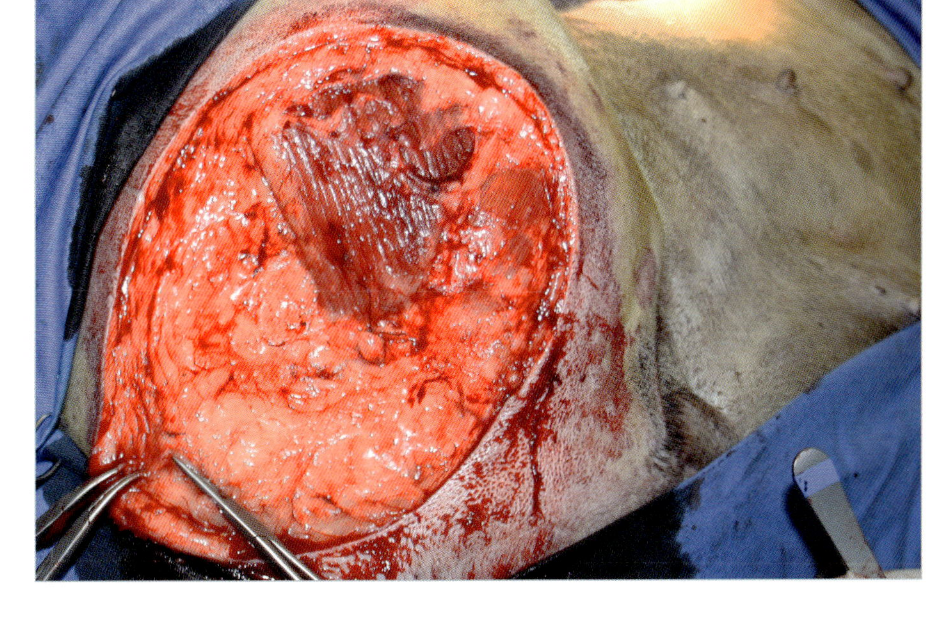

腫瘍を切除したところ、創傷の位置とその大きさのために、辺縁を縫合することができなかった。そのため、代替法として形成外科の手技が必要となった。

この症例では浅後腹壁動脈を利用した管状有茎皮弁を作成した。

図4　腫瘍の完全切除後の創傷

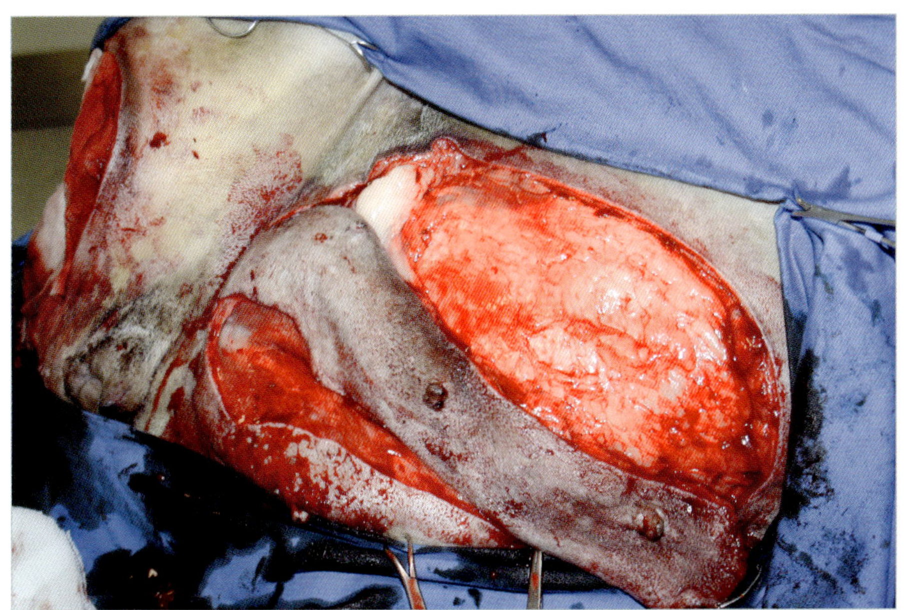

右側乳腺の乳頭ラインから2cm、外側および2cm内側の位置を第5乳腺から第3乳腺の範囲で平行に全層の皮膚切開を行い、皮弁を作成した。第3乳腺頭側部において2つの切開線を合流させた（図5）。

図5　皮弁の分離

皮弁を遊離させるために皮膚および皮下組織を切断し、レシピエントの部位に向けて180°回転させた。縦方向の切開部位の辺縁の皮下組織は2-0グリコネート縫合糸で、皮膚は2-0ナイロンで単純結紮により縫合した。この縫合により皮弁の管状部分を作成した（図6）。

上記と同様の縫合方法を用いてレシピエントの創傷部に皮弁の遊離縁を縫合して術式を終了した（図7）。

この症例では、皮弁を作成した部位の創傷は同様の方法で縫合し、ドレインを設置したが4日後に除去した。経過は良好であり、皮膚の縫合糸は通常の時期に抜糸した。

術後、経口的に抗生物質（アモキシシリン・クラブラン酸）を10日間処方し、さらに10%ポピドンヨードを使って縫合線に沿って創傷の洗浄を行い、エリザベスカラーを装着した。10日後、縫合の半分を抜糸し、残りは15日後に抜糸した。

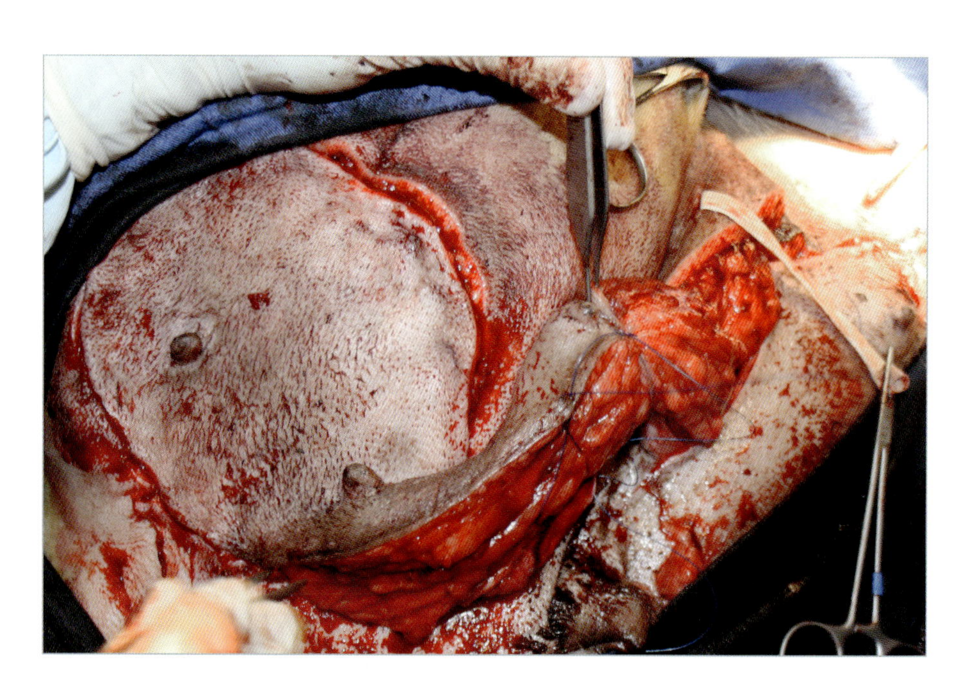

図6　回転させた皮弁および管状に縫合し始めたところ

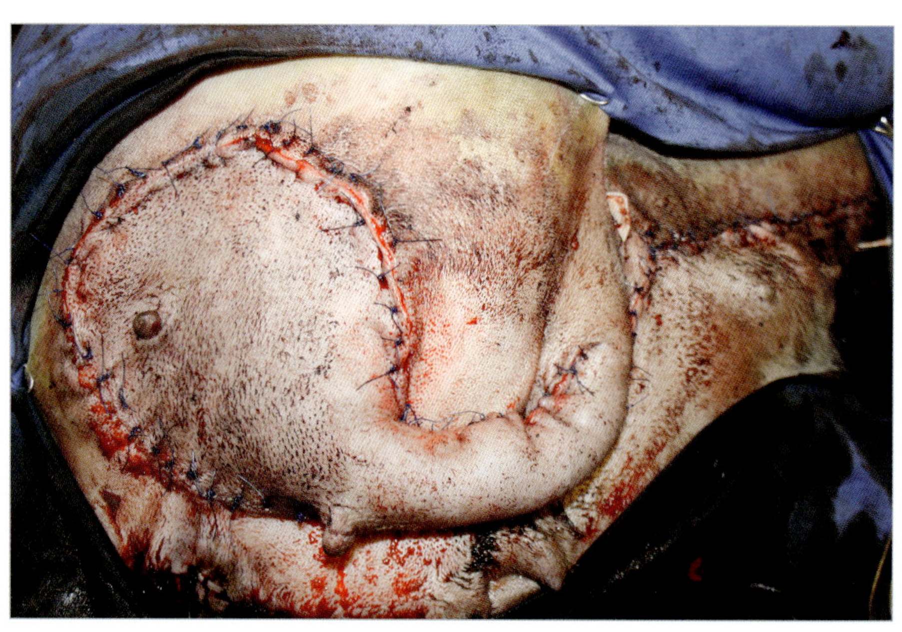

図7　外科処置が完全に終了ところ

経過

術後3週間で皮弁が完全に生着したため、皮弁の管状部分を切除するための手術を実施した。この部分には主要な血管が含まれているため、結紮により処理し、最終的に創傷を2-0ナイロン糸により単純結節縫合した（図8）。これらの縫合糸は10日後に抜糸し、症例は退院した（図9）。

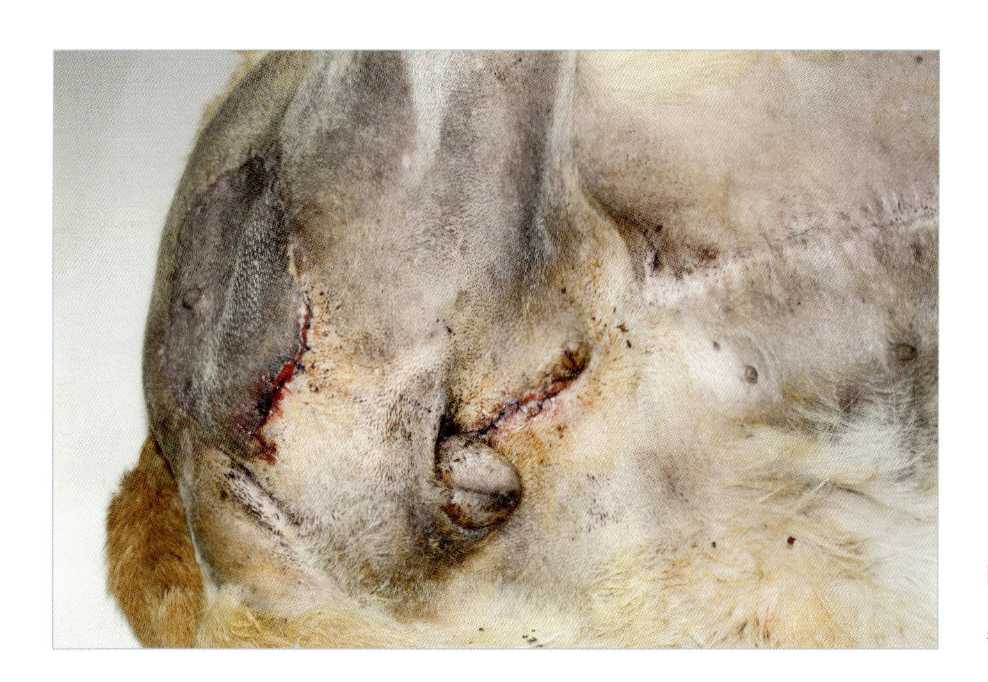

図8　皮弁の管状部分を切除し、皮膚縫合を行った後の外観

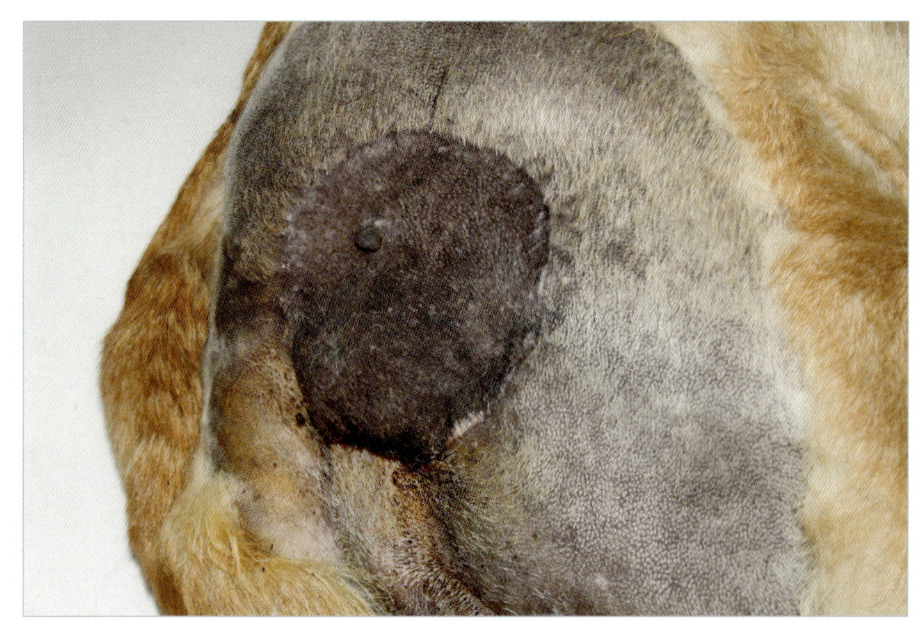

図9　手術1カ月後の外観

症例 5.3 / 胸壁創傷に対する軸状皮弁と皮膚エキスパンダーの併用

Juan Manuel
Martí Herrero

Foxy は、6歳齢、避妊雌の雑種犬である。他の犬から攻撃されて外傷を負い、数時間後に救急病院に来院した。来院時、左胸壁に複数の咬傷が認められた。

身体検査

全身状態を改善させた後のX線検査の結果、胸腔内臓器の損傷、胸壁の穿孔は認められなかった。左胸壁に顕著な皮下気腫が認められた。

咬傷を調べたところ複数の皮膚裂傷を伴っており、それらの間には貫通孔があった。

創傷管理

鎮静下で、創傷を洗浄・消毒した。その後3日間入院させ全身状態が安定するまで、創傷の洗浄と消毒を繰り返した。この間、皮膚病変の壊死組織を数回に分けてデブリードマンを行ったところ、創傷は良好な成熟肉芽組織で覆われた。犬の全身状態が改善したところで、再建手術を計画した。

術式

創傷は左胸壁全域に及んでおり、背側はほぼ正中、腹側は乳腺まで、頭側は第6肋骨、尾側は肋骨弓に達していた（図1）。創傷範囲が広いため、以下の手技を併用する計画を立てた。

- まず浅前腹壁動脈の軸状皮弁により創傷の尾側半分を再建する。
- 続いて組織エキスパンダーを使用して創傷の背側皮膚を進展させ、前進皮弁法を行う。

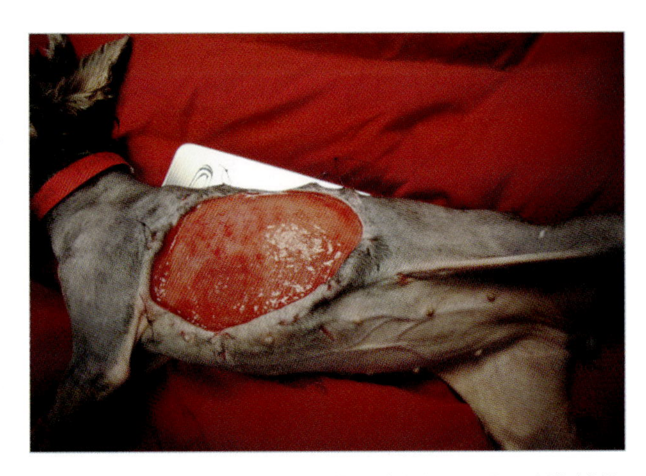

図1　外科的閉鎖に先だち、初期治療を行った後の創傷外貌

1度目の手術は右側横臥位で行った。腹部全域を毛刈り消毒し、第4乳腺から胸骨剣状突起に至る長さの皮弁を切り出した。皮弁の幅は正中から乳腺組織の外側縁である（図2）。

この皮弁は内胸動脈の分枝である浅前腹壁動脈から血液供給を受ける。したがってこの動脈が皮膚に分岐する場所である剣状突起付近を皮弁の茎部とする。

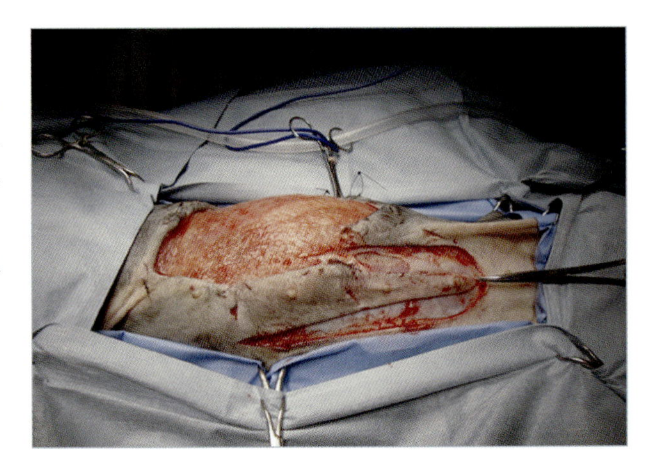

図2　浅前腹壁動脈の軸状皮弁を切り出したところ

計画に従って、皮弁を背側に転位させ創傷の尾側2/3を閉鎖し、皮弁のドナー領域を縫合した。また創傷頭側の皮下を剥離し、前進させて縫合し部分閉鎖した。最終的に創面積の半分を閉鎖した（図3）。

縫合後、右胸壁皮下に200mlの組織エキスパンダーを埋設した。術後4日目、術創は良好である（図4）。
上述したが、創閉鎖のためには、2つめの手技である組織エキスパンダーによる組織伸展が必要であった。エキスパンダーを皮下の胸壁の骨格筋直上に埋設した。まず、エキスパンダーを埋設する場所の尾側皮膚を切開する。この場所は2回目の手術で皮弁を作製する際の切開部位になる。エキスパンダーのアクセス・充填システムは体外に設置する。埋設時には、50mlの滅菌生理食塩水を注入した。

エキスパンダーには、初めの1週目は25ml/日の速度で2日毎に注入し、2週目は3日毎に同量注入した。そのたびに包帯の交換、洗浄、消毒を行った。その際にはエキスパンダーで伸ばされている皮膚を注意深く観察し、生存性、色調、温度、痛みの有無などを確認した（図5）。

2週間後エキスパンダーの容量が225mlに達したら、皮膚が2回目の手術を行うのに十分伸展し、創傷を完全に閉鎖できることを確認した（図6）。

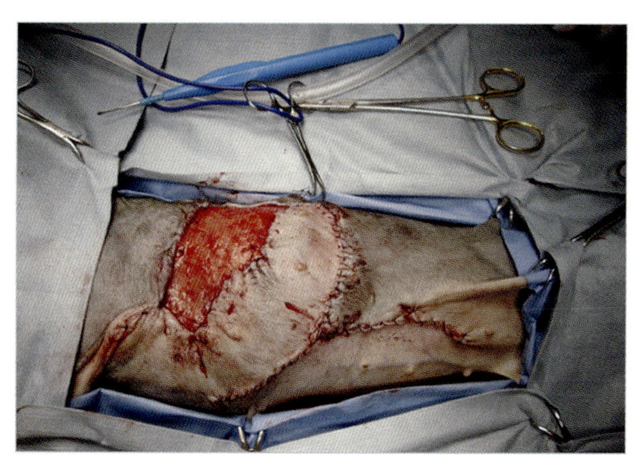

図3　皮弁を背側に転位すると創傷の尾側領域はおおむね閉鎖可能であった。

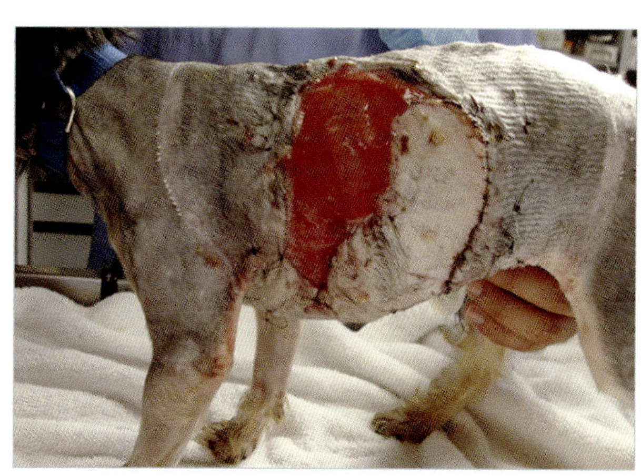

図4　1回目の手術4日後の創傷の外見

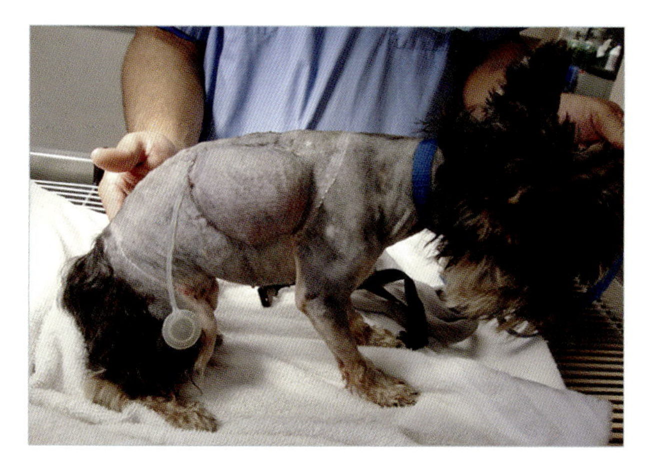

図5　犬の右胸壁皮下に埋設されたエキスパンダー。表面の皮膚は良好な外見を呈している。

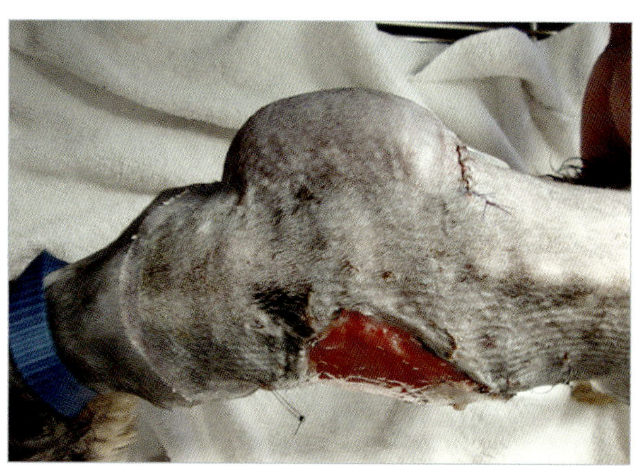

図6　エキスパンダー設置後２週間で、伸展した皮膚は十分な広さであり2回目の閉鎖手術を行った。

2回目の手術では、まず組織エキスパンダーの摘出を行った。エキスパンダーが納まっていた皮下ポケットの頭側と尾側を切開し、有茎皮弁とした。この大型の皮弁は単茎前進皮弁であり、創傷を一次閉鎖できた（図7a）創傷表面の肉芽組織をデブリードマンし皮弁を移植床および創傷縁に縫合した（図7 b）。

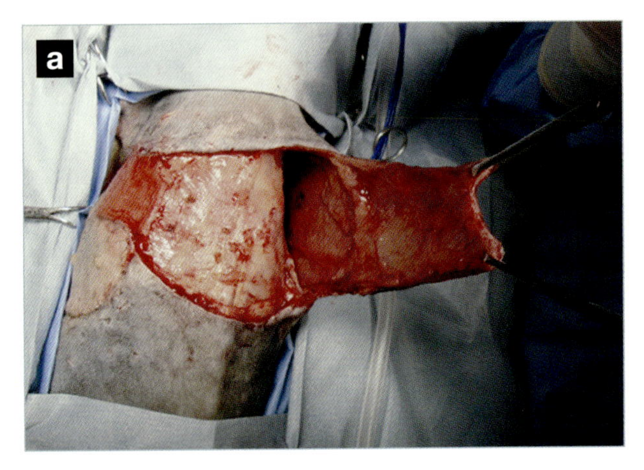

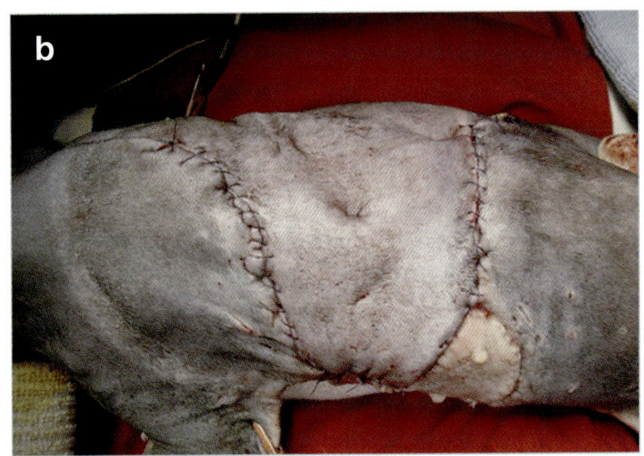

図7　a：皮下ポケットから有茎皮弁を作製した。b：皮弁を創傷に縫合した。

経過

定法に従って術後管理を行い、手術14日後に抜糸した。重大な合併症は認められず、皮弁の最遠位に一部認められた壊死は湿潤療法で治療した（図8）。

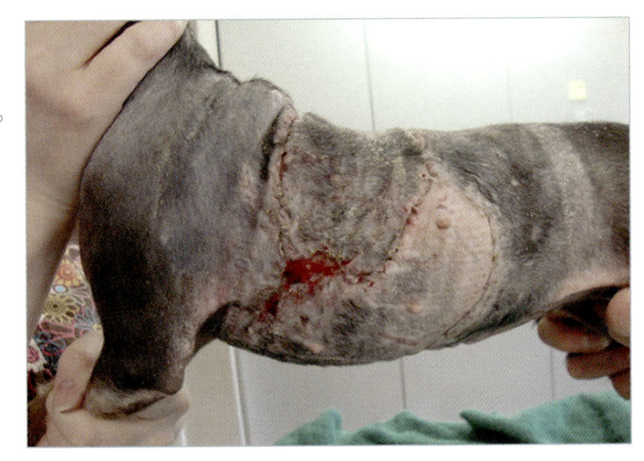

図8　2回目の手術14日後の創傷

症例 5.4 / 肘近位の慢性創傷

Mariluz Ortiz, Mónica Rubio,
Joaquín J. Sopena, José Mª Carrillo

Charlieは、1.5歳齢、雄のジャーマン・シェパード系の雑種で、交通事故で負傷し、橈尺骨肘近位領域を骨折していた。

身体検査

Charlieは、交通事故後少なくとも24時間以上が経過した状態で動物保護団体によって病院に搬送された。症例の全身状態は落ち着いており、重大な合併症の徴候は認められなかった。初診時の検査では、橈尺骨骨幹中央部の横骨折と肘関節のすぐ上の前肢頭側部の創傷が認められた。

創傷および骨折の治療

初めに骨折に対する手術を計画し、骨折手術までに創傷の状態を改善し、骨切手術と同時に創傷閉鎖も行えるよう、創傷に対して保存療法（3種類の抗生物質軟膏、ポリウレタンフォームとキャストパディング材）を実施した。

骨折の整復にはMeynardタイプの一平面両側創外固定法を用い、皮膚の創傷は新鮮創にして縫合した。

術後すぐに症例が術創を損壊したため縫合部が裂開し、感染が生じた。保存療法を開始し二次癒合による創傷の閉鎖を待ったが、10日後には悪化し、退行し始めた。感染をコントロールしたうえで外科的な閉鎖を試みることにし、反応性のよい肉芽組織の増生を促す治療を行うこととした（図1）。

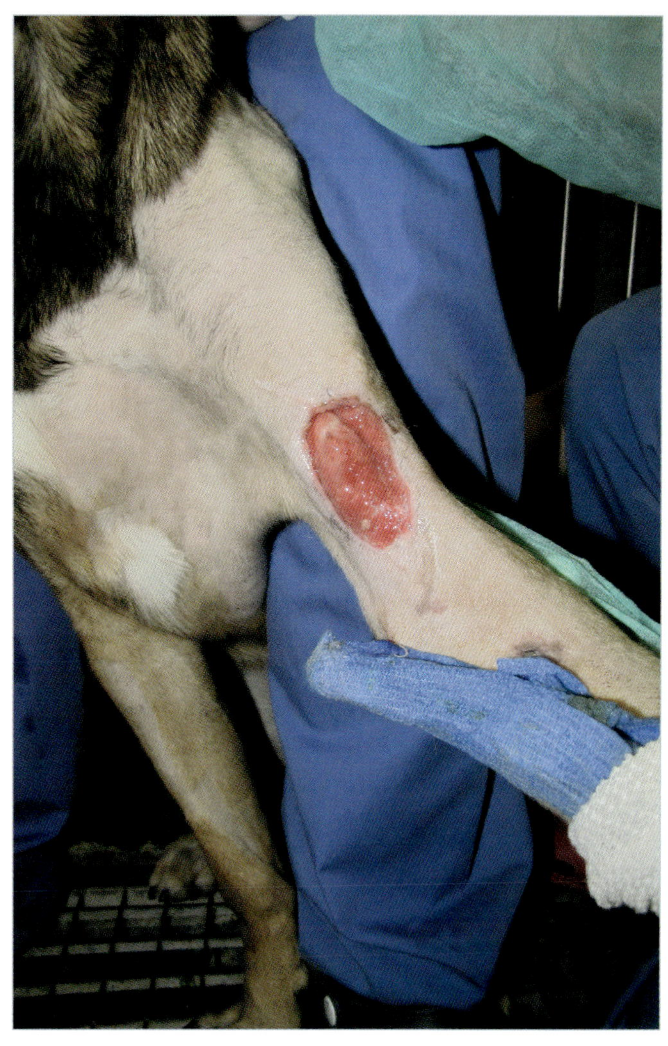

図1　形成外科手術に備えるために術前治療を開始したときの創傷の外観

ツボクサエキスと足場材による4日間の治療後、良好な肉芽組織が観察され、創傷の外科的な閉鎖が可能となった（図2）。

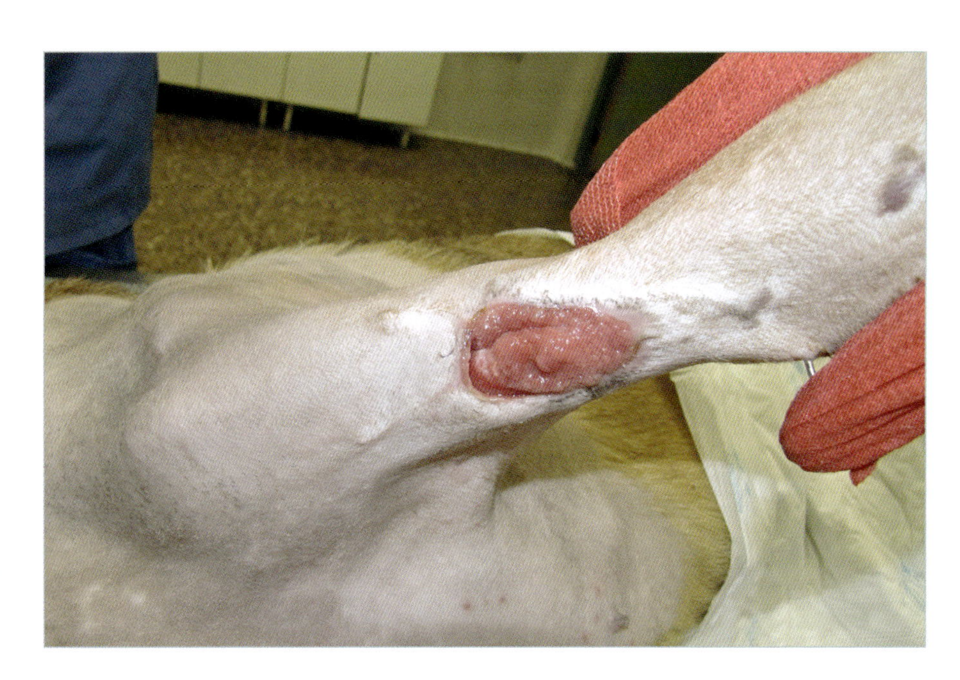

図2　保存療法を4日間行った後、再建術開始直前の治癒経過

術式

本創傷では、活用可能な皮膚が周囲に乏しいため、定型的な皮弁法を用いるのは困難であった。皮膚移植も考慮したが、症例の性格と術後管理の難しさから断念した。結局、腋窩の皮膚を用いた回転皮弁法を実施することとなった。

この型の回転皮弁法は、とくに乳腺腫瘍を切除する症例や肘内側部の創傷など、隣接した創傷の治療には有用である。

無菌操作や創傷の取り扱いの妨げとなる創外固定の存在により術前の準備は煩雑となった。肢の遠位部全体を滅菌した包帯とドレープで隔離し（図3）、手術領域の外科的操作ができるようにした（図4）。

最初に創傷辺縁の線維組織を同定し、周囲を切開（図5）、切除した（図6）。これにより、創傷の辺縁は新鮮創となり、後の閉創が実施しやすくなった。肉芽組織もメス刃を用いて掻爬して最上層を除去し、新鮮創とした。

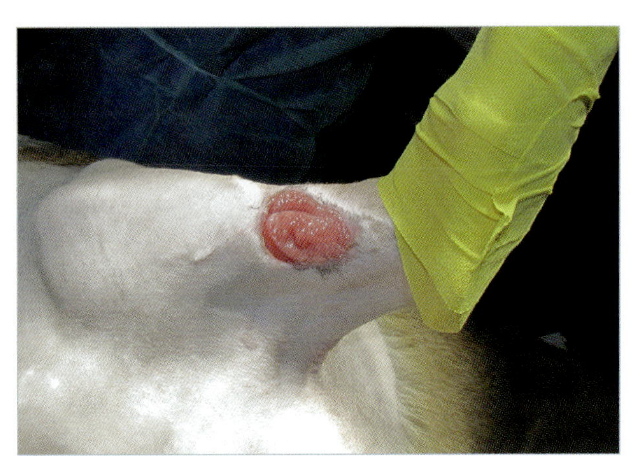

図3　再建形成外科手術。滅菌した包帯で肢の遠位部を隔離した。

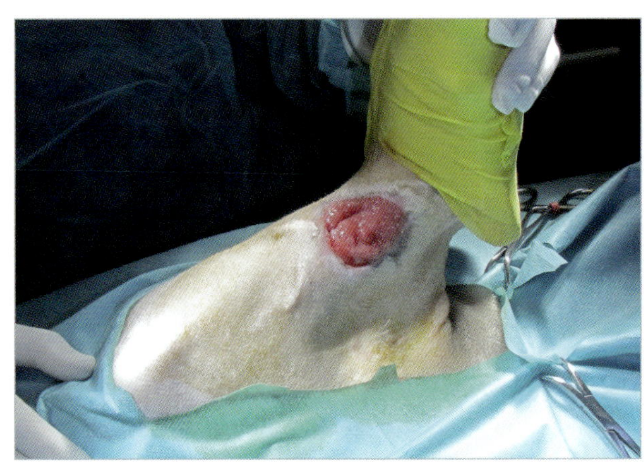

図4　準備された手術野とそこにかけた手術用ドレープ。本症例では、肢を自由に操作できるようにすることが重要である。

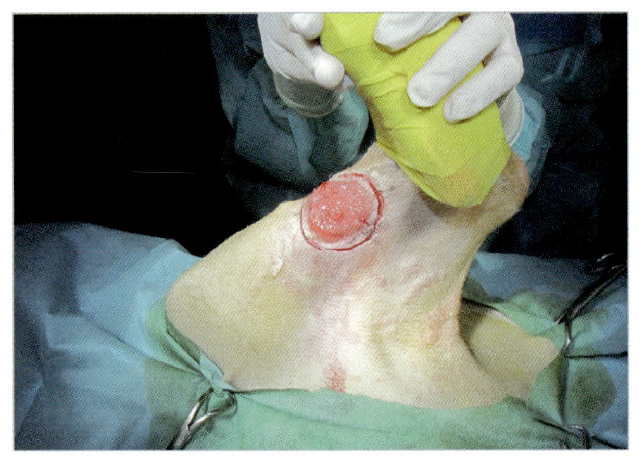

図5　創傷の辺縁を切除するために円周状に切開した。

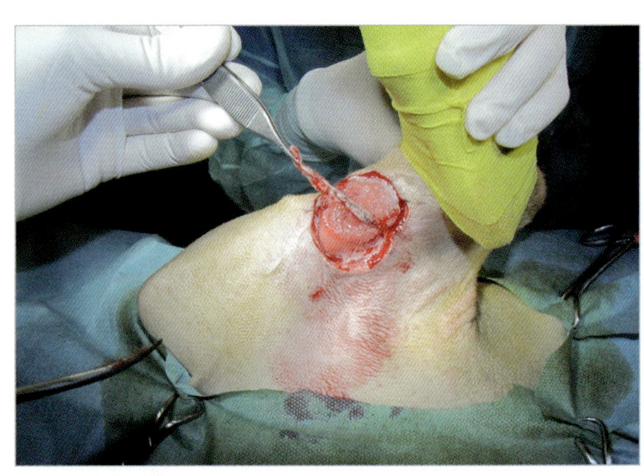

図6　創傷辺縁の組織を全周にわたり除去した。この操作を経ると創傷が拡大することを最初の手術計画時に考慮しておく必要がある。

肢を持ち上げたまま、腋窩のくぼみから創傷の近位縁までの皮膚を前肢の付け根に沿って円弧状に切開した（図7）。この皮弁は頭側に向かって創傷を覆うように回転できるようにデザインした。皮弁の頭側縁が非常に尖っていたため、形を整え、皮膚を新たに設置する場所に移動できるように、皮膚と皮下組織を分離した（図8）。必要に応じてバイポーラ凝固装置ですべての出血をコントロールした（図9）。

創傷に最も近い領域では、縫合や先の創傷治療による癒着があるため、皮膚をとくにしっかりと分離する必要があった（図10）。

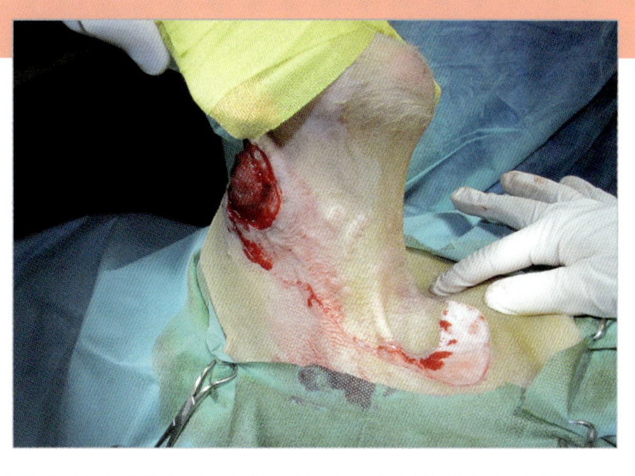

図7　皮膚切開によって皮弁の大きさを決定する。腋窩のくぼみ全体を利用する。切開を行う間は肢を持ち上げた状態に保持するとよい。

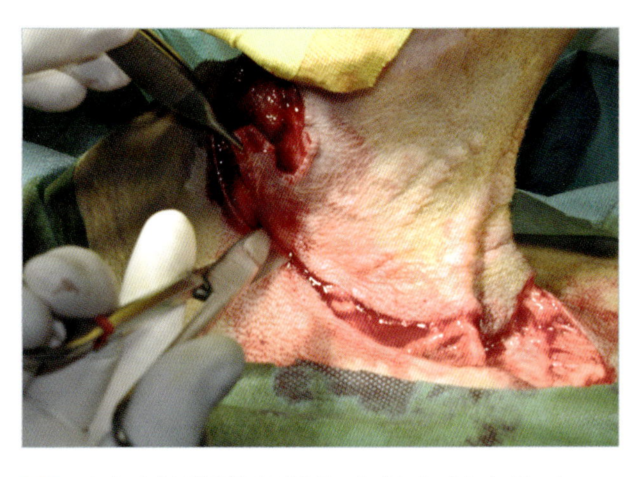

図8　皮弁の皮下組織層の切開。皮膚にわずかなテンションが保たれた状態になるように肢を操作する。肢を自然な位置に戻せば皮膚はゆるむので、この皮膚のテンションは最終的な結果には影響しない。

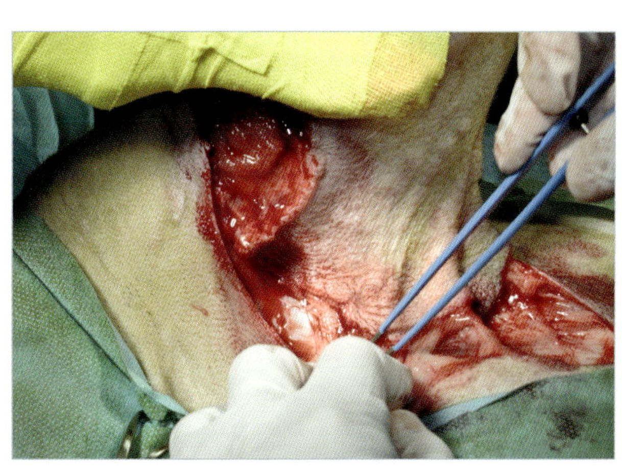

図9　出血が多い場合には、電気凝固法を使ってもよい。バイポーラ凝固が好ましい。

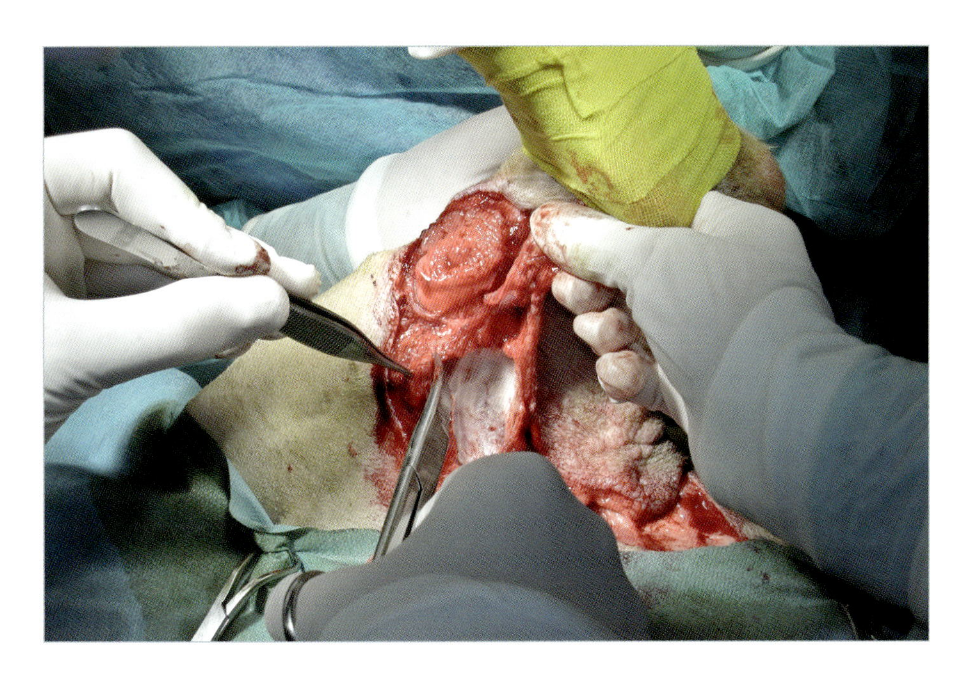

図10　皮弁の最も頭側部は、先に行った縫合や治療によって癒着が激しい領域なので、なるべく深く切開する。

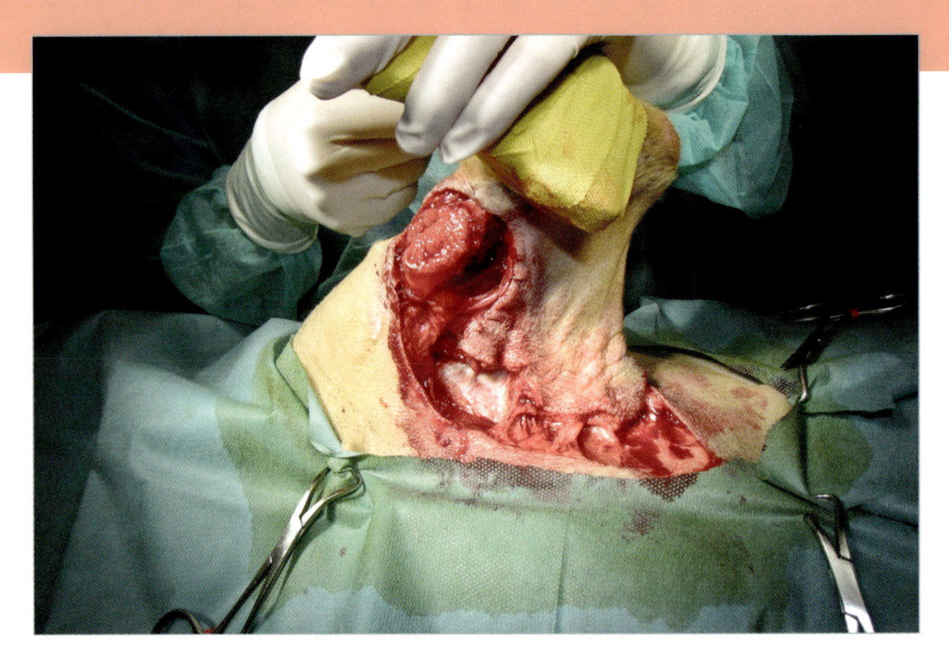

この手技の間、衛生状態を適切に保つことが不可欠である。そのために、手術野を湿らせ、治癒を遅らせる可能性のあるすべての組織片、血腫あるいは残骸物を除去した。必要な皮膚を剥離したら（図11）、最終的に皮弁が新たな位置に移動できるか最後の確認を行う（図12）。

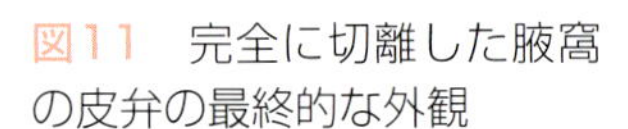
図11　完全に切離した腋窩の皮弁の最終的な外観

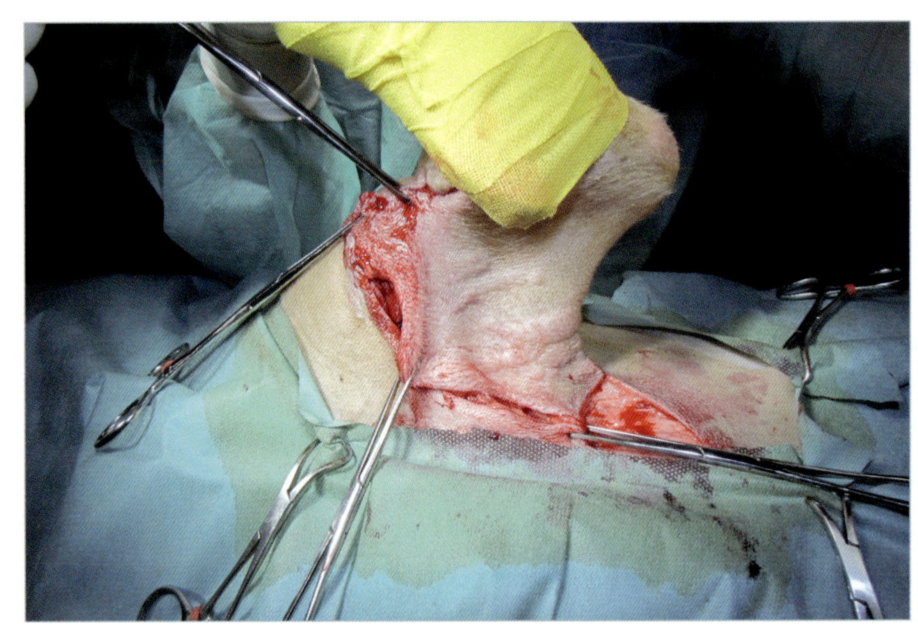

図12　最終的な縫合を開始する前に、皮弁が創傷を閉鎖するのに十分であることを確認する。そのために、アリス鉗子で皮弁を最終の位置に一時的に保持する。

初めに、皮下組織に縫合糸を掛ける。この縫合は創傷に近い領域から始め（図12）、皮弁の根元に向かって進める。

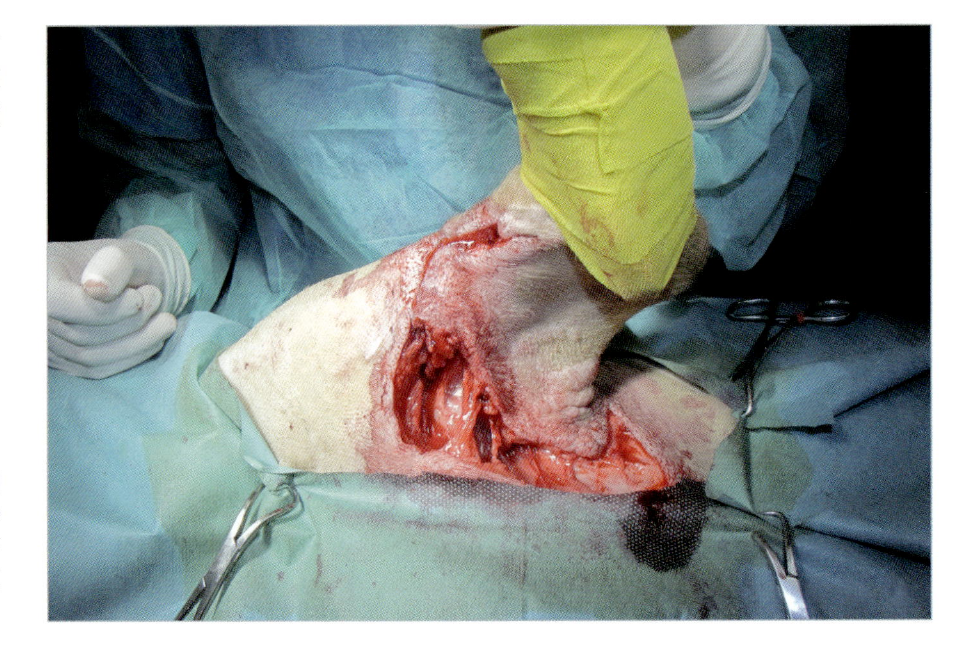

図13　この症例では、頭側領域にある問題の創傷の縁から縫合を始める。皮弁を皮下組織にしっかりと固定することが重要である。

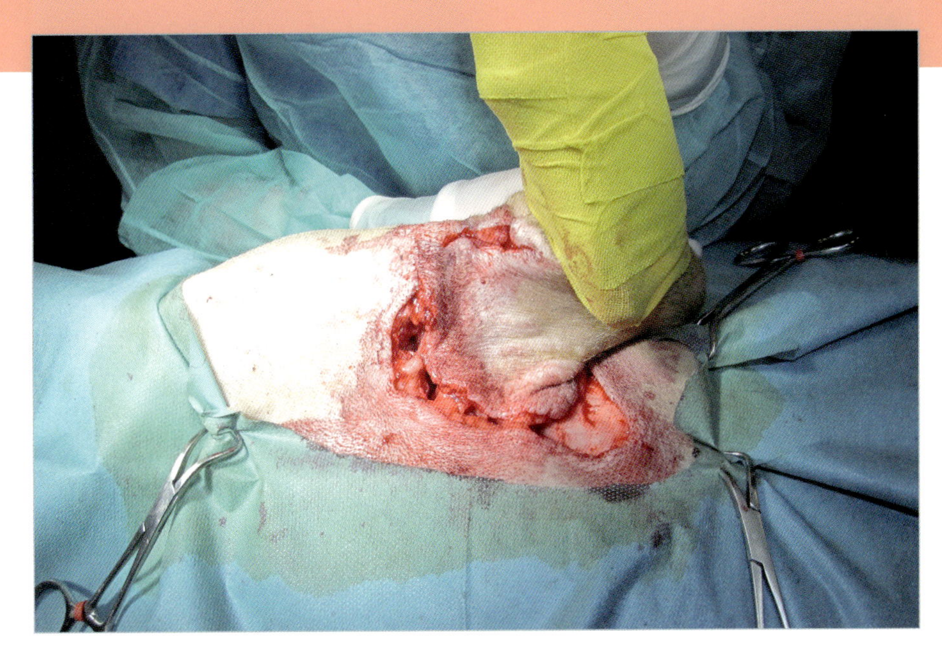

尾側領域に残る創傷の最後の部分は直接閉鎖した。既に縫合し終わった創傷部の大きさで、閉鎖創の大きさが決まる（図14）。

図14　最初の皮下縫合で創傷はすべて覆われており、辺縁のテンションも緩和されている。

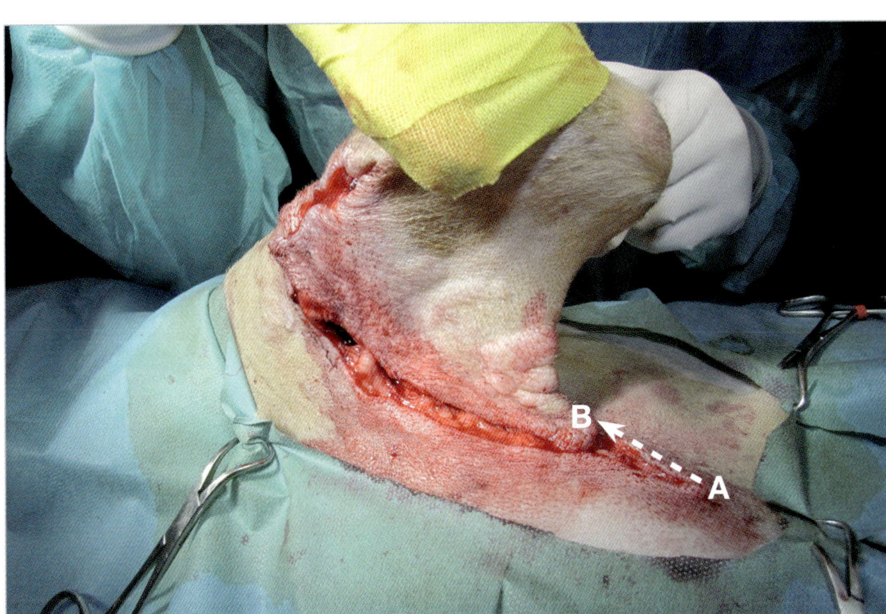

皮下組織の縫合が終了したら、問題となる創傷を閉鎖するのに、皮弁がどの程度前進したのかを確認できた（図15）。

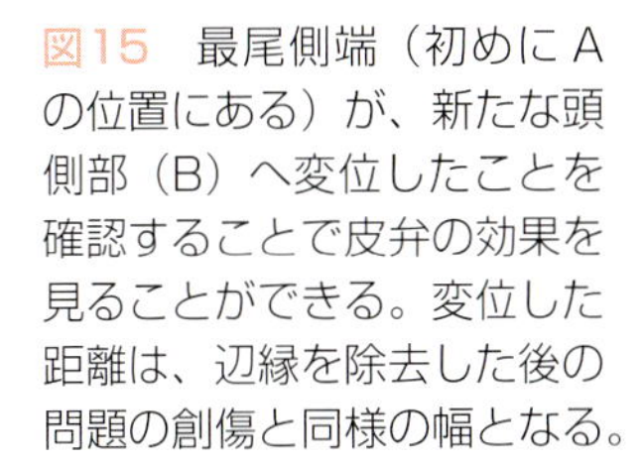

図15　最尾側端（初めにAの位置にある）が、新たな頭側部（B）へ変位したことを確認することで皮弁の効果を見ることができる。変位した距離は、辺縁を除去した後の問題の創傷と同様の幅となる。

最後の層の表皮下の縫合により皮膚が完全に並置され、最終的な創傷のテンションは大幅に減少していることが確認できた（図16）。

図16　表皮下縫合により創縁の並置を完全に行い、縫合線にかかるテンションを最小限にする。

しかし、この創傷の経過も考慮して、創傷の最も頭側の部分に減張縫合を加えることとした。この縫合は、大きな水平マットレス縫合とし、シリコンのチューブを併用して固定した（図17）。

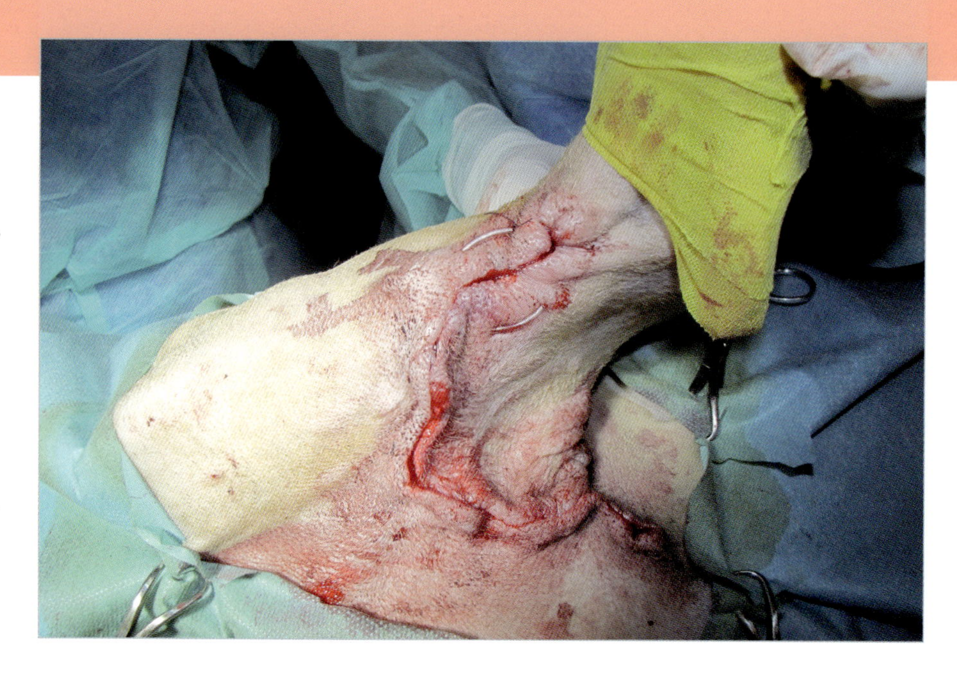

図17　テンションを減らしたにもかかわらず、さらに頭側領域に減張縫合を行うのは、もともとの創傷に加えこの症例の性格も考慮したためである。この縫合は大きく行い、皮膚にかかるテンションを減らすため静脈注射用のキットから作成したシリコンチューブに糸を通して補強する。

皮下の縫合はすべて3-0のモノフィラメント吸収糸を用いて行った。皮膚の縫合には、3-0のポリプロピレン糸を用い単純結節十字縫合で行った（図18）。

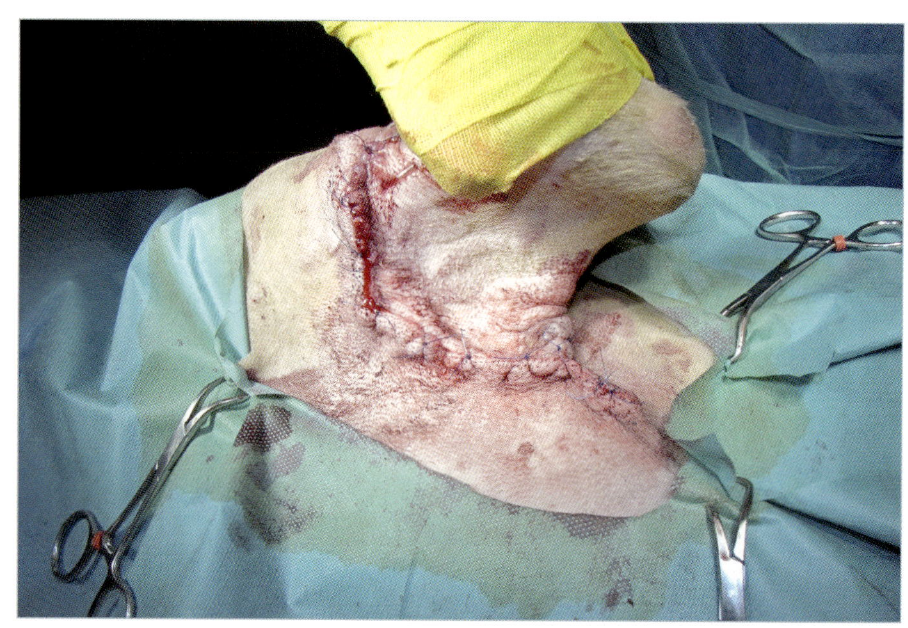

図18　皮膚の縫合には、3-0のモノフィラメント非吸収糸を用い単純結紮十字縫合で行った。

創傷の位置の関係で、十分な期間、所定の位置に包帯を維持することが困難であった。非固着性のドレッシング材で創傷を覆い、皮膚に縫い付けて固定した（図19）。

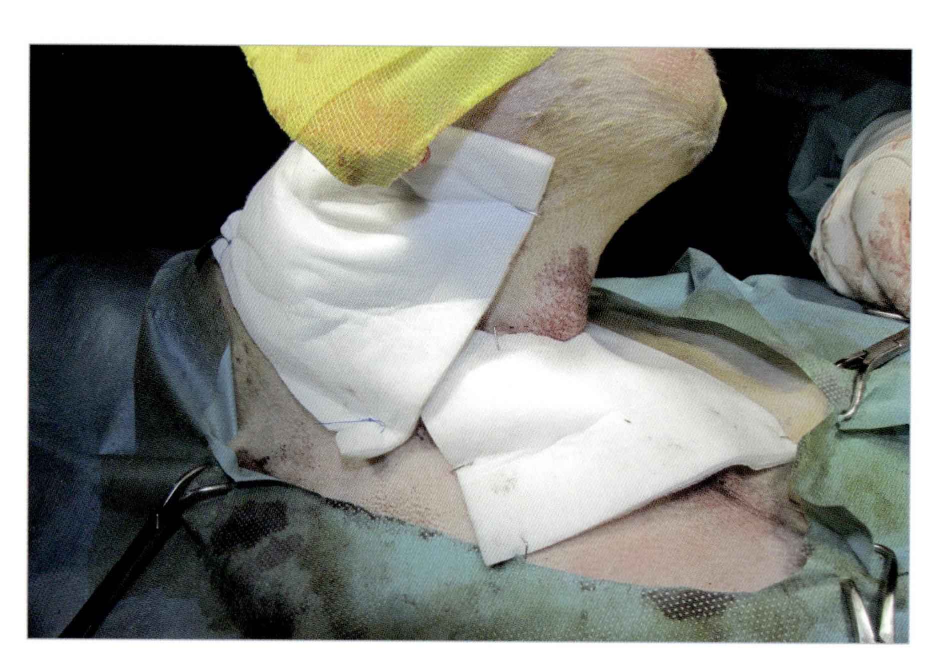

図19　非固着性の保護性ドレッシング材を縫合糸で創傷に固定し、術直後の期間は所定の位置にとどまるようにする。

経過

創傷は順調に回復したが、24時間後には切開した中央部に小さな痂疲が形成され（図20）、腋窩部には手術準備時の刺激が原因と思われる小さな紅斑が認められた。48時間後にはさらに赤みを帯び（図21）たものの、これら2つの徴候は、植物エキスをベースとする治癒促進軟膏を用いた治療により手術3日後には改善した（図22）。

10日後には、皮膚縫合および水平マットレス減張縫合を抜糸し（図23）、45日後の骨折の術後経過観察時には再建術により完全に回復していることを確認した（図24）。

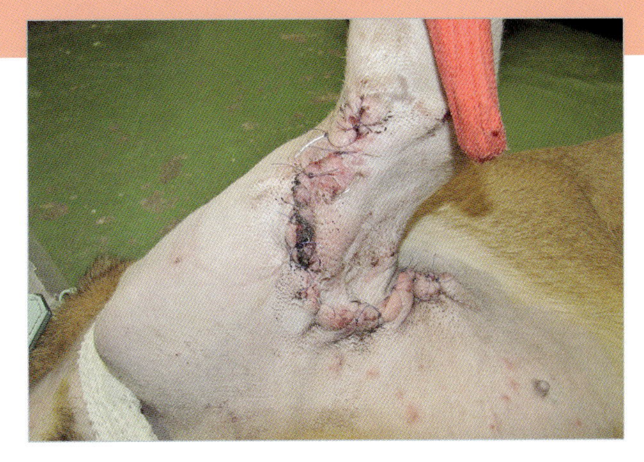

図20　24時間後の経過。小さな痂疲と腋窩のわずかな炎症が認められる。

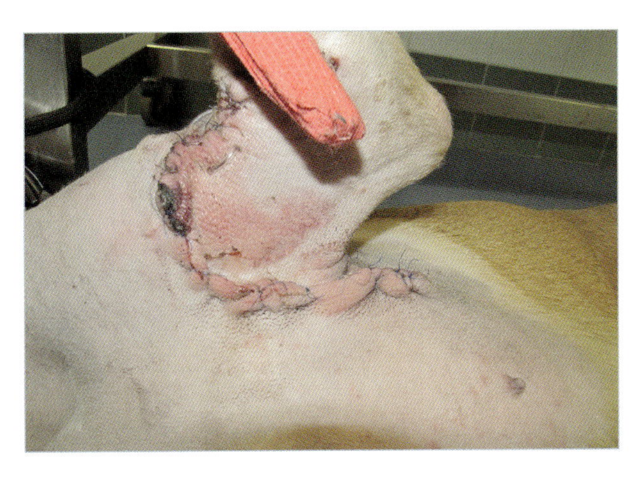

図21　48時間後、炎症はわずかに悪化している。これはおそらく術前の操作によるものである。

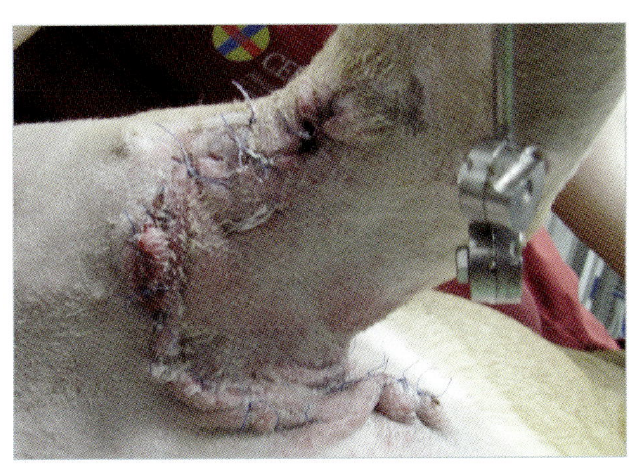

図22　植物エキスをベースとした治癒促進軟膏により、72時間後には外観の炎症は改善していた。

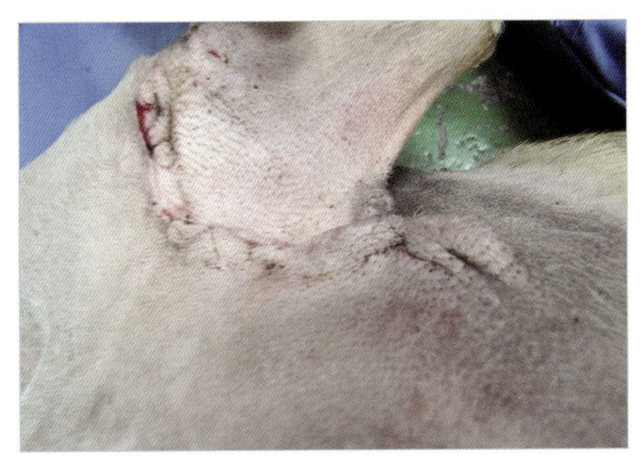

図23　10日後、皮膚縫合と水平マットレス減張縫合を抜糸した。

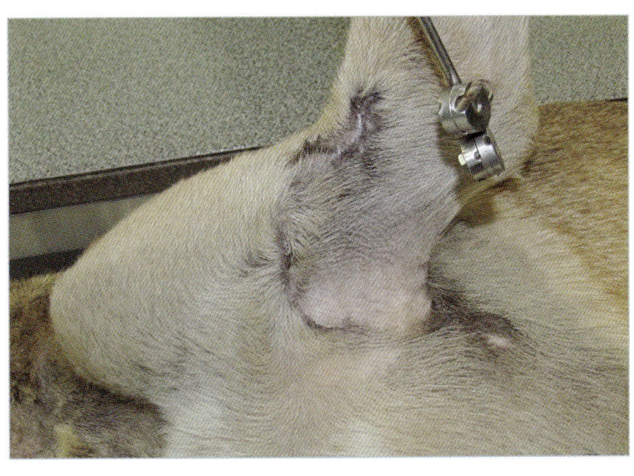

図24　手術45日後における橈尺骨骨折の経過観察時、創傷は完全に回復していることを確認した。

症例 5.5 / 筋断裂を伴う頸背部領域の創傷*

Joaquín J. Sopena, José Mª Carrillo, Mariluz Ortiz, Déborah Chicharro

Curro は雑種の成犬で、頸背部領域に咬傷が認められる。

身体検査

雄の7.5kg の雑種犬が、動物保護施設から来院した。48時間前に他の動物病院で治療を受けていた。来院理由は頸部背側領域の咬傷であり（図1）、初期治療として抗生物質（セファゾリンとエンロフロキサシン）投与に加え、鎮痛のためにカルプロフェンとフェンタニル（初期；後にはモルヒネに変更）投与が行われ、創傷治療としてクロルヘキシジンによる消毒と3種類の局所抗生物質による治療（ポリミキシン、バシトラシンおよびネオマイシン）が行われていた。

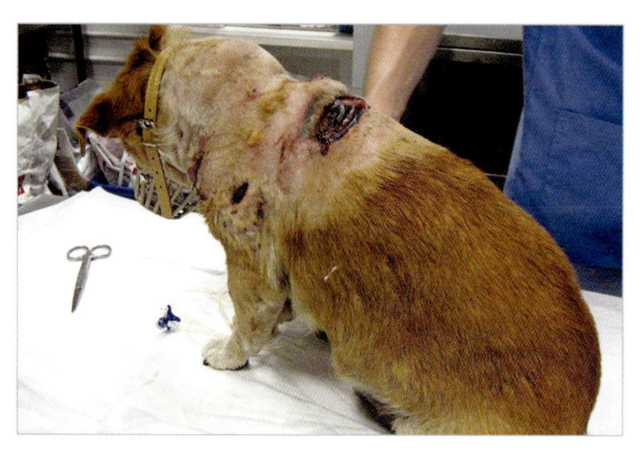

図1　初診時の症例の外観

初診時の検査では、生理学的パラメータに異常は全く認められなかった。下顎尾側の腺がわずかに腫大しており、腹部では腹側に多数の血腫を伴った反応が見られ、収縮期雑音が聴取され、さらに前立腺肥大と膀胱拡張も認められた。

創傷をより詳しく調べると、明らかな壊死（黒くなり感覚がない）を伴う広範囲な頸部背側面の欠損が見られ（図2a）、創傷の両側の遠位方向に向かう貫通創が（7cmの長さに及ぶ）（図2b、c）と、当初は重度の炎症あるいは膿瘍によるものと考えられた頭側の腫脹が認められた。X線検査では前立腺過形成が見られた。血液検査ではアルカリホスファターゼと白血球数の増加が認められた。

初期治療に加え、ナドロパリン（低分子ヘパリン）と代用血漿の投与を行った（3日間）。

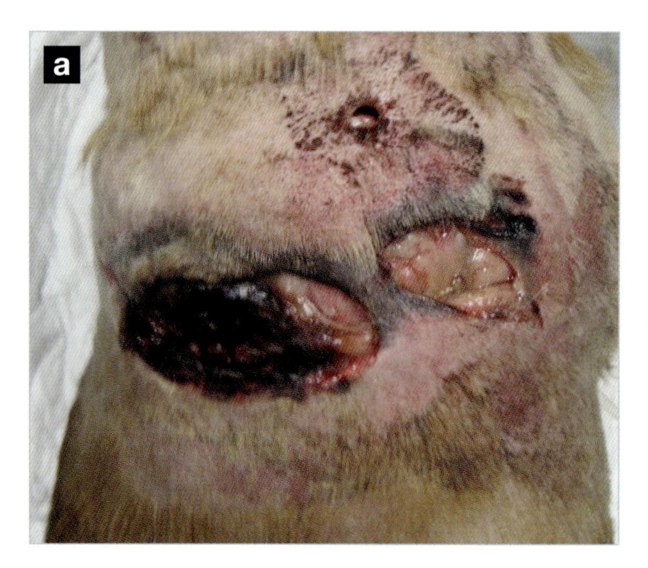

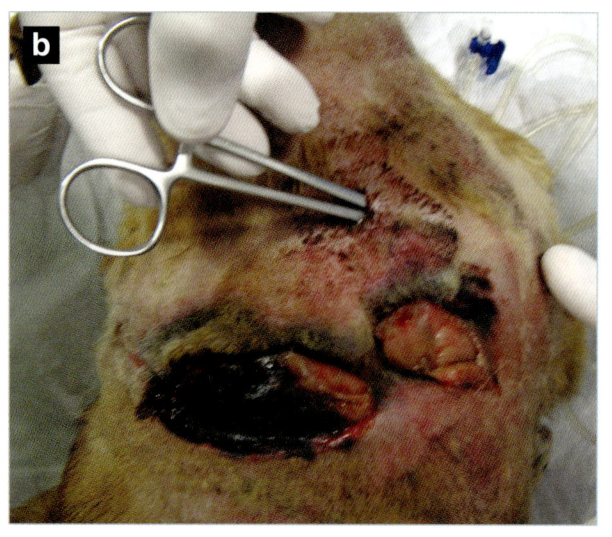

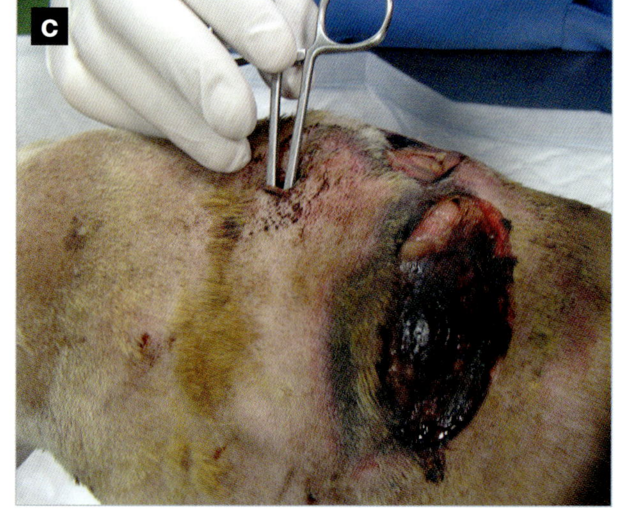

図2　a：壊死領域を伴う創傷、b、c：異なる方向への貫通創

*この症例は、Manejo de heridas y principios de cirugia plastia en peuenos animal es（Sopena et al., Servet editional, 2009）にも掲載されている。本項目で取扱う内容と臨床上非常に関連が強いため、本書でも本文や写真を追加して掲載している。

創傷管理

創傷の初期管理として、全身麻酔下で外科的デブリードマンを行い、すべての壊死組織を除去した（図3a）。さらに加圧生理食塩水によるデブリードマンも行い、深部の貫通創に6本のペンローズドレインを設置した（図3b、3cおよび3d）。初期の湿潤療法として、咬傷の上にハイドロゲルドレッシング材（図3e）、その後3種類の抗生物質軟膏を塗布したドレッシング材（ネオマイシン、ポリミキシンおよびバシトラシン）（図4a）、さらに滲出液を防ぎ、コントロールするためにポリウレタンフォームを用いた（図4b）。ドレインからの液体を回収するためにドレインの先端に吸収性圧迫ガーゼを置き（図4c）、さらにすべての部分を粘着性包帯で完全に覆った（図4d）。

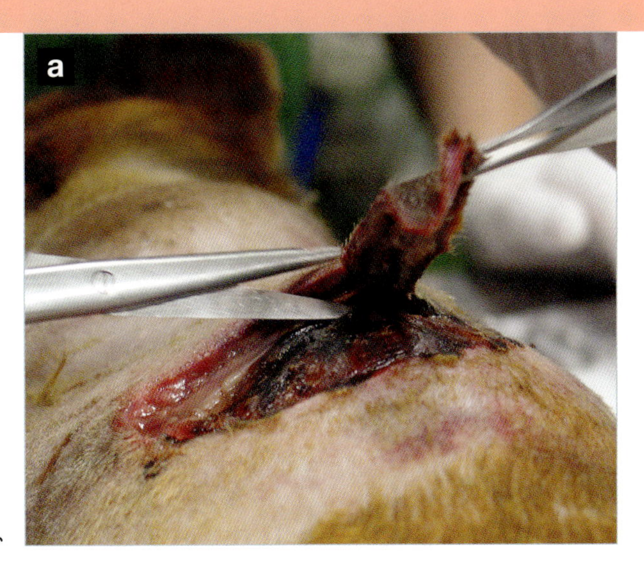

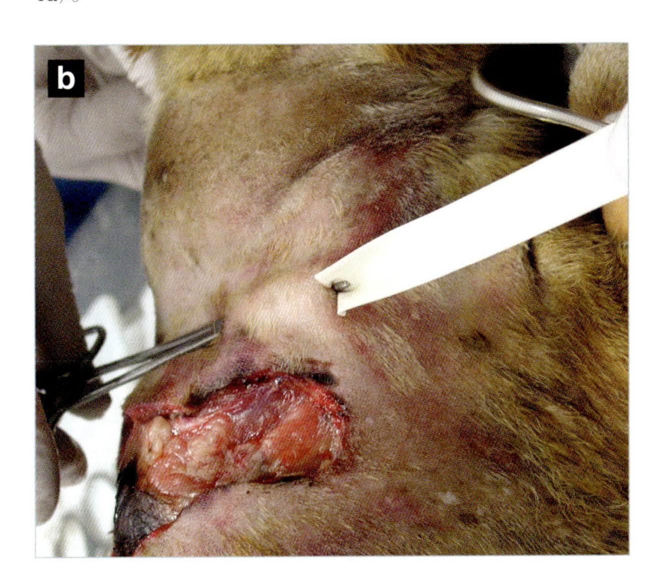

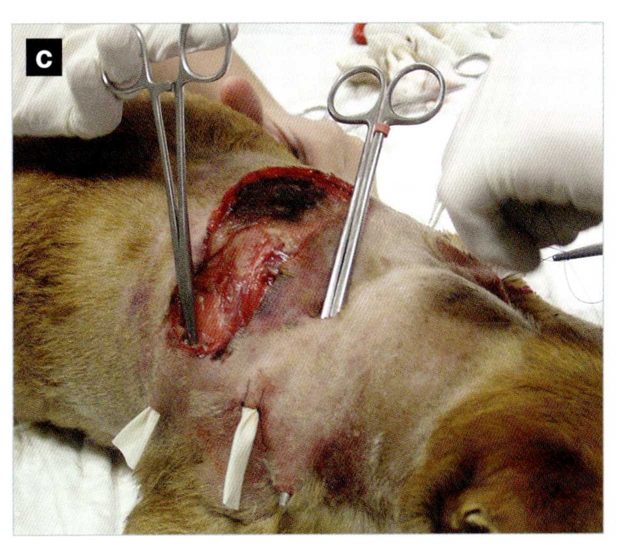

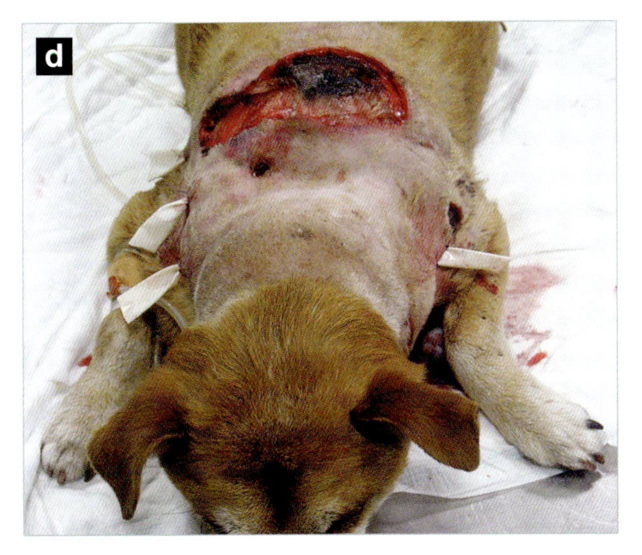

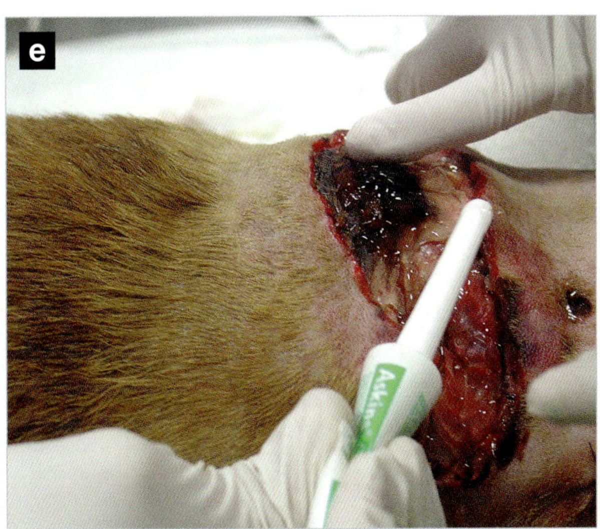

図3　a：壊死組織の除去。b、c、d：6つのドレイン、およびe：ハイドロゲルを塗布

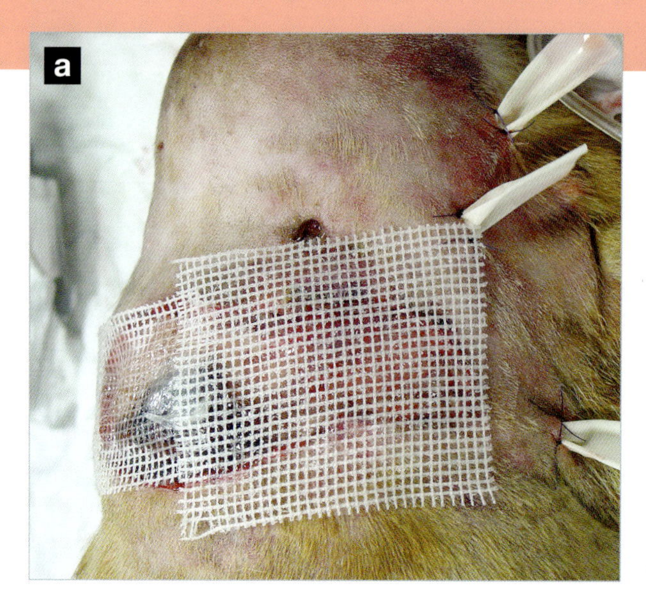

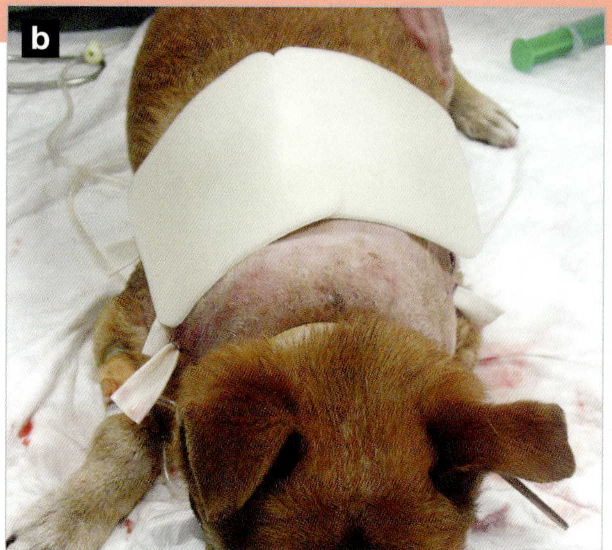

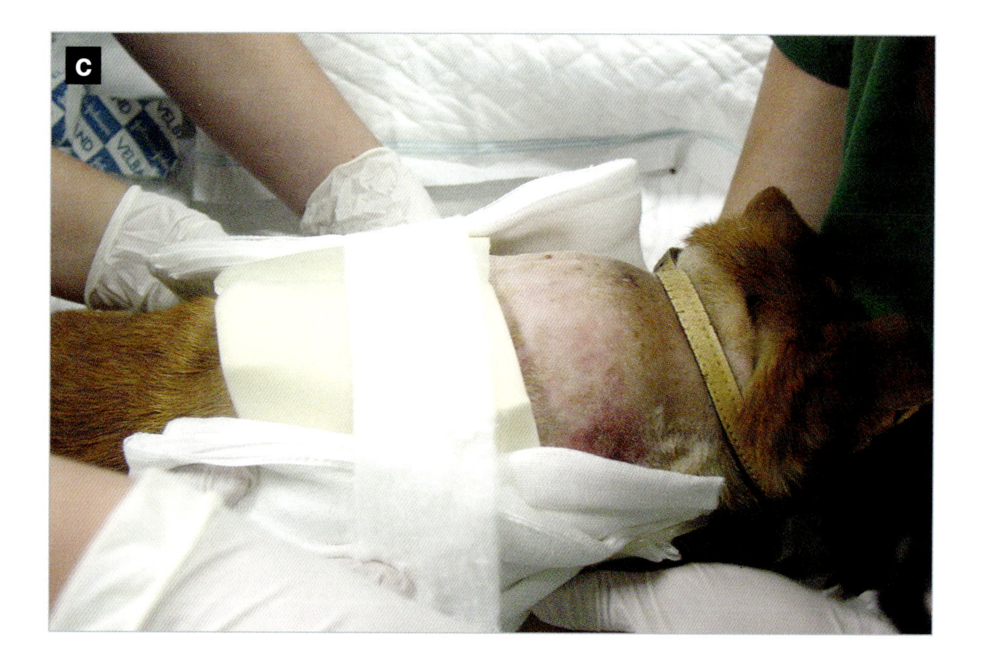

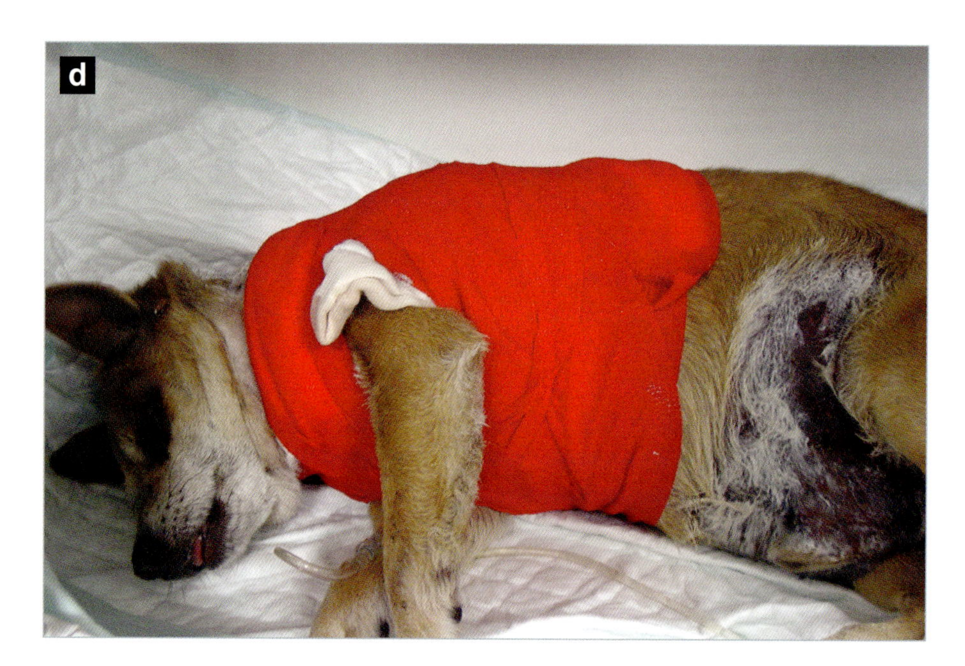

図4　抗生物質軟膏を塗布したドレッシング材（a）およびポリウレタンフォーム（b）を置く。ドレインからの滲出液を回収するために圧迫ガーゼを置き（c）、粘着性包帯で覆う（d）。

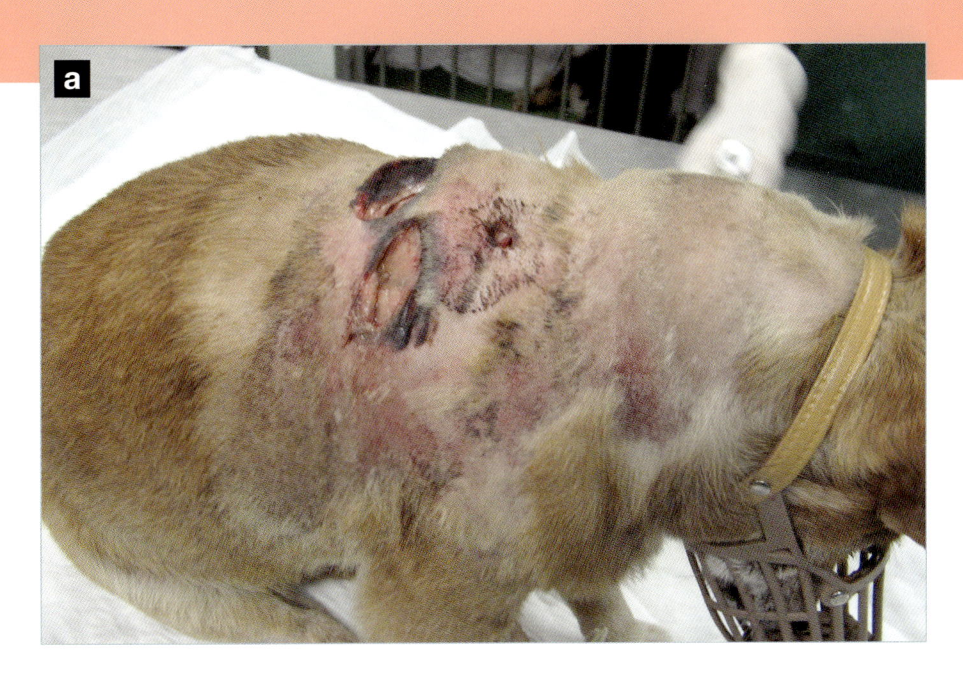

症例を詳細に検査したところ、創傷の頭側の腫脹は、膿瘍あるいは炎症だけで生じているわけではないことが明らかになった。後ろ側がくぼんで、このくぼみのすぐ尾側がわずかに腫れており、咬傷により頸部の背側筋が部分断裂していると診断した（図5）。

この損傷のために症例は頭を上げることができず、そのため（臨床症状あるいは検査結果とは関連なく）元気消失しているように見えた。治療開始から12時間後のドレッシング材の様子からは、創傷が良好に改善していることが伺われた（図6）。

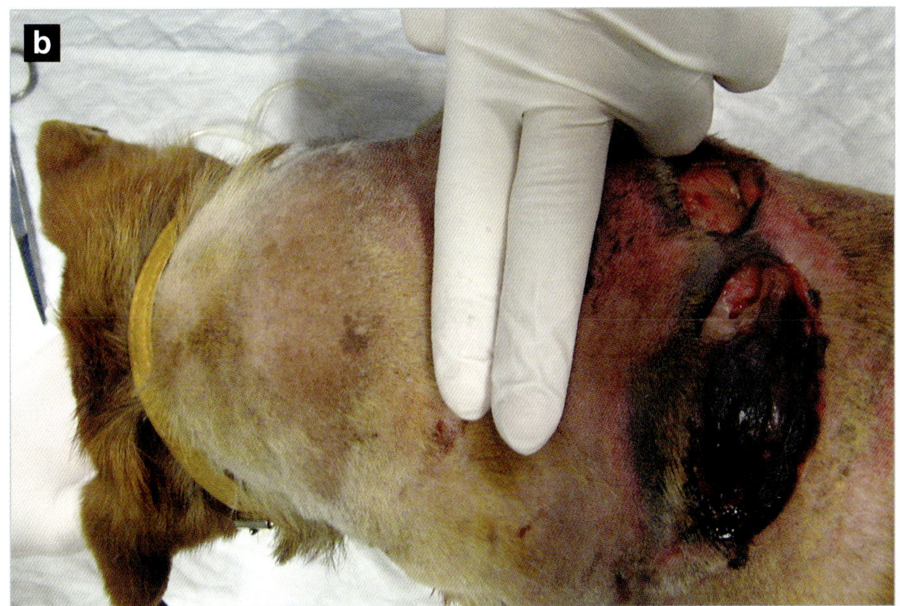

> 咬傷ではあったが、回復遅延の原因となる筋肉のさらなる拘縮を防ぎ、頸部筋肉機能を回復させるために直ちに筋肉の裂傷に対する手術を行うことを決定した。

図5　a：頸部背側筋全域の部分断裂により、創傷の頭側が腫脹している様子。b：中央に指2本分の大きなくぼみがある。

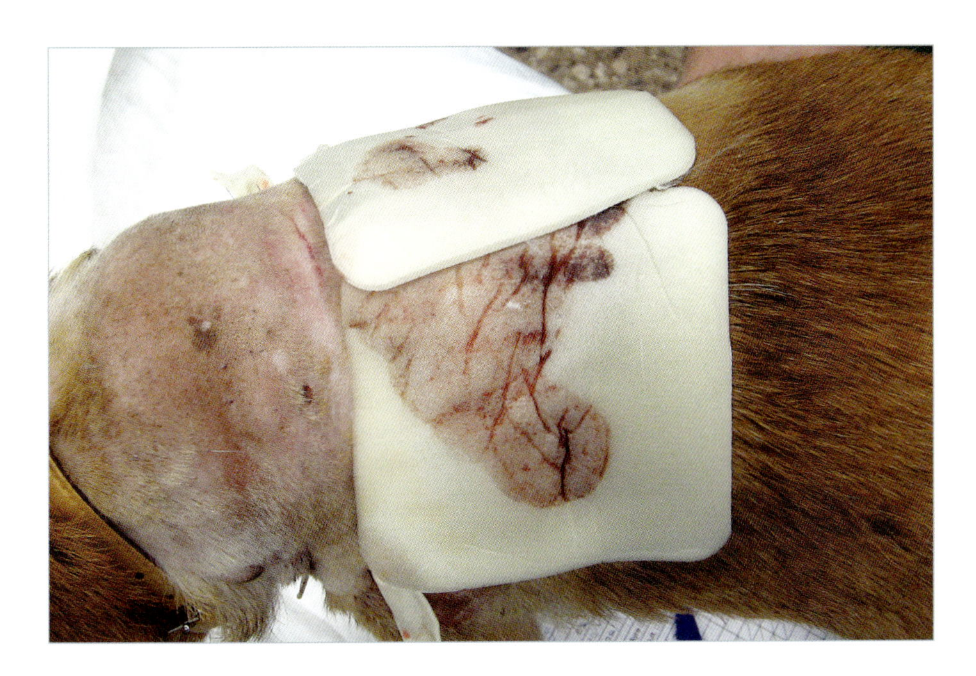

図6　滲出液のコントロールを始めて12時間後のドレッシング材の外観。色は正常であり、ドレッシング材が飽和していることを示している。

術式

症例の頸部を最大限伸展させて腹臥位にし、背側正中を創傷のすぐ頭側から切開し、損傷領域を露出した（図7）。

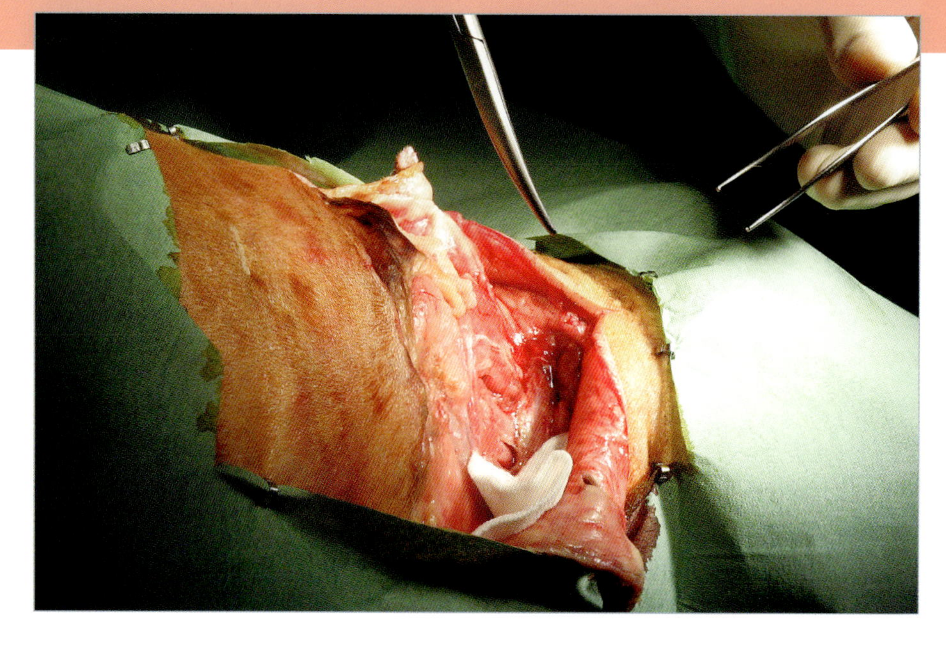

図7　創傷の頭側の背側正中切開

筋層の損傷部位を探索し、確認した後、縫合した（図8）。

組織を扱いやすくするため、2本の1.5mmのキルシュナーワイヤーを、創傷の頭側と尾側の正常筋組織に横断して通した。このワイヤーを牽引することにより、筋縫合が行いやすくなった（図9）。

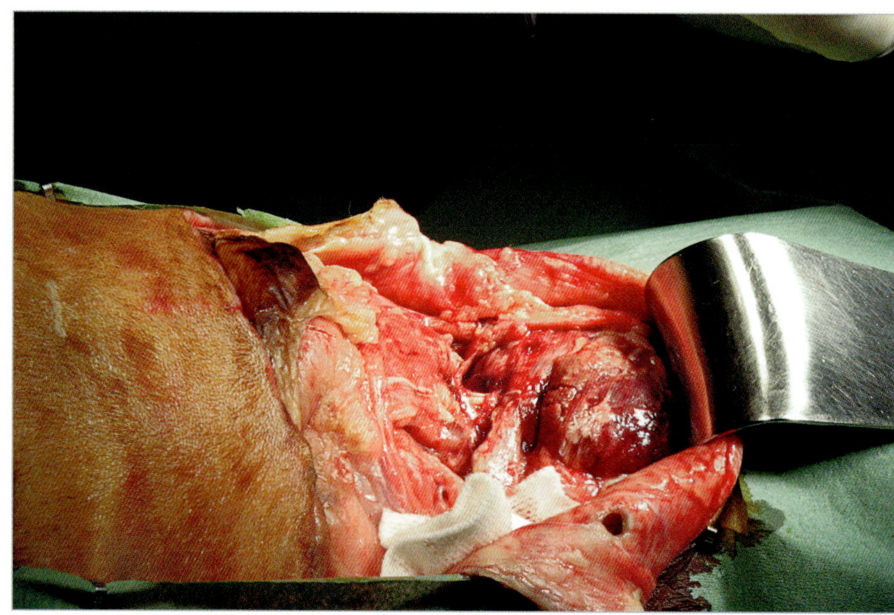

図8　損傷した筋肉部位

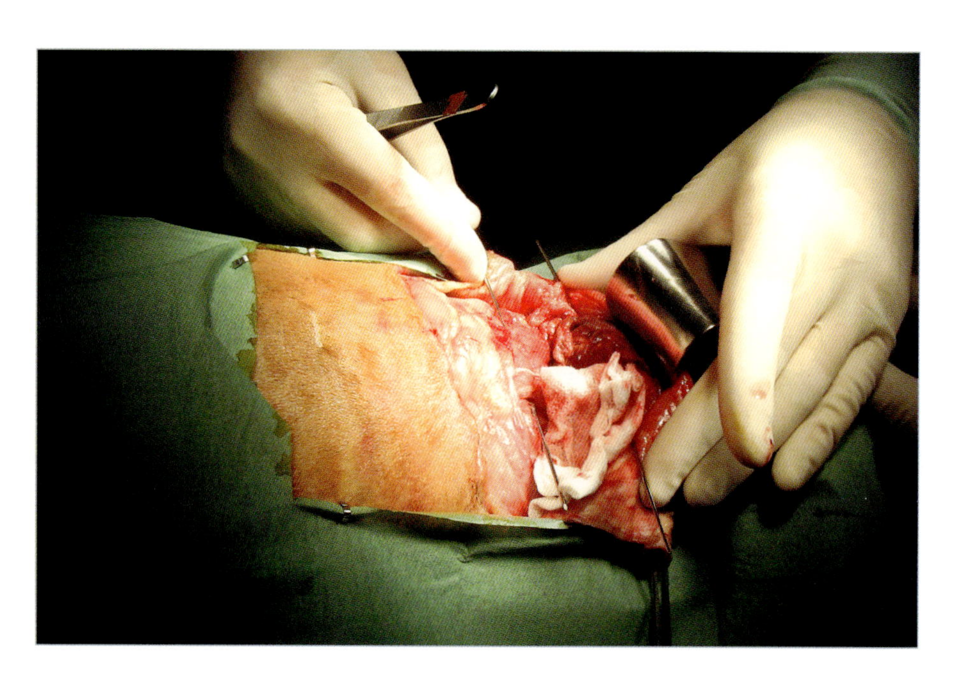

図9　筋肉の牽引を行いやすくするために2本のキルシュナーワイヤーを設置

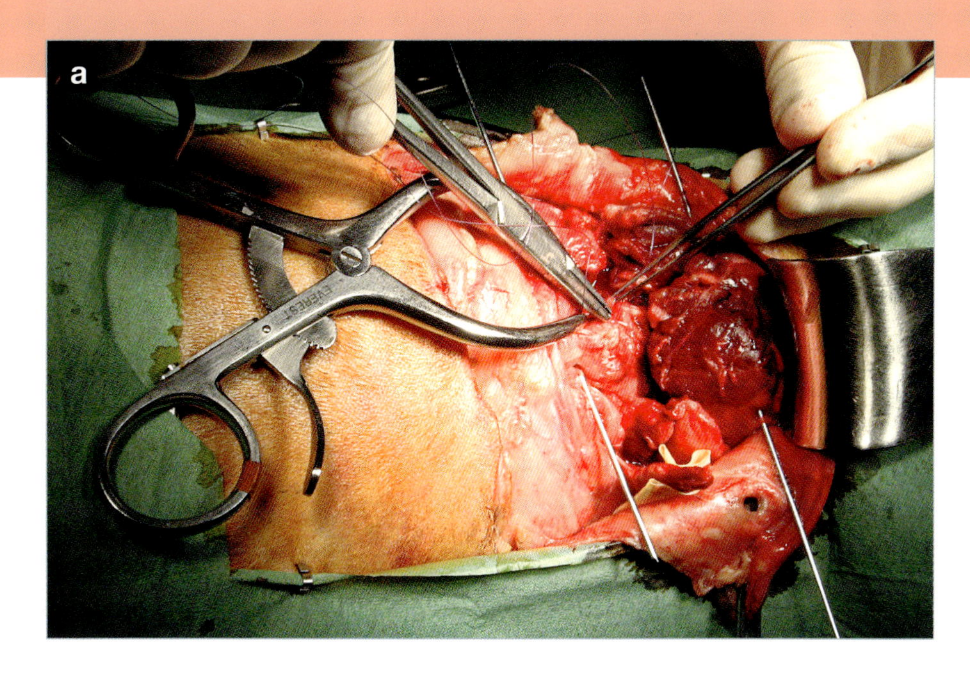

生存している組織と損傷のある組織を確認したのち、それぞれの筋組織を水平マットレス縫合で、腱組織はブンネルメイヤー縫合で縫合した。縫合は、頸靭帯（左半分が部分損傷）（図10a）から始め、半棘筋（両側に裂開）（図10b）、板状筋（両側に裂開）、菱形筋（両側に裂開）および左腕頭筋（図10c）の順に行った。最後に表層の頸部筋膜を縫合した（図10d）。

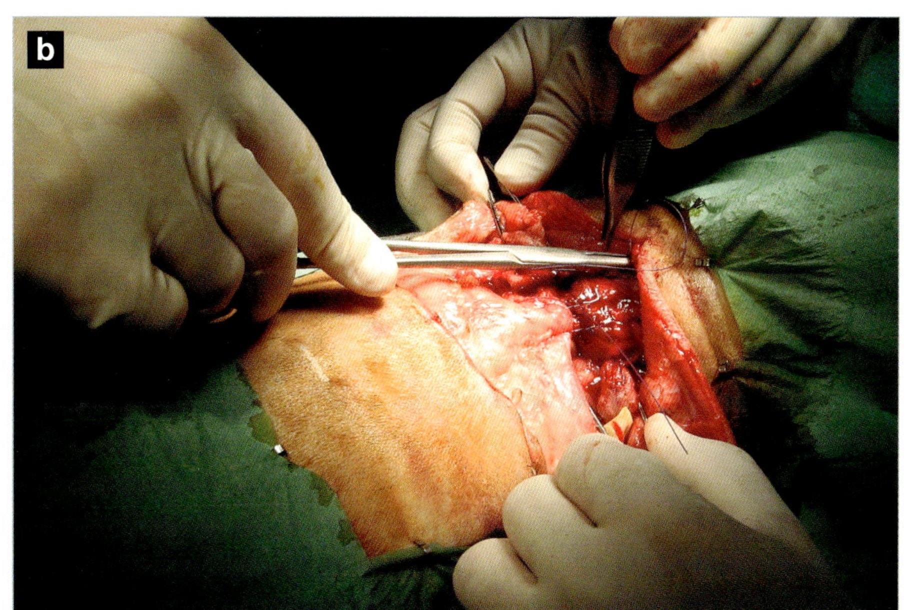

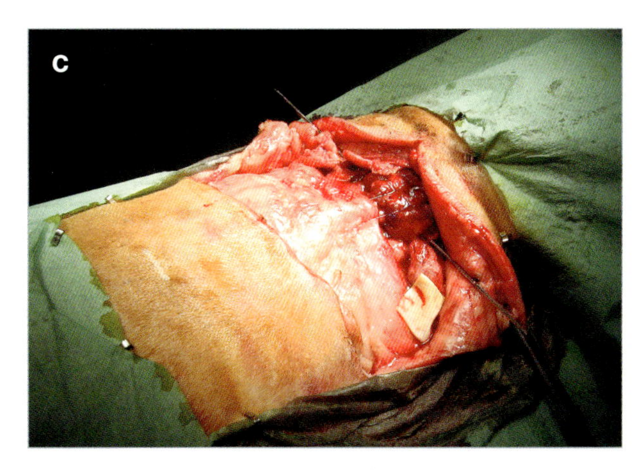

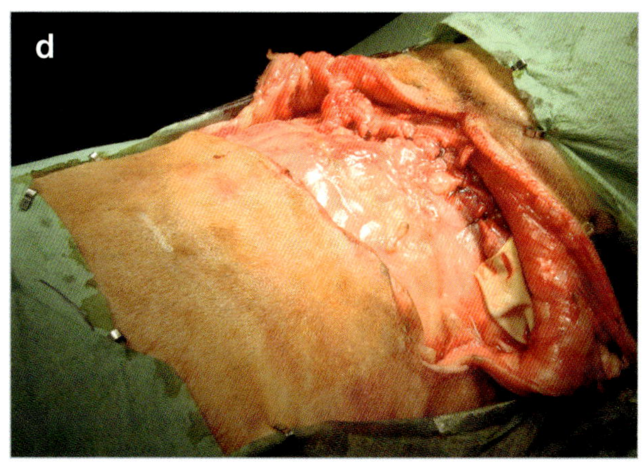

図10　頸靭帯から縫合を開始し（a）、半棘筋（b）、板状筋、菱形筋および左腕頭筋（c）、最後に頸部の表層筋膜を縫合した（d）。

創傷の頭側の皮膚は外傷性に裂開しており、一部は頸部の皮筋も損傷があり、その活性に影響していた。さらに評価を行い、この組織を除去しないこととした。皮下組織と皮膚を深層は前進縫合で、皮下組織は創傷ラインに沿って、皮膚はステイプラーで縫合した（図11）。最後に、筋肉損傷へのテンションをできるだけ軽減するため、外側に非常に幅広い減張縫合（水平マットレス縫合）を行った（図12）。

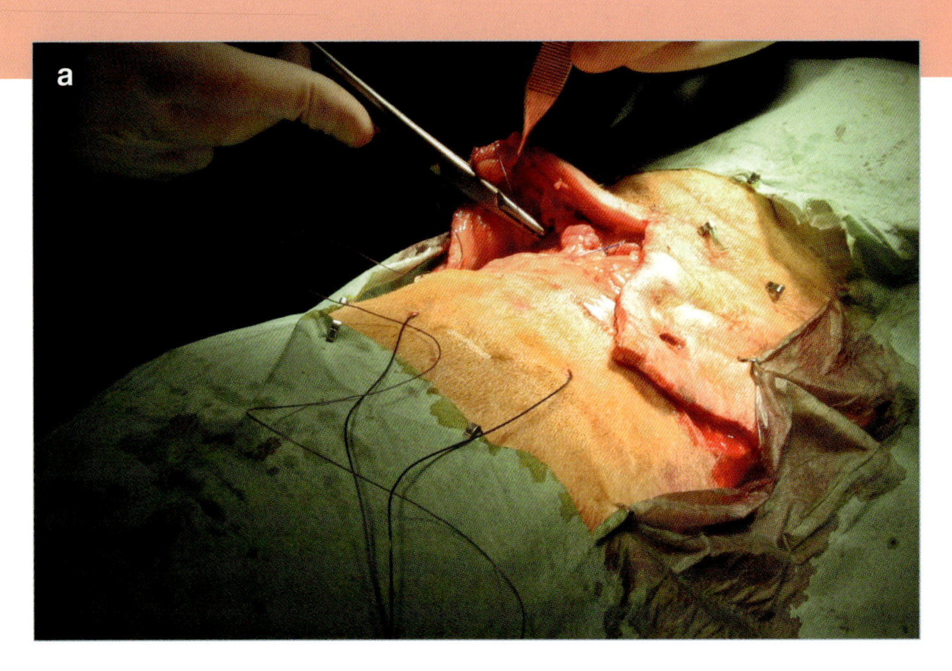

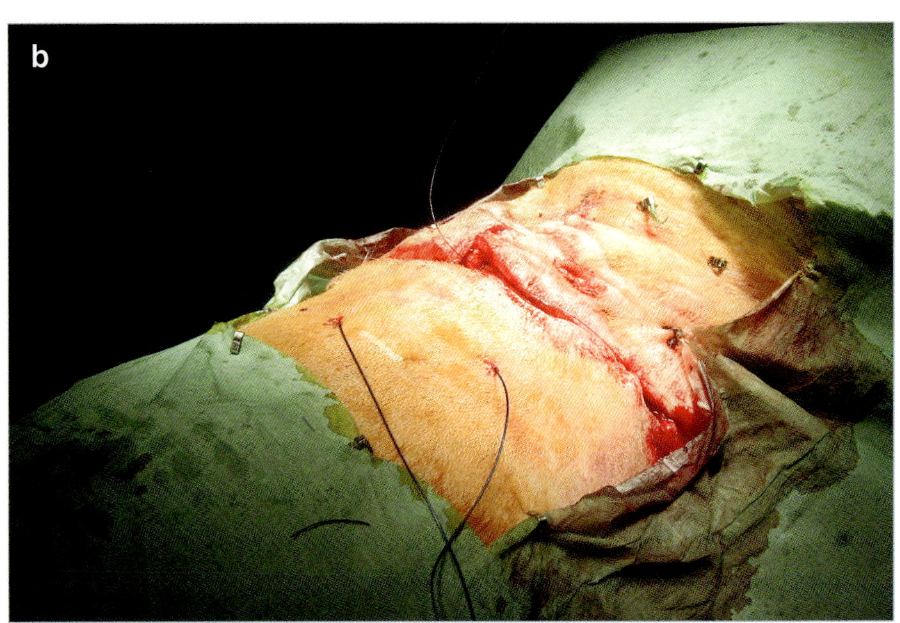

図11　創傷を閉鎖するため、深層を前進縫合（a）、創傷ラインに沿って皮下縫合、皮膚をステイプラーで縫合した（b）。

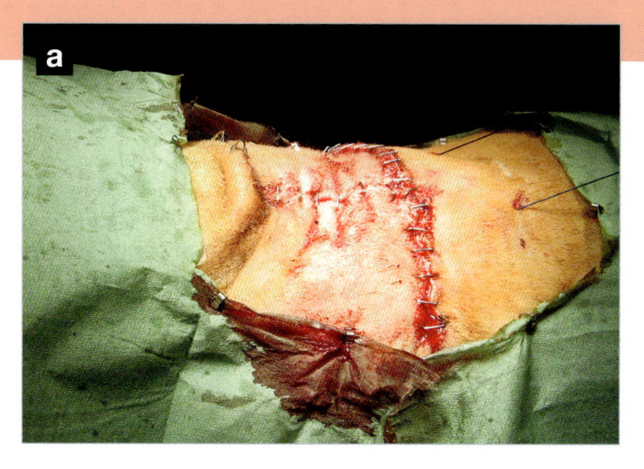

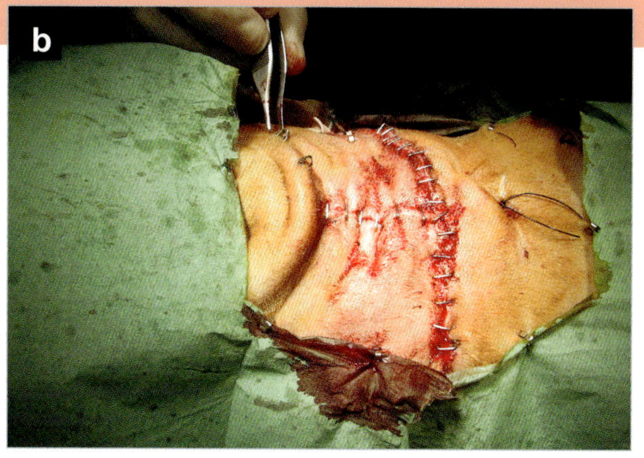

図12　a：筋肉損傷のテンションを減らすための水平マットレス減張縫合。b：糸を結紮した後の皮膚にうねが見られ、減張効果が認められた。

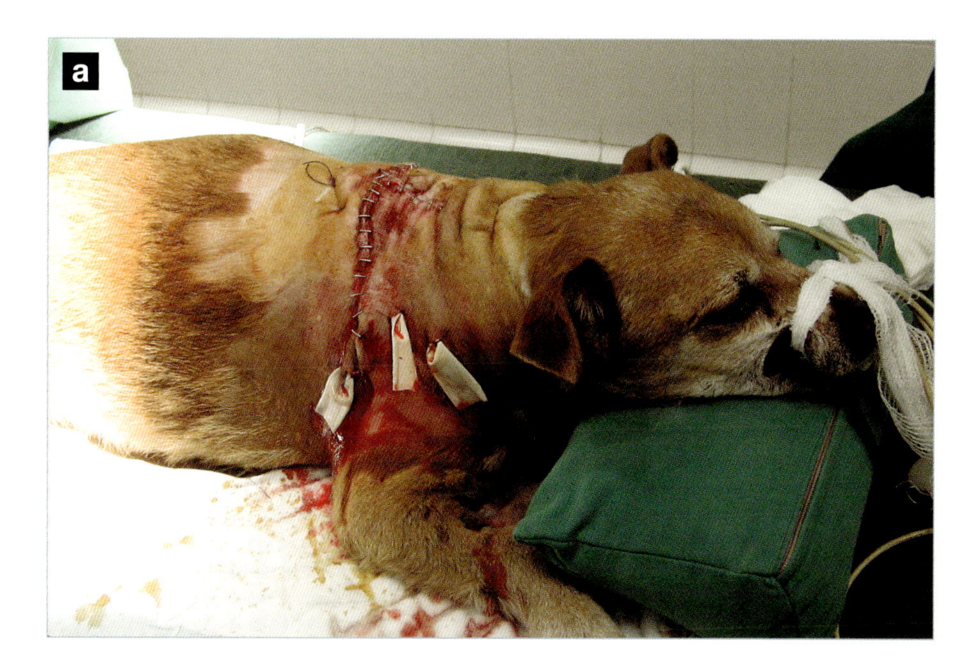

手術創で全域をカバーし、さらにこれをハイドロゲル、非粘着性吸収性ドレッシング材、粘着性包帯で保護し、ドレインの先端に圧迫ガーゼを置いた。頸部を屈曲しないよう頸部装具を調節して装着した（図13）。傷は毎日確認した。

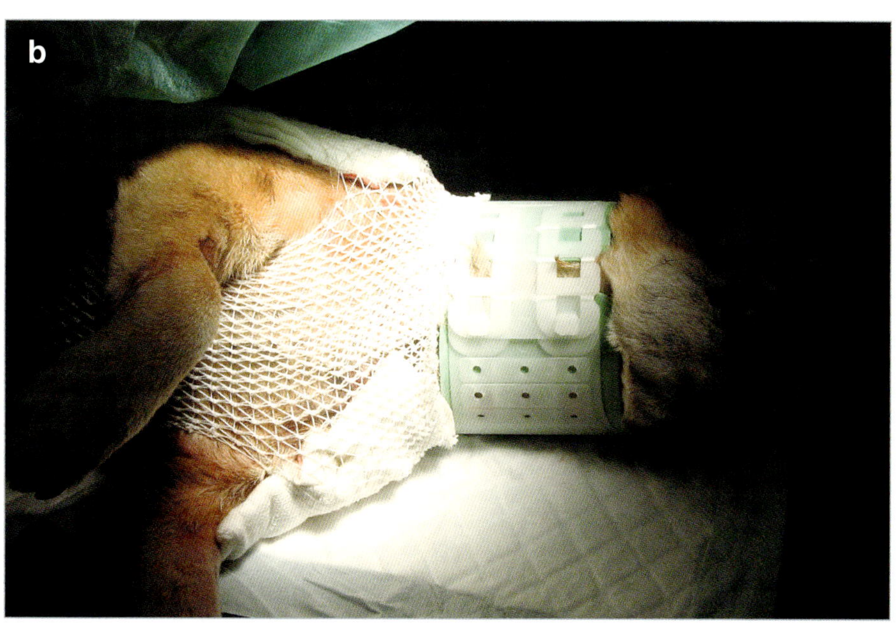

図13　a：手術後の傷の外観。b：頸部を屈曲しないための頸部装具

経過

5日後、縫合ラインのそばに皮膚病変が見られたが(図14a)、残りの経過は順調であった（図14b)。

3週間後、頸部装具を外し、この領域の可動域を評価した。首の伸展は正常であったが屈曲に制限があった。ゆっくり伸展あるいは屈曲する練習を行ってこの領域を動かし、（自由に動かす時間を徐々に増やしながら）見ていないときは頸部装具を装着することとした。傷の経過は順調であった。

1カ月後、傷の外観は良好であった（図15a)。頸部の可動性は伸展（まだわずかに減少している）屈曲ともに良好であり（図15b、c)、理学療法に加え、この領域の機能回復を促進するため、10日間暖かい服で覆うことも勧めた。この時点で症例は退院とした（図15d)。

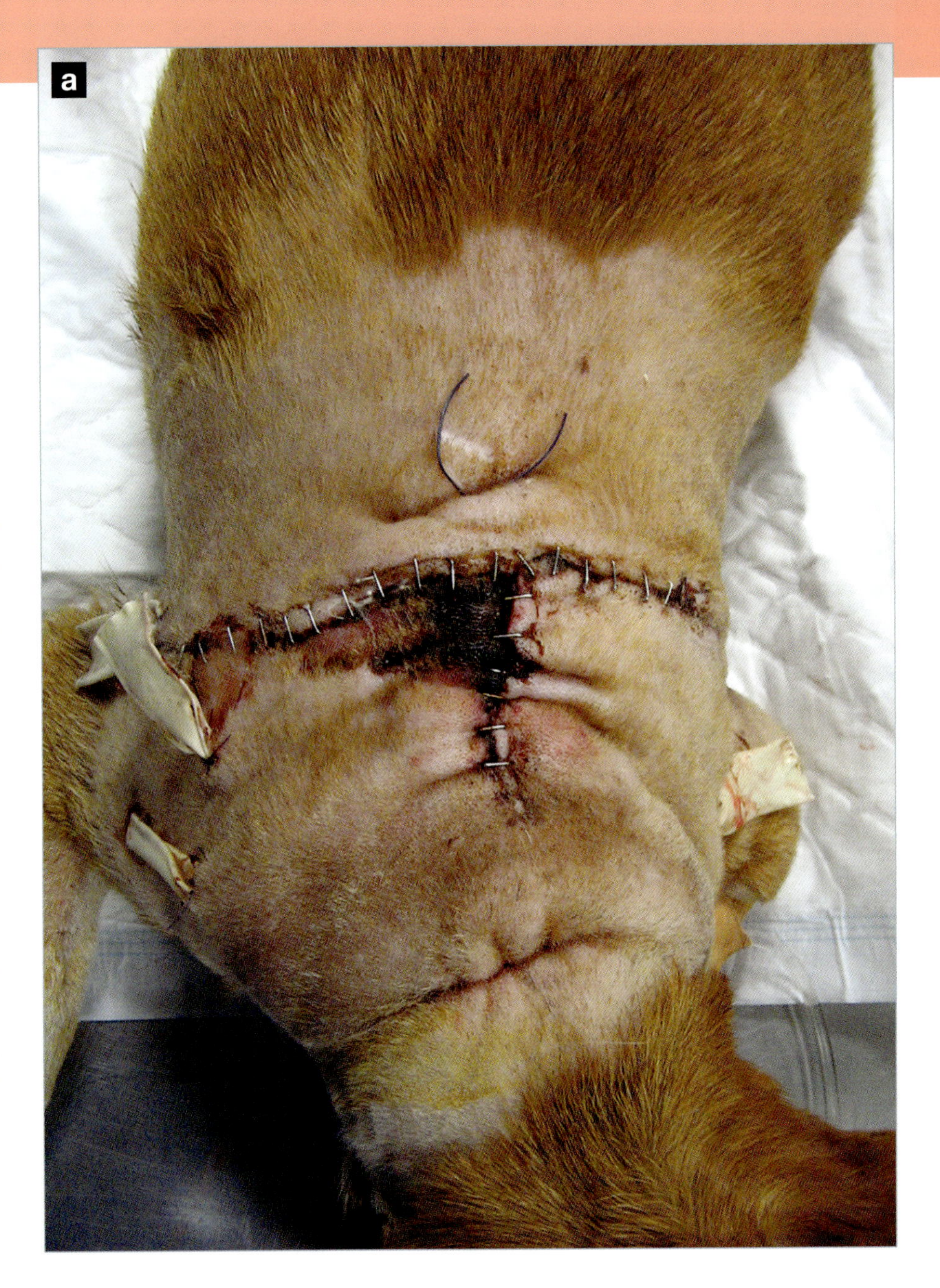

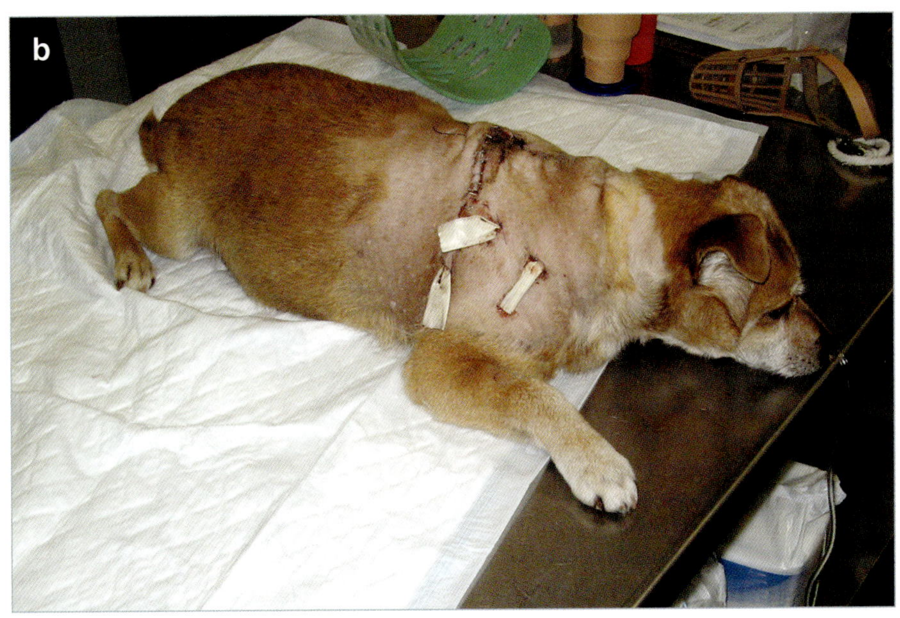

図14　手術5日後、縫合ラインのそばに皮膚病変が見られるが（a)、残りの部分の経過は順調である（b)。

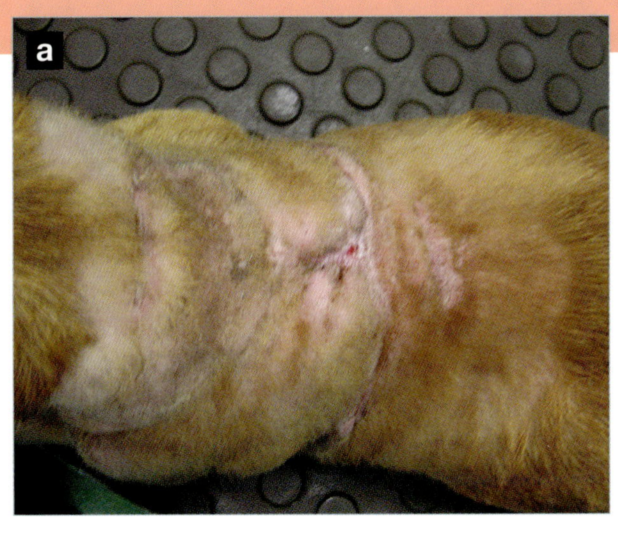

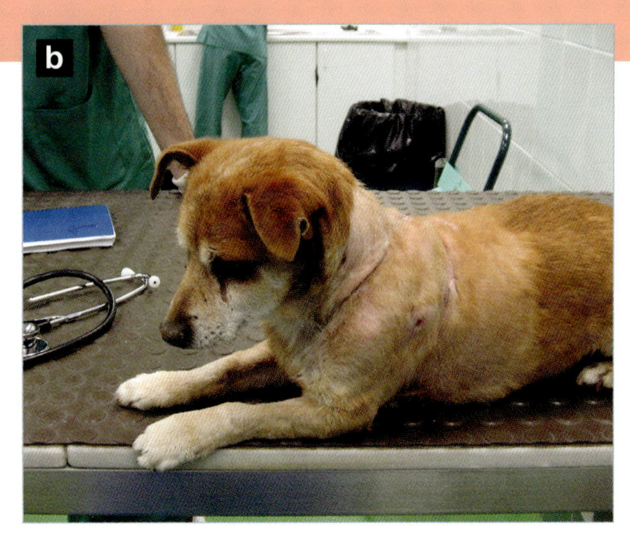

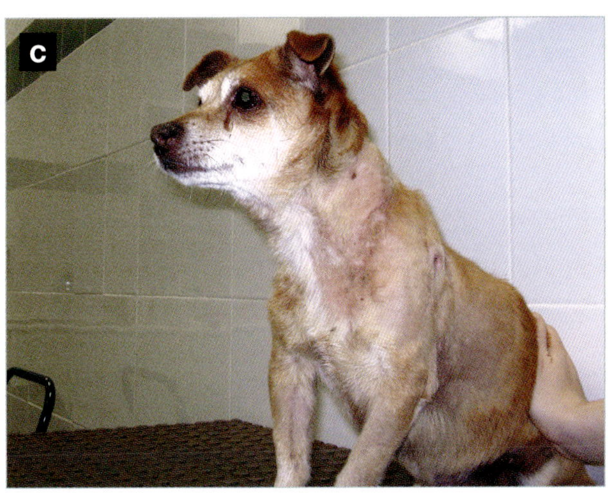

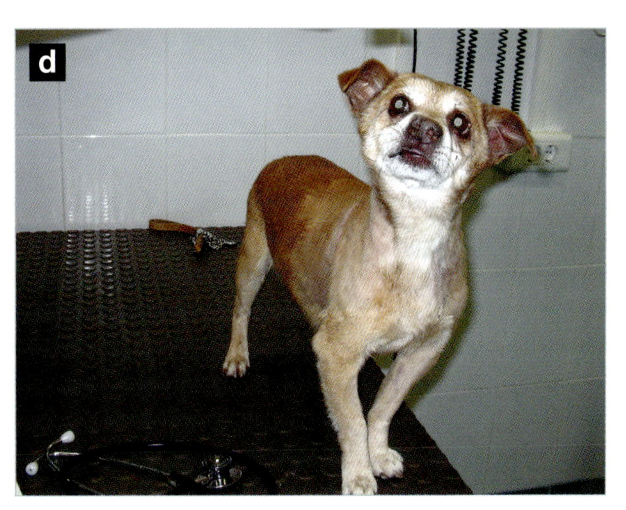

図15　手術30日後。傷の外観は良好である（a）。頸部には可動性（b）があり伸展（c）もできる。症例は退院した（d）。

考察

この症例では機能的な回復を阻害しうる2つの状況があった。まず、この創傷は咬傷であり、創傷部位やその周囲組織が裂開し、離解する恐れが十分にあり、さらに創傷感染の可能性もあった。次に、筋肉の損傷と診断したときには36時間経過しており、筋肉が収縮して治療の妨げとなった。

2つめの所見については、当初は炎症あるいは膿瘍を疑っていたが、これは筋断裂に特徴的な形態（中央がくぼんだ2つの明らかな腫脹）に気づくことで、最初から除外すべきであった。いずれにしても、この領域で膿瘍を疑った場合（咬まれた正確な時間が不明でも）、確認のために穿刺してみるべきであった。この検査が陰性であったら、より早く治療が進められただろう。

このように筋肉の損傷が重篤な場合、筋肉の機能回復のため、できるだけ早い処置が必要である。この動物は頸部を伸展することができず、全体的な外観として元気消失あるいは嗜眠傾向のように見え、当初の創傷の評価を誤った。病理診断が明確になったら、治療が必要な非常に重篤な筋肉の裂傷（筋肉が横断または切断され、何層かの筋肉が裂けていた）があった。これらの構造を縫合したときにテンションがかかることが予想されたため、減張するためのいくつかの方法を考える必要があった。また、すべての筋肉の構造を明らかにすることは、正しく縫合するためにとても重要であった。

この領域のテンションを減少させるため、以下の方法を用いた。

- 手術中の減張方法：動物の頸部を最大限に伸展させて手術台に保定し、創傷縁を損傷せずに筋肉を牽引できるよう、キルシュナーワイヤーを筋肉の正常部分に刺した。
- 減張縫合：筋肉に広い水平マットレス縫合、頸靭帯にブンネルメイヤー縫合、皮下組織に前進縫合、皮下縫合および外部に減張マットレス縫合を行った。

最初に頸部を伸展させないように頸部装具を使用することは、良好な結果を得るために重要であった。適切な術後管理により順調な経過をとり、十分に機能が回復した。

症例 5.6 / 上唇の奇形に対する審美的形成外科手術

Mónica Rubio, Joaquín J. Sopena,
José Mª Carrillo, Mireia García

Pequeは若い雑種犬で、原因不明の上唇分裂がある。

概要

以前は、審美的な観点からの形成外科手術は臨床では比較的一般的であった。飼い主からの依頼で多かったのは断尾、断耳の2種類の手術であった。幸いにも現在では多くの地域でこれらの手術は禁止または警告されている。

しかし再建手術を行う必要があり、症例の外貌を改善する可能性がある病的な状態では、形成外科手術は多くの場合、現在または将来の飼い主にとって重要なことである。たとえば口唇、鼻のヒダなどの皮膚炎のような局所疾患につながるような奇形あるいはある特定の状態にある皮膚が対象となる。

とくに奇形の再建のような手術は複雑で別の専門的な文献が必要かもしれない。この手術は一般的ではないが、ここに紹介するシンプルな2症例は興味深い実例となるだろう。

身体検査

Pequeは顔面の変形と中央から左上唇全体の剥離を主訴に動物保護団体から病院に連れてこられた。奇形により鼻と鼻孔にも影響があった。原因は不明であり、先天性かもしれないが外傷性の可能性もあった（図1）。

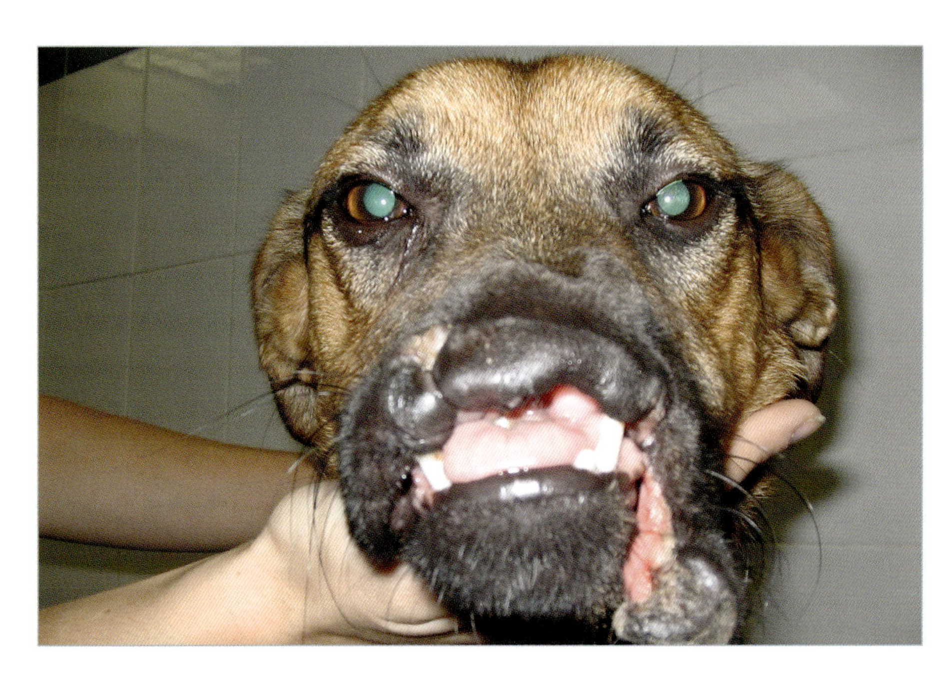

図1　来院時のPequeの外観

症例は顕著な下顎前突症があり、とくに下顎切歯の摩耗異常も認められた。顔を横から見ると鼻は2つの部分に割れており、とくに左鼻孔の構造が障害されていた（図2）。

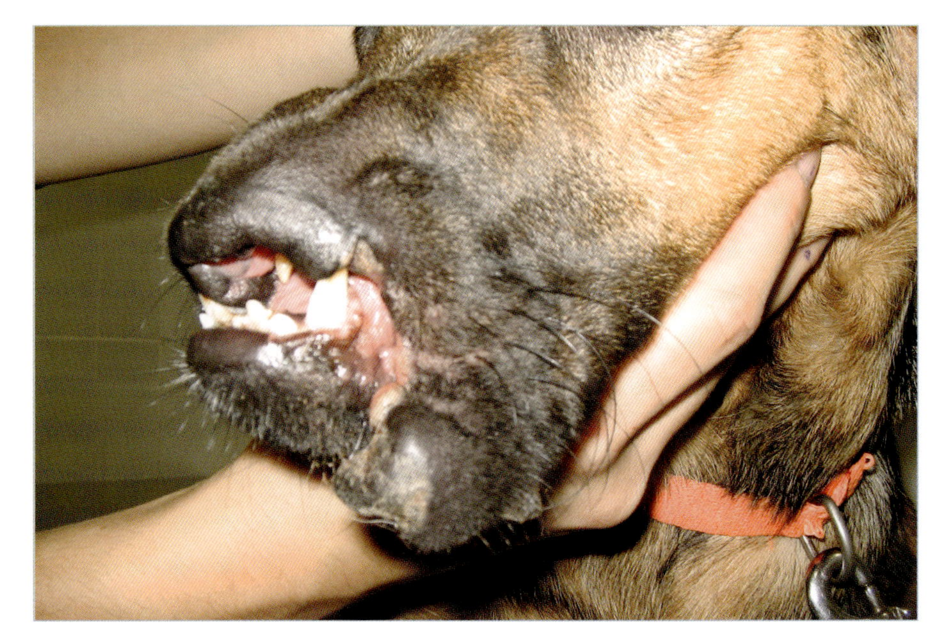

図2　左上唇の分離と鼻腹側の奇形の側方像

口腔粘膜の検査で組織の健常性だけでなく下顎前突症がより明瞭になった（図3）。Pequeは鼻孔が直接露出していることにより頻繁に生じる上部気道の問題とある程度の採食困難があった（図4）。他の局所的な奇形は認められず、里親探しのために症例の外観を改善する形成外科手術を計画した。

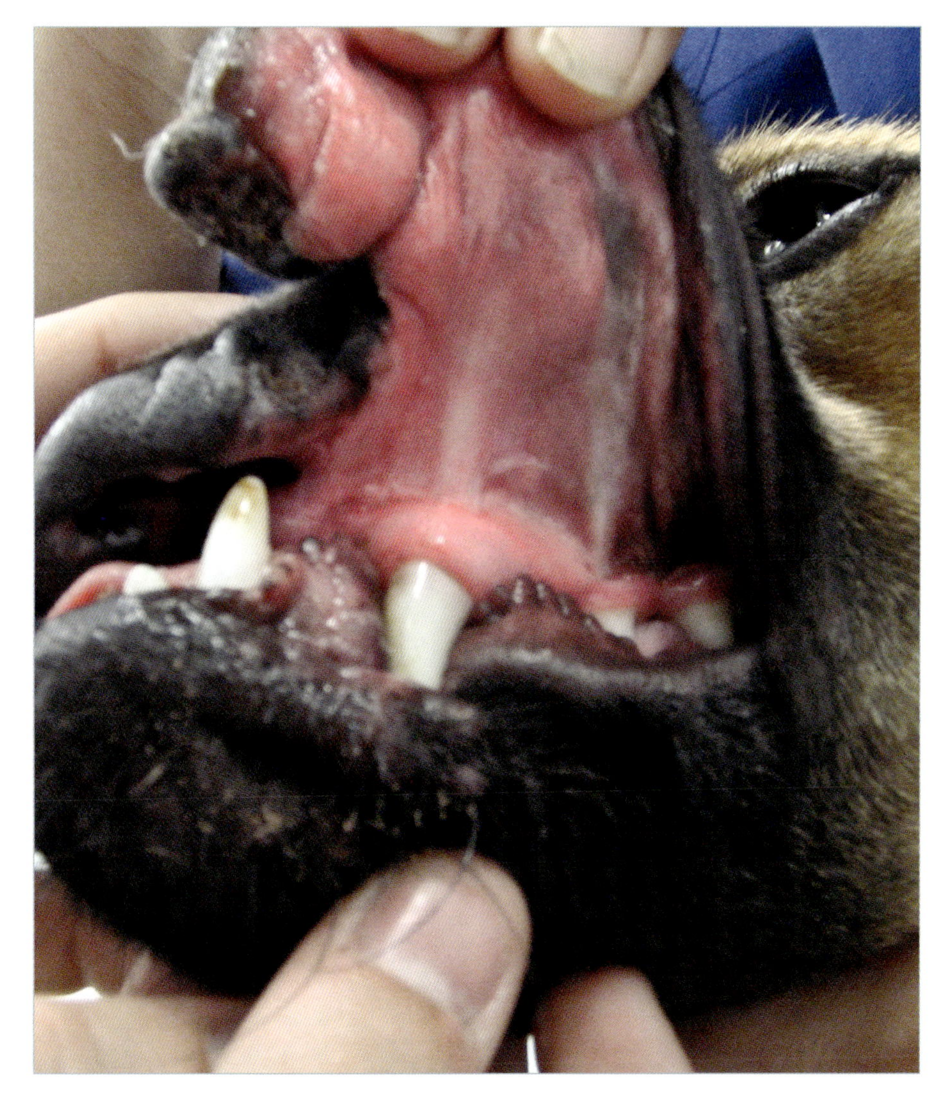

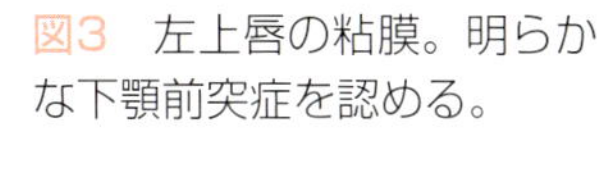

図3　左上唇の粘膜。明らかな下顎前突症を認める。

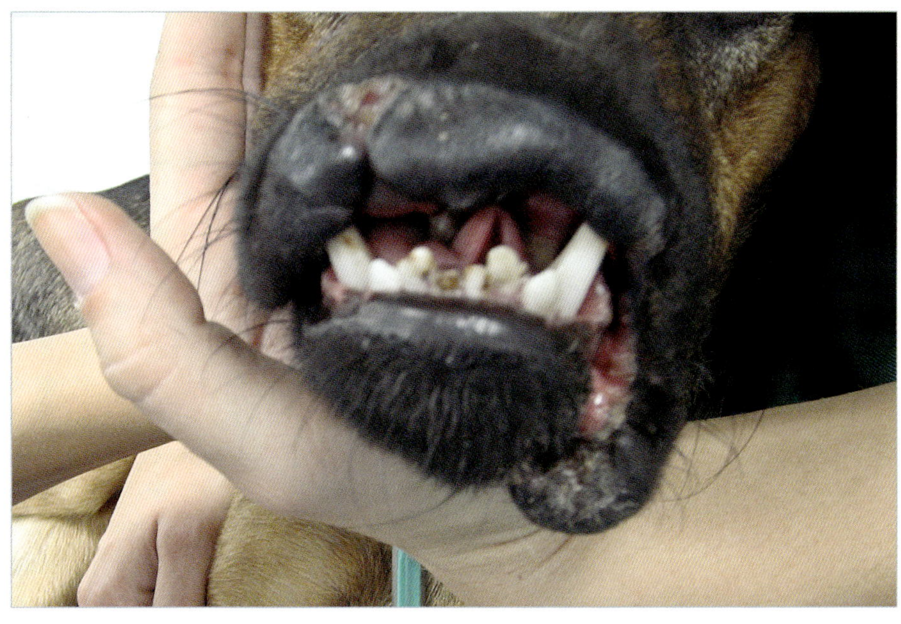

図4　下顎切歯は重度の影響を受けており鼻腔と口腔がつながっている。

術式

全身麻酔下の検査で鼻粘膜の炎症が明らかになり、患部の可動性と手術の実現性が評価できた（図5）。

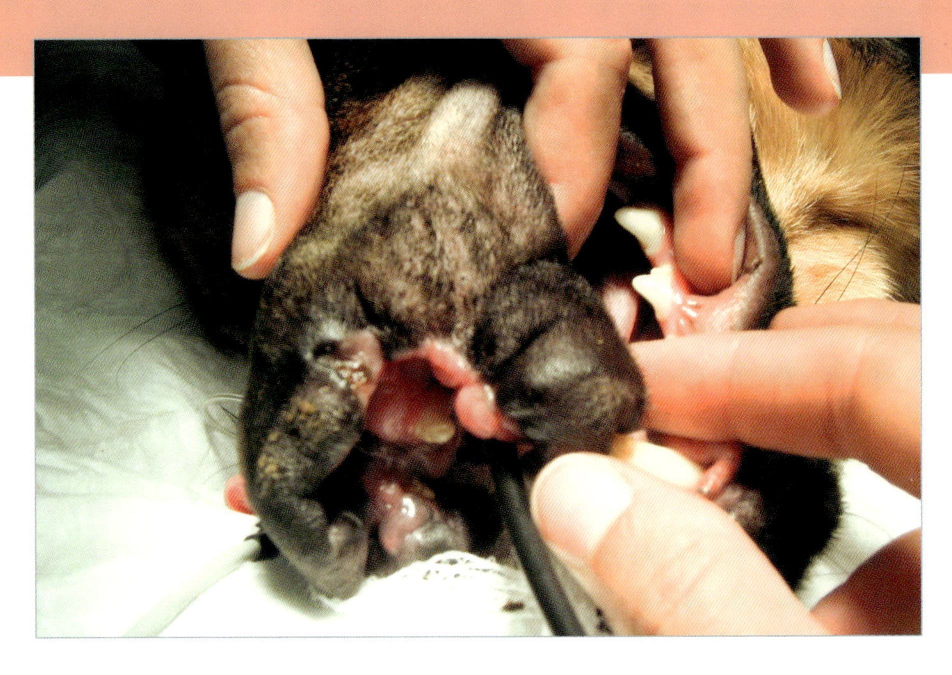

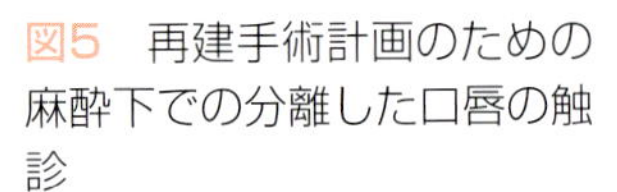

図5　再建手術計画のための麻酔下での分離した口唇の触診

分離した上唇を正しい位置に動かすと満足できる美容的外観になり、比較的単純な鼻と上唇の再建手術ができることがわかった（図6）。

分離した口唇の端の皮膚と粘膜を切開し、鼻腔と口腔を分離する許容可能な鼻と上唇の再建手術が計画できた（図6）。

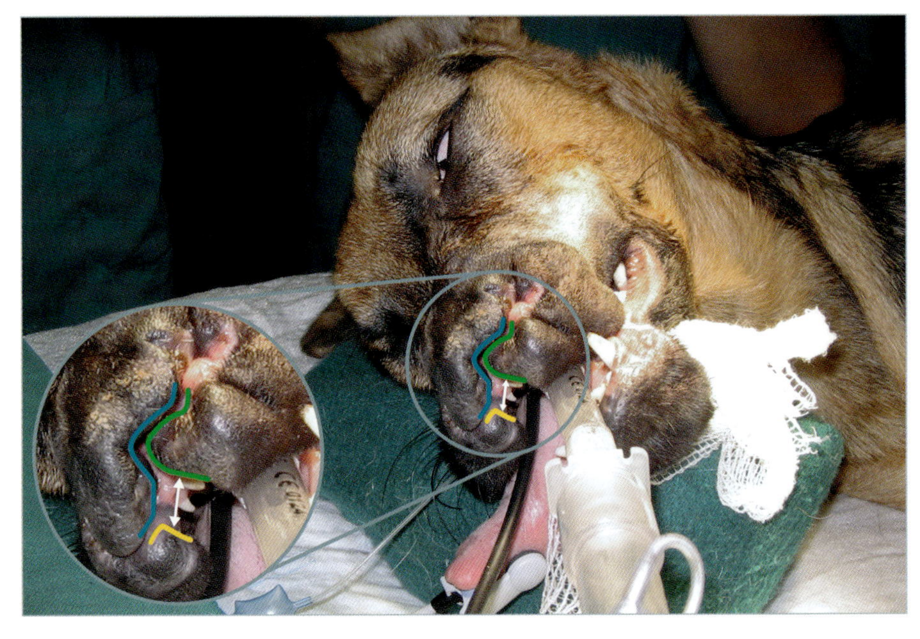

図6　分離した上唇を美容的に許容できる外観になるように戻す。分離した上唇（緑線）、鼻の残りの部分（青線）、上唇の正中側（黄線）の切開を計画した。

最初に最深部の粘膜を合わせて縫合し、鼻腔と口腔を分離した。とくに左側鼻孔の開存性を維持するために細心の注意を払った（図7）。

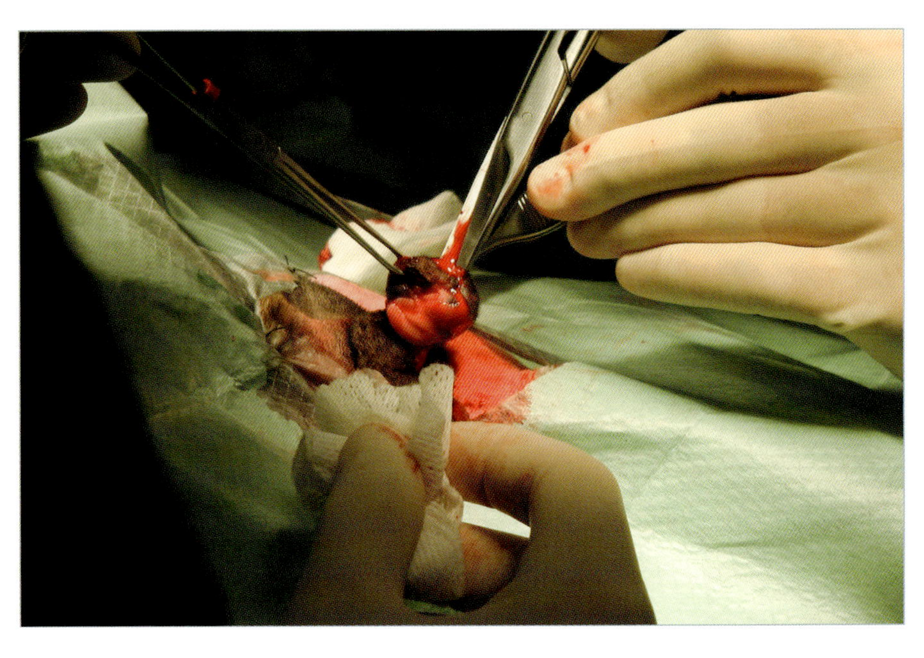

図7　予定された切開線に沿って切開することで粘膜と皮膚を分離することができる。鼻腔と口腔の分離、上唇と鼻の再建の2つの目的を達成するために二層の縫合を行う。

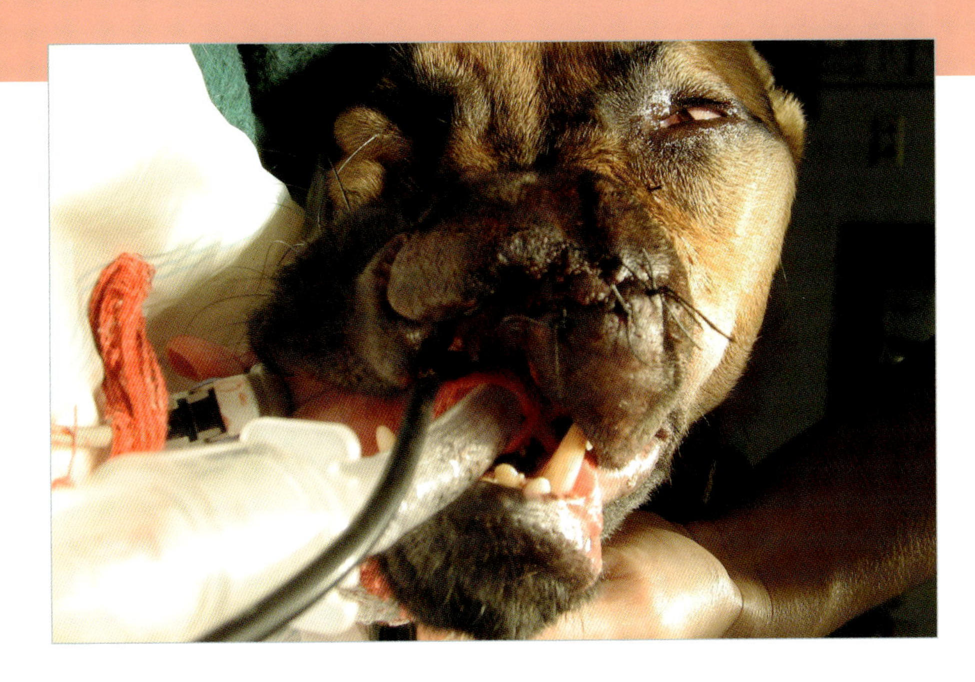

上唇の正中を閉じるために分離した上唇粘膜も右側の同様の構造物と縫合する(図8)。

図8　縫合が終了すると、再建の完成形が確認できる。

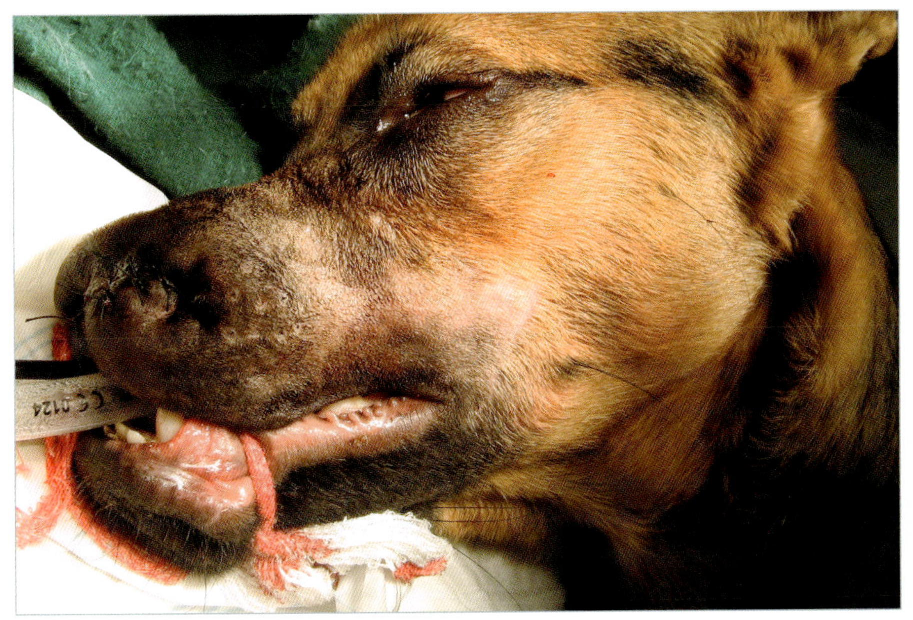

最初の炎症が治まり治癒することで外側から見ても(図9)吻側から見ても(図10)最終的に口腔と鼻腔が効果的に分離され美容的に許容できる外観が得られた。

症例は術後すぐに里親に迎え入れられ、経過観察のために他の動物病院を受診した。

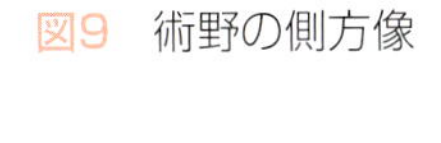

図9　術野の側方像

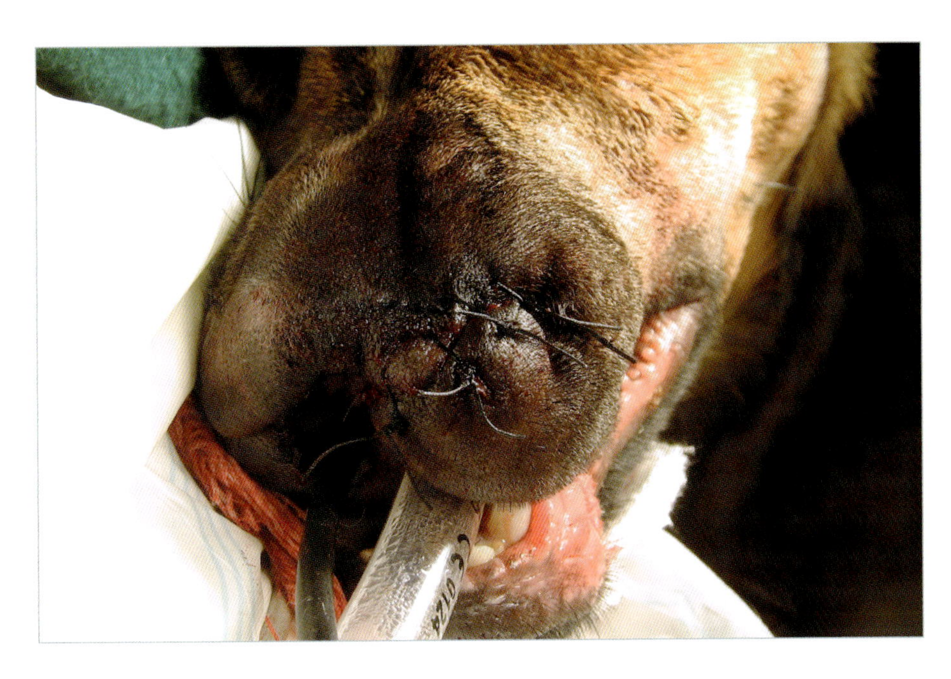

図10　完成した吻側像

症例 5.7 / 外陰部形成術

Mariluz Ortiz, Joaquín J. Sopena,
Mónica Rubio, José Mª Carrillo

Chata は、1.5歳齢、雌のボクサーで、外陰部周囲に再発性の皮膚炎を患っていた。

身体検査

Chata は膣周囲の過剰な皮膚ヒダによる再発性の皮膚炎のために外科を受診した。皮膚ヒダは膣の背側部分をほぼすべて覆っており、皮膚炎を起こしやすい嚢を形成していた（図1）。皮膚のヒダを除去しこの部位の通気をよくするために外陰部形成術を計画した。

術式

症例を腹臥位にして尾を背側に固定する、皮膚のヒダを牽引し膣の背側を切開する（図2）。

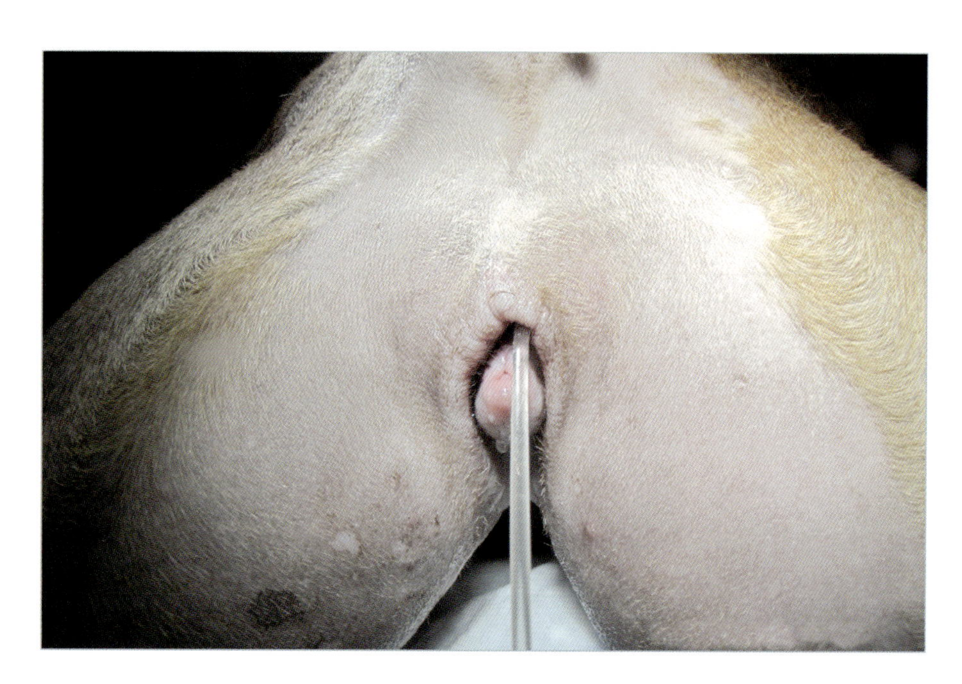

図1　過剰な外陰部のヒダが膣の背側を覆っている。

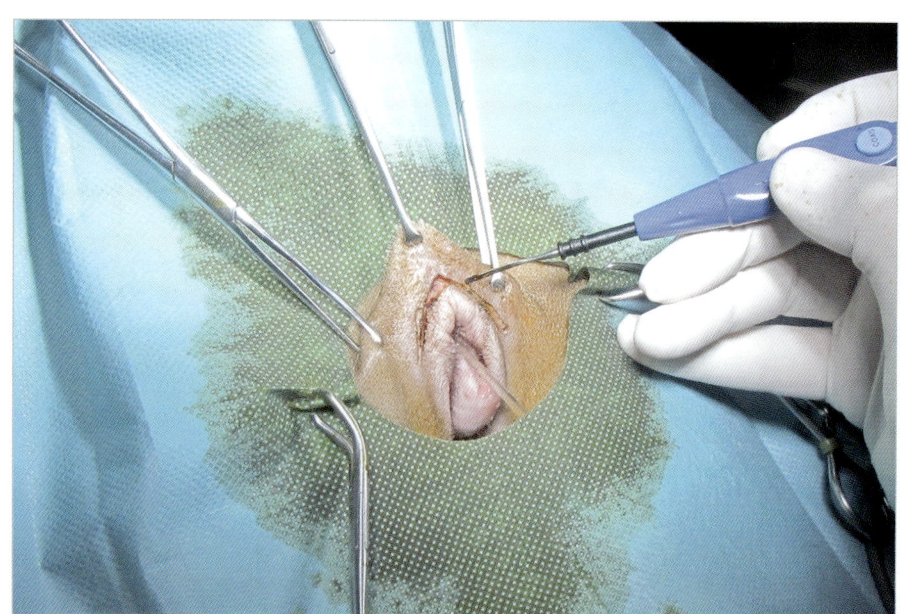

図2　外陰部形成術の開始。最初の皮膚切開を行う膣の背側端を確認するために牽引が必要である。

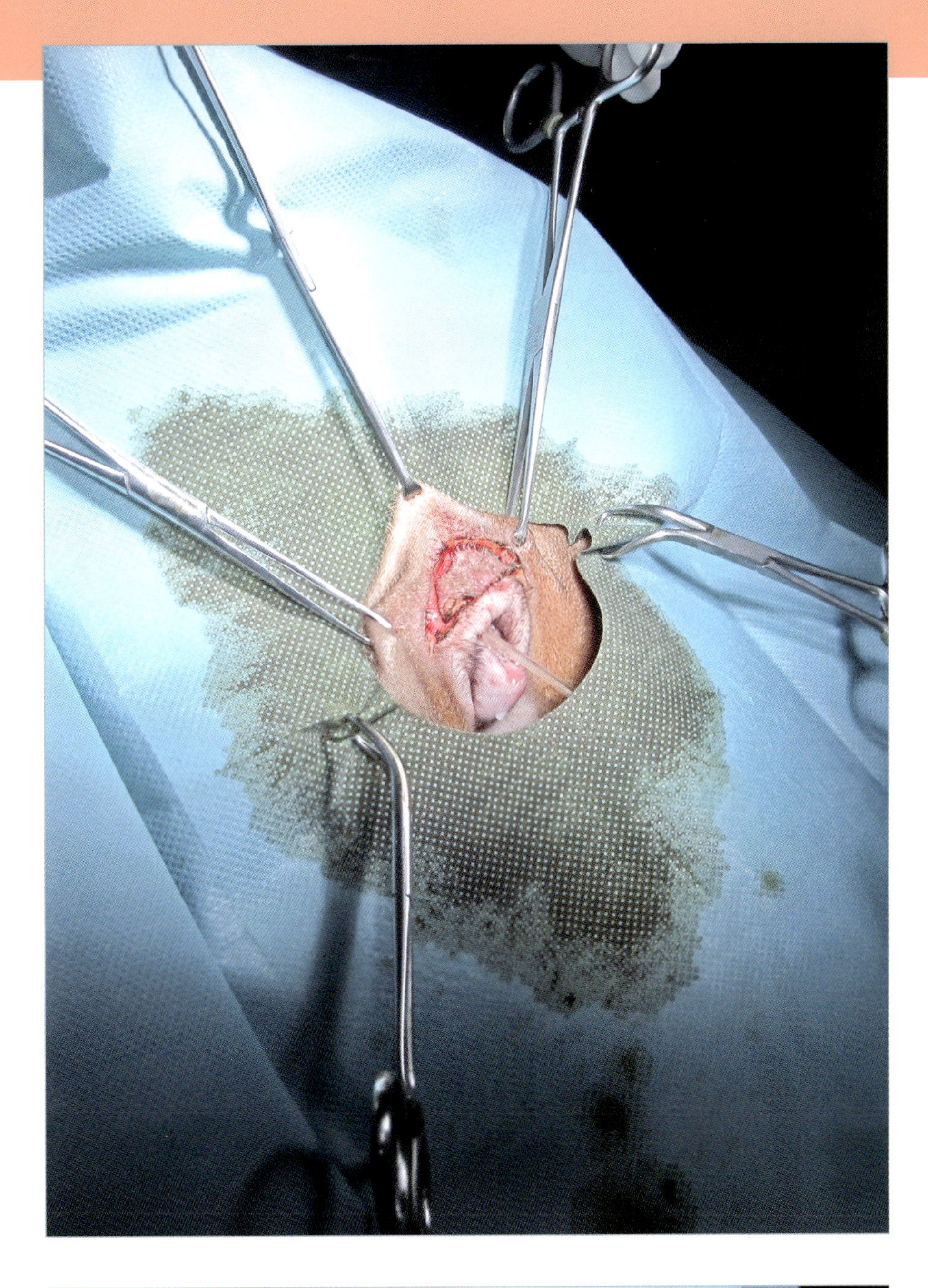

最初の皮膚切開を行った後、次の切開を最初の切開の背側に行い、半月状の皮膚を分離する（図3)。

図3　背側の切開を最初に行い、次の切開で半月状の皮膚を切り取る。

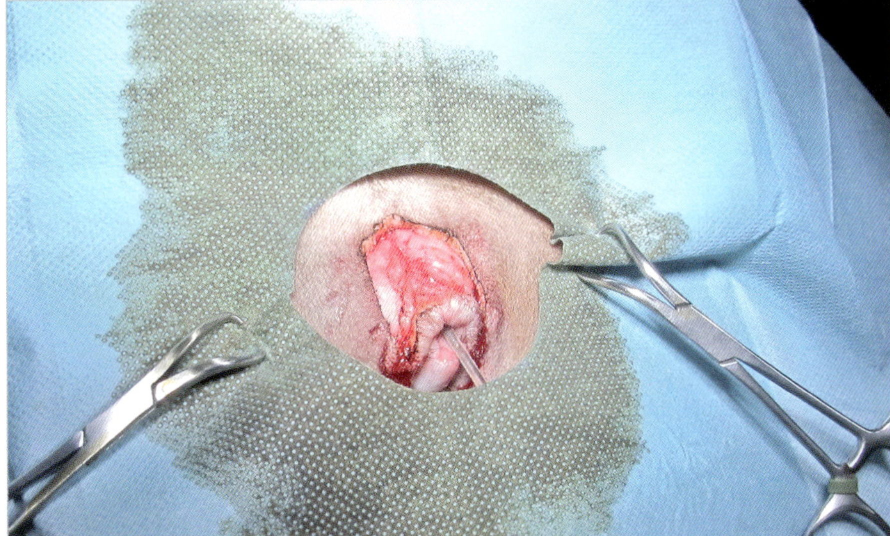

切除する領域が確認できたら、余分な皮下組織を含めて切除する。

図4　過剰な皮膚と皮下組織の除去

この時点で牽引し、縫合後の膣のマージンをチェックする（図5）。必要であれば切除範囲を修正する。

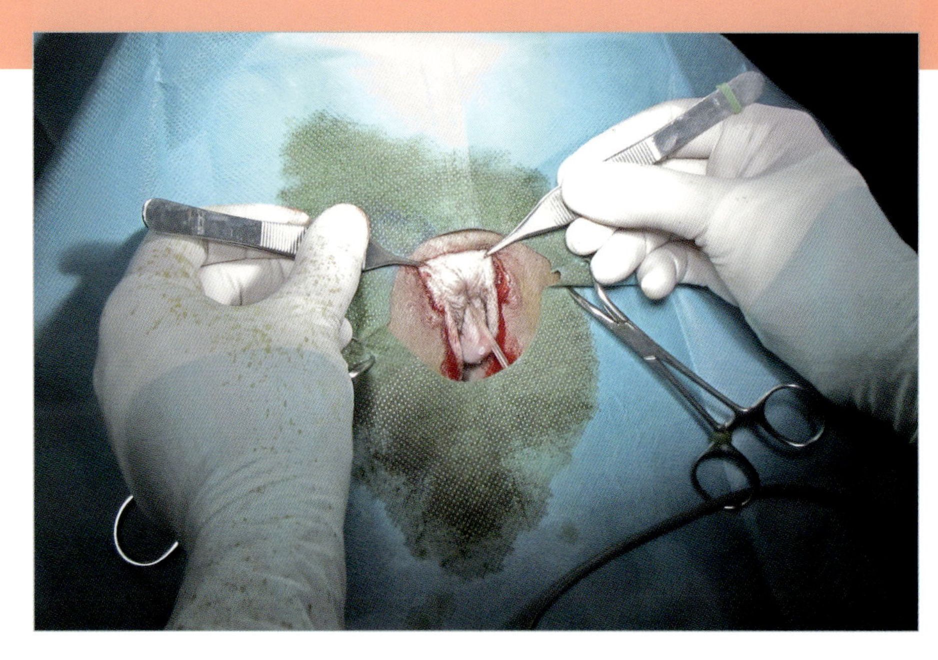

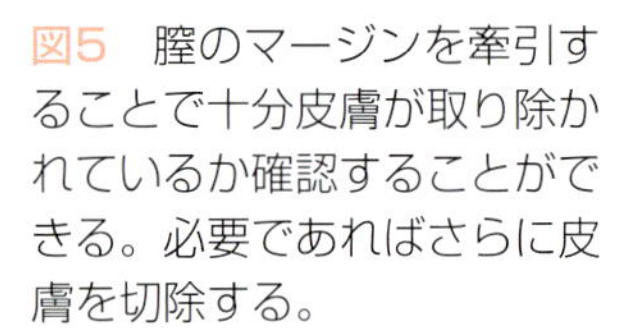

図5　膣のマージンを牽引することで十分皮膚が取り除かれているか確認することができる。必要であればさらに皮膚を切除する。

切開縁を時計の文字盤と考え、12時、3時、9時の3箇所を初めに縫合する。手技が有効であるか確認するために、最初の縫合は正中（12時）に行う（図6）。

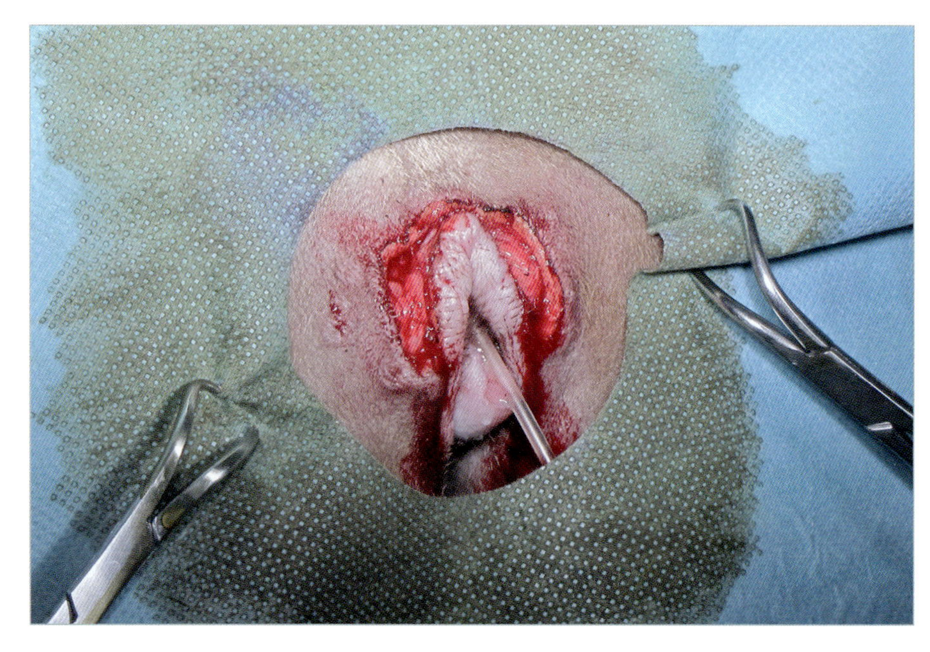

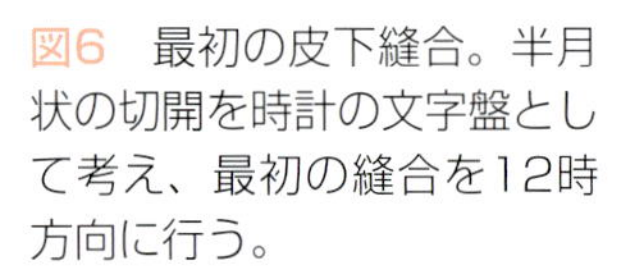

図6　最初の皮下縫合。半月状の切開を時計の文字盤として考え、最初の縫合を12時方向に行う。

3時、9時方向に残りの縫合を配置した（図7）。

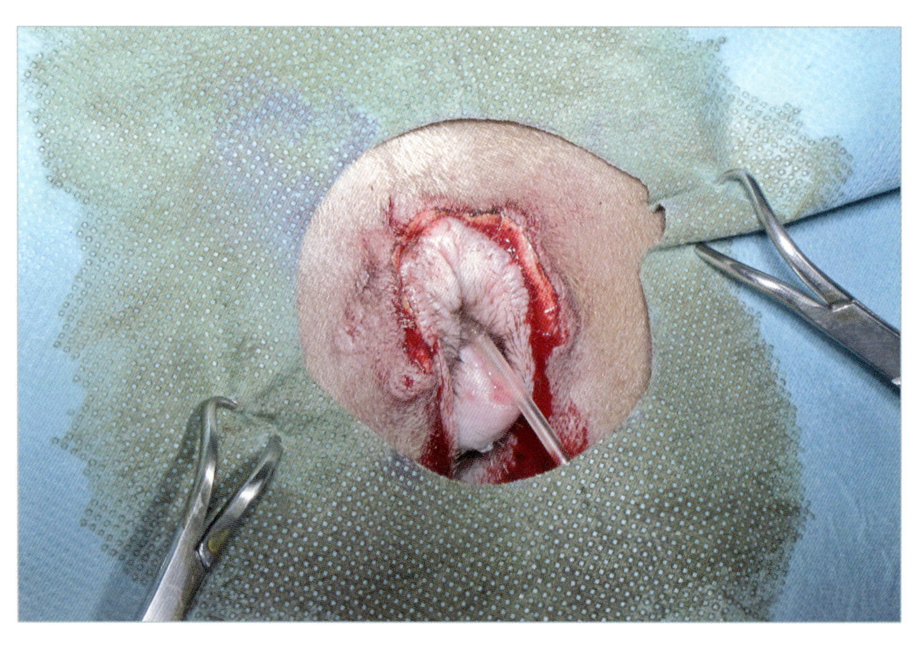

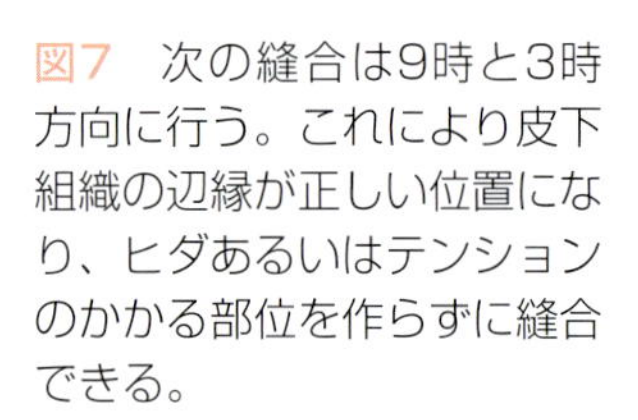

図7　次の縫合は9時と3時方向に行う。これにより皮下組織の辺縁が正しい位置になり、ヒダあるいはテンションのかかる部位を作らずに縫合できる。

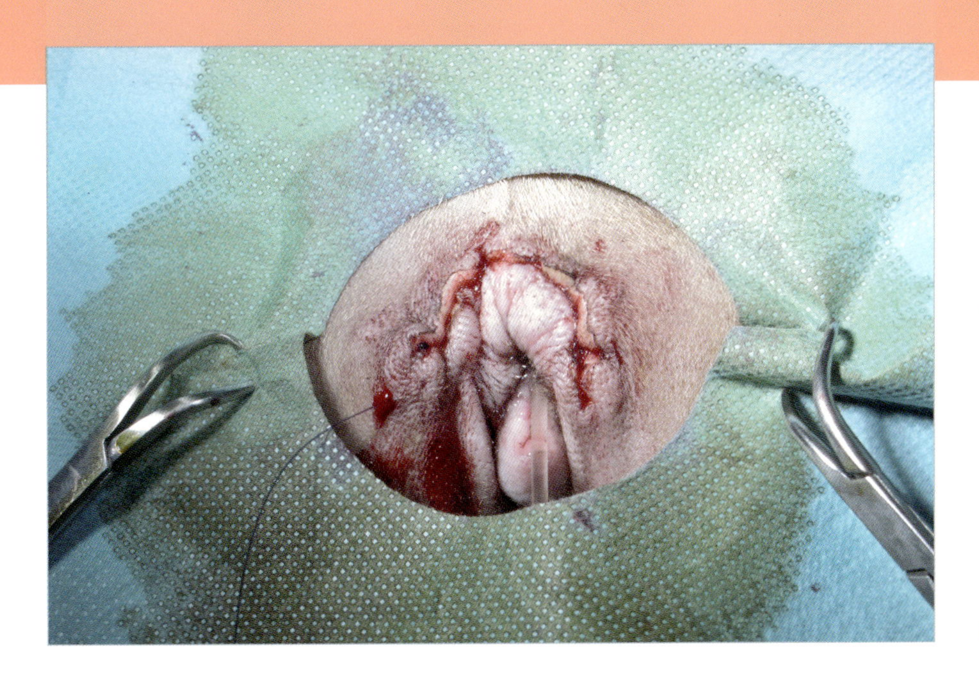

皮下組織を3-0または4-0の吸収性モノフィラメント糸で縫合したら、皮膚を非吸収性モノフィラメント糸で単純結節縫合し、手術で得られた臨床的効果を確認する（図9）。

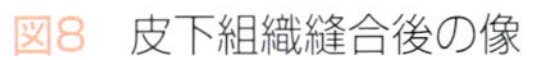

図8　皮下組織縫合後の像

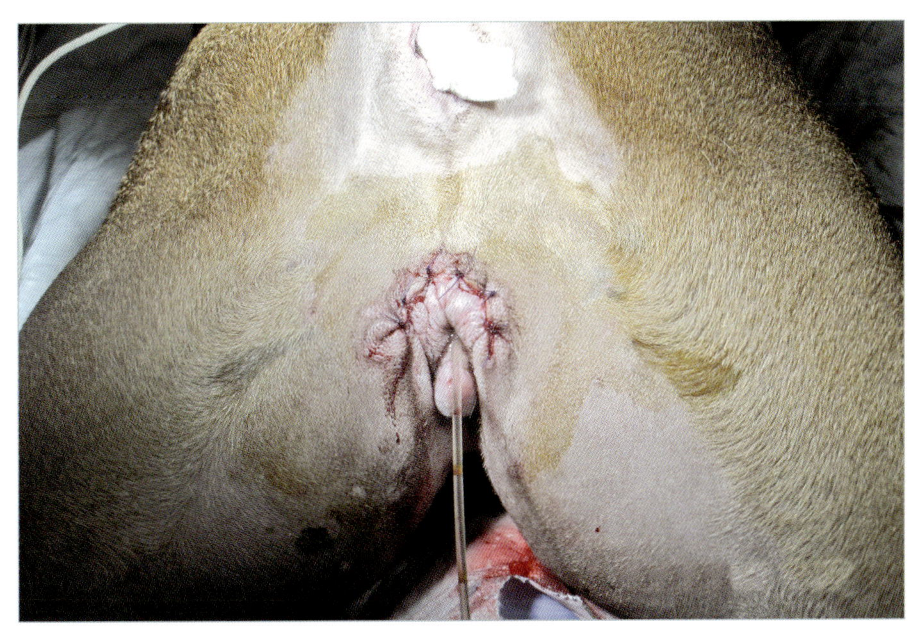

図9　手術終了時に膣の露出が改善され、外陰部周囲の皮膚炎のリスクが軽減される。

経過

術創の感染を予防するために清潔に維持し、傷を舐めることと自傷を避けるためにエリザベスカラーを装着することが重要である。

術後2週間で抜糸を行いChata は退院した（図10）。

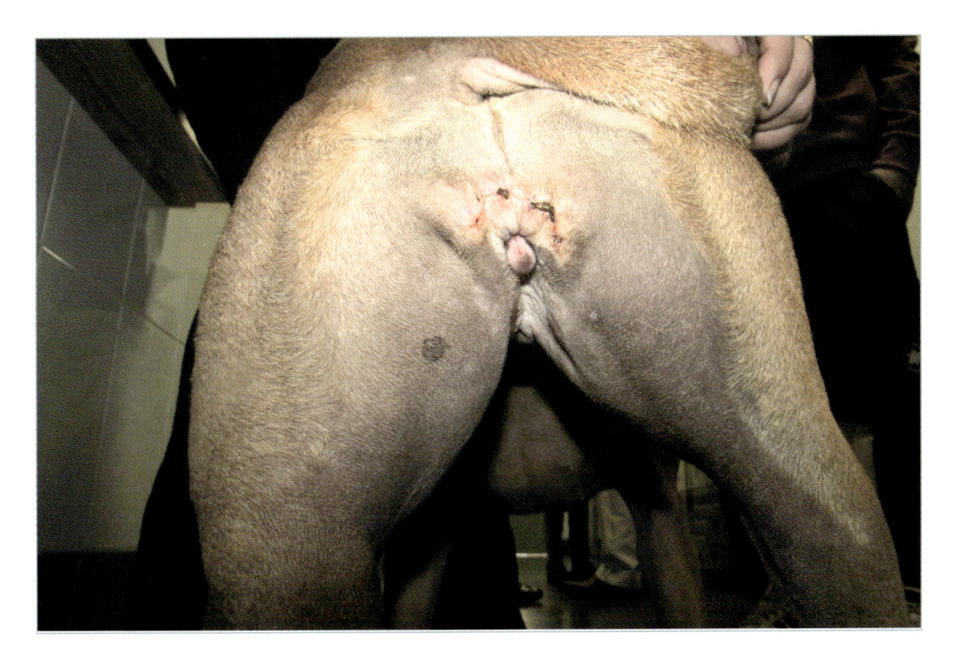

図10　手術2日後の術部外観

参考文献

Chapter 1

Bauer, M.S., Pope, E.R. The effects of skin graft thickness on graft viability and change in original graft area in dogs. *Vet Surg*, 1986; 15(4):321-324.

Dernell, W.S. Tratamiento inicial de las heridas. *Vet Clin Small Anim*, 2006; 36:713-738.

Fahie, M.A. Primary wound closure. En: Tobias, K.M., Johnston, S.A. *Veterinary Surgery Small Animal*. Vol 2. St. Louis: Elsevier, 2012; pp. 1197-1209.

Hedlund, C.S. Cirugía del sistema tegumentario. En: Fossum, T.W. (ed.). *Cirugía en pequeños animales*. Barcelona: Elsevier Mosby, 2009; pp. 159-259.

Hedlung, C.S. Cirugía del sistema tegumentario. En: Fossum T.W. (ed.). *Cirugía en pequeños animales*. Buenos Aires (Argentina): Editorial Intermedica S.L., 1999; pp. 103-170.

Hosgood, G. Wound repair and specific tissue response to injury. En: Slater, D.H. (ed.). *Textbook of small animal surgery*, 3rd edition. Philadelphia: WB Saunders, 2003; pp. 66-86.

Hosgood, G. Open wounds. En: Tobias, K.M., Johnston, S.A. *Veterinary Surgery Small Animal*. Vol 2., St. Louis: Elsevier, 2012; pp. 1210-1220.

Sopena, J.J., Amat, A., Ortiz, M.L. Manejo general de las heridas cutáneas. En: Sopena, J. *et al*. *Manejo de heridas y principios de cirugía plástica en pequeños animales*. Zaragoza: Servet editorial, 2009; pp. 103-120.

Sopena, J.J., Mazo, R. Ortiz, M.L. Principios generales y técnicas básicas de cirugía plástica. En: Sopena, J. *et al*. *Manejo de heridas y principios de cirugía plástica en pequeños animales*. Zaragoza: Servet editorial, 2009; pp. 123-144.

Sopena, J.J., Rubio, M., Carrillo, J.M. Curas y apósitos en el tratamiento de las heridas. En: Sopena, J. *et al*. *Manejo de heridas y principios de cirugía plástica en pequeños animales*. Zaragoza: Servet editorial, 2009; pp. 83-100.

Stanley, B.J. Tension-relieving techniques. En: Tobias, K.M., Johnston, S.A., *Veterinary Surgery Small Animal*. Vol 2. St. Louis: Elsevier, 2012; pp. 1221-1242.

Chapter 2

Hedlund, C.S. Cirugía del sistema tegumentario. En: Fossum T.W. (ed.). *Cirugía en pequeños animales*. Barcelona: Elsevier Mosby, 2009; pp. 159-259.

Hedlund, C.S. Cirugía del sistema tegumentario. En: Fossum T.W. (ed.). *Cirugía en pequeños animales*. Buenos Aires (Argentina): Editorial Intermedica S.L., 1999; pp. 103-170.

Hosgood, G. Wound repair and specific tissue response to injury. En: Slater, D.H. (ed.). *Textbook of small animal surgery*, 3rd edition. Philadelphia: WB Saunders, 2003; pp. 66-86.

Pavletic, M.M., Trout, N.J. Heridas por disparo, mordiscos y quemaduras en perros y gatos. *Vet Clin Small Anim*, 2006; 36:873-893.

Rubio, M., Sopena, J.J., Hereda, M. Traumatismos y grandes heridas. En: Carrillo J.M. (ed.). *Manual de maniobras útiles en medicina de urgencias*. Buenos Aires: Intermedica, 2005.

Sopena, J.J., Mazo, R. Ortiz, M.L. Principios generales y técnicas básicas de cirugía plástica. En: Sopena, J. *et al*. *Manejo de heridas y principios de cirugía plástica en pequeños animales*. Zaragoza: Servet editorial, 2009; pp. 123-144.

Stanley, B.J. Tension-relieving techniques. En: Tobias, K.M., Johnston, S.A., *Veterinary Surgery Small Animal*. Vol 2. St. Louis: Elsevier, 2012; pp. 1221-1242.

Swaim, S., Henderson, R.A. *Small animal wound management*. 2nd edition. Baltimore: William &Wilkins, 1997; pp. 1-12, 13-51, 87-141, 143-190, 295-370.

White, R.A.S. Tratamiento de heridas cutáneas específicas. *Vet Clin Small Anim*, 2006; 36:895-912.

Chapter 3

Amalsadvala, T., Swaim, S.F. Tratamiento de heridas difíciles de cicatrizar. *Vet Clin Small Anim*, 2006; 36:693-711.

Cohen, I.K., Diegelman, R.F., Crossland, M.C. Cuidado y cicatrización de heridas. *Principios de Cirugía*. Interamericana Mc Graw Hill, 1995; 287:309.

Dernell, W.S. Tratamiento inicial de las heridas. *Vet Clin Small Anim*, 2006; 36:713-738.

Hedlung, C.S. Cirugía del sistema tegumentario. En: Fossum T.W. (ed.). *Cirugía en pequeños animales*. Barcelona: Elsevier Mosby, 2009; pp. 159-259.

Hunt, G.B. Local or subdermal plexus flaps. En: Tobias, K.M., Johnston, S.A., *Veterinary Surgery Small Animal*. Vol 2. St. Louis: Elsevier, 2012; pp. 1243-1255.

Pavletic, M.M. *Atlas of Small Animal Reconstructive Surgery*, 2ª ed. Philadelphia, P.A.: Saunders, 1999.

Rubio, M., Sopena, J.J., Hereda, M. Traumatismos y grandes heridas. En: Carrillo J.M. (ed.). *Manual de maniobras útiles en medicina de urgencias*. Buenos Aires: Intermedica, 2005.

Sopena, J.J., Mazo, R. Ortiz, M.L. Principios generales y técnicas básicas de cirugía plástica. En: Sopena, J. *et al*.

Manejo de heridas y principios de cirugía plástica en pequeños animales. Zaragoza: Servet editorial, 2009; pp. 123-144.

SWAIM, S., HENDERSON, R.A. *Small animal wound management*. 2nd edition. Baltimore: William &Wilkins, 1997; pp. 1-12, 13-51, 87-141, 143-190, 295-370.

WHITE, R.A.S. Tratamiento de heridas cutáneas específicas. *Vet Clin Small Anim*, 2006; 36:895-912.

WHYTE, A., SÁNCHEZ, M. Colgajos cutáneos. En: Sopena, J. *et al. Manejo de heridas y principios de cirugía plástica en pequeños animales*. Zaragoza: Servet editorial, 2009; pp. 147-176.

Chapter 4

AMALSADVALA, T., SWAIM, S.F. Tratamiento de heridas difíciles de cicatrizar. *Vet Clin Small Anim*, 2006; 36:693-711.

BAUER, M.S., POPE, E.R. The effects of skin graft thickness on graft viability and change in original graft area in dogs. *Vet Surg*, 1986; 15(4):321-324.

BOHLING, M.W., SWAIM, S.F. Skingrafts. En: Tobias, K.M., Johnston, S.A. *Veterinary Surgery Small Animal.* Vol 2. St. Louis: Elsevier, 2012; pp. 1270-1290.

COHEN, I.K., DIEGELMAN, R.F., CROSSLAND, M.C. Cuidado y cicatrización de heridas. *Principios de Cirugía*. Interamericana Mc Graw Hill, 1995; 287:309.

HEDLUNG, C.S. Cirugía del sistema tegumentario. En: Fossum T.W. (ed.). *Cirugía en pequeños animales*. Barcelona: Elsevier Mosby, 2009; pp. 159-259.

HUNT, G.B. Local or subdermal plexus flaps. En: Tobias, K.M., Johnston, S.A., *Veterinary Surgery Small Animal*. Vol 2. St. Louis: Elsevier, 2012; pp. 1243-1255.

PAVLETIC, M.M. Free grafts. *Atlas of small animal reconstructive surgery*, 2ª ed. Philadelphia: WB Saunders, 1999; pp. 276-295.

POPE, E.R. Effect of skin graft preparation and graft survival on the secondary contraction of full-thickness skin grafts in dogs. *Am J Vet Res*, 1985; 46(12):2530-2535.

RAHA, S.C., MORTARI, A., MORISHIN, F.M. Mesh skin graft and digital pad transfer to reconstruct the weigth-bearing surface in a dog. *Can Vet J*, 2007; 48:1258-1260.

SWAIM, S.F. *et al*. Evaluation of a practical skin grafting technique. *JAAHA*, 1984; 20(4):637-645.

WHYTE, A., SÁNCHEZ, M. Injertos cutáneos. En: Sopena, J. *et al. Manejo de heridas y principios de cirugía plástica en pequeños animales*. Zaragoza: Servet editorial, 2009; pp. 177-189.

Chapter 5

ATRI, S.S., MISRA, J., BISHT, D., MISRA, K. Use of homologous platelet factors in achieving total healing of recalcitrant skin ulcers. *Surgery*, 1990; 108:508-12.

ENOCH, S., GREY, J.E., HARDING, K.G. Recent advances and emergency treatments. ABC of wound healing. *British Medical Journal*, 2006; 332:962-5.

GILSANZ, F., ESCALANTE, F., AURAY, C., OLBÉS, A.G. Treatment of the ulcers in B-thalassemia intermedia: use of platelet-derived wound healing factors from the patient's own platelets. *Br. J. Hemathol*, 2001;115:710.

HEDLUNG, C.S. Cirugía del sistema tegumentario. En: Fossum T.W. (ed.). *Cirugía en pequeños animales*. Barcelona: Elsevier Mosby, 2009; pp. 159-259.

HEROUY, Y., MELLIOS, P., BAUDEMIR, E., STETTER, C., DICHMANN, S., IDZKO, M., HOFMANN, C., VAUSCHEIDT, W., SCHOPF, E., NORGANER, J. Autologous platelet derived wound healing factor promotes angiogenesis via alphavbeta3-integrin expression in chronic wounds. *Int J Mol Med*, 2000; 6:515-9.

MARGOLIS, D.J., KANTOR, J., SANTANA, J., STROM, B.L., BERLIN, J.A. Effectiveness of platelet releasate for the treatment of diabetic neuropathic foot ulcers. *Diabetes Care*, 2001; 24:483-8.

RAJKUMAR, V.S., BOSTROM, M., LEONI, P., MUDDLE, J., IVARSSON, M., GEDIN, B., DENTON, C.P., BOU-GHARIOS, G., BLACK, C., ABRAHAM, D.J. Platelet-derived growth factor-beta receptor activation is essential for fibroblast and pericyte recruitment during cutaneous wound healing. *Am J Pathol*, 2006; 169:2254-65.

SAARISTO, A., TAMMELA, T., FÄRKKITÄ, A., KÄRKKÄINEN, M., SMOMINEN, E., YLA-HERTTUALA, S., ALITALO, K. Vascular endotelial growth factor-C accelerates diabetic wound healing. *Am. J. Pathol*, 2006; 169:1080-7.

SOPENA, J.J., MAZO, R. ORTIZ, M.L. Principios generales y técnicas básicas de cirugía plástica. En: Sopena, J. *et al. Manejo de heridas y principios de cirugía plástica en pequeños animales*. Zaragoza: Servet editorial, 2009; pp. 123-144.

SOPENA, J.J., RUBIO, M., CARRILLO, J.M. Curas y apósitos en el tratamiento de las heridas. En: Sopena, J. *et al. Manejo de heridas y principios de cirugía plástica en pequeños animales*. Zaragoza: Servet editorial, 2009; pp. 83-100.

TARRONI, G., TESSAIN, C., SILVESTRE, L., CASOL, D., GIOZZET, M., CALOPRISCO, G., DE PAOLI, E. Local therapy with platelet derived growth factors for chronic diabetic ulcers in hemodialysis patients. *Ital J Nefrol*, 2002; 19:630-3.

WARDLAW, J.L., LANZ, O.I. Axial pattern and myocutaneous flaps. En: Tobias, K.M., Johnston, S.A. *Veterinary Surgery Small Animal*. Vol 2. St. Louis: Elsevier, 2012; pp. 1256-1269.

監訳者・翻訳者一覧

監　訳

西村亮平
所属：東京大学大学院農学生命科学研究科獣医学専攻獣医外科学研究室　教授

翻　訳

酒井秀夫（p Ⅲ、Ⅳ、Ⅶ、Ⅷ－Ⅸ）
所属：八重咲動物病院　院長

吉川陽人（p2-23）
所属：Assistant Professor (Radiation Oncology), College of Veterinary Medicine, North Carolina State University

德永　暁（p26-34）
所属：Resident (Small Animal Surgery), Veterinary Teaching Hospital, Colorado State University

冨澤伸行（p35-42）
所属：とみざわ犬猫病院　院長

上田　悠（p43-48）
所属：Staff Veterinarian（Small Animal Emergency / Critical Care）, William R. Pritchard Veterinary Medical Teaching Hospital, University of California-Davis

小島健太郎（p49-57）
所属：小島獣医院　院長

荒井義晴（p58-67）
所属：あらい動物病院　院長

佐伯亘平（p68-83、86-87）
所属：東京大学大学院農学生命科学研究科附属動物医療センター外科系診療科　特任助教

千々和宏作（p88-96）
所属：若久動物病院　院長

高木　哲（p97-105）
所属：北海道大学大学院獣医学研究院附属動物病院　准教授

中川貴之（p106-119）
所属：東京大学大学院農学生命科学研究科獣医学専攻獣医外科学研究室　准教授

藤原玲奈（p122-135）
所属：東京大学大学院農学生命科学研究科附属動物医療センター画像診断部　特任助教

飯塚智也（p136-153）
所属：東京大学大学院農学生命科学研究科附属動物医療センター麻酔科　特任助教

秋吉秀保（p156-165）
所属：大阪府立大学大学院生命環境科学研究科獣医学専攻獣医外科学教室　教授

藤田　淳（p166-168）
所属：東京大学大学院農学生命科学研究科附属動物医療センター外科系診療科　特任助教

高尾幸司（p169-175）
所属：野毛坂どうぶつ病院　院長

舩橋三朋子（p176-185）
所属：フィル動物病院　獣医師

柳川将志（p186-193）
所属：帯広畜産大学獣医学研究部門臨床獣医学分野伴侶動物獣医療系　助教

（担当項目初出順：（　）内担当ページ、所属は2017年10月現在、敬称略）

カラーアトラス
小動物外科シリーズ　皮膚外科：症例集
Small animal surgery. Surgery atlas, step-by-step guide: Clinical cases of skin surgery

2017年11月15日　第1版第1刷発行©
定　価　本体価格　16,000円＋税
監　訳　西村亮平
発行者　金山宗一
発　行　株式会社ファームプレス
〒169-0075東京都新宿区高田馬場2-4-11
KSEビル2F
TEL03-5292-2723　FAX03-5292-2726

ISBN 978-4-86382-085-2